Wolfgang Grisold
Peter Krauseneck
Bettina Müller

Praktische Neuroonkologie

SpringerWienNewYork

Univ.-Prof. Dr. Wolfgang Grisold
Kaiser-Franz-Josef-Spital, Neurologische Abteilung, LBI für Neuroonkologie,
Wien, Österreich

Univ.-Prof. Dr. Peter Krauseneck
Neurologische Klinik Bamberg, Deutschland

Dr. Bettina Müller
Bubenreuth/Erlangen, Deutschland

Satz: H. Meszarics • Satz & Layout • A-1200 Wien
Druck: Theiss GmbH, A-9400 Wolfsberg
Gedruckt auf säurefreiem, chlorfrei gebleichtem Papier – TCF

SPIN 10636405

Die Deutsche Bibliothek – CIP-Einheitsaufnahme
Ein Titeldatensatz für diese Publikation ist bei
Der Deutschen Bibliothek erhältlich

ISBN 3-211-83247-5 Springer-Verlag Wien New York

Vorwort

Die Neuroonkologie umfasst fünf Hauptbereiche: die Lehre von den primären ZNS-Tumoren, den metastatisch bedingten ZNS-Erkrankungen, den paraneoplastischen neurologischen Syndromen, den Schmerzsyndromen bei neoplastischen Erkrankungen des Nervensystems und den toxischen Auswirkungen von therapeutischen Maßnahmen bei Krebserkrankungen auf das Nervensystem.

Entsprechend dem Titel des Buches handeln wir diese Bereiche nicht mit dem Anspruch auf eine umfassende Darstellung, sondern unter praktischen Gesichtspunkten ab, wobei wir uns bemüht haben, mit einer kurzen Darstellung der pathophysiologischen Grundlagen ein besseres Verständnis der diagnostischen und therapeutischen Maßnahmen zu ermöglichen.

Dieses Buch ist für den klinischen Einsatz am neuroonkologischen Patienten gedacht. An Hand eines strukturierten Aufbaues werden einerseits in komprimierter Form Epidemiologie, Ätiopathogenese, klinische Pathophysiologie und Grundzüge einer systematischen Diagnostik als Grundlage, andererseits klinisch-neurologische Symptomatik, diagnostisches Vorgehen und praktische Therapie bei den einzelnen Entitäten abgehandelt. Die Lektüre der allgemeinen Kapitel gibt einen Überblick über das jeweilige Gebiet und empfiehlt sich als Einstieg in die Neuroonkologie. Ein Rückgriff von den speziellen Kapiteln auf die Grundlagenkapitel sollte für den Erfahreneren nur selten nötig sein. Beim Therapiekapitel wird auch eine kompendiumartige Auflistung der Nebenwirkungen der verschiedenen Therapieformen gegeben. Das Notfallkapitel soll eine rasche Orientierung ermöglichen, aber auch hier sind einfache „Kochrezepte" nur selten anzugeben und anzuwenden. Das letzte Kapitel beinhaltet nützliche Tabellen und Methoden, um Krankheitsverlauf und Lebensqualität zu erfassen.

Nicht für alle therapeutischen Optionen besteht Einigkeit unter den Experten und im Schrifttum. Hier haben wir versucht, die zum Teil kontroversen Standpunkte darzustellen, bzw. unsere eigene Praxis begründet darzulegen.

Neuroonkologie ist primär ein interdisziplinäres Fach, das häufig eine enge Zusammenarbeit von Neurologie, Neuroradiologie, Neurochirurgie, Neuropathologie, Strahlentherapeutie und Hämato-Onkologie, zunehmend auch Nuklearmedizin notwendig macht, um den komplexen diagnostischen und therapeutischen Problemen gerecht zu werden. Dennoch haben wir im Interesse einer übersichtlichen und praxisnahen Darstellung darauf verzichtet, alle Fachdisziplinen zu Wort kommen zu lassen. Auch wenn die drei Autoren seit vielen Jahren mit unterschiedlichen wissenschaftlichen Schwerpunkten in der Neuroonkologie tätig sind, wird vielleicht hie und da der Wunsch nach einer detaillierteren Darstellung oder anderer Schwerpunktsetzung beim fachkundigen Leser aufkommen. Über Kritik und Anregung würden wir uns freuen.

Viel Mithilfe und Anregungen erhielten wir von Mitarbeitern an unseren Abteilungen und Kliniken und von Kolleginnen und Kollegen, mit denen wir in ständigem klinischen Kontakt sind. Ihnen sei an dieser Stelle für Ihre praktische Mithilfe herzlich gedankt, wobei besonderer Dank für die Überlassung von Bildmaterial an das Institut für Radioonkologie, Frau Doz. Dr. Schratter-Sehn, und an das Zentralröntgeninstitut, Herrn Doz. Dr. Kumpan in Wien, Frau Oberärztin Dr. Warmuth-Metz, Abt. für Neuroradiologie der Universität und Dr. Volker Keil in Würzburg, Frau Oberärztin Dr. Spindler-Thiele, Radiologisches Institut, Herrn Oberarzt Dr. Brutscher, Neurologische Klinik in Bamberg geht. Für technische Hilfe bedanken wir uns bei Frau Kathrin Löser in Kreischa und Herrn RTA Norbert Kremer in Bamberg.

Wien Bamberg Kreischa, Februar 2000

W. Grisold
P. Krauseneck
B. Müller

Inhaltsverzeichnis

Abkürzungsverzeichnis

ACNU	Nimustin
ADL	Activity of Daily Living (Alltagsaktivitäten)
ALL	Akute lymphatische Leukämie
Ara-C	Cytosin-Arabinosid
AZ	Allgemeinzustand
BCNU	Carmustin
Ca.	Karzinom
CCNU	Lomustine
CH	Chemotherapie
CR	Complete Response (Vollremission)
CT	Computertomographie
CUP	Carcinoma of Unknown Primary (Tumormetastasen bei unbekanntem Primärtumor)
CV	cerebro vascular (zerebrovaskulär)
EBV	Epstein-Barr-Virus
EORTC	European Organisation for Research and Treatment in Cancer
HIV	HIV-Infektion
HN	Hirnnerv(en)
HNO	Hals-Nasen-Ohren
i.th.	intrathekal
i.v.	intravenös
Kf	Karnofsky-Index
KNM	Knochenmark
KS	Kopfschmerz
LEMS	Lambert-Eaton-Syndrom
Lj.	Lebensjahr
LP	Lumbalpunktion
LQ	Lebensqualität
Met.	Metastase
M. Hodgkin	Morbus Hodgkin (Hodgkin-Krankheit)
MM	Multiples Myelom
MN	Meningeosis neoplastica
MR(T)	Magnetresonanztomographie
MTX	Methotrexat
NF	Neurofibrome
NHL	Non-Hodgkin-Lymphom
NO	NeuroOnkologie

OA	Oligo-Astrozytom
Od	Oligodendrogliom
OP	Operation
Pat	Patient(in,en)
PCL	Primary Cerebral Lymphoma (primär zerebrales Lymphom)
PCZ	Procarbazin
PD	Progressive Disease (Progression)
PET	Positronen-Emissions-Tomographie
PM-CT	Postmyelographische Computertomographie
PML	Progressive Multiple Leukenzephalopathie
PNP	Polyneuropathie
PNS	Peripheres Nervensystem
PR	Partial Response (Teilremission)
Prl	Prolaktin
RF	Raumforderung
QX	Querschnitt(symptomatik)
RM	Rückenmark
RT	Radiotherapy (Strahlentherapie)
SBS	Säure-Basen-Status
SPECT	Single-Photon-Emission-Tomography
SCLC	Small Cell Lung Cancer (kleinzelliges Bronchialkarzinom)
SD	Stable Disease (Stabilisierung); Schilddrüse
Tu	Tumor
ÜLZ	Überlebenszeit
WHO	World Health Organization
WS	Wirbelsäule
ZNS	Zentrales Nervensystem

1 Epidemiologie, Klassifikation und Prognose

Auf einen Blick

Nach den vorliegenden Daten darf man davon ausgehen, dass pro Jahr 12 Neuerkrankungen von primären Tumoren des ZNS pro 100.000 Einwohner auftreten, davon 60% maligne. Hinzu kommt eine etwa gleich hohe Anzahl von metastatischem ZNS-Befall.
Häufigkeit: Primäre Hirntumoren: Sektion: 1,4–4,2%. Metastasen: Sektion: 2–4%.
Inzidenz: Primäre Hirntumoren: 5–15/100.000/Jahr (50–150/1 Million Standardbevölkerung und Jahr „MPJ"). Metastasen: 4–12/100.000/Jahr (40–120/MPJ).
Spinale Tumoren machen zwischen 10 und 20% aller ZNS-Tumoren aus. Die jährliche Inzidenz liegt bei 3 pro 100.000 [198, 385].
Paraneoplastische Erkrankungen des ZNS machen unter 1% aus. Die Rate metabolischer ZNS-Störungen bei neoplastischen Erkrankungen ist nicht näher epidemiologisch untersucht, dürfte aber mindestens in der gleichen Größenordnung wie der metastatische ZNS-Befall liegen.

1.1 Epidemiologie [589, 593, 1457]

Jährlich erkranken in westlichen Ländern 400 von 100.000 Menschen neu an (bösartigen) Neoplasien, 170/100.000 versterben. Maligne Hirn- und Rückenmarkstumoren machen mit etwa 7/100.000 ca. 1,5% der Neuerkrankungen und mit 5/100.000 3% der Todesfälle an Tumoren aus. Parallel zu anderen Lokalisationen sind in Dekaden schwankende Häufigkeiten zu beobachten, zunächst mit einem um 0,5–2%/Jahr liegenden

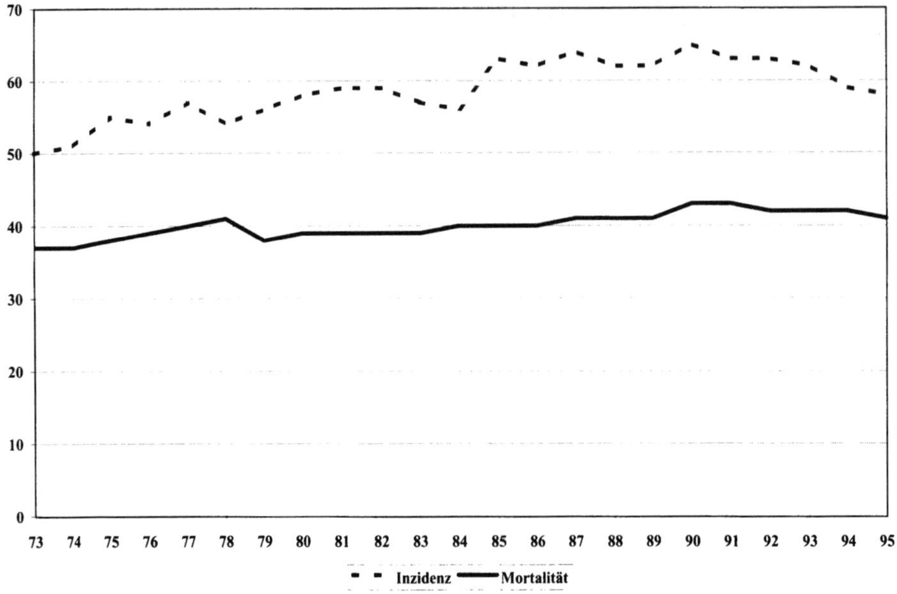

Abb. 1. Alterskorrigierte Inzidenz und Mortalität an invasiven Hirntumoren/100.000/Jahr (USA) [1065]

Anstieg, seit 1990 mit einer Abnahme in gleicher Intensität. Eine generelle Zunahme von Hirntumoren – unabhängig von demographischen Wellen – ist nicht belegbar (s. Abb. 1) [1065].

Eine Zunahme der Inzidenz gibt es allerdings bei den primär zerebralen Lymphomen – auch wenn die AIDS assoziierten außer Betracht bleiben [332]. Diese Tendenz ist trotz einer gewissen Überzeichnung durch eine intensivere Diagnostik und publizistisches Interesse valide und wird auch bei extrazerebralen Non-Hodgkin-Lymphomen beobachtet.

Die Mortalität (invasive Hirntumoren) dagegen ist angestiegen – was allein auf eine höhere Mortalität an Hirntumoren unter den älteren Menschen zurückzuführen ist. Dennoch hat sich die Prognose im Verlauf von 20 Jahren verbessert: 1975 überlebten 44% ein Jahr, 23% fünf Jahre, bis 1995 stiegen die Raten auf 55 bzw. 30% (s. auch Tab. 10).

Neoplastische Mitbeteiligung bei systemischem Tumorleiden ist deutlich häufiger als primäre ZNS-Tumoren. Bei mehr als 10% der Todesfälle bei systemischem Krebsleiden liegen intrakranielle Metastasen vor, ca. 5% der Tumorpatienten erleiden spinale Tumorausbreitung [1017, 1019]. Neurologische Symptome sind – abgesehen von geplanter Therapie – die häufigste Indikation zur stationären Einweisung bei Tumorpatienten [431].

Primäre ZNS-Tumoren finden sich in 1,4–4,2% aller Sektionen, in neueren Serien liegen die Werte um 2,3%. Zusätzlich finden sie sich bei 2–4%

der obduzierten Hirnmetastasen, wobei diese auf Grund einer häufig präfinalen Entstehung aber basierend auf älteren Daten in ca. 50% der Fälle nicht mehr klinisch manifest werden. Verlässliche Schätzungen der Inzidenz für Europa liegen bei 100–200 MPJ (Neuerkrankungen pro 1.000.000 Einwohner pro Jahr), 50–150 primäre Hirntumoren, 40–120 metastatische Erkrankungen. Männer haben insgesamt etwas häufiger Hirntumoren als Frauen. Gravierende geographische Inzidenzunterschiede sind nicht bekannt, wobei allerdings für die meisten Staaten der Welt keine verlässlichen Daten vorliegen. Die Unterschiede liegen bei malignen Hirntumoren zwischen ca. 20 MPJ in Bombay und Japan, über 40–80 in den USA und 90–110 MPJ in Nordeuropa und Israel [622].

1.1.1 Primäre ZNS-Tumoren

Tab. 1. Häufigkeit verschiedener Hirntumoren bei Biopsien/Operationen, bzw. im Obduktionsgut in % aller Hirntumoren

	Cushing 1932 n = 2000	**Jänisch 1976 n = 1687**	**Zülch 1979 n = 9000**	**Pia 1985 n = 4186**
Gliome gesamt	**28,8**	**56,8**	**38,7**	**31,3**
davon:				
Glioblastome	10,3	28,0	12,2	11,9
Astrozytome	9,8	24,1	6,6	7,8
Oligodendrogliome	1,3	1,4	9,6	6,3
pilozytische Astrozytome	6,1	–	6,0	3,7
Ependymome	1,3	3,3	4,3	1,6
Medulloblastome	4,3	3,4	4,2	3,0
Meningeome	13,4	19,3	16,6	13,1
Neurinome	8,7	5,0	6,8	3,8
Sarkome (Lymphome)*	0,7	2,6	4,3	1,6
Hypophysenadenome	17,8	4,5	6,6	9,1
unklassifizierbar	9,6	2,9	3,2	3,2

* Früher wurden die primär zerebralen Lymphome als Sarkome oder „unklassifizierbar" eingestuft

In den deutschsprachigen Ländern gibt es bisher keine brauchbaren Hirntumorregister, wohl aber regionale gute epidemiologische Untersuchungen. Bemerkenswert ist, dass spätestens nach dem 80. Lebensjahr bei allen Hirntumoren mit Ausnahme der Meningeome die Inzidenz wieder absinkt (s. Tab. 10). Die verlässlichsten und detailliertesten Daten wurden 1997 vom Central Brain Tumor Registry of the United States [198] vorge-

Tab. 2. Prozentuale Verteilung der Subtypen von Gliomen in Biopsie- und Autopsieserien

	Cushing 1932 n = 576	Jänisch 1976 n = 958	Zülch 1979 n = 3483	Pia 1985 n = 1310	Kleihues 1997 n = 2001
Glioblastome	35,8	49,3	31,5	38,0	50,1
Astrozytome	34,0	42,4	17,1	24,9	26,0
Oligodendrogliome	4,5	2,5	24,8	20,1	13,8
pilozytische Astrozytome	21,2	0,0	15,5	11,8	10,0

legt, aus dem die folgenden Tabellen entnommen sind. Diese Daten entstammen Krebsregistern aus 10 Staaten in denen eine der WHO-Klassifikation entsprechende Hirntumorerfassung und Kontrollen hinsichtlich histologischer Zuordnung und Doppelerfassungen erfolgten (Tab. 3, Tab. 4).

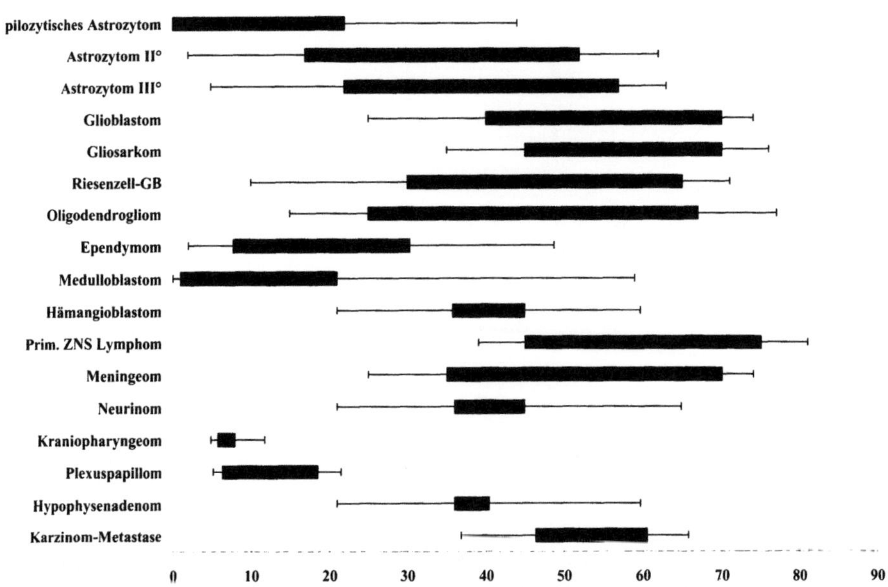

Abb. 2. Altersverteilung von Hirntumoren (typische und gelegentliche Altersgruppen)

Tab. 3. Inzidenzraten* primärer Hirntumoren nach Histologie und Geschlecht, CBTRUS 1990–1993**

Histologie	**Männer**		**Frauen**		**Total**	
	n	**Rate***	**n**	**Rate***	**n**	**Rate***
Tumoren des Neuroepithelgewebes						
Diffuse Astrozytome (protoplasmatisch, fibrillär)	95	0,2	92	0,2	187	0,2
Anaplastische Astrozytome	318	0,6	247	0,4	565	0,5
Glioblastome	1693	3,2	1275	2,0	2968	2,6
Pilozytische Astrozytome	135	0,3	111	0,2	246	0,3
Seltene Astrozytomvarianten	39	0,1	23	0,0	62	0,1
Oligodendrogliome	196	0,3	154	0,3	350	0,3
Anaplastische Oligodendrogliome	38	0,1	30	0,0	68	0,1
Ependymome/anaplastische Ependymome	150	0,3	124	0,2	174	0,2
Ependymomvarianten	29	0,1	18	0,0	47	0,0
Mischgliome	80	0,1	46	0,1	126	0,1
Astrozytome, nicht näher bezeichnet	561	1,0	487	0,8	1048	0,9
Maligne Gliome, nicht näher bezeichnet	165	0,3	174	0,3	339	0,3
Plexus chorioideus-Tumoren	22	0,0	23	0,0	45	0,0
Neuroepitheliale Tumoren	8	0,0	8	0,0	16	0,0
Benigne neuronal/glial, neuronal und gemischt	68	0,1	48	0,1	116	0,1
Maligne neuronal/glial, neuronal und gemischt	17	0,0	10	0,0	27	0,0
Pinealistumoren	13	0,0	18	0,0	31	0,0
Embryonale/Primitive/Medulloblastome	143	0,3	94	0,2	237	0,2
Kraniale und spinale Nerventumoren						
Nervenscheiden, benigne und maligne	461	0,8	531	0,9	992	0,9
Tumoren der Meningen						
Meningeome	1031	1,9	2411	3,6	3442	2,8
Andere mesenchymale, benigne und maligne	27	0,0	27	0,0	54	0,0
Hämangioblastome	78	0,1	72	0,1	150	0,1
Lymphome und Leukämien						
Lymphome	310	0,5	166	0,3	476	0,4
Keimzelltumoren						
Germinome	60	0,1	14	0,0	74	0,1
Zystische und tumorähnliche Läsionen						
Zysten und Heterotopien	7	0,0	8	0,0	15	0,0
Tumoren der Sellaregion						
Hypophyse	632	1,1	697	1,1	1329	1,1
Kraniopharyngeome	68	0,1	67	0,1	135	0,1

Tab. 3 *(Fortsetzung)*

Histologie	Männer n	Männer Rate*	Frauen n	Frauen Rate*	Total n	Total Rate*
Lokales Einwachsen regionaler Tumoren						
Chordome/Chondrosarkome	12	0,0	17	0,0	29	0,0
Nicht klassifizierte Tumoren						
Hämangiome	19	0,0	22	0,0	41	0,0
Benigne Neoplasien	16	0,0	22	0,0	38	0,0
Neoplasien unklarer Dignität	53	0,1	38	0,0	91	0,1
Maligne Neoplasien	95	0,2	94	0,1	189	0,1
Alle anderen	2	0,0	5	0,0	7	0,0
Total	**6641**	**12,3**	**7173**	**11,5**	**13814**	**11,8**

* Geltend für 100.000 Personen-Jahre und altersabgestimmt nach der Standardbevölkerung der USA 1970

** Daten von 10 US-Staaten mit ausreichender Datenqualität: Arizona, Colorado, Connecticut, Delaware, Idaho, Maine, Minnesota, Montana, North Carolina, Utah

Tab. 4. Inzidenzraten* primärer Hirntumoren nach Histologie und Geschlecht, CBTRUS 1990–1993

Histologie	Alter bei Diagnose 0–19	20–34	35–44	45–54	55–64	65–74	75–84	85+
Diffuse Astrozytome	0,1	0,1	0,2	0,2	0,4	0,5	0,4	0,3
Anaplastische Astrozytome	0,1	0,4	0,6	0,8	0,9	1,4	0,9	0,2
Glioblastome	0,1	0,4	1,1	4,0	8,1	12,0	10,5	5,1
Pilozytische Astrozytome	0,5	0,1	0,1	0,1	0,0	0,0	0,1	0,0
Spezielle Astrozytom-Varianten	0,1	0,0	0,1	0,1	0,0	0,1	0,1	0,1
Oligodendrogliome	0,1	0,4	0,6	0,4	0,5	0,4	0,2	0,1
Anaplastische Oligodendrogliome	0,0	0,1	0,1	0,1	0,1	0,1	0,1	0,0
Ependymome/anaplastische Ependymome	0,2	0,2	0,4	0,3	0,2	0,2	0,3	0,3
Ependymom-Varianten	0,0	0,0	0,0	0,1	0,0	0,0	0,0	0,0
Gemischte Gliome	0,0	0,1	0,1	0,2	0,2	0,1	0,1	0,0
Astrozytome, nicht näher spezifiziert	0,6	0,6	0,8	0,9	1,6	2,3	2,6	0,9
Maligne Gliome, nicht näher spezifiziert	0,3	0,1	0,2	0,4	0,4	0,6	1,1	1,0

Tab. 4 *(Fortsetzung)*

Histologie	**Alter bei Diagnose** 0–19	20–34	35–44	45–54	55–64	65–74	75–84	85+
Nervenscheidentumoren, benigne und maligne	0,1	0,5	1,1	2,0	2,3	2,1	1,4	0,6
Meningeome	0,1	0,6	2,0	4,6	7,1	12,0	14,6	14,7
Hämangioblastome	0,0	0,2	0,2	0,2	0,4	0,2	0,2	0,0
Lymphome	0,0	0,3	0,6	0,3	1,0	1,3	1,6	0,3
Hypophysentumoren	0,1	1,1	1,5	1,6	2,4	2,8	2,9	0,6
Kraniopharyngeome	0,1	0,1	0,1	0,1	0,1	0,2	0,2	0,0
Total**	3,7	6,0	10,2	16,9	26,6	37,5	39,7	27,4

* Die altersspezifischen Raten beziehen sich auf 100.000 Personenjahre.
** Bezieht sich auf alle Hirntumoren inklusive hier nicht genannter Histologien.

1.1.2 Hirnmetastasen

Wie in Tab. 5 ersichtlich ist, schwanken die Angaben zur Inzidenz von Hirnmetastasen in klinischen Serien erheblich. Dies gilt erstaunlicherweise auch für Obduktionsserien, wobei diese generell eine höhere Inzidenz finden. Bei neueren Obduktionsserien ist diese Diskrepanz nur noch gering, da die wesentlich bessere und vor allem auch besser verfügbare moderne Bildgebung akkurate Aussagen schon zu Lebzeiten erlaubt. Wichtig ist, dass ca. die Hälfte aller klinisch manifesten Hirnmetastasen von der Lunge ausgehen.

Tab. 5. Verteilung der Primärtumoren von Hirnmetastasen in klinischen Serien [592, 622, 1289]

	Bereich	**Durchschnitt**
Lunge	27,4–61%	ca. 45%
Mamma	5,0–31,0%	ca. 20%
Gastrointestinaltrakt	3,2–9,5%	ca. 7%
Melanom	0,9–10,0%	ca. 6%
Harnwegstumoren	4,5–10,3%	ca. 7%
weibl. Genitaltrakt	0,5–5,3%	ca. 2,5%
andere (Prostata, Schilddrüse sind selten mit 1–3%)	0,0–21,3%	ca. 5%
unbekannter Primärtumor	0,0–13,3%	ca. 7,5%

Unterschiedliche Primärtumoren haben eine sehr unterschiedliche Neurotropie und führen daher sehr selten, zB Prostata-Karzinom oder sehr häufig wie das Melanom zu Hirnmetastasen (s. Tab. 6). Von Melanomen sind in bis zu über 90% der Fälle Hirnmetastasen beschrieben, auch Keimzelltumoren neigen in ca. 50% zur Hirnmetastasierung (s. hierzu [592]).

Tab. 6. Autoptischer Nachweis von Hirnmetastasen bei verschiedenen Primärtumoren (in nach 1980 publ. Serien, nach Takakura et al. 1982, Kaye and Laws 1995, p. 923)

Primärtumor	Zahl der Autopsien	% Hirnmetastasen	Autor	Jahr
Lunge –	774	34/45*		
Plattenepithel	216	32		
Adeno	209	51	Takakura et al.	1982
SCLC	43	70		
„anaplastisch"	186	52		
Lunge – Adeno	87	44	Sorensen et al.	1988
Lunge – SCLC	87	50	Hirsch et al.	1982
Lunge –	385	39		
Plattenepithel	123	13		
Adeno	129	54	Cox und Komaki	1986
SCLC	82	45		
großzellig	54	52		
Mamma-Ca.	526	21/51*	Takakura et al.	1982
Mamma-Ca.	1044	18/30*	Tsukada et al.	1983
Melanom	49	49/65*	Takakura et al.	1982
Melanom	56	64	de la Monte et al.	1983
Nierenzell-Ca.	1828	10	Saitoh et al.	1982
Nierenzell-Ca.	110	?/35	Takakura et al.	1982
Blase	89	?/16		
Gastrointestinaltrakt	1066	6/9*	Takakura et al.	1982

* = die 1. angegebene Zahl bezieht sich auf Metastasen im Hirnparenchym, die 2. auf die Gesamtheit der intrakraniellen Metastasen, die weiter angegebenen Untergruppen bei Takakura et al. beziehen sich stets auf die Gesamtheit der intrakraniellen Manifestationen) [288, 547, 622, 1111, 1251, 1289, 1311]

1.2 Klassifikation und Prognose [648,1457]

1.2.1 Hauptgliederungen

1. Ausgangspunkt:
   Primäre, d.h. von ortsständigem Gewebe ausgehende maligne Prozesse, hierzu zählen auch primär isoliert zerebral auftretende Lymphome, Keimzelltumoren und Melanome
   versus sekundäre, d.h. metastatische Prozesse und kontinuierlich von außerhalb des ZNS vorwachsende Prozesse (Nasen-Rachenraum-Tumoren, dorsal gelegene Bronchialkarzinome).
2. Intrakranielle Lage:
   Extrazerebrale Tumoren, d.h. von den Hirnanhangsgeweben ausgehende und durch extrazerebrale Gefäße versorgte Tumoren
   versus intrazerebrale, d.h. im Hirnparenchym gelegene, von Hirngefäßen versorgte (Blut-Hirn-Schranke!) Tumoren. Dazu gehören vor allem die hirneigenen Tumoren, die vom zerebralen Stützgewebe – Neuroektoderm – ausgehen (Gliome u.a.).

Die in der allgemeinen Onkologie übliche Klassifikation nach dem TNM-System ist auf Hirntumore nicht sinnvoll anwendbar. Weitgehend etabliert ist die im wesentlichen auf Zülch und Rubinstein beruhende WHO-Klassifikation, die 1993 unter Federführung von Kleihues [648] überarbeitet wurde. Neben der primären histopathologischen Typisierung, erfolgt ein Grading, das außer histologischen Merkmalen auch klinisch-prognostische Parameter einbezieht, an der sich die therapeutischen Entscheidungen orientieren müssen. Eine weitere Besonderheit ist der gelegentlich fließende Übergang zwischen (semi-)benignen und (semi-)malignen Formen. Insbesondere für die therapeutisch wesentliche Unterscheidung von Grad II und III, empfiehlt sich in Zweifelsfällen eine Referenzbegutachtung durch das Hirntumorreferenzzentrum der Deutschen Gesellschaft für Neuropathologie (Prof. Dr. O. Wiestler, Institut für Neuropathologie der Universität Bonn, Sigmund-Freud-Str. 20, D-53105 Bonn).
Die genaue Klassifikation und Gradierung ist deshalb von entscheidender Bedeutung, weil der Verlauf häufig stärker durch die primäre biologische Wertigkeit des Tumors als durch jegliche therapeutische Maßnahmen beeinflusst wird. Nur durch Angabe des histologischen Subtyps und eines eindeutigen Malignitätsgrades unter bestmöglichem Verzicht auf Mischkategorien wird ein adäquates Behandlungskonzept und ein Vergleich verschiedener Therapiekonzepte möglich. Dementsprechend sind frühere Therapiestudienergebnissse mit den heutigen nur bedingt vergleichbar.

1.2.2 Gradierung von ZNS-Tumoren

Für die astrozytären Tumore ist auch die Einteilung nach der sog. St. Anne/Mayo-Klassifikation weit verbreitet [281]. Die Gradierungen überlappen sich. Um Missverständnissen vorzubeugen, sollte beim Grading deshalb stets das Bezugssystem (zB WHO-Grad III) angegeben werden (s. Tab. 8). Die WHO-Klassifikation ordnet nicht allen Tumoren einen eindeutigen Malignitätsgrad zu. (x = Regelfall, (x) = selten)

Tab. 7. Histologische Typisierung von Gehirn-Tumoren

Tumorart	**WHO-Grad** **Hinweis**	**benigne I**	**semibenigne II**	**(semi-) maligne III**	**maligne IV**
Tumoren des neuroepithelialen Gewebes					
Astrozytäre Tumoren			x		
Astrozytom					
Varianten: fibrillär, protoplasmatisch, gemistozytisch			x		
Anaplastisches (malignes) Astrozytom				x	
Glioblastom					x
Varianten: Riesenzellglioblastom, Gliosarkom					x
Pilozytisches Astrozytom		x		(x)	
Pleomorphes Xanthoastrozytom			x	(x)	
Subependymales Riesenzellastrozytom (tuberöse Sklerose)		x			
Oligodendrogliale Tumoren					
Oligodendrogliom			x		
Anaplastisches (malignes) Oligodendrogliom				x	
Ependymale Tumoren					
Ependymom			x		
Varianten: zellulär, papillär, klarzellig			x		
Anaplastisches (malignes) Ependymom				x	
Myxopapilläres Ependymom		x			
Subependymom		x	(x)		
Gemischte Gliome					
Oligoastrozytom			x		
Anaplastisches (malignes) Oligoastrozytom				x	
Tumoren des Plexus choroideus					
Plexuspapillom		x			
Plexuskarzinom				x	
Neuroepitheliale Tumoren unsicheren Ursprungs					
Astroblastom			(x)	(x)	
Polares Spongioblastom	variabel	s. Tab. 9			
Gliomatosis cerebri				x	x

Tab. 7 *(Fortsetzung)*

Tumorart	WHO -Grad Hinweis	be- nigne I	semi- benigne II	(semi-) maligne III	ma- ligne IV
Neuronale und neuronal-glial gemischte Tumoren					
Gangliozytom		x			
Zentrales Neurozytom		x			
Gangliogliom		x	x		
Anaplastisches (malignes) Gangliogliom				x	
Olfaktoriusneuroblastom (Ästhesioneuroblastom)				x	
Variante: Olfaktoriusneuroepitheliom				x	
Tumoren des Epiphysenparenchyms					
Pineozytom			x		
Pineoblastom (→ PNET)					x
Gemischtes Pineozytom-Pineoblastom			(x)	(x)	(x)
Embryonale Tumoren					
Medulloepitheliom					x
Neuroblastom, Variante: Ganglioneuroblastom					x
Ependymoblastom					x
Primitive neuroektodermale Tumoren (PNETs)					x
infratentoriell: Medulloblastome inkl. Varianten: desmoplastisch, melanotisch					x
Medullomyoblastom					x
Tumoren der kranialen Nerven					
Schwannom (Neurilemmom, Neurinom)		x			
Neurofibrom		x			
Maligne Tumoren peripherer Nervenscheiden (MPNST)				x	x
Tumoren der Meningen					
Tumoren meningothelialer Zellen					
Meningeom					
Varianten: zahlreiche benigne Varianten		x			
Atypisches Meningeom			x		
Papilläres Meningeom			x	x	
Anaplastisches (malignes) Meningeom				x	
Mesenchymale, nicht meningotheliale Tumoren					
Benigne Neoplasien (zB Lipom, fibröses Histiozytom)		x			
Maligne Neoplasien:					
Hämangioperizytom			x	x	
Sarkome (Chondro-, Rhabdomyo-,				(x)	(x)
meningeale Sarkomatose)					(x)
Malignes fibröses Histiozytom				(x)	

Tab. 7 *(Fortsetzung)*

Tumorart	WHO -Grad Hinweis	benigne I	semibenigne II	(semi-) maligne III	maligne IV
Primär melanozytische Läsionen					
Benigne – diffuse Melanose, Melanozytom		x			
Maligne – malignes Melanom, meningeale Melanomatose				(x)	(x)
Tumoren unsicherer Histiogenese					
Hämangioblastom, kapilläres Hämangioblastom		x			
Primär zerebrale Lymphome				(x)	x
Keimzelltumoren					
Germinom,			(x)	(x)	
Embryonalzellkarzinom, Dottersacktumor, Chorionkarzinom					(x)
Teratome					
Unreifes, reifes, mit maligner Transformation	variabel	(x)	(x)	(x)	(x)
Teratokarzinome (Gemischte Keimzelltumoren)	variabel		(x)	(x)	(x)
Tumoren der Sella-Region					
Hypophysenadenom		x			
Varianten: endokrinologisch aktiv oder inaktiv		x			
Hypophysenkarzinom (sehr selten)				x	
Kraniopharyngeome		x			
Metastasen					x

Modifiziert (nach P. Kleihues et al. [648] und K. J. Zülch [1457])

Tab. 8. Gradierung astrozytärer Tumoren – Vergleich WHO und St. Anne/ Mayo-Klassifikation

WHO-Grad	Nomenklatur	St. Anne/Mayo Benennung	Histologische Kriterien
I	pilozytisches Astrozytom		
II	niedriggradiges, diffuses Astrozytom	Astrozytom Grad 1 Astrozytom Grad 2	kein Malignitätskriterium ein Malignitätskriterium, meist „Kernatypie", „Mitosen"

Tab. 8 *(Fortsetzung)*

WHO-Grad	Nomenklatur	St. Anne/Mayo Benennung	Histologische Kriterien
III	anaplastisches Astrozytom	Astrozytom Grad 3	zwei Malignitätskriterien, meist „Kernatypie" und „Mitosen"
IV	Glioblastom	Astrozytom Grad 4	drei Malignitätskriterien, meist „Kernatypie", „Mitosen", „Endothelproliferation" und/oder „Nekrose"

1.2.3 Synonyme und veraltete Bezeichnungen

Tab. 9. Synonyme für histopathologische Entitäten

Synonym	WHO-Bezeichnung
Polares Spongioblastom	Pilozytisches Astrozytom (WHO-Grad 1)
Neurinom	Schwannom
Primitives polares Spongioblastom	PNET (WHO-Grad 4)
Ästhesioneuroblastom	Olfaktoriusneuroblastom
Fibröses Xanthom / Xanthosarkom der Meningen	Pleomorphes Xanthoastrozytom
Dottersack-Tumor, Yolk-Sack-Tumor	Endodermaler Sinus-Tumor
Tuberöse Sklerose	Subependymales Riesenzellastrozytom
Subependymales Glomerat-Astrozytom	Subependymom
Teratokarzinom	Teratom mit maligner Transformation
Retikulumzellsarkom	Primär zerebrales Lymphom

1.3 Prognose

Auf einen Blick

Die Gesamtprognose hängt im Wesentlichen von den biologischen Eigenschaften (Wachstumsgeschwindigkeit, Malignität, Invasionsverhalten) und der Lokalisation des Tumors ab. Alter und Allgemeinzustand des Patienten modifizieren den Verlauf.

Grad-I-Tumoren führen bei guter Operabilität in der Regel nicht zu einer Beeinträchtigung der Lebenserwartung. U.U. treten Sekundärkomplikationen, zB durch hormonelle Störungen bei Hypophysenadenom oder Kraniopharyngeom auf; selten Rezidive (Meningeom, Kraniopharyngeom).

Grad-II-Tumoren haben heute eine 5-Jahresüberlebensrate von 50–80%. Mit Ausnahme der Gliazelltumoren, die stets rezidivieren, kann eine Operation auch kurativ sein.

Grad-III-Tumoren weisen mit Ausschöpfung der multimodalen Therapie überwiegend mediane Überlebenszeiten um 2 Jahre auf. Wesentlich längere Überlebenszeiten kommen in dieser heterogenen Gruppe häufig vor.

Grad-IV-Tumoren haben mediane Überlebenszeiten um 10 Monate trotz aggressiver Therapie. 5-Jahresüberlebensrate bei Glioblastomen insgesamt noch unter 5%. Günstiger liegen Medulloblastome/PNET auch im Erwachsenenalter mit mehreren Jahren mediane Überlebenszeit, was in neueren Serien auch für die primär zerebralen Lymphome gilt.

Eine Übersicht der 2- und 5-Jahresüberlebensraten als maligne eingestufter – hier nicht der WHO-Klassifikation entsprechend, vgl. Tab. 7 – Hirntumoren findet sich in Tab. 10 [198]. Man beachte die gravierenden Unterschiede auch bei eindeutig malignen Formen wie Medulloblastome – Glioblastome und die Tatsache, dass für Glioblastome auch 5-Jahresüberlebenszeiten angegeben sind. Die alte Faustregel, dass ein Glioblastom keines war, wenn der Patient 5 Jahre überlebt hat, gilt nicht mehr. Die Ergebnisse klinischer Studien liegen prinzipiell etwas besser als die hier genannten Zahlen, da die Studienpatienten stets eine prognostisch etwas günstigere Selektion darstellen.

Tab. 10. Relative Überlebensraten für zwei und fünf Jahre bei malignen Hirntumoren je Altersgruppe, SEER 1973–1993 [1065]

Histologie	Fallzahl	Überlebenszeit	Alter bei Diagnose <21	21–44	45–64	65+	Gesamt
Glioblastome	9738	zwei	31,2	31,1	7,3	2,2	8,8
		fünf	21,6	13,3	1,9	*	3,4
Astrozytome, nicht näher bezeichnet	6102	zwei	80,4	74,6	27,2	7,9	45,2
		fünf	74,8	52,0	15,6	4,6	34,6
Pilozytische Astrozytome	446	zwei	93,8	86,4	76,6	*	90,0
		fünf	88,9	86,4	*	*	86,5
Diffuse Astrozytome	491	zwei	85,1	83,8	42,2	15,2	66,1
		fünf	79,1	56,2	26,6	*	49,2
Anaplastische Astrozytome	1378	zwei	63,3	71,1	31,6	5,7	44,8
		fünf	50,6	47,1	15,5	*	29,7
Oligodendrogliome	873	zwei	84,4	88,0	68,5	46,0	76,7
		fünf	78,4	76,1	44,4	22,6	60,4
Anaplastische Oligodendrogliome	74	zwei	*	74,3	55,3	*	59,2
		fünf	*	*	*	*	34,9
Ependymome/anaplastische Ependymome	720	zwei	65,3	87,9	77,3	63,9	75,3
		fünf	46,4	81,1	60,7	63,9	62,0
Maligne Gliome, nicht näher bezeichnet	1825	zwei	47,1	64,6	29,5	8,5	32,8
		fünf	40,9	49,5	20,0	3,9	26,0
Mischgliome	447	zwei	79,0	85,5	61,6	42,4	73,5
		fünf	70,6	68,9	36,6	*	55,4
Embryonale/primitive Medulloblastome	860	zwei	67,4	72,8	67,9	*	68,4
		fünf	49,8	54,9	52,7	*	50,9
Neuroepitheliale Tumoren	202	zwei	78,5	66,7	30,0	*	51,4
		fünf	69,0	52,3	22,0	*	42,2
Maligne neuronal/glial, neuronal und gemischte Tumoren	125	zwei	64,2	67,3	*	*	62,8
		fünf	47,6	57,4	*	*	48,5

* Angaben mangels ausreichender Fallzahl nicht möglich

Der wichtige Prognosefaktor Alter wird in Tab. 10 [198] vor allem für die Gliome deutlich. Als Ausnahme haben Ependymome im Kindesalter eine schlechtere Prognose als bei Erwachsenen und bei Medulloblastomen ist keine eindeutige Altersabhängigkeit zu erkennen.

Zum Verlauf sind einige allgemeine Aussagen möglich: Unbehandelt kommt es stets zur Progression. Eine Ausnahme bilden (kleine) gutartige Tumoren wie Meningeome, Subependymome, gelegentlich Neurinome, meist in höherem Lebensalter, die über Jahre und Jahrzehnte stabil bleiben können. Postoperativ kommt es nach kompletter Entfernung gutartiger

Tumoren meist zu Beschwerdefreiheit, selten zu anhaltenden vegetativen Beschwerden wie nach Hirntrauma. Mehrere Monate postoperativ noch bestehende Ausfälle müssen als permanent angesehen werden. Schwere Psychosyndrome treten nur vereinzelt über längere Zeit auf. Die große Mehrzahl der Patienten bleibt hiervon verschont, bzw. leidet nur in einem kurzen Terminalstadium unter einer gravierenden Beeinträchtigung der Persönlichkeit. Psychasthene Symptome sind hingegen häufig. Schon früh im Krankheitsverlauf auftretende psychopathologische Syndrome sind oft reversibel. Anhaltende Psychosyndrome gehen auch mit kürzerer Lebenserwartung einher [419].

2 Ätiopathogenese

2.1 Ätiologie

Auf einen Blick

Trotz ausgedehnter Untersuchungen ließen sich bisher keine gesicherten Beziehungen zwischen Umweltfaktoren und dem Auftreten von Hirntumoren bei Menschen herstellen. Ein sicher erhöhtes Risiko besteht nur bei langfristig immunsupprimierten Patienten für die Entwicklung von primär zerebralen Lymphomen und nach *therapeutischer* Schädelbestrahlung in der Kindheit für Bindegewebstumoren. Bei den seltenen familiären Hirntumoren sind die Gendefekte jetzt teilweise bekannt.

Insbesondere spielt „Elektrosmog" (Handy-Telefone etc.) nach den bisher vorliegenden Daten keine Rolle bei der Entstehung von Hirntumoren, was auch für niedrige Strahlendosen wie erhöhte Umweltstrahlung bei Arbeitern in Kernkraftwerken und Flugpersonal gilt. Nach lokalisierten Schädelbestrahlungen in der Kindheit wurden vermehrt Meningeome und Fibrosarkome beschrieben (Latenz von 15 J. und mehr) [215, 427, 1079, 1245, 1246].

In einer neueren Studie wurde ein erhöhtes Risiko für Meningeome nach vorangegangener Hirnverletzung nur bei Männern gefunden [576]. Während sich bei Arbeitern, die anorganischem Quecksilber ausgesetzt waren, kein erhöhtes Risiko fand, bleibt dies bei der Herstellung von Vinylchlorid, das zu Angiosarkomen der Leber führen kann, noch weiter zu prüfen [576]. Aus dem Tierexperiment – aber nicht beim Menschen – sind Virus induzierte und chemisch erzeugte gliomatöse Tumoren bekannt.

Immunsupprimierte Patienten, insbesondere HIV-Erkrankte, haben ein erhöhtes Risiko für primär zerebrale Lymphome. Bei diesen Lymphomen findet sich auch eine Assoziation mit EBV-Infektionen (EBV-Genom Nachweis im Tumor in ca. 60%) [74]. Meningeome sind bei Frauen deutlich häufiger und weisen Rezeptorstrukturen für Gestagene, Kortisol, Dopamin auf. Auch Neurinome treten häufiger beim weiblichen Geschlecht auf; Medulloblastome und Plexuspapillome, bei jüngeren Patienten auch Gliome, hingegen bevorzugt bei Männern, die generell etwas häufiger Hirntumoren entwickeln. Hormonelle Faktoren spielen daher bei der Hirntumorentstehung möglicherweise ebenfalls eine Rolle.

Genetische Prädisposition: Direkte Verwandte von Patienten mit ZNS-Tumoren haben kein erhöhtes Risiko für einen Hirntumor. Familiäre Tumorerkrankungen (v. Hippel-Lindau-Syndrom, M. Recklinghausen, auch familiäre Astrozytome, aber auch Assoziation mit anderen Organtumoren bei zB Li-Fraumeni-Syndrom, mit Kolon-Karzinomen bei Turcot-Syndrom, Lynch-Syndrom, familiärer Polyposis Coli) belegen den genetischen Hintergrund für einige wenige Tumorarten. Nur bei diesen familiären Tumorerkrankungen ist eine Prävention/Früherkennung von Hirntumoren durch genetische Beratung/Vorsorgeuntersuchungen möglich. So kann bei den meisten Patienten mit Turcot-Syndrom (in der Regel mit Medulloblastomen assoziiert) der Nachweis einer Mutation im APC (Adenomatosi-Polyposis Coli)-Gen im peripheren Lymphozyten erfolgen, bzw. eines Mismatch-DNS-Repair-Enzyms beim hereditären nicht-polypösen kolorektalen Karzinom (Lynch-Syndrom – in der Regel mit Glioblastomen assoziiert). Das Risiko, einen Hirntumor zu entwickeln, ist bei familiärer Polyposis Coli um den Faktor 23 erhöht, für Medulloblastome sogar um den Faktor 92. Wegen des hohen Risikos, einen Hirntumor zu entwickeln, sollten Familienmitglieder daher regelmäßig neurologisch und evtl. sogar kernspintomographisch untersucht werden (bei 40% der untersuchten Familien fanden sich 2 Verwandte mit Hirntumoren, [649, 821]).

2.2 Pathogenese

Auf einen Blick

In den letzten Jahren konnten bei den malignen Gliomen erste Einsichten in die molekularbiologischen Entwicklungsschritte der Tumorentstehung gewonnen und ein primäres von einem sekundären Glioblastom unterschieden werden. Neben der genetischen Entkopplung ist mit hoher Wahrscheinlichkeit ein Mangel an DNS-Reparaturenzymen (zB O6-Alkyltransferase) an der Tumorenstehung beteiligt. Eine pathogenetische Kausalkette wird erst in ferner Zukunft zu erstellen sein.

Neben den o.g. wenigen ätiologischen Hinweisen liegen aus den letzten Jahren einige molekularbiologische Erkenntnisse vor, die uns erste Mosaiksteinchen zur Erfassung der komplexen zellulären Vorgänge in der Tumorentstehung liefern. Bei einer Reihe von familiären (Hirn-) Tumoren konnten genetische Veränderungen festgestellt werden, die dann auch bei spontan entstandenen gleichartigen und anderen Tumoren wiedergefunden wurden und z.T. auch im Tierexperiment zur Entstehung von Tumoren führten. Eine Übersicht findet sich in der Tab. 12.

Prinzipiell lassen sich 2 Arten von genetischen Veränderungen unterscheiden:

1. Die Aktivierung von sogenannten Proto-Onkogenen, die zu einer Wachstumsstimulierung der Zelle führen. Hier genügt die Überaktivität von einem Allel. Mechanismen, die zur Aktivierung führen sind Punktmutation, Translokation des Gens mit evtl. Enthemmung oder Stimulierung durch ein falsches Nachbarschaftsgen oder die bei den Hirntumoren häufigste Amplifikation des Gens.
2. Der Verlust von „Tumorsuppressor"-Genen, die Wachstum stimulierende Gene kontrollieren. Hier müssen beide Allele ausgefallen sein, bevor es zu unkontrollierter Wachstumsstimulation kommt. Paradebeispiel ist das p 53-Gen, das bei einer Vielzahl von Tumoren und insbesondere bei der Entstehung von Gliomen schon in der Frühphase mutiert ist. Rekonstitution des Gens kann in vitro zur Unterdrückung des weiteren Tumorzellwachstums führen. Mutation des Gens in der Keimzelle, wie beim Li-Fraumeni-Syndrom, führt zu einer Vielzahl von Tumoren. Weitere wichtige Tumorsuppressor-Gene sind das Retinoblastom-Gen (RB – familiäres beidseitiges Retinoblastom; auch bei

Osteosarkomen), das defekte Gen bei der Neurofibromatose 2 (NF 2 – beidseitige Akustikusneurinome, Meningeome; auch bei Mesotheliomen) und beim von Hippel-Lindau-Syndrom (VHL – zystische Kleinhirnhämangioblastome, auch in Retina und Niere, Nierentumoren, Phäochromozytome; auch bei Nierenzellkarzinomen).

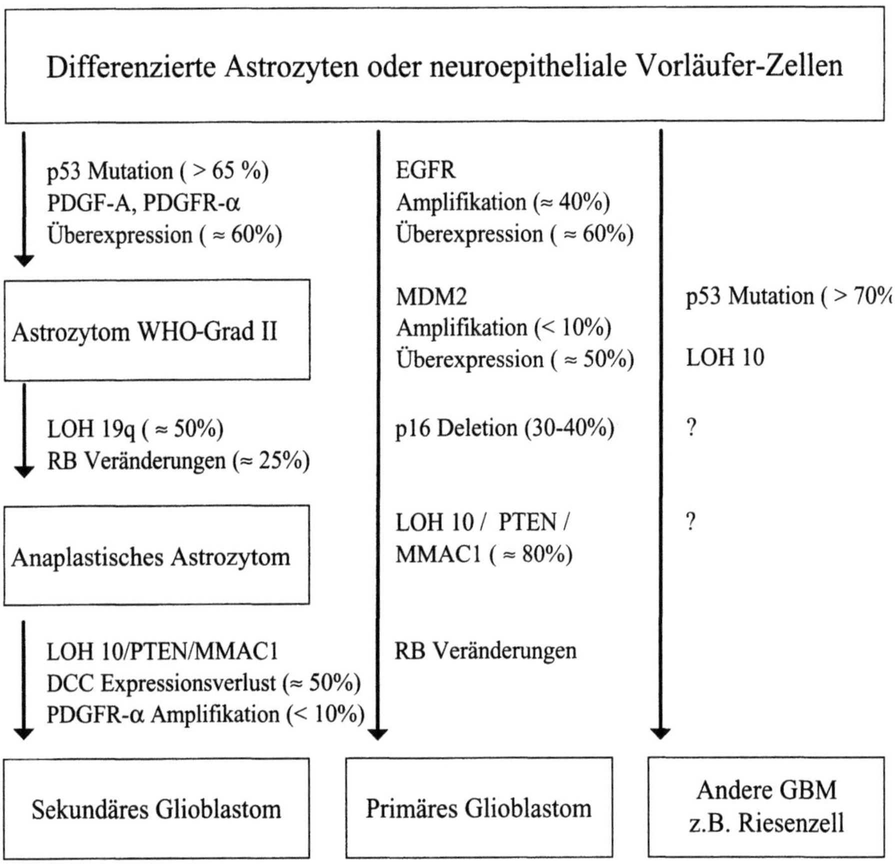

DCC: „Deleted in Colon-Cancer"-Gen
EGFR: „Epidermal Growth-Factor-Rezeptor"
LOH: „Loss of Heterozygosity"
MMACI/PTEN: „Ziel-Gen" des Chromosom 10 bei 10q23
MDM2: Gen auf 12q, kodiert für das MDM2-Protein – Regelkreis mit p53
p53/TP53: Tumor-Suppressor-Protein bzw. das kodierende „Tumor-Suppressor-Gen"
PDGF: „Platelet-Derived-Growth-Factor"
PDGFR: PDGF-Rezeptor
RB: Retinoblastom-Gen

Abb. 3. Molekulargenetische Varianten von Glioblastomen nach [649]

Die genetisch am besten untersuchten Hirntumoren sind die Gliome. So konnte bei den Glioblastomen gezeigt werden, dass unterschiedliche genetische Alterationen zu einem gleichartigen Tumor führen können (s. Abb. 3). Das sekundäre Glioblastom tritt in früherem Lebensalter um ca. das 40. Lj. auf und manifestiert sich über weniger maligne Zwischenformen im Verlauf einiger Jahre. Hier findet sich eine schrittweise Zunahme der genetischen Veränderungen mit immer weitergehender Entdifferenzierung und Malignisierung des Tumors. Beim primären Glioblastom, das um das 55. Lj. auftritt und typischerweise eine Anamnese von nur wenigen Wochen hat, finden sich primär multiple genetische Veränderungen, speziell eine Überexpression/Amplifikation des Epidermal Growth Factor Receptors (EGFR) und ein Verlust der Heterozygosität (LOH) auf Chromosom 10. Histologisch lassen sich die beiden Formen noch nicht sicher unterscheiden, obwohl neuerdings Unterschiede in der Art der Nekrose und der Fas-Expression, sowie der daraus resultierenden Apoptose beschrieben wurden [649]. Überschneidungen der genetischen Veränderungen von primären und sekundären Glioblastomen kommen nur sehr selten in einem Tumor vor. Therapeutisch lassen sich diese Erkenntnisse bisher nicht, bzw. nur experimentell nutzen, sind aber Gegenstand intensiver Forschung.

2.2.1 Wichtige molekulargenetische Begriffe in der Neuroonkologie

p53/4TP53

Ist das klassische „Tumor-Suppressor-Gen". Es liegt auf 17q, 13.1 und kodiert ein 53 kDA großes Protein. Dieses Protein spielt eine Rolle zB bei der Regulation der Zell-Zyklen, Reaktion der Zelle auf Läsionen der DNA, Zell-Tod, -Differenzierung und Neovaskularisation, DNA-Bindungen. Damit beeinflusst das p53 Protein die Transkription (+ und –) anderer Gene. Mutationen des p53-Genes führen in der Regel zu einem Funktionsverlust, das „mutierte" Protein verliert seine Schlüsselfunktion in der Regulation zellulärer Prozesse. Gesunde Zellen haben zwei Kopien des „Wild-Typ-P53". Mutationen des p53 wurden in vielen neoplastischen Zellen beschrieben, nicht nur bei Gliomen, sondern auch bei anderen soliden Tumoren. Spannend war der Nachweis, dass „eingeschleustes" Wild-Typ-p-53 das Wachstum von Glioblastomzellen in vitro hemmt. Sonst „gesunde" Astrozyten werden in vitro bei Verlust des Wildtyp-P53 unsterblich und zeigen rasch neoplastische Transformation, werden aneuploid.

P53-Mutationen stehen am Anfang der genetischen Veränderung vieler neoplastischer astrozytärer Prozesse, sie ziehen andere quasi nach. Es gibt auch eine seltene Keimzell-Variante von p53 -Mutationen, die mit dem sogenannten Li-Fraumeni-Syndrom einhergeht, einer familiären Tumorerkrankung mit Häufung von Sarkomen und Hirntumoren bei jungen Erwachsenen.

MDM2, p21

Ist ein Gen auf 12q14.3–q15, und kodiert ein Protein von vermutlich 54 kDA bzw. mindestens 5 Proteine, von denen eines an p53 Protein bindet und dessen Funktion hemmt. Umgekehrt regelt p53 die MDM2 Expression hoch. Ähnliches gilt für das auf 6q liegende CDKN1a Gen, das p21 kodiert. Hier spielt sich die Regulation über den Zell-Zyklus ab („Cycline"). Mutationen im MDM2 bzw. p21 sind ein „Seitenweg", die p53-Regulation zu beeinflussen, der besonders in der Kette der genetischen Veränderungen bei primären Glioblastomen eingeschlagen wird.

p16, p15, RB

Beim Übergang vom niedriggradigen zum anaplastischen Gliom werden Allel-Verluste der Chromosomen 9p (wo p16 und p15 kodiert sind), 13q und Amplifikation von 12q beobachtet – die wohl alle einen kritischen Zellregulationskomplex beeinflussen (Cyclin-D – G1/S-Phasen-Übergang). An diesen Komplex ist auch das Retinoblastom-Gen beteiligt.

EGFR, TGF-β

Der "epidermal growth factor receptor" bindet als transmembraner Rezeptor Tyrosin-Kinase. Er ist zusammen mit dem "transforming growth factor" (TGF-β) für die Vermittlung von Wachstumssignalen von extra- nach intrazellulär verantwortlich. Das EGFR-Gen ist bei Glioblastomen oft amplifiziert und überexprimiert. Da diese Zellen zugleich mit den Rezeptoren deren Liganden (EGF und TGF-α) exprimieren, entsteht so ein autokriner Stimulationskreislauf. EGFR-Überexpression ist auch bei Oligodendrogliomen ein häufiger Befund.

PDGF, FGF, VEGF

"Platelet-derived growth factor" und seine Rezeptoren sind ebenfalls häufig bei Astrozytomen überexprimiert, andere sind der "fibroblast growth factor", oder "vascular endothelial growth factor". Diese spielen ähnlich wie EGFR eine Rolle in der Signal-Transduktion. Bei PDGF sind α- und β-Liganden bekannt, p53-Mutationen interagieren wiederum mit dem PDGF α-Rezeptor. VEGF ist essenziell für das Wachstum der Tumorgefäße und kann durch Antikörper gehemmt werden.

DCC

Das "deleted in colorectal cancer"-Gen ist ebenfalls ein Kandidat für ein Tumorsuppressor Gen, es kodiert ein Protein, das zur Familie der neuralen Zell-Adhäsions-Moleküle (NCAM) gerechnet wird und im Nervensystem ausgeprägt exprimiert wird. Owohl Mutationen des DCC mit der Malignisierung von Gliomen zunehmen, bleibt die Signifikanz des Befundes umstritten, da Keimzell-Deletionen des DCC bei Mäusen nicht zu höherer Tumorinzidenz führen.

PTEN, MMAC1, Chromosom 10

Der Verlust eines der beiden Chromosom 10-Exemplare ist ein häufiger Befund bei (primären) Glioblastomen. Ein Kandidat für das verantwortliche Gen konnte mit MMAC1 oder auch PTEN genannt kürzlich isoliert werden. Möglicherweise kodiert es Phosphatasen, bei etwa 25% der Glioblastome liegt eine Mutation vor.

Chromosom 19q

Während für Glioblastome das Chromosom 10 offenbar eine Schlüsselstellung einnimmt, scheint beim Übergang von niedriggradigen zu höhergradigen Astrozytomen, sowie für Oligodendrogliome der lange Arm von Chromosom 19 bedeutend zu sein, dort wird ein Tumorsuppressorgen vermutet, das aber noch nicht identifiziert ist.

Fas, BCL2, Bax

Fas, ist ein an der Zell-Oberfläche gelegenes Protein, das über die Bindung von Liganden und in Verbindung mit den Proteinen BCL-2 und Bax Apoptose induziert. Interaktion mit dem p53-Gen und dem RB-Gen sind nachgewiesen. Die Fas/BCL-2 mediierte Apoptose spielt für die Chemosensitivität von Gliomzellen eine Rolle; hohe BCL-2 Expression ist mit Chemoresistenz assoziiert.

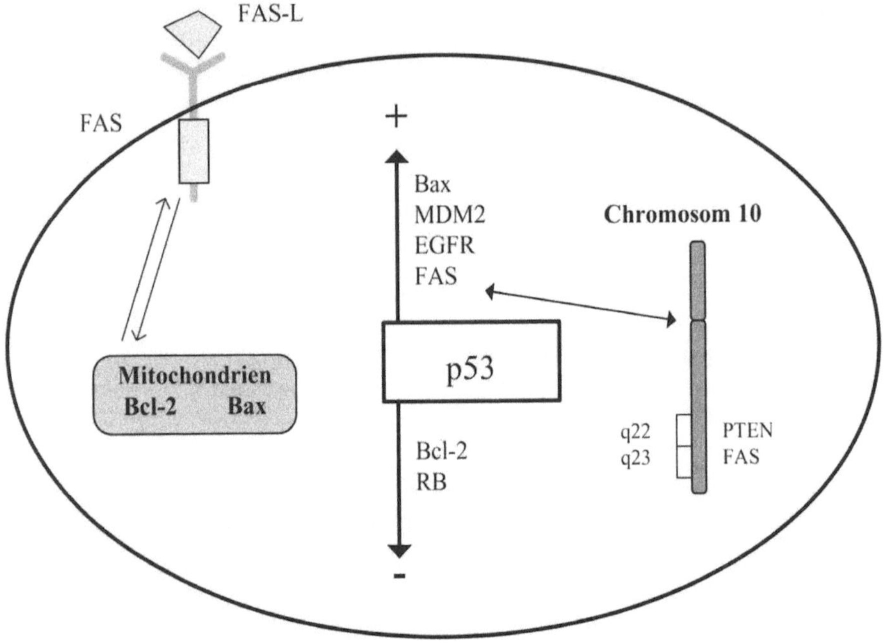

Interaktionen des p53-Proteins mit der Expression einer Vielzahl von Genen:
Aktivierung: Bax, MDM2, EGFR, FAS
Inaktivierung: Bcl-2, RB

Abb. 4. Molekulargenetische Interaktionen des p53-Proteins (nach [649])

3 Pathophysiologie

Die Pathophysiologie der Funktionsstörungen bei neuroonkologischen Patienten ist vielfältig, und gibt in allen Stadien Anlass zu differentialdiagnostischen Überlegungen. In erster Linie sind direkte Auswirkungen des Tumors im Sinn von Infiltration, Kompression und Metastasen zu berücksichtigen und durch entsprechende Untersuchungen auszuschließen. Ebenso zahlreich sind metabolische, nutritive und endokrine Störungen, Infektionen und paraneoplastische sowie vaskuläre Ursachen.

Dieses Kapitel gibt generelle Überlegungen zu den einzelnen Ursachen; zusätzliche Einflüsse der Therapie sind im Kapitel Toxikologie (RT-, Chemo- u. Kombinationen) zu finden.

3.1 Zerebrale Syndrome

Auf einen Blick

Neben Kopfschmerzen und Erbrechen sind Leistungsbeeinträchtigung, Wesens-, bzw. Verhaltensänderung und vor allem als charakteristisches Frühsymptom die Epilepsie zu nennen. Mangelnde Belastbarkeit, Affektinkontinenz, Depressionen, auch Störungen der Sexualfunktion mit Libidoverlust und Impotenz treten als Frühsymptome bei Erwachsenen auf.
Zeichen einer konsumierenden Erkrankung fehlen bei Hirntumoren, auch wenn sie bösartig sind, es sei denn der Hypothalamus ist betroffen. Tumoren der Hypophysenregion führen gelegentlich zu partieller, nur sehr selten zu globaler hypophysärer Insuffizienz, so dass auch deren Symptome mit auffallender Blässe, niedrigem Blutdruck, Müdigkeit, Temperaturempfindlichkeit an einen Hirntumor denken lassen müssen.

Je nach Ort und Geschwindigkeit des Tumorwachstums entstehen zunächst lokale oder allgemeine Funktionsstörungen.

Lokale Folgen der zunehmenden Raumforderung sind:

- Verdrängung/Kompression von Nachbarstrukturen mit der Folge von hirnlokalen Syndromen wie Aphasie, Hirnnervenausfällen oder Hirnstammkompression, lokalem Kopfschmerz,
- peritumorales Ödem mit verstärkter Raumforderung,
- Induktion lokaler Durchblutungsstörungen,
- Irritation neuronaler/axonaler Strukturen mit Auslösung epileptischer Anfälle,
- bei entsprechender Lokalisation Verlegung der abführenden Liquorwege mit rasch progredientem Kopfschmerz und Hirndruck,
- die verschiedenen Einklemmungssyndrome, die im Folgenden beschrieben werden (s. Abb. 5).

Falxherniation

Eine einseitige supratentorielle Raumforderung kann zur Verlagerung der mittelliniennahen Großhirnabschnitte unter der Falx hindurch zur Gegenseite führen mit Kompression dieser Strukturen und ihrer Gefäße, so dass es zu Ischämie oder Blutung, selten zu einer Nekrose im Bereich des Gyrus cinguli kommen kann (s. Abb. 5).

Unkusherniation: (Einklemmung am Tentoriumschlitz)

Bei einseitiger kranio-kaudal gerichteter Raumforderung im Bereich der großen Hemisphären können die medialen Anteile des Temporallappens in den Tentoriumschlitz gepresst werden. Dies führt nicht nur zu der vital weniger bedeutsamen Kompression dieser Hirnanteile, sondern auch zu einer Kompression der gleichseitigen A. cerebri posterior mit der evtl. Folge eines ischämischen Infarktes und zu einer Quetschung des Hirnstamms am gegenseitigen Tentoriumrand mit Pyramidenbahnschädigung und einer *homolateralen* Hemiparese. Wechselnde Bewusstseinslage, Nackensteifigkeit, Augenmotilitätsstörungen, kardiopulmonale und thermoregulatorische Störungen können auftreten. Das akute Mittelhirnsyndrom wird durch zunächst gleich-, dann beidseitige Mydriasis, Koma und zunächst ein-, dann beidseitige Strecksynergismen der Beine und Beugesynergismen der Arme vervollständigt.

Rostrale oder obere Einklemmung

Kann bei Tumoren im Kleinhirnbereich entstehen, wenn rostrale Kleinhirnanteile von unten in den Tentoriumsschlitz gepresst werden und eine Kompression des Mittelhirns mit dann meist symmetrischem Mittelhirnsyndrom verursachen.

Herniation der Kleinhirntonsillen

Häufiger im terminalen Stadium des progredienten allgemeinen Hirndrucks als bei infratentoriellen Tumoren mit lokaler Raumforderung kommt es zu einer Verlagerung der Kleinhirntonsillen in das Foramen occipitale magnum mit Kompression des Hirnstamms und Versagen der vegetativen Regulation. Klinisch ist diese bulbäre Einklemmung neben den schon genannten Hirndruckzeichen durch Strecksynergismen aller Extremitäten, beidseitige Mydriasis und die Gefahr des plötzlichen Atemstillstandes gekennzeichnet. Bei infratentoriellen Tumoren ist deshalb und vor allem auch wegen der Gefahr des Liquoraufstaus enge Überwachung und frühzeitiges Eingreifen erforderlich.

Transkalvarische Herniation

Schließlich ist noch die Einklemmung bei meist Kraniotomie bedingter Kalottenlücke zu erwähnen, bei der Hirngewebe infolge extremen Hirndrucks nach außen gepresst und an der Knochenkante eingeklemmt und evtl. lazeriert wird.

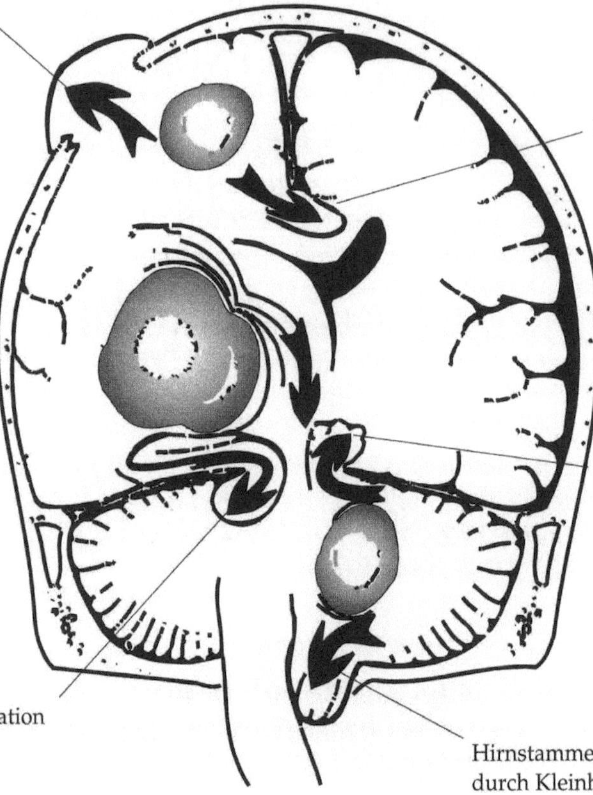

Abb. 5. Formen der Herniation

Die Massenverlagerung von Hirngewebe durch physiologische Engstellen führt nicht nur zu direkter Kompression der beteiligten Strukturen, sondern vor allem zu einer venösen und später arteriellen Flussbehinderung mit der Folge von zusätzlichem Ödem, Blutstau mit Stauungsblutungen, Schwellung und Ischämie, somit zu einer sich gegenseitig verstärkenden Volumenzunahme und Druckerhöhung im eingeklemmten Hirnteil. Es besteht daher eine Neigung zu rascher Dekompensation mit schwerem Psychosyndrom bei der Falxherniation, bzw deletärem Ausgang bei den Hirnstammeinklemmungen.

Die konkreten Folgen der Raumforderung sind entscheidend von der Geschwindigkeit ihrer Entstehung abhängig, d.h. hier von der Proliferationsrate des Tumors, bzw. zusätzlichen Komplikationen wie Einblutung, Ödemprovokation durch Trauma, Infekt, Anfall oder Insolation. Trotz der starren knöchernen Begrenzung ist die Kompensationsfähigkeit des Hirngewebes groß, sofern die Raumforderung langsam entsteht. Das *peritumorale Hirnödem* hat die Charakteristika des vasogenen Ödems (im Gegensatz

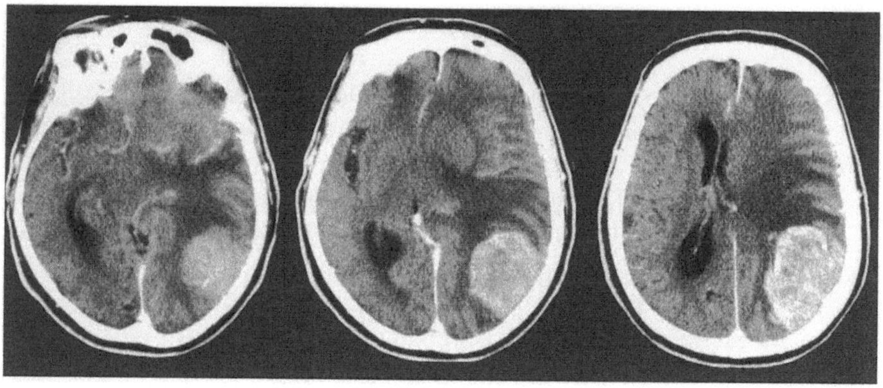

Abb. 6. Einklemmungszeichen in der CT bei ausgedehntem Meningeom: Verlagerung des Unkus in den Tentoriumschlitz mit Mittelhirneinklemmung (l.), vordere Anteile des Gyrus cinguli werden unter der Falx hindurch zur Gegenseite gepresst und es tritt zunächst eine venöse Abflussstörung auf – erkennbar an dem sichelförmig dargestellten aufgestauten Gefäß, massiver Mittellinienshift (m. und r.). Trotz der Kompression ist der gegenseitige Seitenventrikel erweitert – als typisches Zeichen einer Foramen-Monroi-Blockade

zum zytotoxischen Ödem bei zB zerebraler Ischämie) und spricht daher gut auf eine Kortikosteroidtherapie an. Es findet sich überwiegend bei malignen Tumoren, besonders ausgeprägt bei Metastasen. Von den gutartigen Hirntumoren induziert ein Teil der Meningeome eine erhebliche Ödembildung. Neben Störungen der Mikrozirkulation und der Bildung freier Radikale spielen andere, noch unklare Mechanismen eine wesentliche Rolle: u.a. wird postuliert, dass die Tumoren Ödem bildende Faktoren produzieren. Klinisch ist das Ödem und seine Therapie von besonderer Bedeutung, da die von ihm ausgehende Raumforderung häufig die des Tumors übertrifft.

3.2 Spinale Syndrome

Funktionell neurologisch verursachen spinale Tumoren zweierlei Effekte: eine lokale Symptomatik, die mit der Lokalisation des Tumors im Wesentlichen korreliert, und distale Effekte, die durch Beeinträchtigung der langen Bahnen (motorisch, sensibel und autonom) zusammenhängen. Besonders die Symptome der Störung der langen Bahnen treten oftmals als Erstsymptom in Erscheinung und verursachen zunächst uncharakteristische Störungen des Bewegungsablaufes, wie Gangstörungen.

Lokale Symptome sind – besonders bei metastatischen Prozessen – umschriebene Schmerzen im Rücken oder Nacken oder radikuläre Syndrome. Die Schmerzen werden – im Gegensatz zu degenerativen Leiden – in Ruhe oft nicht besser, sondern stören die Nachtruhe.

3.2.1 Lokalisation

Wirbelsäulen- und paravertebrale Tumoren

Vorwiegend metastatische Prozesse (Mamma, Lungen, Prostatakarzinom). Lokale Schmerzen können den spinalen Symptomen vorausgehen. Bei paravertebralen Tumoren ist regionales Einwachsen durch die Foramina intervertebralia ohne im Röntgenbild erkennbare Osteodestruktion möglich.

Intradural – Intramedullär

Die seltenen intrinsischen intramedullären Tumoren entwickeln die Symptome in der Regel langsam und können katamnestisch über Jahre zurückverfolgt werden [1264, 1265]. Die Symptome werden durch die Läsionshöhe bestimmt. Meist gehen die Tumoren von Ependym oder Glia aus.

Seltener handelt es sich um sekundäre Tumoren, d.h. Metastasen.

Intradural – Extramedullär

Vorwiegend Meningeome und Neurinome, seltener Lipome, Epidermoide oder metastatische Absiedelungen von primären Hintumoren oder bei Meningealkarzinose.

Extradural

Bei extraduralen spinalen Tumoren handelt es sich vorwiegend um metastatische Prozesse. Die Kompression kann von ventral, dorsal oder lateral erfolgen und das klinische Bild determinieren. Bei gleichzeitigem Befall der ossären Strukturen weisen lokale Schmerzen auf die Lokalisationshöhe hin. Bei ausgedehnten Prozessen oder auf Grund der vaskulären Besonderheiten der spinalen Durchblutung sind auch sekundäre vaskuläre Schädigungen möglich.

3.2.2 Besonderheiten

Kaudaprozesse

Funktionsstörungen der Cauda equina treten sowohl bei extraduralen als auch intraduralen Prozessen auf. Im Vordergrund steht die bilaterale schlaffe Paraparese mit oder ohne Schmerzsymptome oder Sphinkterstörungen. Diagnostische Abgrenzungsschwierigkeiten gegenüber peripheren Nervenläsionen ergeben sich vor allem bei asymmetrischen Ausfällen.

Therapiebedingte Schäden

Funktionsstörungen des Myelons sind bei allen Therapiemodalitäten möglich. Neben Folgen der Strahlentherapie ("early and delayed"), Kombination von Chemo- und Strahlentherapie (zB MTX und Bestrahlung), Chemotherapie (Cytosin Arabinosid, MTX) sind auch durch Resorptionsstörungen verursachte Läsionen (B 12 Resorptionsstörung nach GI Eingriffen) möglich. Klinisch kann es von Funktionsstörungen einzelner Strangsysteme bis zu Querschnittsmyelitis gehen.

3.3 Blut-Hirn-Schranke

Sie unterscheidet sich topographisch und vor allem bezüglich der Proteinpermeabilität auch in der Funktion von der Blut-Liquor-Schranke, wie neuere Untersuchungen deutlich gemacht haben [682, 1408]. Bezüglich der Penetration von Zytostatika konnten wesentliche Unterschiede – auch aus methodischen Gründen – bisher nicht aufgezeigt werden.

Die Blut-Hirn-Schranke ist im Hirnparenchym an den Kapillarendothelien lokalisiert, die Blut-Liquor-Schranke an den Plexusepithelien und an der Innenseite der Dura bzw. der äußeren Arachnoidea-Schicht. Besondere Verhältnisse liegen im Bereich der zirkumventrikulären Organe der Mittellinie des Gehirns (Eminentia mediana, Area postrema, Neurohypophyse u.a.) vor, die sowohl eine Blut-Hirn- als auch eine Blut-Liquor-Schranke besitzen und Verbindungsstellen von Blut- und Liquormilieu darstellen.

Es hat sich gezeigt, dass verschiedene tierexperimentelle Hirntumoren eine sehr unterschiedliche Durchlässigkeit der Blut-Hirn-Schranke besitzen und dass innerhalb eines Tumors verschiedene Areale im Hinblick auf die Blut-Hirn-Schranken-Funktion unterschieden werden müssen. Beim Menschen unterscheiden sich primäre und sekundäre Hirntumoren grundlegend, da sich bei Metastasen im Gegensatz zu den hirneigenen Tumoren die Schrankenfunktion im Laufe des Wachstums verliert.

Die ***primären Hirntumoren*** werden von den ortsständigen zerebralen Gefässen vaskularisiert und haben in den aktiven Proliferationszonen im Tumorrandgebiet nach allen bisherigen Erkenntnissen eine weitgehend intakte Blut-Hirn-Schranke, während der innere nekrotisch zerfallende Teil des Tumors auch entsprechend geschädigte Gefässe aufweist und praktisch keine Blut-Hirn-Schranke mehr besitzt. Dadurch kann auch eine – selektive – Zytostatikaaufnahme im Tumor vorgetäuscht werden, die wenig hilfreich ist. Dazwischen liegen Übergangsregionen und während des Tumorwachstums sind veränderte Verhältnisse anzunehmen, über die nur spärliche Daten vorliegen. Es herrscht Übereinstimmung darüber, dass die Blut-Hirn-Schranke für die Chemotherapie primärer, hirneigener Tumoren eine wichtige Beschränkung darstellt.

Bei den ***sekundären, metastatischen Prozessen*** spielt die Blut-Hirn-Schranke anfangs als Schutz für hinter dieser Barriere sich entwickelnde Mikrometastasen eine wichtige Rolle. Dies lehrt auch die klinische Erfahrung des Auftretens von Hirnmetastasen unter einer Chemotherapie, die gleichzeitig bei anderen Metastasen außerhalb des ZNS erfolgreich wirkt. Ab einer gewissen Grösse dieser Mikrometastasen (ca. 1 mm) sind mit der Bildung einer ortsfremden Neovaskularisation mit fenestrierten Tumorgefäßen die Metastasen nicht mehr durch die Blut-Hirn-Schranke geschützt und der üblichen Chemotherapie prinzipiell zugänglich.

3.4 Metabolische Störungen

Metabolische und nutrititionelle Komplikationen kommen oft bei Tumorpatienten vor. Sie können Auswirkungen auf das ZNS (metabolische Enzephalopathie, bei Thiaminmangel, Wernicke Enzephalopathie) und das PNS (Polyneuropathien, Nervenkompressionssyndrome bei Kachexie, Myopathien) haben.

Als Ursache sind neben Medikamentennebenwirkungen, Organversagen und Sepsis, Flüssigkeits- und Elektrolytstörungen hervorzuheben. Durch direkten Befall stoffwechselaktiver Organe (zB Leber, Niere) kommt es zu Komplikationen wie hepathischen oder urämischen Enzephalopathien.

Tab. 11. Ursachen der nutritionellen und metabolischen Störungen

Störung	**Ursache**
Medikamentennebenwirkungen	Opiate, Sedativa
Organversagen und Sepsis	
Sauerstoffmangel	Hypoxie, Ischämie
Hypoglykämie	Lebererkrankungen, Substratverbrauch (zB Sarkome)
Flüssigkeits- und Elektrolytstörungen	Dehydratation, Flüssigkeitsverlust, Überwässerung, zB Elektrolytstörungen: Ca, P, Mg
Osmolare Imbalanz	Hypo-, Hyperosmolarität
Urämie	
Leberversagen	
Malnutrition und Tumorkachexie	Thiamin, Niazin
Vitaminmangel	
Endokrine Störungen	Hypophyse, Schilddrüse, Nebenniere

3.5 Endokrine Störungen

Auf einen Blick

Endokrine neurologische Störungen werden durch hormonelle Dysfunktion endokriner Organe, durch tumoröse Zerstörung des endokrinen Organs oder durch ektope (zB paraneoplastische) Produktion von Hormonen oder hormonähnlichen Substanzen hervorgerufen. Häufigste Ursache ist jedoch die Therapie (Kortikosteroide, Radio-, Chemotherapie) – s. hierzu auch Kapitel „Toxikologie".

3.5.1 Störung der Funktion endokriner Organe (eutop, entop)

Hypophysäre Störungen

Kompression des Hypophysenstiels (neoplastisch oder durch diffusen Hirndruck). Hypophyseninsuffizienz (Tumorkompression, metastatische Infiltration). Therapiebedingte hypothalamisch/hypophysäre Insuffizienz nach Schädelbestrahlung [46]. Ein Frühzeichen ist die Erhöhung des Serum-Prolaktins.

Hypophysäre-adrenale Suppression

Die Ausprägung ist abhängig von der Dauer, Dosis und Art der Glukokortikosteroidgabe [1151]. Der Plasma Kortisolspiegel kann normal oder vermindert sein und gibt keine zuverlässige Aussagen über das Ausmaß der Suppression. Kortisol-Tagesprofil und ggf. Stimulationstests: CRF, Insulin-Hypoglykämie Test sind zur Diagnostik erforderlich.

Klinisch: Müdigkeit, Schwäche, Gewichtsverlust, Orthostase, Hypotension, Dyspnö, Fieber. Arthralgie. "Post Steroid-Pseudorheumatismus" (Gelenke, Knie) als Entzugsphänomen. Dauer der Suppression nach wochenlanger Steroidgabe bis zu 12 Monaten [763], andererseits kommt es bei neuroonkologischen Patienten fast nie zu Nebennierenversagen [153].

Schilddrüse

Die Schilddrüse ist das kritische Organ nach Bestrahlung der Halsweichteile/HWS (Neuraxis, oberes Mantelfeld. Im Verlauf von Wochen bis Monaten nach Radiatio kann eine Hypothyreose auftreten, auch Schilddrüsenkarzinome als Zweittumoren sind beschrieben. Jodinduzierte Hyperthyreosen nach ausgiebiger Diagnostik mit jodhaltigen Kontrastmitteln

(Angiographie) sind bei Tumorpatienten nicht selten, besonders bei vorbestehender Jodmangelstruma.

Nebenniere

Neoplastisch:
Metastasen in die Nebennieren oder Hypothalamus [864, 1199].
Paraneoplastisch:
Adrenaler Hyperkortizismus
Ursache: (Sekretion von adrenokortikotropinartigen Hormonen) vorwiegend bei Lungenkrebs [598, 733, 1202].
Symptome: Metabolische Alkalose, Cushing-Syndrom, Depressionen.

3.5.2 Ektope Hormonproduktion durch Tumoren

Tab. 12. Hormonell aktive Tumoren

Hormon	Tumor
Adrenocortikotropin	Lungen (Plattenepithel)
Vasopressin	Lungen, Pankreaskarzinom
HCG	Lungenkarzinom
MSH	
Kortikotropin	Lungenkarzinom, Gangliozytom
Releasing-Hormon	
GRH	Karzinoid, NNR
Somatostatin	Lungenkarzinom
Kalzitonin	Lungenkarzinom
Gastrin	Lungenkarzinom
Insulin, Glukagon	Insulinom
Choriongonadotropin	Lungen-, Hodenkarzinom
Plazentalaktogen	Lunge, Lymphom
Katecholamine	Neuroblastom
Wachstumsfaktoren	Mesenchymale Tumoren
Erythropoetin	Hämangioblastom (15%) [1144]

Adrenokortikotrope Hormonproduktion

Die Mehrzahl der Tumoren, die ektopes ACTH produzieren stammen vom APUD System, wobei ca. 50% kleinzellige Lungenkarzinome sind [33]. Allerdings sind auch noch andere hormonell beeinflusste metabolische Störungen beschrieben [977].

Hinweise zur klinischen Diagnose: Klinische Symptome des Hormonexzesses sind gering, die Präkursoren haben teilweise keine biologische Aktivität. Gynäkomastie (ohne Leberzirrhose, testikuläre Insuffizienz –

ektope Gonadotropinproduktion). Cushing-Syndrom, Hyperpigmentierung, Muskelschwäche, Hyponatriämie. Erniedrigte Spiegel normaler Hormone (durch Feedback Mechanismen verursacht).

3.6 Infektionen

Auf einen Blick

Bei Tumorpatienten werden häufiger metastatische, metabolische oder vaskuläre Ursachen als Grund für neurologische Störungen vermutet. Kompromittierung des Immunsystems durch das Tumorleiden oder durch Therapie sind aber dafür verantwortlich, dass häufig Infektionen, z.T. mit atypischem klinischen Bild und Verlauf, auftreten. Man muss auch mit seltenen und schwer zu behandelnden Spezies von Mikroorganismen rechnen. Dies gilt weniger bei Patienten mit primären ZNS-Erkrankungen als vor allem bei systemischen Tumorleiden. Ursachen der opportunistischen Infektionen sind sowohl das Tumorleiden, als auch eine Zahl von iatrogenen Komponenten (Chemotherapie, Immunsuppression, Katheter). Infektionen entwickeln sich zu unterschiedlichen Zeitpunkten bei fast allen Tumorpatienten und sind die Todesursache bei 50–75% der Fälle.

Tab. 13. Ursachen von Infektionen bei Tumorpatienten

Ursache	Mikroorganismen	Tumoren oder andere relevante Umstände
Einschränkung der zellulären Immunität	**Bakterien:** Salmonella, Legionella, Nocardia, Listeria, TBC **Viren:** Varizella, CMV, **Pilze:** Kryptokokkus, Pneumozystis Carinii **Parasiten:** Toxoplasma, Leishmania, Strongyloides stercoralis	Lymphome, Hodgkin
Humorale Abwehrschwäche	Streptokokkus pneumoniae	CLL, Immunozytom
	Haemophilus influenzae, Neisseria meningitidis	Splenektomie
Immunsuppression nach Knochenmarktransplantation – autolog, allogen		GVHD
Granulozyptopenische Patienten	Änderung des Spektrums zu Gram-positiven Keimen	KNM-Suppression

3.6.1 Sepsis

Ursache: Vorwiegend Gram-negative Keime, aber alle Erreger möglich. Zusätzliche Assoziationen: septische PNP, critical-illness-Neuropathie (CIP) bei Malignomen.

Klinisch: Septische Enzephalopathie. Agitation, Tremor, Asterixis, Myoklonus, Anfälle. Delirantes Zustandsbild. Tetraparetische axonale Polyneuropathie.

Tab. 14. Sepsis: Vorkommen und Pathogenese [1411]*

Umstände	Neutropenie	Verminderte ZA	Ig-Mangel	Splenektomie	BHS-Störung
	Leukämie Lymphom RT Chemotherapie BMT	Lymphom CLL Steroide Cyclophosphamid Azathioprin BMT	Myelom CLL	Splenektomie Hyposplenismus	Kopf-, WS-Chir. CSF-Shunt Ventrikelreservoir
Pathogene					
	Gastrointestinale Gram-negative Keime, Candida	L. monocytogenes C. neoformans Viren	S. pneumoniae H. influenzae	S. pneumoniae H. influenzae	Staph. aureus Staph. epidermidis Gram-negative

* Abkürzungen: ZA: Zell-mediierte Abwehr, BMT: Knochenmarkstransplantation, BHS: Blut-Hirn-Schranke, CLL: Chronisch Lymphatische Leukämie, RT: Radiotherapie

3.6.2 Meningitis

Meningitiden stellen 80% der ZNS-Infektionen dar [228, 229]. Das sonst zuverlässigen Symptom Nackensteife kommt als Erstsymptom nur bei 20% vor, bei 60% fehlt diese auch im Verlauf der Krankheit [228, 229]. Auch fokale Zeichen oder epileptische Anfälle sind selten das Erstsymptom.

Häufigste pathogene Keime sind: L. monozytogenes, Gram-negative Darmbakterien, Staphylokokkus aureus und S. pneumoniae, in den USA Cryptococcus neoformans [1439]. Die Liquoruntersuchung zeigt im Allgemeinen hohe Zellzahlen, Eiweißvermehrung und verminderten Glukosegehalt. Allerdings kann bei geringen peripheren Leukozytenzahlen (< 3G/e), die CSF-Zellzahl trotz unbehandelter bakterieller oder fungaler Meningitis normal sein. Gram-Färbungen müssen immer vor Antibiotikagabe durchgeführt werden.

Tab. 15. Prädisponierende Faktoren

Tumorbedingt
Immunglobulinmangel
Neutropenie
Gram-negative Darmbakterien [778]
Pseudomonas aeruginosa
Escherichia coli
Klebsiella pneumoniae

Therapiebedingt
ZNS-Therapie:

- *Shunt und Reservoir*

Infektionen werden durch Staphylokokken (aureus, epidermidis) oder andere Hautkeime verursacht. Die Meningitis entwickelt sich meist innerhalb von 2 Monaten nach der Operation.
Symptomatik: Langsamer Beginn, wenig Fieber, Shuntinsuffizienz (Hydrozephalus) Wesensänderung. Zelluläre Veränderungen der CSF können fälschlicherweise als postoperative Veränderungen interpretiert [1089] werden.

- *Nach neurochirurgischen Maßnahmen*

Wundinfektionen:
Knochendeckel:
Gram-positive Bakterien [726] (Staph. aureus, Staph. epidermidis) Intrathekale Therapie.

Systemische Therapie
- Splenektomie
- Steroide
- Zytostatika, BMT
- RT
- Iatrogen-venöse Zugänge etc.

Begleiterkrankungen
Entzündliche Nachbarschaftsprozesse: Otitis, Sinusitis, Orbita, Kopfhaut, paravertebrale Abszesse
Endokarditis
Allgemeininfekte
Bronchiektasen
u.a.

Häufige Erreger

Kryptokokken:

Hefeartiger Pilz, der bei Patienten mit M. Hodgkin und akuten Leukämien zu einer chronischen Meningitis führt. Chemotherapie und gleichzeitige Behandlung mit Steroiden gilt als Risiko.

Symptome: Beginn schleichend, auch innerhalb von 1–2 Wochen möglich. Kopfschmerz, Übelkeit, mentale Veränderungen und Gangstörungen. Entwicklung von organischen Psychosyndromen, HN-Ausfällen, Ataxie, Papillenödem.

Befunde:
CCT: unauffällig, oder Hydrocephalus mit anfärbenden kortikalen Knötchen.
Lungenröntgen zeigt gelegentlich Infiltrate.
CSF: Pleozytose, Kryptokokken können bei 50% im Sediment, das Kryptokokkenantigen bei 90% im Liquor nachgewiesen werden. Kulturwachstum, Isolierung auch aus Blut und Urin möglich.
Therapie: Amphotericin B, orales Flucytosin durch 6 Wochen.
Bei Zell-Immundefekt ist Erhaltungstherapie mit Fluconazol notwendig.

Listeria monocytogenes:

Aerober, Gram-positiver Keim, besonders bei zellulär supprimierten Patienten (zB Lymphom). Häufige Infektionen bei Tumorpatienten [229].

Symptome: Fulminant oder innerhalb weniger Tage. Auftreten von Kopfschmerz, subfebrilen Temperaturen, und organischen Psychosyndromen. Nackensteife ist selten und fokale Ausfälle fehlen fast immer. Bei Hirnstammbeteiligung treten Hirnnervenausfälle, Nystagmus und Ataxie auf.

Befunde: CT/MRT: knötchenförmige Absiedelungen, Rhombenzephalitis [1317], Hydrocephalus.
CSF: Neutrophile oder lymphozytäre Pleozytose. In der Gram Färbung können Listerien übersehen, oder als Kontamination angesehen werden. Wachstum in Blut oder CSF-Kulturen möglich [1007].

Therapie: Ampicillin oder Penicillin durch mindestens 3 Wochen iv. Bei allergischen Patienten Trimethoprim und Sulfamethoxazol.

Andere Bakterien:

Gefährdung nach Splenektomie.
Verminderte Immunglobulinproduktion [34] (Neigung zur Infektion mit S. pneumoniae und H. influenzae).

Klinik: Fulminante Entwicklung in wenigen Stunden möglich [41]. Rapider Beginn, Fieber, Schock. Kopfschmerzen häufig, nicht immer Nackensteife. Oft letale Verläufe.
Befunde: Pleomorphzellige CSF, niedriger Glukosespiegel, Zelluläre oder chemische Veränderungen können in den Anfangsphasen fehlen. Gram-Färbung: positiv.

Pragmatische Vorgangsweise bei Meningitis:

- Grundkrankheit – möglicher Immundefekt?

- Lungenbeteiligung (Nocardia, Aspergillus)?
- Systemischer Nachweis (zB Blutkultur) Candidiasis, Sepsis (Gram-negative Keime).
  LP: nur Verdacht auf Meningitis rechtfertigt absolute Indikation (zB. bei gleichzeitigen Gerinnungsstörungen).
- Liquor: Zellzahl kann normal sein bei Agranulozytose, Infektionen mit: Pseudomonas, Listeria, S. pneumoniae, E. coli und Proteus. Gram-Färbung. Liquor – und Blutkulturen.

3.6.3 Enzephalitis und Meningoenzephalitis

Enzephalitis

Enzephalitiden können auch ohne meningeale Beteiligung in Erscheinung treten. Häufig stehen dabei fokale oder generalisierte Anfälle, delirante Zustandsbilder, Bewusstseinsstörungen bis Koma und Myoklonien im Vordergrund (DD metabolische Enzephalopathie).

Meningoenzephalitis

Einige Erreger verursachen auch eine Beteiligung des ZNS Parenchyms. Zu den meningealen Zeichen kommen einerseits fokale Anfälle oder generalisierte Zeichen (delirante Zustandsbilder). Sekundäre vaskuläre Komplikationen mit Vaskulitiden und Gefäßverschlüssen, die zu residualen Ausfällen führen, können bleibende neurologische Störungen verursachen.

3.6.4 Hirnabszesse und andere fokale intrakranielle Infektionen

Häufigkeit der Hirnabszesse höher als bei Nicht-Krebspatienten [228] und insgesamt; ca. 25% aller ZNS-Infektionen. Am häufigsten Leukämie nach neurochirurgischen Eingriffen oder Knochenmarkstransplantation.

Symptome: Fieber, Bewusstseinstörung, Anfälle, selten fokale Zeichen. CSF normal, oder vermehrter Eiweißgehalt.

Nachweis: Bildgebung, CT und MR.

Pilzabszesse

Aspergillose:

Vorwiegend Aspergillus fumigatus, besonders bei Leukämien [377]. Dissemination über die Lunge [1385]. Multiple hämorrhagische Infarkte oder SAB, multiple zerebrale Abszesse und Mikroabszesse.
CCT: kleine, kaum KM aufnehmende Herde bis Massenverschiebung, hämorrhagische Läsionen oder ringanfärbende Strukturen [1385].

Granulomatöse Infekte aus der Orbita und den Sinus können sich in die Schädelhöhle ausbreiten und chronische Meningitiden oder granulomatöse Raumforderungen verursachen.
Nachweis: CSF: oft normal.
Sputum: weniger als 50% Treffsicherheit.
Bildgebung gibt Hinweise.

Candida:

Candida albicans und andere Candida-Arten sind häufige pathogene Keime bei immunkomprimittierten Patienten. Risikofaktoren: BMT, Neutropenie, Steroide, Langzeitbehandlung mit Antibiotika, ausgedehnte chirurgische Maßnahmen oder Katheter erhöhen das Risiko [968]. ZNS-Infektionen kommen bei 50% der Patienten mit systemischer Candidiasis vor [760]. Mikroabszesse, Granulome, Meningitis, thrombotische Hirninfarkte und mykotische Aneurysmen können verursacht werden.

Klinisch: Fieber, Kopfschmerz. Fokale Zeichen, Bewusstseinsstörungen und Anfälle sind selten.

Nachweis: CSF: ist nicht diagnostisch. Bei Abszessen hingegen können bei meningealer Aussaat die Pilze nachgewiesen und auch kulturell angezüchtet werden.
Blutkulturen sind selten diagnostisch; Isolierung aus dem Urin, Oropharynx oder Haut.
Behandlung: Amphotericin B (auch liposomale Präparation), Fluzytosin.

Therapie: selten erfolgreich. Hohe Dosierung von Amphotericin (cave Toxizität).

Mucormycose:

Angehörige der Zygomyceten (Pilze), vorwiegend Rhizopus, Absidia und Mucor können fulminante und fatale Infektionen bei Patienten mit Leukämie oder Lymphom verursachen [847].
Begleitfaktoren: Steroidbehandlung gleichzeitiger Diabetes mellitus erhöhen das Risiko.
Die Erkrankung kann als disseminierte Aussaat, mit Hirnabszessen, SAB durch Ruptur mykotischer Aneurysmen, oder thrombotische Hirninfarkte durch Infiltration von Blutgefäßen vorkommen. Lokale Ausbreitung (rhinozerebral) von den paranasalen Sinus, in die Orbitae oder in die Schädelhöhle ist möglich. Symptome sind periorbitaler Schmerz, Gesichtsschwellung, Ausfluss aus der Nase und schwarze Beläge am Gaumen.
Symptome: fokale Zeichen, Bewusstseinsstörung bis Koma. Bei Orbitabeteiligung kommt es zur Proptose, Ophthalmoplegie und Visusverlust. Bei intrakranieller Ausbreitung kann es zur Meningitis, Sinus cavernosus-Thrombose, ACI-Thrombose, Aneurysmen oder Hirnabszessen kommen.
Nachweis: CSF: Pleozytose, Ew. Erhöhung.

Biopsie des infizierten Materiales.
Prognose: schlecht, Tod oft innerhalb von 2 Wochen.
Behandlung: Amphotericin B [730].

Bakterien

Nocardia:

Nocardiosen kommen bei Patienten mit hämatologischen Erkrankungen, Immunsuppression oder Steroidbehandlung vor [803]. Vorausgehende Lungenbeteiligung, hämatogene Ausbreitung.

Klinisch: Meningeale oder fokale Zeichen.

Nachweis: Bildgebung: einzelne oder multiple Hirnabszesse, oft mit Ringbildung.
CSF: Uncharakteristische Pleozytose. Keimisolation selten möglich.
Therapie: Trimethoprim/Sulfamethoxazol, gelegentlich auch chirurgische Maßnahmen.

Andere Bakterien

Bakterien, besonders Gram-negative Bakterien, können die Ursache von Mikro- und Makroabszessen bei neutropenischen Patienten sein.
Ursprungsort: GI und Urogenitaltrakt.
Klinisch: Bewusstseinsstörung, Kopfschmerz , Fieber, und fokale neurologische Ausfälle.
Isolierung: Blutkulturen.

Protozoen

Toxoplasmose:

Toxoplasma gondii ist bei Krebspatienten eine seltene Ursache [184].

Klinisch: langsamer Beginn, Kopfschmerz, Fieber, Bewusstseinsstörung, Anfälle oder fokale neurologische Zeichen.
Nachweis aus der CSF gelingt nicht. Keine zuverlässige Kulturmethode bekannt.

Diagnose: histologischer Nachweis aus dem Abszess (evtl. stereotaktische Gewinnung).

Therapie: Pyrimethamin und Sulfadiazin.

3.6.5 Virale Infekte

Virale Infekte können bei Tumorpatienten neurologische Störungen verursachen. Ein Beispiel ist die Progressive Multiple Leukenzephalopathie (PML), die durch Papovavirus verursacht ist, und bei schwer immunsupprimierten Patienten vorkommt. Andere Möglichkeiten sind zB nekrotisierende Myelopathien in Assoziation mit Zoster-Virus.

Adenovirus

Enzephalitis bei NHL und akuter Leukämie und Knochenmarktransplantierten [283].
Klinisch: Verwirrtheit, fokale Anfälle, und Dämmerzustand.

CMV

Häufige ZNS-Komplikation bei AIDS Patienten.
Diffuse Meningoenzephalitis ist eine seltene Komplikation bei KNM-Transplantierten (Infektion durch Leukozytentransfusion, oder Reaktivierung latenter Infektionen).

Klinisch: organisches Psychosyndrom, Veränderung der Bewusstseinslage, selten fokale neurologische Zeichen [64].

Nachweis: Urin, Speichel, "buffy coat leukocytes" oder Anstieg der Serum-AK.

Varizella-Zoster-Virus

Vorkommen: vermehrt bei Patienten mit bösartigen Krankheiten. Am häufigsten bei M. Hodgkin, CLL, NHL, Leukämie und BMT Patienten. Aktivierung auch durch RT möglich [316].
Klinisch:
Herpes zoster mit den klassischen Hautveränderungen, lokaler Überempfindlichkeit und gelegentlich postherpetischen Schmerzsyndromen (ca 4%). Segmentale motorische Schwäche in den betroffenen Segmenten ist möglich. Schwäche, Atrophie und Hypo- oder Areflexie können an den Stammuskeln oder Sphinkteren auftreten. Beteiligung von Hirn und spinale Nerven, permanente Paralysen sind selten. Ramsay-Hunt-Syndrom mit gleichzeitiger Facialis parese, selten auch anderen Hirnnervenparesen. Dissemination der Hautbeteiligung häufiger bei immunkomprimittierten Patienten [316].

ZNS-Komplikationen:
Meningoenzephalitis: ZNS Komplikation bei VZV: Erbrechen, Kopfschmerz, Fieber, Psychosyndrom, Nackensteife. Fokale Ausfälle und Anfälle sind selten. Fatale Ausgänge kommen vor, jedoch Prognose generell günstig.

Progressive Leukenzephalopathie mit multifokalen neurologischen Ausfällen, fokalen Anfällen, und organischen Psychosyndromen ist selten [562] – "slowly developing multifocal brain dysfunction" –, beginnt Monate nach der Herpes zoster-Infektion und ähnelt im Verlauf der PML.
Vaskulitis der meningealen und zerebralen Arterien ist beschrieben [334]. Klinisch begleitende zerebrovaskuläre Ereignisse: TIA, und Schlaganfälle. Pontine Läsionen sind möglich [1090], Thalamusinfarkte nach lingualem Zoster [422].
Myelitis geht vermutlich durch Ausbreitung des VZV vom Spinalganglion aus [306] und verursacht uni- oder bilaterale Myelopathie.

Herpes simplex:
Vorwiegend oropharyngeale oder mukosale Läsionen; oft superinfiziert (zB Candida). Die Herpes-simplex-Enzephalitis tritt bei Krebspatienten nicht vermehrt auf, jedoch sind generell immunkomprimittierte Patienten besonders gefährdet [1033].
Klinisches Bild: Bewusstseinsstörungen, Verhaltensänderungen, Sprachstörungen und Anfälle.

Masernvirus:
Subakute, progressive Enzephalitis, unterschiedlich zu SSEP, kann nach Maserninfekt bei Kindern mit AL oder pädiatrischen Tumoren vorkommen.
Klinisch: progressive Enzephalopathie mit Myoklonien, Anfälle, motorische und sensible Ausfälle.

Papovavirus (JC 40):
Bei Patienten mit gestörter zellulärer Immunantwort (zB Leukämie, NHL und myeloproliferativen Erkrankungen [1379]). Aktivierung des latenten Polyoma JC-Virus.
Klinisch: Psychosyndrom in Kombination mit fokaler Hirnläsion.
Hingegen gehören Fieber, Nackensteife, ICP-Erhöhung, Kopfschmerz oder Anfälle nicht zum klinischen Bild.
Prognose: Tod innerhalb von 4–6 Monaten. Behandlungsversuche blieben fast immer ohne Effekt.

Tab. 16. Eosinophile Meningitis/Differentialdiagnose

Parasitäre Infekte
M. Hodgkin, Lymphom, Leukämie [164, 970]
Fremdkörperreaktion (zB Shunt) [1307, 1314]
Therapie mit nicht steroidalen anti-entzündlichen Antirheumatika (NSAR) [1040]

Tab. 17. Infektionsquellen

Infektionsort	Ursache/Auslöser
Kopf, Orbita, Sinus	
Otitis	Maligne externe Otitis, vorwiegend ältere Diabetiker (P. aeruginosa, S. aureus). Ohrenschmerz (kann als Läsion des temporomandibulären Gelenkes verkannt werden). HN-Ausfälle: VII, Invasion der Schädelbasis, andere HN (zB F. jugulare-Syndrom).
Hals, Rachen	besonders Oropharynx
ZNS : Bewusstseinsstörungen, Koma	Schluckstörungen, Aspiration, fehlender Hustenreflex, nosokomiale Infekte
Lunge	
Herz	Infektiöse Endokarditis. Bakterielle Endokarditiden sind seltener als NBTE. Risikofaktoren: Katheter, andere invasive Zugänge.
Gastrointestinaltrakt	Ulzerationen, Obstruktionen, Störungen der Darmflora
Urogenitaltrakt	Harnwegsinfekt, Katheter, Obstruktionen
Haut	Hämatome, IV Applikationen, Katheter, Unterbrechung der Hautkontinuität, Suppuration
Begleitkrankheiten	Diabetes, Lebererkrankungen, Nierenerkrankungen, Splenektomie,
Transfusion, Eiweißproduke	sehr niederes Risiko

3.7 Paraneoplastische Syndrome

Auf einen Blick

Paraneoplastische Syndrome sind als nicht neoplastische Tumorfernwirkungen ("Remote Effects of Carcinoma") seit langem bekannt. In der Neurologie haben sie in den letzen Jahren als Autoimmunphänomene ("antineuronale Antikörper") Aufmerksamkeit erlangt.
Andere Ursachen von paraneoplastischen Syndromen sind Synthese von Immunglobulinen durch den Tumor, metabolische Faktoren (zB Substratkompetition), virale Infekte (PML), die Sekretion von endokrinen Faktoren (zB ektope Hormonproduktion, s. „endokrin"), oder die Produktion toxischer Substanzen durch den Tumor.
Paraneoplastische neurologische Syndrome sind selten [242], und werden in großen Serien unter 2% beobachtet. Allerdings spielt deren Definition eine wichtige Rolle. Beispielsweise werden Polyneuropathien [470] unter Berücksichtigung aller subklinischen Polyneuropathien in ca. 40 bis 50% festgestellt. Als definierte paraneoplastische Neuropathien (zB SSN) liegen sie in weniger als 1% vor.
Klink und Zeitpunkt des Auftretens:
Paraneoplastische neurologische Syndrome können der Diagnose des Tumorleidens um Jahre vorausgehen, oder im Laufe des Tumorleidens das Krankheitsbild komplizieren.

Tab. 18. Pathogenese der Paraneoplasien

	Krankheitsbild	**Antigene Struktur**	**Antikörper**
Durch Antikörper ausgelöst: Antikörpermediert – im Tiermodell – übertragbar	LEMS	Calciumkanäle P/Q Typ	AK gegen Kalzium Kanäle, VGCC
	MG	Acetylcholinrezeptor	ACHR-AK
	Neuromyotonie	Präsynaptische K+ Ionenkanäle	

Tab. 18 *(Fortsetzung)*

	Krankheitsbild	Antigene Struktur	Antikörper
In Assoziation mit antineuronalen Antikörpern; im Tierexperiment nicht übertragbar	PEM, PEM/PNS, limbische Enzephalitis, subakute sensorische Neuronopathie	HU Antigene, HuD, HuC, Hel-N1	Hu (ANNA 1)
	PCD (Mamma, Ovar)	Yo-Antigene, CDR-34, CDR-62	Yo
	PCD (Hodgkin)		Tr
	Opsoklonus-Myoklonus Syndrom	Nova	Ri
Weitere anti-neuronale AK:			Ma, Ta, CV2
	Stiff (man) person syndrome	Amphyphysin	Anti -Amphyphysin
Synthese von Ig durch den Tumor	Sensomotorische PNP bei M. Waldenström	MAG	Anti-MAG -AK
	MND bei Lymphom	GD 1	Anti-GD1
Kompetition um Substrat	Karzinoid-Myopathie-Tryptophan Enzephalopathie bei Sarkom-Glukosemangel Wernicke-Enzephalopathie bei zB Leukämie- Vit B1 Mangel		
Viraler Infekt	PML-JC 40, Papova Virus Nekrotisierende Myopathie- H. zoster, Varizella zoster MND		
Tumorsekretion	Kachexie-Hormone, Parathormone (ektope Produktion) Enzephalopathie: SIADH, PTH-artig, ACTH, POEMS: TNF-Produktion		

3.7.1 Paraneoplastische neurologische Syndrome in Assoziation mit Antikörpern

Der Nachweis antineuronaler Antikörper in Assoziation mit paraneoplastischen neurologischen Syndromen ist gegenwärtig Gegenstand intensiver Untersuchungen und es gelang, Antikörperassoziationen mit Tumoren und paraneoplastischen neurologischen Syndromen zu charakterisieren. Die Bezeichnung und Eigenschaften einzelner Antikörper wird von verschiedenen Arbeitsgruppen unterschiedlich gehandhabt [775]. Zwei Gruppen von antikörperassoziierten paraneoplastischen neurologischen Syndromen liegen vor:

Eine Gruppe mit identifizierten onkoneuralem Antigen, Antikörpern und experimenteller Reproduzierbarkeit (Myasthenia gravis, LEMS).

Eine weitere heterogene Gruppe mit identifiziertem, z.T. geklonten onkoneuralem Antigen, gut charakterisierten Antikörpern, aber mangelnder Reproduzierbarkeit im Tierexperiment (s. Tab. 18). Bei dieser Gruppe ist der schlüssige Beweis für die AK als Ursache für die Syndrome noch nicht gelungen. Schwierigkeiten bei der Erklärung des Pathomechanismus liegen unter anderem in der Frage der Erreichbarkeit des ZNS durch die AK; eine der Hypothesen, ist eine intrathekale Synthese [409]. Die AK erweisen sich aber als brauchbare klinische Hilfestellung zur Diagnostikvon paraneoplastischen neurologischen Krankheitsbildern. Möglicherweise sind sie bei einigen Tumoren auch als Tumormarker zu verwenden, da beispielsweise der anti-Hu AK in ca. 20% bei kleinzelligen Bronchuskarzinomen, auch ohne paraneoplastisches Syndrom vorliegt [456]. Da derzeit eine fast inflationäre Vermehrung von neu entdeckten antineuronalen Antikörpern in der Literatur zu verfolgen ist, beschränkt sich Tab. 20 auf die wesentlichen Beschreibungen:

Beschreibung repräsentativer paraneoplastischer Krankheitsbilder

a) ZNS

Paraneoplastische zerebelläre Degeneration (PCD)
Klinisch: rasche Entwicklung, mit Ausbildung einer „panzerebellaren" Symptomatik. Stammataxie, Dysarthrie, Nystagmus.
Tumoren: Mamma, gynäkologische Tumoren, Hodgkin, Lungenkarzinome.
Antikörper: anti-Yo (APCA) gegen 34 und 62 kD Proteine. Anti-Ri, anti-Tr, kleinzelliges Lungenkarzinom mit oder ohne anti-Hu Assoziation [817].
Pathologie: Verlust der Purkinjezellen, Proliferation der Bergmann Astrozyten im Stratum molekulare.

Limbische Enzephalitis:

Klinisch: subakute Veränderungen der Persönlichkeit, amnestische Komponente Gedächtnisstörung, Anfälle, Halluzinationen, Desorientiertheit. Von temporobasalen Prozessen anderer Genese nicht abgrenzbar. Assoziationen mit anderen paraneoplastischen Syndromen: komplexes Bild der paraneoplastischen „Enzephalomyelitis" (PEM), „anti-Hu Syndrom" [1367], auch anti-Hu negativ und Steroid sensibel [45].
Tumoren: vorwiegend kleinzelliges Lungenkarzinom.
Bildgebung: MRT; Ödem und entzündliche Veränderungen im mediobasalen Temporallappen.
Antikörper: anti-Hu.
Pathologisch: Zellverlust in den Amygdala, Hypocampus, Inselkortex und tiefen grauen Substanzen. Perivaskuläre Entzündungszeichen, Mikrogliaknötchen.

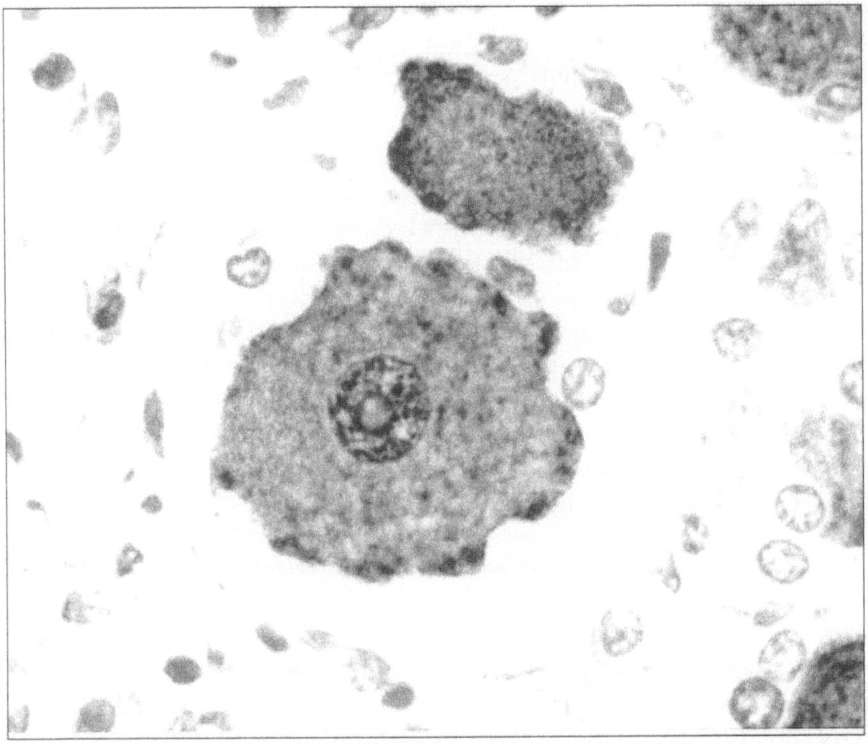

Abb. 7. Spinalganglion (mehrere Zellen, eine einzelne Zelle anti-Hu positiv)

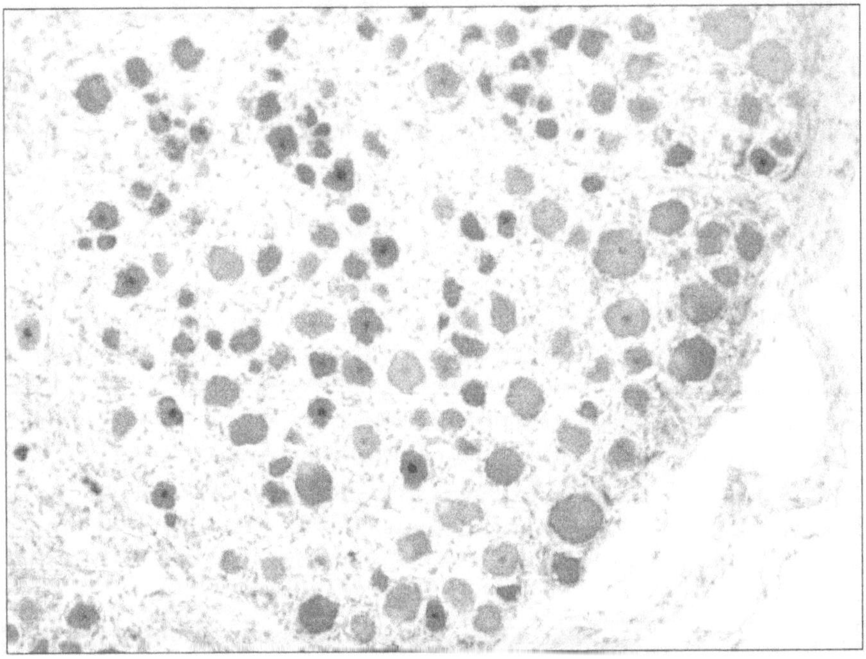

Abb. 8. Fotomikrographie. Anti-Hu positive Zellen (Spinalganglion) bei Patienten mit paraneoplastischer subakuter sensorischer Polyneuropathie

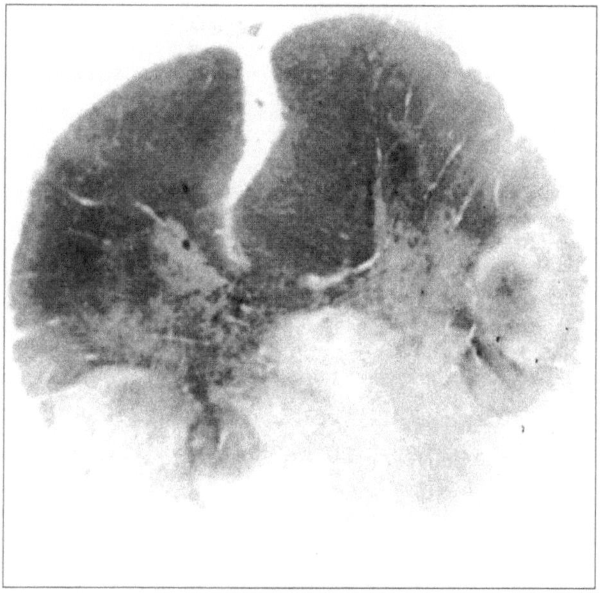

Abb. 9. Fotomikrographie: Hinterstrangsdegeneration bei paraneoplastischer subakuter sensorischer Polyneuropathie. Ausgeprägte Demyelinisierung der Hinterstränge

Opsoklonus-Myoklonus-Syndrom (OPMS):

Vorkommen: Bei Kindern selbstlimitierend, evtl. viraler Ursache. Wenn bei Kindern paraneoplastisch verursacht, liegt in 2% der Fälle ein Neuroblastom vor. Bei Erwachsenen weniger häufig. Kann als paraneoplastisches Syndrom dem Tumor vorausgehen.
Klinisch: Sakkadenstörung, Instabilität. Tanzende Augen, fokaler Myoklonus. Spontane Remissionen kommen vor.
Tumoren: Mammakarzinom, gynäkologische Tumoren.
Antikörper: anti-Ri, anti-Amphyphysin.
Pathologie: nicht genau definiert, fragliche entzündliche Hirnstammbeteiligung [561].

Paraneoplastische retinale Degeneration:

Klinisch: Photosensibilität, Skotome, Sehverlust.
Tumoren: vorwiegend bei SCLC, zweithäufigster Tumor Melanom.
Antikörper: nicht konsistent; u.a. Carcinom assoziierte retinale Antikörper (CAR).
Pathologie: Degeneration der Stäbe und Zapfen, und der Ganglionzellen, und der äußeren Ganglienzellschicht der Retina, lymphozytäre Infiltration.
Befunde: CSF normal, Elektroretinogramm abnormal, VEP normal.
Extrem selten.

Tab. 19. Geläufige antineuronale Antikörper

Antikörper	Krankheitsbild	Tumoren
anti-Hu, (*ANNA 1)	PEM, PSN, PCD, Autonome Störung	SCLC, Neuroblastom, Sarkom
anti-Yo, (*APCA)	PCD	Mamma, Ovar, Lunge
anti-Ri, (ANNA 2)	Ataxie, Opsoklonus	Gynäkologische Tumoren, Mamma-, Lungen-, Blasenkarzinom
anti-MysB	LEMS	SCLC
anti-Amphyphysin-AK	Stiff man syndrome, PEM	SCLC, Mammakarzinom
anti-TR	PCD	Hodgkin
anti-Ma (Ma 1, Ma 2)	Cerebellum, Hirnstamm	verschiedene Tumoren
anti-Ta	Limbische Encephalitis, Hirnstammdysfunktion	Hodenkarzinom
anti-VGCC	LEMS	SCLC, Prostata
anti-VGPC	Neuromyotonie, PNP	Thymom
anti-ACHR-AK	MG	Thymom
anti- retinale AK-CAR	Paraneoplastische retinale Degeneration	SCLC, Melanom, gynäkologische Tumoren
anti-CV 2	PCD, N. Opticus-Neuropathie	SCLC und andere

Legende: PEM: paraneoplastische Enzephalomyelitis, PSN: paraneoplastische sensible Polyneuropathie, SCLC: kleinzelliges Lungenkarzinom, PCD: paraneoplastische zerebellare Degeneration, CAR: "carcinoma associated retinal antibodies", VGCC: "voltage gated calcium channels", VGPC: "voltage gated potassium channels"
* Terminologie der Mayo Gruppe

b) PNS

Subakute sensorische Neuronopathie (SSN)

- Die SSN kann der Krebserkrankung vorausgehen oder das Erstsymptom sein.
  Klinisch: Ataxie, Taubheitsgefühl, Kribbelparästhesien, inadäquate Schmerzen bei Berührung, pseudoathetoide Bewegungen. Fortschreiten in wenigen Tagen oder Wochen der sensorischen Ataxie. Motorische Kraft lange erhalten, Gangstörung.

  Tumoren: Kleinzellige Lungenkarzinome (SCLC (90%), ♀ > ♂) kommt aber auch bei Patienten ohne Krebserkrankung vor (zB Sjögren-Syndrom) [201, 267, 307, 526].

Antikörper: vorwiegend anti-Hu. Aber auch paraneoplastische SSN ohne antineuronale AK beschrieben.
Pathologisch: entzündliche Veränderungen der Spinalganglien (DRG), auch bei nicht neoplastischen Prozessen beschrieben [1127]; zusätzlich Hinterstrangdegeneration (Abb. 9).
Assoziationen: mit anderen paraneoplastischen neurologischen Syndromen; zB PEM.

- *Andere paraneoplastische Läsionen des peripheren Nervensystems*

  Verschiedene andere Formen von Polyneuropathien
  MG
  LEMS
  Kombination: MG, Neuromyotonie, PNP- Thymome
  Myopathien

3.7.2 Synthese von Immunglobulin durch den Tumor

Sensomotorische Polyneuropathien treten bei M. Waldenström, bei ca. 5% der Patienten auf. IgM reagiert mit einem Myelin Antigen (Myelin assoziiertes Glykoprotein-MAG). Allerdings werden auch axonale Neuropathien beschrieben, bei denen das IgM nicht mit den Myelin Antigenen reagiert [629, 630].
Klinisch: demyelinisierende Polyneuropathien.

3.7.3 Kompetition um Substrat

Kompetition um Substrat ist ein Erklärungsversuch, der möglicherweise bei ausgedehnten systemischen Tumormanifestation seine Berechtigung hat, aber bei kleinen Tumoren, die paraneoplastische Syndrome verursachen, unwahrscheinlich ist. Als Beispiele gelten die Karzinoid Myopathie (Tryptophan), Wernicke Enzephalopathie (Vitamin B1 bei Leukämien) oder exzessiver Glukosebedarf, der zu einer Enzephalopathie (Sarkom) führt.

3.8 Vaskuläre Ursachen

Auf einen Blick

Obwohl viele Auswirkungen von Karzinomen metastatisch sind, werden zerebrovaskuläre Ereignisse bei Karzinompatienten unterschätzt. Eine Untersuchung [458] fand bei 15% von Tumorpatienten zerebrovaskuläre Ursachen für neurologische Störungen. Mögliche Ursachen: Embolien (thrombotisch oder tumorbedingt), Gerinnungsstörungen, Tumorinvasion, Infektionen, Auswirkungen der antineoplastischen Therapie [32, 224, 326].
Klinische Relevanz: Bei Tumorpatienten mit zerebralen Symptomen sollte auch an eine zerebrovaskuläre Ursache gedacht werden.

3.8.1 Hirninfarkt

Thrombosen

Hirninfarkte können der Ausdruck eines „hyperkoagulabilen Zustandes" bei Patienten mit ausgedehnter Metastasierung sein infolge einer bisher nicht im Detail geklärten Aktivierung des Gerinnungssystems durch Ausschüttung prokoagulatorischer Substanzen, zB „Disseminierte intravasale Koagulation", NBTE.

NBTE ("non bacterial thrombotic endocarditis"):
Kann in allen Stadien, vorwiegend aber bei ausgedehnter Metastasierung auftreten. Selten Erstsymptom. Vorkommen vorwiegend bei Adenokarzinomen des Gastrointestinaltraktes , aber auch bei allogener oder autologer KNM-Transplantation.
Klinisch vorwiegend: akutes Auftreten, TIA, oft Aphasie [1076, 1077].
Assoziiert können systemische Zeichen wie Blutungen, Thromboembolien der Gliedmaßen, Thrombophlebitiden, Gefäßverschlüsse, Lungenembolien und Myocardinfarkte auftreten.
Im Labor: Hinweise für Hyperkoagulabilität.
Angiogramm: Verschlüsse kleiner Gefäße. Echokardiogramm fast immer negativ (Vegetationen zu klein).

Disseminierte intravaskuläre Koagulation („DIC") [251]:

Tumoren: fortgeschrittene Tumoren wie Leukämie (APML), Lymphom, Mammakarzinom.

Klinisch: plötzliches Auftreten von Verwirrtheit, Agitation, Lethargie. Starke Schwankungen. Assoziierte neurologische Zeichen: Asterixis, Myoklonien, Anfälle eher selten. Ergänzende Befunde: Sepsis, petechiale Blutungen, Injektion der Skleren.
DD: metabol. Enzephalopathie, Sepsis, ZNS-Metastasen.
Diagnose: Labordiagnostik nicht spezifisch. MRT normal.
Pathogenese: Lokal können Gewebsfaktoren aus den Tumorzellen freigesetzt werden und Thrombosen verursachen [1048], zB bei Tumornekrose.

Arterieller Verschluss durch Tumor [877]

Seltenes Ereignis: Invasion der Gefäßwände der Arterien.
A. Carotis: (Kopf-, Halstumoren, Mammakarzinom): Kopfschmerz, Schmerz im Auge, Skalp, Zähne, Kiefer (Karotidodynie).
Symptome: Wie Dissektion, die Folge ist: Akuter Gefäßverschluss, Synkopen.

Strahlenfolge

Ruptur der A. Carotis [1072], vorausgehende Bestrahlung bei HNO und Halstumoren bewirkt vermehrt lokale arteriosklerotische Veränderungen [1072].

Chemotherapiefolge

Direkte Endothelläsion durch zB L-Asparaginase ist ein erhöhtes Risiko [1034]. Erhöhtes Thromboserisiko auch bei Mitomycin, Platin, Bleomycin (Toxizität) [735], Tamoxifen, Steroide.

Thrombotische Mikroangiopathie [894]

Tab. 20. Andere embolische Ursachen

Atheromatöse Plaques
Fett- oder Knochenmarkembolien
Infiziertes Material
Endokarditis
Pilzbefall der Lunge
Kalzifizierte Klappen
Luft
Lymphangiopathie
Mucinembolie (adenomatöse Tumoren) [297]
NBTE
Septische (durch Mikroorganismen) bedingte Gefäßverschlüsse (Candida, Pseudomonas)
Talk
Tumorembolie [650, 942]

Hirninfarkte bei Infektionen [1077]

Infarkte durch septische Thrombembolie, Pilzsepsis (Aspergillus, Mucormykose) oder Candida (GI, Urogenitaltrakt). Seltener Infektionen durch benachbarte paranasale Sinus.
Infarkte sind oft subkortikal, können so groß genug werden, um zur Herniation zu führen [1385].
Progressive Enzephalopathie: Candida (bakterielle Embolie) – selten.
Klinisch: Kopfschmerz oder meningeales Bild.
Nachweis: Blut und CSF Kulturen negativ. Lungenröntgen mit Infiltrationen oder Abszessen kann ein wichtiger Hinweis sein.
Bildgebung: CT/MR: Ödem, Zerebritis
DD: metabolische Enzephalopathie.

Sinusvenenthrombose

Ursachen: Kompression oder Infiltration durch solide Tumoren oder neoplastische Meningosis der Venensinus. Selten paraneoplastisch [620]. Folge von lokaler Bestrahlung.
Klinisch: Symptome der Sinusvenenthrombose, episodische neurologische Dysfunktion [366].
Tumoren: NHL, Lymphom, Leukose. Solide Tumoren: Mamma, GI., Lunge, Lungenmetastasen, Herztumoren.
Therapie: Heparin [1107]. Keine Studienprotokolle, individuelle Entscheidungen.

3.8.2 Blutungen

Intrakranielle Blutungen sind durch mehrere Ursachen möglich. Bei unbekanntem Tumorleiden, können intrazerebrale Metastasen als Blutungen imponieren (zB Melanom, Hypernephrom).

Koagulopathie

Koagulopathien treten vorwiegend bei hämatologischen Systemerkrankungen wie AML, APML auf. Nach Knochenmarkstransplantation [459] vermehrtes Auftreten von Subduralhämatomen; Purpura cerebri (Gerinnungsstörungen).

Durch den Tumor direkt verursacht

Einblutung in Hirnmetastasen (Melanom, Hypernephrom).
Klinisch: Kopfschmerz, Lethargie, Benommenheit. Fokale Zeichen können fehlen.
Tumoren: Melanom, Nierenzellkarzinom, Keimzelltumoren, Chorionkarzinom, Lungenkarzinom.

Ruptur eines neoplastisch verursachten Aneurysmas (Herzmyxome, Chorionkarzinome) mit SAB oder Parenchymblutung einhergehend.

Subduralhämatom

Klinisch: akutes oder subakutes Auftreten, Benommenheit, Anfälle, Bewusstseinsstörung. Selten Erstsymptom des Tumorleidens [859].

Ursache: Gerinnungsstörung (bes. Leukämie und Lymphome) [832], im Rahmen von Knochenmarkstransplantationen. Bei Verwendung von Antikoagulantien durch ein geringfügiges Schädeltrauma [859].
Durale Metastase von soliden Tumoren (Mamma, Prostata, Magenkarzinom). Bei antineoplastischer Therapie mit L-Asparaginase (Blutung, Infarkt, thrombotische Mikroangiopathie). Auftreten: kurz nach Induktionstherapie [1319].

Spinales Subduralhämatom:
Seltene Komplikation der LP bei Patienten mit Gerinnungsstörung.
Klinisch: Rückenschmerzen, Paraparese.

3.8.3 Anderes

Hyperviskositätsstörung und sekundäre Hirndurchblutungsstörungen

Vermehrte Zellzahl:

- Akute Leukämien
- Blastenkrisen
- Polycythaemia vera
- Thrombozytenvermehrung

Veränderung der Serumviskosität:

- M. Waldenström
- "Bing-Neel-Syndrom"

Vaskulitis:

Paraneoplastische Ursache sehr unwahrscheinlich [870].

Systemische Thrombophlebitis

- Endokrine Störungen
- Lokale Arteriosklerose nach Strahlentherapie
- Folgen von Diagnostik und Therapie
- Chemotherapie

Ernährungsbedingt (vermehrte Thromboseneigung)

- Kachexie

- Störungen der Nahrungszufuhr oder Flüssigkeitszufuhr
- Erbrechen, Flüssigkeitsverlust
- Vitaminmangel
- Blutungen in Abschnitte des peripheren Nervensystems

4 Klinisch-neurologische Symptome bei Krebspatienten

Auf einen Blick

Neurologische Symptome können als Komplikation bei einem bekannten Tumorleiden, oder als nicht tumorassoziierte Erkrankung auftreten. Ursachen sind nicht nur neoplastische Auswirkungen, sondern auch behandlungsbedingt, metabolisch, infektiös, paraneoplastisch oder andere.
Kein onkologisch-neurologisches Syndrom ist spezifisch; trotzdem gibt es einige relativ typische klinische Erscheinungsformen und Konstellationen, die bei Patienten mit Hirntumoren oder systemischen Krebserkrankungen vorkommen. Beispielsweise sind zerebrale Metastasen einerseits durch einen langsamen, schleichenden Beginn, andererseits durch Anfälle oder plötzlich auftretende fokale Symptome gekennzeichnet.
Neurologische Symptome bei Krebspatienten treten vermehrt in Kombinationen auf, zB organisches Psychosyndrom mit diskreten fokalen Zeichen, oder multiple Hirnnervenausfälle mit lokalen Kopfschmerzen.
Behandlungsbedingte neurologische Symptome können durch Strahlen-, Chemo- oder andere Therapien verursacht werden und sind nicht selten dosislimitierend. Im Krankheitsverlauf müssen sie von neoplastischen Auswirkungen differenziert werden.

4.1 Bewusstseinsstörungen, organische Psychosyndrome, Delirien und Demenzen

4.1.1 Bewusstseinsstörung und Koma

Bewusstseinsstörungen bei Tumorpatienten können mehrere Ursachen haben (s. Tab. 21). Akut auftretende Bewusstseinsstörungen sind als Neuroonkologischer Notfall (s. Kap. 6) zu betrachten. Klinischer Befund und Untersuchungsmethoden entsprechen der Untersuchung bewusstseingestörter, komatöser Patienten und beinhalten Beurteilung der Körperhaltung, Suszeptibilität auf Schmerzreize, Abwehrmechanismen, Pupillo- und Optomotorik [1004, 1439].

Tab. 21. Ursachen von Bewusstseinsstörungen bei Tumorpatienten

Primäre Hirntumoren: Masseneffekt, Kompression oder Infiltration vitaler Zentren, strategische Lokalisation, Einblutung, Ödem

Metastasierende Tumoren: Hirnmetastasen, Ödembildung, Einblutung, MN, durale Metastasen

Sekundäre vaskuläre Störungen:
Infektionen, Sepsis
Chemotherapie

Metabolisch: Hypoxie, Ischämie, Hypoglykämie, Hyperglykämie, Elektrolytstörung
(Multi-) Organversagen

Ernährungsbedingt: Vitamin B 1, B 12-Mangel

Strahlentherapie: s. Pathophysiologie/Strahlenfolgen

„Paraneoplastisch": limbische Enzephalitis, Enzephalomyelitis
Anfälle (konvulsiv-, nichtkonvulsiv)

Modifiziert nach: [1439]

Strukturell-mechanisch

Die Geschwindigkeit der Entwicklung einer strukturellen Läsion ist entscheidend. Rasch auftretende Läsionen (Einblutung, Embolie) verursachen beim gleichem Volumen mehr klinische Symptome als langsam wachsende Prozesse. Einseitige Hemisphärenläsionen haben keinen Einfluss auf die Bewusstseinslage, außer bei rascher Entwicklung (zB Ödem, Einblutung) und damit einhergehender ICP-Erhöhung, unterschiedlichen intrakraniellen Druckverhältnissen mit Herniation, Liquorobstruktion mit Hydrocephalus internus.

Strategische Position von Tumoren

Wichtiger als die Größe ist für Klinik und Verlauf die strategische Position eines Prozesses, zB Hirnstamm, Hypothalamus, Thalamus (Invasion, Kompression, Einblutung). Liquorzirkulationsstörung bei Lage im Bereich Foramen Monroi, Aquädukt.

Varianten der Herniation: siehe Pathophysiologie Kap. 3.

Plateauwellen

Treten bei Patienten mit normalem oder leicht erhöhtem ICP auf [515]. Plötzlicher Anstieg des ICP für etwa 5–20 Minuten. Spontan, oder provoziert durch Husten, Absaugen, oder beim Aufstehen aus dem Liegen. Vorkommen vorwiegend nach dem Nachtschlaf, können auch durch Manipulation und Pflege ausgelöst werden [794].
Symptome: Bewusstseinsstörungen, tranceartige Zustände, Desorientierung, Kopfschmerz.

4.1.2 Organische Psychosyndrome (OPS) – mentale Veränderungen – Delir

Auf einen Blick

Organische Psychosyndrome, kognitive Störungen und Wesensänderungen sind Begleiterscheinungen bei ZNS-Affektion. Neben strukturellen Veränderungen, metabolischen Prozessen und anderen Differentialdiagnosen müssen in höherem Lebensaltern auch altersbedingter kognitiver Abbau, verminderte Belastungs- und Kompensationsmechanismen und dementielle Prozesse berücksichtigt werden.
Definition: organische Psychosyndrome können in allgemeine, diffuse zerebrale Funktionsstörungen oder fokale (oder hirnlokale) organische Psychosyndrome eingeteilt werden.
Klassifikation nach ICD-10 (F05.0, F07.0, F09.0) gegeben. Sinnvoller ist eine multiaxiale Definition der Störungsbilder gemäß DSM IV, die Ebenen der Emotion, Psychomotorik, Antrieb, Denken erfasst und im Zusammenhang mit lokalisatorischen, somatischen und biographischen Faktoren beschreibt.

Tab. 22. Ursachen und Differentialdiagnose von organischen Psychosyndromen und Verwirrtheitszuständen

Art	Diagnose
Neoplastisch	Hirntumoren Hirnmetastasen Hirnödem-erhöhter ICP MN Liquorobstruktion Hydrocephalus internus
Therapie-Toxizität	Chemotherapie: HD-MTX, Cisplatin, Vincristin Bleomycin, Procarbazin Strahlentherapie Akut, sowie Früh- und Spätfolgen Medikamenteneinnahme/-überdosierung Alkaloide, Anticholinergika, Antiemetika, Acyclovir, Morphine, Steroide Entzugssyndrome: Analgetika, Psychopharmaka
Infektionen	Abszess Meningitis Pilzinfektionen Viren (zB PML) Sepsis und Multiorganversagen
Metabolische Störung	Elektrolytstörungen Hyperkalziämie Blutzuckerschwankungen Hypoxie, Hyperkapnie Störungen des Säure- und Basenhaushaltes Schilddrüsen-, Nebennierenfunktionsstörung Azotämie, Leberversagen
Vaskulär	Infarkte, Embolien, DIC, NBTE Blutungen bei Gerinnungsstörungen, oder Einblutung (DD: Einblutung, SDH, Epiduralhämatom)
Schmerzzustände	unkontrollierbare Schmerzen, begleitende vegetative Phänomene: gefüllte Harnblase, rektale Stuhlmassen
Ernährung	Totale parenterale Ernährung, mangelnde Vitaminzufuhr (Thiamin, Vitamin B 12)

Klinische Symptome entwickeln sich meist schleichend, können aber auch subakut und akut auftreten. Bei ca. 30% von Patienten mit Hirnmetastasen sind OPS das Hauptsymptom. Kopfschmerz ist ein oft assoziiertes, aber nicht obligates Symptom und kann Ausdruck einer intrakraniellen Druckerhöhung sein. Störungen des Affektes sind vorwiegend Depressionen.

Verwirrtheitszustände und Delirien sind globale Einschränkung der mentalen Funktion, wobei transiente Phänomene mit deutlichen Fluktuationen vorliegen können (DSM-IV) [1126]. Die Ursachen sind vielfältig (s. Tab. 22), begleitende körperliche Symptome können die Diagnostik erleichtern (Tab. 23). Erhöhte Manifestationsgefahr besteht während einer Hospitalisierung. Schlechter AZ, fortgeschrittenes Lebensalter gelten als Risikofaktoren.

4.1.3 Demenz und Pseudodemenz

Hierbei handelt es sich um einen langsam, chronisch progressiven Verlust der intellektuellen Fähigkeiten, des Gedächtnisses und anderer höherer geistiger Funktionen.
Pseudodemenz bezeichnet ein antriebsloses, durch depressive Verstimmung ausgelöstes Krankheitsbild, welches der Demenz ähnelt, aber reversibel ist.

Tab. 23. Differentialdiagnose von Verwirrtheitszuständen: Beitrag der körperlichen Untersuchung

Klinische Symptome	Zeichen	Mögliche Ursache
Augenhintergrund	Stauungspapillen	Hirndruck
Pupillenveränderung	eng	Alkaloide
	weit	Anticholinergika
Skleren	ikterisch	Leberfunktionsstörung
Optomotorik	Bulbusmotilitätsstörung, Ptose, Doppelbilder	MN, metabolische Störung (zB Thiaminmangel)
Gesichtsmuskel	Chvostek-Zeichen	Hypokalziämie
Mundhöhle	glänzende, glatte Zunge	Folsäuremangel
	Odor, Fötor hepaticus	
Nackensteife		MN, Meningitis
Neurologische fokale Symptome	Hemiparese/Plegie	fokales Syndrom (Metastase, Insult, Blutung, postiktal)
	Asterixis	Leberversagen
	Proximale Muskelschwäche	Steroide
	Fallfuß (und Störung der Optomotorik)	Thiaminmangel
	Vibrationsverlust, Störung des Lagesinnes	Vitamin B 12-Mangel

Tab. 23 *(Fortsetzung)*

Klinische Symptome	Zeichen	Mögliche Ursache
Begleitende Vitalzeichen	Tachykardie	Innere Blutungen, Hypoxie, Azidose, Anämie
	Hypotension	Hypoglykämie, Herzversagen, Sepsis
	Bradykardie, Hypertension	Hirndrucksteigerung
Hautveränderungen	kalt, schweißig	innere Blutungen, Hypoglykämie, Hypokalziämie, Herzversagen, Sepsis
	heiß, rot	Anticholinergika, Intoxikation
Vegetativ-vitale Störungen	tastbare Harnblase	Urinretention
	rektale Konstipation	Stuhlentleerungsstörung

MN = Meningeosis neoplastica

Tab. 24. Ursachen von dementiellen Zustandsbildern

Neoplastisch	Metastasen, MN, Hydrocephalus occlusus
Metabolisch/Endokrin	Endokrine Dysfunktion, Leberversagen, Multiorganversagen
Vaskulär	Zerebrovaskuläre Begleiterkrankungen
Infektiös	PML
Paraneoplastisch/Immunologisch	Limbische Enzephalitis, anti-HU-Syndrom, PEM
Therapiebedingt	MTX (in Kombination mit Strahlentherapie) BCNU, Ara C, Fludarabin Strahlenfolgen

4.1.4 Depression und Angstzustände

Sowohl reaktive Depressionen als auch endomorphe Bilder kommen bei Tumorpatienten vor. Die Diagnostik ist erschwert durch die begleitenden, tumorbedingten vegetativen Störungen (Schwäche, Asthenie, gastrointestinale Symptome, Inappetenz, Gewichtsverlust), die von den vegetativen Symptomen bei Depression nicht zu unterscheiden sind, und durch Befindlichkeitsstörungen bei Tumorschmerzsyndromen [339]. Bei Tumorerkrankungen, wie zB Pankreaskarzinom sowie manchen Hirntumoren treten vermehrt depressive Symptome auf [144, 819].

Effekte der Tumor- und Begleittherapie

Steroide, Interferone, BCNU, Vincristin, Tamoxifen und L-Asparaginase können depressive Verstimmungen auslösen. Andere Begleitmedikationen wie Antihypertensiva, Beta-Blocker, Antiparkinsonmittel und Benzodiazepine müssen berücksichtigt werden. Analgetika, besonders Alkaloide (besonders bei Dosiseskalation) führen zu kognitiven Störungen [1229] und können mit depressiven Verstimmungen einhergehen. Antidepressiva mit stark anticholinergem Effekt (tri- und tetrazyklische Substanzen) können Verwirrtheitszustände oder Delirien auslösen. Auch die Krampfschwelle kann gesenkt werden (insbesondere Maprotilin).

4.2 Epileptische Anfälle und Synkopen

Auf einen Blick

Epileptische Anfälle verschiedenster Klassifikation sind bei ca. 30% von Patienten mit primären Hirntumoren oder Metastasen das Erstsymptom [876]. Etwa 15% von Patienten mit Hirnmetastasen haben Anfälle. Auch bei bekanntem Tumorleiden sind nicht alle Anfälle durch neoplastische Ursachen bedingt.

4.2.1 Epileptische Anfälle

Neoplastisch

Hirntumoren und Metastasen.
Fokale oder generaliserte Anfälle sind möglich [717, 876]. Epileptische Anfälle können sowohl bei intraparenchymatösen als auch bei duralen und leptomeningealen Metastasen auftreten [112, 1391]. Bei soliden Tumoren sind vorwiegend Melanome (kortexnahe Lage) gefolgt von Lungen-, Nieren-, Mamma- und Choriokarzinomen zu nennen [382, 383, 1087, 1308]. Oft kommt es zu Anfällen bei Patienten mit MN [1439].

Vaskulär

Intraparenchymatöse Blutungen, Insulte oder Sinusthrombosen können mit zerebralen Anfällen einhergehen.

Therapiebedingt

Strahlentherapie: Anfälle können während einer Schädelbestrahlung, oder als Strahlenfolge auftreten. Besondere Gefährdung bei fokussierten Bestrahlungsformen, die Nekrosen induzieren [1064].

Chemotherapie und andere Medikamente: Chemotherapie kann substanzabhängig per se, oder im Rahmen metabolischer Störungen zu zerebralen Anfällen führen. Folgende Substanzen sind potentielle Auslöser: Busulfan, Cisplatin, Ifosfamid, L-Asparaginase, Cyclosporin, Immunsuppressiva, Immunmodulatoren (IF, IL2).
Besonders gefährdende Darreichungsformen: i.a., i.th.

Andere Medikamente:

- Antibiotika: β-Laktame, Chinolone, Imipeneme.
- Antiemetika: Butyrophenone, Ondansetron, Phenothiazine.

Tab. 25. Ursachen von epileptischen Anfällen bei Karzinompatienten

Neoplastisch	Hirntumoren, Metastasen, Durametastasen, MN
Metabolisch/Endokrin	Störungen des Flüssigkeitshaushaltes Metabolische Störungen Elektrolytstörungen SIADH Malnutrition Endokrine Störungen
Vaskulär	thrombotisch, embolisch, vaskulitisch, hämorrhagisch, SDH, intrazerebrale Blutung Sinusthrombose, DIC, NBTE
Infektionen	Bakterien Listeria, Mycobacterium Viral Herpes simplex, Herpes zoster, CMV, PML Fungi Aspergillus, Cryptococcus Parasitär Toxoplasmose
Behandlungsbedingt	Strahlentherapie: Früh- und Spätfolge
Chemotherapie	Cisplatin, MTX, Cytarabin, Busulfan, L-Asparaginase, Ifosfamid *Immunmodulatoren:* IL-2, Interferon, Lymphokine "activated killer cells", GM-CSF *Immunsuppressiva:* Cyclosporin *Analgetika:* Meperidin, Morphin, Propoxyphen *Neuroleptika:* Niederpotente Neuroleptika, Butyrophenone, Clozapin *Antidepressiva:* zB Maprotilin *Antibiotika:* β-Laktame, Chinolone, Imipeneme, Amphotericin B *„Entzugssyndrom" bei* *Schmerztherapie:* zB Alkaloide, Narkotika
Paraneoplastisch	im Rahmen des anti-Hu Syndromes (sehr selten)

- Narkotika: Meperidin; selten Morphin.

Psychopharmaka: Antidepressiva (zB Maprotilin), Neuroleptika.

Metabolisch:

Hypoglykämie
Hypokalziämie
Hypomagnesiämie
Hyponatriämie.

Volumenmangel oder Überwässerung (forcierte Diurese, bei einigen Chemotherapeutika).

Paraneoplastische Ursachen (selten):
Limbische Enzephalitis, anti-HU Syndrom, PEM

4.2.2 Synkopen

Synkopen werden durch verschiedene Ursachen (s. Tab. 26) ausgelöst. Manchmal ist die Unterscheidung zu zerebralen Anfällen unscharf und bedarf einer genauen Berücksichtigung der Krankheitsumstände.

Tab. 26. Ursache von Synkopen

Ursachen	
Orthostatische Hypotension	
Volumenverlust	Dehydratation, Blutung
Dysautonomie	Vinkaalkaloide, Diabetes mellitus
Medikamentös	Diuretika, Vasodilatatoren Antidepressiva/Neuroleptika
Vagovasal	Urinieren, Husten, Schlucken Valsalva Manöver, Würgereiz, Schlucksynkope
Hypoglykämie	Ernährung, Pankreaskarzinome, Sarkome
Kardiovaskulär	Myokardiopathie, Kardiomyopathie (GvHD, Adriamycin) Arrhythmie Lungenobstruktion Embolie
Metastasen	Metastasen an den N. Glossopharyngeus und Vagus Afferenzen (sehr selten)

4.3 Neurologische Lokalisation

Auf einen Blick

Lokale Störungen treten als neuropsychologische Störungen, zentrale Paresen, Querschnittsläsionen, extrapyramidale Syndrome, Gangstörungen, Ataxie und Sensibilitätsstörungen auf.
Neben direkten neoplastischen Auswirkungen sind vaskuläre Ereignisse, Infektionen, Therapiefolgen, metabolische und paraneoplastische Ursachen möglich.

4.3.1 Fokale neurologische Symptome

Sprach- und Werkzeugstörung

Das Auftreten von neuropsychologischen Störungen ist bei unbekanntem Tumorleiden nicht von vaskulären oder anderen Ursachen abzutrennen. Die strategische Position des Geschehens ist für die Symptomatik verantwortlich. Nach Vorbehandlung durch Strahlentherapie, Immunsuppression sind Spätfolgen wie Strahlennekrosen, Leukenzephalopathie und Infektionen zu berücksichtigen.

Hemiparesen

Hinweise für tumorbedingte Ursachen sind:

Langsam einsetzende, schleichend in Entwicklung tretende Hemiparesen lassen an eine raumfordernde (neoplastische) Genese, akut einsetzende in erster Linie an vaskuläre Ursachen denken. Seltener manifestieren sich Hirntumoren oder Metastasen durch Einblutung insultartig (apoplektiform). Gleichzeitiges Auftreten der fokalen neurologischen Symptome mit einem zerebralen Anfall kann ein postiktales Phänomen sein und spontane Rückbildung zeigen.
Monoparesen der Extremitäten kommen bei zerebrovaskulären Insulten (embolisch, kortikal) selten vor (zentrale Fallhand, zentrale Peronäusparese), häufiger bei fokalen, rindennahen metastatischen Absiedlungen.

Extrapyramidale Störungen

Extrapyramidale Störungen sind durch hirneigene Tumoren, Metastasen (selten), Hydrozephalus, vaskuläre , metabolische oder medikamentös-toxische Ursachen möglich.

Häufiger sind hypokinetische Bilder im Sinne eines symptomatischen Parkinsonsyndroms, seltener hyperkinetische, die von fokalen Anfällen abgegrenzt werden müssen.
Als Nebenwirkungen der Therapie sind sie vorwiegend medikamentös ausgelöst: Neuroleptika, Antihistaminika, neuroleptische Antiemetika, wie Metoclopramid.

Ataxie

Bei zerebellären Störungen liegen oft zusätzliche Störungen der Okulomotorik vor, bei ausgedehnten raumfordernden Prozessen sekundäre Hirnstammkompression mit Kompression des 4. Ventrikels und Hydrocephalus occlusus.

a) Ursachen

Neoplastisch:

Metastatisch: Eine oder mehrere Metastasen im Kleinhirn, oft einseitige Symptome und Kombination mit Hirndruck. Singultus, krisenhafte Hypertension, Herzrhythmus- und Atemstörungen weisen auf eine Hirnstammbeteiligung- oder Kompression hin.
MN: Umscheidung des Zerebellums, als Folge Ataxie, optomotorische Störungen.

Vaskulär:

Einblutungen in Tumoren (siehe dort).
Epiduralhämatom in der hinteren Schädelgrube (nach Sturz).

Infektiös:

Abszesse.

Paraneoplastisch:

Panzerebelläres Syndrom (PCD).
Klinisch: Ataxie, Dysmetrie, Dysarthrie, Schluckstörungen.
Behandlungsbedingt:
Strahlentherapie:
Chemotherapie: 5 FU, Cytosin Arabinosid
Antikonvulsivaüberdosierung (Phenytoin) (Cave-Wechselwirkung mit Steroiden) [202].

b) Andere Ursachen

Spinale Ataxie durch Läsion afferenter Systeme:

Spinale (zervikale) Kompression,
Myelopathie
Hohe Querschnittsläsion, spinale Kompression

Myelopathie (Strahlen-, Chemotherapie, „paraneoplastische Myelopathie")
Sensorische Polyneuropathie
SSN (subakute sensorische Neuronopathie)
Toxische Polyneuropathien (siehe „Toxizität").

4.3.2 Querschnittsläsion

Auf einen Blick

Vorkommen bei etwa 5% der Krebspatienten [61]. Maligne Querschnitte werden vorwiegend durch epidurale Prozesse verursacht. Erstsymptome sind lokale Rückenschmerzen, auch in Ruhe. Schwäche, Sensibilitätsstörungen oder Blasenstörungen treten bei den meisten Patienten erst später hinzu. Die mittlere Überlebenszeit von Patienten mit malignen Querschnittsläsionen in einer großen Serie betrug 6,6 Monate [1141].

Maligner Querschnitt als Erstsymptom des Tumorleidens

In einer Studie an 337 Patienten mit malignen Querschnitten, war die Querschnittsläsion in 20% der Fälle das Erstsymptom des Tumorleidens [1141]. Es handelte sich vorwiegend um Lungenkarzinome, CUP, multiples Myelom und NHL (78%). Prostata und Mammakarzinom waren in dieser Gruppe nur in 12% vertreten. Hingegen waren bei Patienten mit bekanntem Malignom Prostata- und Mammakarzinom, gefolgt von Lungen- und kolorektalem Karzinom die häufigsten Tumoren (51%).

Bei beiden Gruppen waren die Erstsymptome gleich, wobei radikuläre Schmerzen, gefolgt von Kaudasymptomen überwogen.

Klinische Befunde

Schmerz: Frühestes und häufigstes Erstsymptom [432, 1012]. Lokaler Wirbelsäulenschmerz, langsam zunehmend, oft in Lokalisationen, in denen selten Bandscheibenerkrankungen auftreten (BWS) [1141], radikuläre Ausstrahlungen. Prinzipiell sollten alle hartnäckigen Rückenschmerzen bei Patienten mit bekannten Tumoren an Metastasierung denken lassen.

Schwäche: Ist entgegen der Annahme, dass spinale Läsionen primär durch Paresen gekennzeichnet sind, ein deutlich seltener vorkommendes Erstsymptom. Die Paresen treten abhängig von der Läsionshöhe als spastische oder schlaffe Parese auf. Querschnittsläsionen im HWS- und BWS-Bereich können zunächst mit einer primär schlaffen Parese ohne Pyramidenbahnzeichen auftreten.

Ataxie: Tritt vorwiegend als Gangstörung in Erscheinung und ist Ausdruck einer Beeinträchtigung sensibler Afferenzen, bzw einer Läsion spinaler Strangsysteme.

Sensibilitätsstörungen: Sind uncharakteristisch und entsprechen den anatomischen Strukturen. Der Übergang von der normalen Sensibilität zur sensibilitätsgestörten Zone ist im Rumpfbereich oft durch eine hyperpathische Begrenzung gekennzeichnet. Die Sensibilitätsstörung kann 1–3 Segmente falsch lokalisierend unterhalb der Querschnittsläsion auftreten bzw. auch gänzlich fehlen.

Atypische Gefühlsstörungen: („Strumpfhosengefühl") können bei der MN, oder Konus-Kauda Prozessen auftreten. Diese Ausfälle können mit Polyneuropathien verwechselt werden. Das Lhermitte-Zeichen ist sowohl bei spinalen Tumoren und meningealen Prozessen (zB MN) als auch als Nebenwirkung der Cisplatintherapie beschrieben.

Blasen/Mastdarmfunktion: Die Blasenfunktion ist ein sensibler Indikator für ein beginnendes Querschnittssyndrom. Umgekehrt können Blaseninfekte, fehlende Blasenentleerung bei inkompletten oder kompletten Querschnittsläsionen zu autonomen Störungen, RR Anstieg, und lokalen, abdominellen oder nicht näher zuordenbaren abdominellen Schmerzen führen.

4.3.3 Sensibilitätsstörungen

Tab. 27. Ursachen von Querschnittsläsionen bei Tumorpatienten

Ursachen	Epidural	Intradural	Anderes
Neoplastisch	*Metastasen:* Epidural Wirbelkörper-destruktion, Einbruch, Befall paravertebraler Strukturen, Einwachsen durch Foramina intervertebralia, Epidurale Auflagerung	Intradural Metastatische Absiedelung MN	***Intramedulläre Metastasen*** (selten)
Vaskulär	Einblutung, Gerinnungsstörung, iatrogen (nach LP)		
Infektiös	***Epidurale Abszesse***		***Myelitis***
Therapie	***Chirurgie***		Strahlenschäden Myelopathie, Lokale Bestrahlung (bes. Hals- u. Kopfbereich) ***Chemotherapie:*** Intrathekal: MTX, Cytosin-Arabinosid ***Steroidtherapie:*** Osteoporotische Frakturen, epidurale Lipomatose
Paraneo-plastisch			***Paraneoplastische Myelopathie (selten)***

Ursachen

Hirnmetastasen:

Parietallappenmetastasen: Sensible Qualitäten intakt; kontralaterale Störung des Lagesinnes und der Stereognosie.
Thalamusläsionen und Läsionen der hinteren inneren Kapsel: Sensible Hemiataxie kontralateral, Stereoagnosie, athetoide Bewegungsmuster [1159].

Hirnnervenläsion: Mentale Neuropathie: Trigeminusläsion (R. mandibularis) – vorwiegend neoplastisch (siehe HN).

Spinale Ursache: Gürtelförmige sensible Begrenzungen bei Myelopathie oder Querschnittsläsionen.

Polyneuropathie: Symmetrisch, distal betonte sensible Symptome (handschuh-sockenförmig) sind bei toxisch-chemotherapeutischen Neuropathien zu erwarten (Vinkaalkaloide, Taxol, Cisplatin) (siehe Toxikologie).

Paraneoplastisch: SSN (Tiefensensibilitätsstörung).

4.3.4 Gangstörungen

Auf einen Blick

Gangstörungen können Erstsymptom sein oder im Verlauf des Tumorleidens auftreten. Beispiele: Gangstörung bei spinaler Kompression; Ataxie bei Cisplatintherapie als Therapiefolge.

Tab. 28. Differentialdiagnose von Gangstörungen

Ursache	Als Erstsymptom	Im Verlauf des Tumorleidens	Besonderheit
Multiple Hirnmetastasen	±	++	begleitend: OPS, Wesensänderung, Kopfschmerzen
Sinusthrombose Sinuskompression Infarkte SDH	+	+	OPS
Hydrozephalus	±	±	Ataxie, Inkontinenz, EPS, OPS
PML		+	Immunsuppression
Zerebelläre Störung (zB Metastase, MN)	±	+	(Hemi)ataxie
MN	±	++	Cauda
Rückenmarksläsion	+	++	Querschnitt, WS-Schmerz
Zytostatika (PNP)		+	Cisplatin, Vinkaalkaloide u.a.m.
Myopathie	±	+	Steroide, bes. Dexamethason
Paraneoplastisch	+	+	PCD, SSN, PEM
Mononeuropathien		+	N. ischiadicus N. gluteus sup.
Andere, nicht durch ZNS oder PNS Ursachen bedingte Gangstörungen	+	+	Schmerz und Bewegungseinschränkung: Knochenmetastasen, besonders lange Röhrenknochen und WS

Tab. 28 *(Fortsetzung)*

Ursache	**Als Erstsymptom**	**Im Verlauf des Tumorleidens**	**Besonderheit**
Altersbedingte Gang- und Balancestörungen Schwäche, Asthenie, Kachexie bei fortgeschrittenem Tumorleiden		++	geriatrische Patienten
Chronische Medikamenteneinnahme		++	Analgetika, Opiate, Kumulation

4.4 Neuromuskuläre Symptome

4.4.1 Hirnnervenläsionen

Auf einen Blick
Hirnnervenparesen treten als zentrale oder periphere Paresen auf. Neben zentralen Paresen sind periphere Ursachen durch infiltrative und neoplastische Prozesse möglich. Metabolische, toxische und paraneoplastische Ursachen sind selten. Einzelne oder multiple periphere Hirnnervenausfälle in Kombination mit lokalen Schmerzen weisen auf Schädelbasisprozesse hin.

Störungen des Geruchs- und Geschmackssinnes

Neoplastisch:

Bei 3% der Patienten mit Nasopharyngealkarzinomen [1315] kommen Geruchsstörungen vor. Weiterhin bei frontalen Tumoren: Meningeomen, Ästhesioneuroblastomen. Kakosmien bei Prozessen des Uncus im Sinne von sensorischen Anfällen.

Therapiebedingt:

Chemotherapie: Ara-C [555]
Strahlentherapie: Transienter, reversibler Effekt der Bestrahlung; einzige ZNS-Neurone, die regenerieren [1015]. Olfaktorische Missempfindungen während der Therapie.
Chirurgische Eingriffe bei HNO- und Frontobasisprozessen.
Medikamentöse Ursachen: Augmentin, Captopril, Doxycyclin, Erythromycin können Geruchsstörungen verursachen [820].

Tab. 29. Ursachen von Hirnnervenläsionen

HN	Neoplastisch	Chirurgie	Strahlen	Chemotherapie	Metabolisch	Infektiös	Paraneoplastisch
I	frontobasale Prozesse	frontobasale Zugänge	+	Ara C		Antibiotika	
II	Kompression, MN, Infiltration	Chir. Eingriffe	+	i.a. BCNU u.a.		Antibiotische Therapie	Retinopathie
III, IV, VI	Schädelbasisprozesse, Sinus cavernosus, Affektion, MN	+		Vincristin	Vitamin B1-Mangel, Wernicke Enzephalopathie	Meningitis	
V	Schädelbasisprozesse, MN, perineurale, Ausbreitung	+				Herpes	"numb chin syndrom"
VII	Schädelbasisprozesse, MN, perineurale Ausbreitung, (HNO, Melanom)	+		?		Herpes	
VIII	MN, lokale Infiltration, Kleinhirnbrückenwinkelprozesse		+	Cisplatin		Antibiotika	
IX	Schädelbasisprozesse	Operation am Hals, "Neck dissection"	+				Amyloidablagerungen
X	Schädelbasisprozesse, Metastasen am Hals, MN	Operationen am Hals	+				
XI	Schädelbasisprozesse	Operation am Hals, Lymphknotenentfernung, "Neck dissection"					
XII	Schädelbasisprozesse, Lymphknoten	Biopsie					Amyloidablagerungen

Optikusaffektion und Störungen des Visus

Auf einen Blick
Visusstörungen können zentral (typischer Verteilungstyp) oder peripher sein. Exakte Einordnung (Gesichtsfeld, mono- binokulär, Skotom, Diplopie, visuelle Reizerscheinungen) sind für topodiagnostische Zuordnung essentiell. Maximalausprägung: Blindheit (kortikal, Chiasma, bilaterale Optikusläsion).

Störungen der Sehfähigkeit (Vision):

Sind durch zentrale, periphere oder okuläre Ursachen bedingt. Wie bei vaskulären Prozessen entwickeln sich zentrale Sehstörungen vorwiegend als Hemianopsie. Die Entwicklung ist bei onkologischer Ursache oft langsamer und subjektiv unbemerkt. Kortikale Blindheit durch beidseitige occipitale Metastasen ist selten. Stark erhöhter ICP kann zu Optikusatropie und Kompression der beiden Arteriae cerebri posteriores und zur Erblindung führen (extrem selten). Bei ausgedehnten Raumforderungen, besonders der dominierenden Hemisphäre sind noch zusätzliche neuropsychologische Störungen (zB visospatiale Orientierungsstörungen) zu erwarten.

Periphere Visusstörungen:

Läsionen distal des Chiasma N. optici. Chiasmale Läsionen werden durch Druck (zB Hypophysentumor) oder Infiltration (zB MN) verursacht. Der N. opticus selber kann durch Umscheidung, Invasion, Prozesse in der Orbita oder toxisch metabolische Faktoren geschädigt werden. Charakteristisch sind einseitige Visusverluste, konzentrische Einengungen des Gesichtsfeldes und Skotome.

Seltene Ursachen sind retinale Infiltrationen (zB Leukämie), Choroideametastasen bei Mammakarzinomen [844] mit Sekundärglaukom, Optikusmetastasen [1214], oder lymphomatöse Infiltration des Nervens. Ausbreitung von Tumorzellen im Kammerwasser (Augenkammer) oder direkte Invasion durch nasopharyngeale Tumoren.

Therapiebedingt:

Strahlentherapie. Uni- und bilaterale Visusverluste, mit monate- bis jahrelanger Entwicklung [541, 1139]. Besonders bei Hypophysen- und para-

sellären Tumoren. Intrahypophysäre Implantation von Yttrium 90 [1356]. Bestrahlung von Malignomen im Siebbeinzellenbereich [1211]. Bestrahlung des N. opticus mit 70 Gy innerhalb von 6 Wochen führt zur Entwicklung einer progredienten Opticusatrophie [1211]. Verlauf progredient bis zur Erblindung. Beginn Median 11 Monate nach der Bestrahlung. Gleichzeitige Therapie mit Vincristin und 5-FU erhöht das Risiko [437]. Bestrahlung des Auges (Linse, Retina) kann Sehstörungen verursachen – das Auge gilt auch als kritisches Organ für die Strahlenexposition beim CCT.
Chemotherapie: Visusverlust und Farbsehstörungen bei i.a. Applikationen [688]von Zytostatika.
Kombination von i.a. Nitrosoharnstoffen und Bestrahlung kann bis zur Blindheit führen. Retinaödem durch Chlorambucil. Toxizität von Ara C (Hochdosis) bis Blindheit.
Doxi-Docetaxel: Visuelle Sensationen: ("visual field flash").
Paraneoplastisch: Selten [800, 1299].
Paraneoplastische Visusstörungen (CAR-AK).

N. oculomotorius, trochlearis und abducenus

Auf einen Blick

Wichtigstes subjektives Symptom sind Unscharf- und Verschwommensehen verursacht durch diskrete Bulbusdeviationen. Doppelbilder treten erst bei stärkeren Abweichungen der Bulbusachsen auf. Objektive Zeichen sind Blickfolgestörungen oder Blickparesen (zentral), Bulbusdeviation oder Paresen einzelner Augenmuskel bis zur Ophthalmoplegie.
Bei neoplastischer Ursache (zB Schädelbasis, Orbitaprozess) sind begleitende Schmerzen, multiple Hirnnervenausfälle, Proptose und Bulbusinjektion möglich.

a) *Periphere Läsionen:* Werden durch Läsionen im intrakraniellen HN-Verlauf, beim Durchgang durch den Sinus cavernosus, Orbita, lokaler Störungen der Muskulatur und Funktionsstörungen des neuromuskulären Überganges verursacht. Metabolisch oder paraneoplastische Ursachen sind selten.

b) *Zentrale Störungen der Okulomotorik:* Störungen der Blickfolgebewegungen, Sakkaden, Versionen und Vergenzen eingeteilt. Von den zentralen Störungen sind internukleäre Ophthalmoplegie, Ponsläsionen, Läsionen des medialen longitudinalen Faszikels und des Thalamus zu erwähnen. Motilitätsstörungen bei M. Wernicke. Periphere und zentrale Störungen sind bei MN möglich.

c) *Orbitatumoren:* Selten Primärtumoren: zB Rhabdomyosarkom, Optikusgliom, Retinoblastom, Meningeome.
Metastasen: vorwiegend Mamma- und Prostatakarzinom.
Klinisch: Exophthalmus. Bei starker Vaskularisierung auch Pulsationen möglich (Verwechslung mit Gefässmißbildungen, Aneurysmen, Fisteln) (Abb. 10).
Weichteilmetastasen: Mamma-, Lungen-, Prostatakarzinom, Lymphom.
Klinisch: Supraorbitaler Schmerz V 1, dumpfer Kopfschmerz, unscharfes Sehen, später Diplopie.
Muskelmetastasen: Extraokuläre Muskeln können Zielort intraorbitaler Metastasen sein [1401].

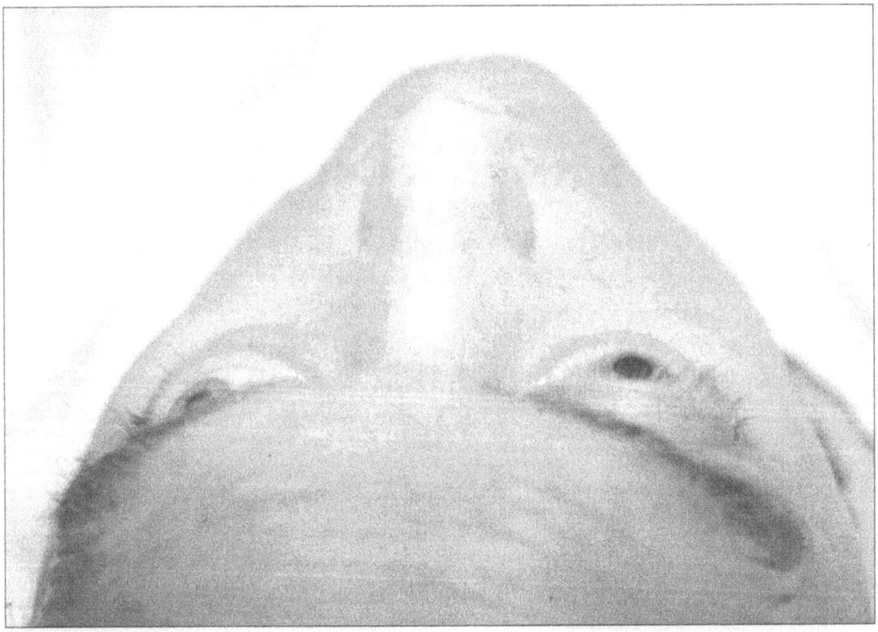

Abb. 10. Klinisches Bild: Exophthalmus bei einer rechtsseitigen intraorbitalen Metastase eines Kolonkarzinomes. Subjektiv lagen Doppelbilder vor

d) Andere Läsionen:

Fissura orbitalis superior Syndrom, Syndrom der Orbitaspitze. Schädelbasismetastasen: (s. Tab. 31)

e) Therapiebedingt:

Chemotherapie 5 FU: Extraokuläre Muskelfunktionsstörungen (Vergenzparesen) [299].
Vinkaalkaloide: Extraokuläre Muskelparesen (zB N. abducens) (siehe Toxikologie).
Bestrahlung: Selten permanente Abducensparesen (bei Bestrahlung von Nasopharynxkarzinom oder Hypophyse).

f) Neuromuskuläre Übertragungsstörungen: Aminoglykosidtherapie; MG bei Thymomen; LEMS selten, aber Beeinträchtigung der Okulomotorik möglich [944].

N. trigeminus

Auf einen Blick
Ein- oder beidseitige sensible Störungen, Schmerzsyndrome. Motorische Ausfälle bei destruierenden Schädelbasisprozessen.

Neoplastisch

Schädelbasisprozesse; Infiltration oder Kompression des Ganglion Gasseri („Syndrom des Gasser'schen Ganglion" [463]) (Abb. 11).
Symptome: Taubheit, faziale Parästhesien, oder schmerzlose Taubheit.
Lokalisatorisch: Mittelinie, Lippe, Kinn. Selten unangenehmes („Fremdkörper") Gefühl im Auge. Dumpfer Schmerz in der Wange, Kiefer, Stirn. Auch neuralgischer, elektrisierender Gesichtsschmerz möglich.
Motorische Ausfälle: M. masseter, M. pterygoideus, M. temporalis.
Tumoren: Mamma, Lungenkarzinom, Melanom.
Perineurale Tumorinvasion [186].
Einwachsen des Tumors über die Nervenscheide.
"Numb chin syndrome": Kompression des N. alveolaris inf. durch Mandibelmetastasen oder Schädelbasismetastasen.
Klinisch: Taubheit am Kinn und Unterlippe, Mundwinkel. Selten Erstsymptom des Tumorleidens: Myelom [853] Lymphom, Leukämie und gelegentlich Mammakarzinome.

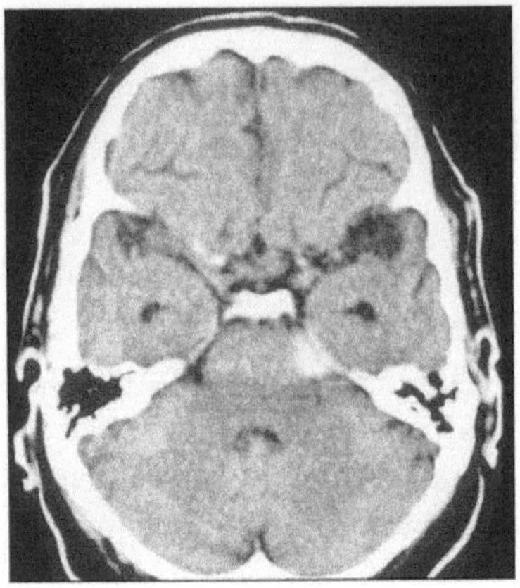

Abb. 11. CCT: Bei einem Patienten mit malignem Melanom traten neuralgische, paroxysmal auftretende Gesichtsschmerzen im Versorgungsgebiet des N V 2 li. auf. Die CCT zeigt eine lokale Raumforderung im Bereich der Brücke

Andere Ursachen: MN, fraglich paraneoplastisch.

Infektion: Herpes zoster in den Ästen V1–V3.
Schmerzsyndrome als post-Zoster Neuralgie.

Therapiebedingt

Operation: Intrakranielle Läsion bei neurochirurgischen Eingriffen peripontin und zwischen Fissura orbitalis superior und Ganglion. Komplikationen: Keratitis neuroparalytika, Anästhesia dolorosa, Kaumuskellähmungen [1271]. Mechanisch bedingte Läsion des M. temporalis und der Kieferöffnung nach temporaler Kraniotomie.

Strahlentherapie: Selten: Läsion des N. lingualis (Sensibilität und Geschmack) und radiogene Läsion des motorischen Trigeminusastes kann zu spontanen Muskelkontraktionen und Neuromyotonie [1270] führen. Postirradiationsmyotonie des N. trigeminus und N. facialis [810] ist beschrieben.

Chemotherapie: Periorale Dysästhesien nach Chemotherapie [1237].

Anderes: Gesichtsschmerz bei pulmonal bzw. mediastinal metastasierenden Lungenkrebsformen [121], mediastinale Tumoren oder infiltrative Prozesse.

N. facialis

Auf einen Blick

Die (idiopathische) Bell'sche Lähmung ist selten neoplastisch bedingt. Schädelbasisprozesse, meningeale Infiltrationen sind die wichtigsten onkologischen Ursachen von peripheren Fazialisparesen.

Neoplastisch

Schädelbasisprozesse sind im gesamten Nervenverlauf möglich; zB Felsenbein, Schädelbasis. MN: ein, oder beidseitig [470], bei Leukosen und Leukämien Bevorzugung des 7. Hirnnerven [801].
Endo/perineurale Invasion. Neurotrophe Karzinome der Haut und der Speicheldrüsen können durch perineurales Wachstum Nervenäste lädieren und einwachsen [77, 186].
Parotistumoren mit lokaler Invasion.
Infektionen: Herpes zoster [657].

Therapiebedingt

Chirurgie: Operation von Parotistumoren. Teilastparese nach Schädeloperationen (Stirnast).
Bestrahlung: Motorische Funktionen unbeeinträchtigt, N. lingualis: Geschmacksstörung, trockene Augen, Dysgeusie.
Chemotherapie: i.a. Therapie [405].

N. acusticus VIII

Auf einen Blick

Isolierte Läsionen häufig bei Akustikusneurinomen. Bei malignen Tumoren oder Metastasen selten betroffen. Toxische Schädigung häufiger.

Neoplastisch

Metastasen in den Temporalknochen: Einseitige Hörstörungen [91].
- Kleinhirnbrückenwinkeltumoren.
- Exophytisch wachsende Hirnstammtumoren.
- Metastasen im Kleinhirnbrückenwinkel mit einseitiger Taubheit.
- Metastasen ins Innenohr, bzw. persistierende Leukämiezellen in den Weichteilen des Innenohres (diese sind eine therapeutisch schlecht zugängliche Region und werden auch als "Sanctuary" bezeichnet [967].

MN selten.
Infektion: Tubenobstruktion durch lokal infiltrierende Prozesse oder Metastasen. Tubenödeme, Infekte, Otitis.

Therapiebedingt

Chirurgie: Operationen hintere Schädelgrube.
Strahlentherapie: Tinnitus, Hochfrequenz-Verlust. Atrophie des Corti Organes, Atrophie des N. acusticus.
Bei Bestrahlung des äußeren Ohres und Felsenbeines können auch nach jahrelangen Latenzen Hörstörungen auftreten [132].
Chemotherapie: Cisplatin, Estramustin [142].

N. vestibularis VIII

Auf einen Blick
Dysfunktionen der kaudalen Hirnnerven IX und X erfolgt fast immer gemeinsam. Ursache: Lokale neoplastische Prozesse, Schädelbasisprozesse, Weichteilinfiltrationen.

Neoplastisch

Metastasen im Kleinhirnbrückenwinkel, ausgedehnte Karzinome im HNO und Halsbereich, Invasion des Nasopharynx, MN (sehr selten).

Therapiebedingt

Strahlentherapie: Strahlenfolge nach Radiation des Vestibularorganes.
Chemotherapie: Cyclophosphamid-Schädigung des Vestibularorganes. Andere Substanzen: Hydroxyharnstoff, Vinblastin, Cisplatin [142].

Anderes: Hyperviskositätssyndrome (Polyzythämia vera, Hypergammaglobulinämie, M. Waldenström-Makroglobulinämie) [142].
In Kombination mit unspezifischen Beschwerden wie Kopfschmerz und Hörstörungen.

N. glossopharyngeus IX, N. vagus X

Auf einen Blick
Dysfunktionen der kaudalen Hirnnerven IX und X erfolgt fast immer gemeinsam. Ursache: Lokale neoplastische Prozesse, Schädelbasisprozesse, Weichteilinfiltrationen.

Neoplastisch

Schädelbasis- und Foramen jugulare Prozesse: siehe multiple HN.
Läsionen nach Austritt aus der Schädelbasis: Einzelne oder multiple Läsionen.
Klinisch: Stimmbandlähmung, Heiserkeit oder Schluckstörung mit Dysphagie, aber auch stille Aspiration bei N. vagus Läsion. Ausgeprägtes motorisches Defizit bei einseitigen Glossopharyngeusläsionen unwahrscheinlich. Lokaler Gesichtsschmerz ("jaw and ear") bei Affektion des rechten N. laryngeus recurrens durch mediastinale Lymphknoten.
Burkittlymphom: Infiltration des weichen Gaumens mit Dysphagie. Affektion afferenter Fasern kann die Barorezeptorfunktionen beeinträchtigen: Vegetative Symptome, Synkopen [786].
MN: Oft betroffene Nerven bei MN [472].

Therapiebedingt

Chirurgie: Neck dissection, auch mit Zungenödem [892] Z.n. Strumektomie.
Strahlentherapie: Latenz: 12 Monate bis 14 Jahre.
Vorwiegend bei Malignomen in der Mundhöhle (Tonsillen-, Larynx-, Pharynx-, Zungenkarzinom, NHL), selten auch bei Siebbeinprozessen betroffen [167]. N. laryngeus recurrens Läsion bei J 131 Therapie von Strumen [260, 1271] und nach Thoraxbestrahlung.
Klinisch: Schlundmuskel-, Stimmbandlähmung, Heiserkeit.

Infektionen

Schluckstörungen bei oralen Infektionen (Pilzbefall bei Leukopenie, durch Chemotherapie, Schädelbasisbestrahlung) (häufig!).

Anderes

- Neuromuskuläre Übertragungsstörungen.
- Amyloidose der Weichteile [374].
- Pseudobulbärparalyse.

N. accessorius XI

Auf einen Blick
Außer bei Operationen oder Biopsien im Halsdreieck und Schädelbasisprozessen, selten involvierter HN.

Neoplastisch

HNO-Tumoren, Schädelbasisprozess, Collet-Siccard-Syndrom [708, 1291].

Therapiebedingt

Chirurgie: Operationen im Halsdreieck:
Folge: Schultertiefstand, chronische Brachialgie, geringe Schwäche des M. sternocleidomastoideus und der Schulterhebung.
Ursachen: HNO-Operation, Neck dissection, Lymphknotenextirpation, Shuntimplantation.
Strahlentherapie: Kontraktur nach Strahlentherapie.

N. hypoglossus XII

Auf einen Blick
Außer bei Prozessen im Halsbereich und an der Schädelbasis selten betroffener Nerv.

Neoplastisch

Metastasen in Knochen , Halsweichteile, MN und Clivus (beidseitig, da Nerven beider Seiten in enger Nachbarschaft verlaufen).
Syndrom des okzipitalen Kondylen (siehe Schädelbasisprozesse), Halsweichteiltumoren (siehe HNO).
Lokale Prozesse (oder Lymphknoten) wie M. Hodgkin, Burkitt-Lymphom [625, 1273].

Therapiebedingt

Chirurgisch: Operationen in Mundhöhle und Hals.
Strahlentherapie: Hypoglossuslähmungen, einzeln oder in Kombination mit anderen HN. Geschmacksstörungen der Zunge [606, 757, 1271].

Multiple Hirnnervenläsionen

Auf einen Blick
Außer bei Prozessen im Halsbereich und an der Schädelbasis selten betroffener Nerv.

Tab. 30. Multiple Hirnnervenläsionen

Lokalisation/Syndrome	**Betroffene Hirnnerven**
Frontobasissyndrom	Ausfall von I und II, assoziiert mit frontalen Syndromen
Intraorbitale Prozesse	Beteiligung von Weichteilen, Muskel, Knochen. Ausfälle III, IV, VI, V 1, evtl. II. Klinischer Hinweis: Exophthalmus
Fissura orbitalis superior-Syndrom	III, IV, V1, VI, Cephalea
Fissura orbitalis inferior-Syndrom	N. infraorbitalis, Läsion der V. ophthalmica [1378], schmerzhafter Austrittspunkt
Orbitaspitzenprozess	II, III, IV, VI, V 1
Sinus cavernosus	Metastasen, Einwachsen durch perineurale Ausbreitung. III, IV, V1, VI . Exophthalmus, Chemosis (gestörter venöser Abfluß-periorbitales Ödem), fakultativ auch Horner, parasympathische Fasern zur Glandula lacrimalis können betroffen sein
Syndrom des Ganglion Gasseri	siehe: N. trigeminus
Gradenigo-Syndrom (Felsenbeinspitze)	V,VI, VII Felsenbeinspitze
Kleinhirnbrückenwinkeltumoren	V1,V2 und VI, VII, VIII, Hemiataxie
Clivus	XII (uni- bilateral)
Garcin-Syndrom	V–XII
Multiple kaudale HN Ausfälle nach Bestrahlung	Latenz 1–37a (Median 5,5 Jahre). Betroffene Nerven: V, VI, IX, X, XI, XII.
Foramen jugulare-Syndrom	Foramen jugulare IX, X, XI. Klinisch: Unilateraler Nackenschmerz, Nackensteife, einseitige Zungenatrophie
Kraniocervikaler Übergang	
(Collet-Siccard-Syndrom)	IX, X, XI, XII
Retropharynx (Villaret-Syndrom)	IX, X, XI, XII + Halssympathicus
Schädelbasismetastasen	5 Typen der Schädelbasismetastasen [463]: – Metastasen am okziptalen Kondylen – Formen jugulare-Metastasen – Metastasen in der mittleren Schädelgrube – Metastasen im Sinus cavernosus – Orbitametastasen
MN	Multiple HN-Läsionen, oft in Kombination mit multiplen Neuraxis-Symptomen oder Zeichen. Solide Tumoren, Leukosen und Lymphome

4.4.2 MND ("Motor Neurone Disease"), ALS

Auf einen Blick

Kontroversielle Klassifikation und Beurteilung. Bei der definierten ALS (El Escorial Kriterien [152]) unterschiedliche Ansichten inwieweit eine paraneoplastische Genese vorliegen kann. Nach einer Serie von Norris [938] wurde zunächst ein Zusammenhang angenommen und später wieder relativiert. Derzeit ist die paraneoplastische Genese einer ALS unwahrscheinlich. Das Auftreten einer ALS rechtfertigt keine aufwendige Tumorsuche.

Vier verschiedene Gruppen von Motorneuronerkrankungen werden postuliert:

1. Amyotrophe Lateralsklerose (ALS)

Epidemiologische Studien ließen kein vermehrtes Vorkommen von ALS bei Krebspatienten erkennen. Bei Lymphomen oder M. Hodgkin können sich Symptome des ersten und zweiten Neurons ausbilden [1084, 1443].

2. Subakute Motorneuronopathie

Subakute, progressive, schmerzlose, fleckförmige, asymmetrische Muskelschwäche [1097]. Bulbäre Muskel werden verschont, sensible Symptome fehlen. Die zugrundeliegenden Tumoren sind: M. Hodgkin und NHL.

3. Motor Neuronen Dysfunktion bei der PEM

Dysfunktionen des Motor-Neurons sollen bei ca. 20% der Patienten mit PEM vorkommen. Obwohl Läsionen des ersten Neurons vorliegen, dominieren Ausfälle des zweiten Neurons. Einzelfälle können bei anti-Hu assoziierter Myelitis als „Motor Neuron Erkrankung" vorliegen [1352].

4. Fokale Motor Neuron Erkrankung als Folge von Strahlentherapien

Einzelne Fallbeschreibungen [700, 799] liegen vor.

4.4.3 Erkrankungen der Spinalwurzeln

Auf einen Blick
Affektion von Spinalwurzeln bei Wirbelsäulenbeteiligung (Metastasen, pathologische Frakturen), infiltrativen Prozessen und MN. Entzündliche Prozesse (zB Herpes).

Symptome

Dauerschmerz, vorwiegend ins Dermatom projizierend. Bei Kompression blitzartige, neuralgische Schmerzkomponenten. Parästhesien, einschließlich Sensibilitätsverlust.
Motorisch im Myotom Parese und Atrophie (Monoradikulär und im BWS Bereich nicht nachweisbar). Muskelfaszikulationen, Muskelkrämpfe; seltenst wurden auch Hypertrophien beschrieben.

Autonome Begleitphänomene

Bei Läsion der oberen Thorakalwurzel: Hornersyndrom, trophische Hautveränderungen bei Ausfall der vegetativen Fasern. Kompensatorische Hyperhydrose (kontralateral) möglich.

Neoplastisch

Wurzelaffektion, durch Kompression (zB Wirbelkörper-Infiltration, -Einbruch) oder Infiltration (zB MN).
Monoradikulär: In allen Wirbelsäulenabschnitten möglich, klinisch von bandscheibenbedingten Läsionen nicht zu unterscheiden; zB Wirbelkörper-Destruktion im BWS-Bereich bei Plasmozytom mit beidseitiger, gürtelförmiger Schmerzausstrahlung
Multiradikulär: MN.
Langstreckige epidurale Ablagerungen, Kaudakompression.

Infektiös

Herpes zoster (evtl. auch motor. Beteiligung) [465].

Paraneoplastisch

Das paraneoplastische Cauda equina-Syndrom ist eine Einzelbeschreibung [388].

Tab. 31. Ursache von radikulären Syndromen

	Ursachen	Diagnostik
Neoplastisch	Destruktion (Wirbelkörper, Wirbelbogen)	WS-Röntgen, CT, MRT, Knochenscan
	Osteoplastisches Wachstum WK- Einbruch bei Metastase MN, CSF, MRT Langstreckige epidurale Absiedelungen	(Auflagerungen) MRT
Infektion	Herpes zoster	Hautbeteiligung Wurzelschwellung im MRT
Therapiebedingt	Steroidtherapie Osteoporose WK-Einbruch	WS-Röntgen, CT, Knochenscan

WK: Wirbelkörper, WS: Wirbelsäule

4.4.4 Nervenplexus

Auf einen Blick

Der Plexus cervicalis ist vorwiegend bei lokalen Prozessen oder Operationen im Halsbereich gefährdet. Der Plexus brachialis kann sowohl durch neoplastischen Befall (vorwiegend Mamma-, Lungenkarzinom) als auch als Folge von Strahlentherapie betroffen sein.
Läsionen von Plexus lumbalis oder sacralis kommen bei ausgedehnten Prozessen im kleinen Becken, an der Darmbeinschaufel und Sakrum vor. Strahlenschäden sind möglich, neoplastische Infiltrationen wahrscheinlicher.

Plexus cervicalis

Bei Operationen im Halsdreieck (zB Lymphknotenextirpation, OP von HNO-Tumoren, Neck dissection) können sensible Äste des Pl. cervikalis (N. auricularis magnus, occipitalis, transversus colli, Nn. cutanei colli laterales, supraclaviculares, N. occipitalis major) betroffen sein. Selten sind auch rostrale Äste des Pl. brachialis involviert. Dorsal der großen Gefäße

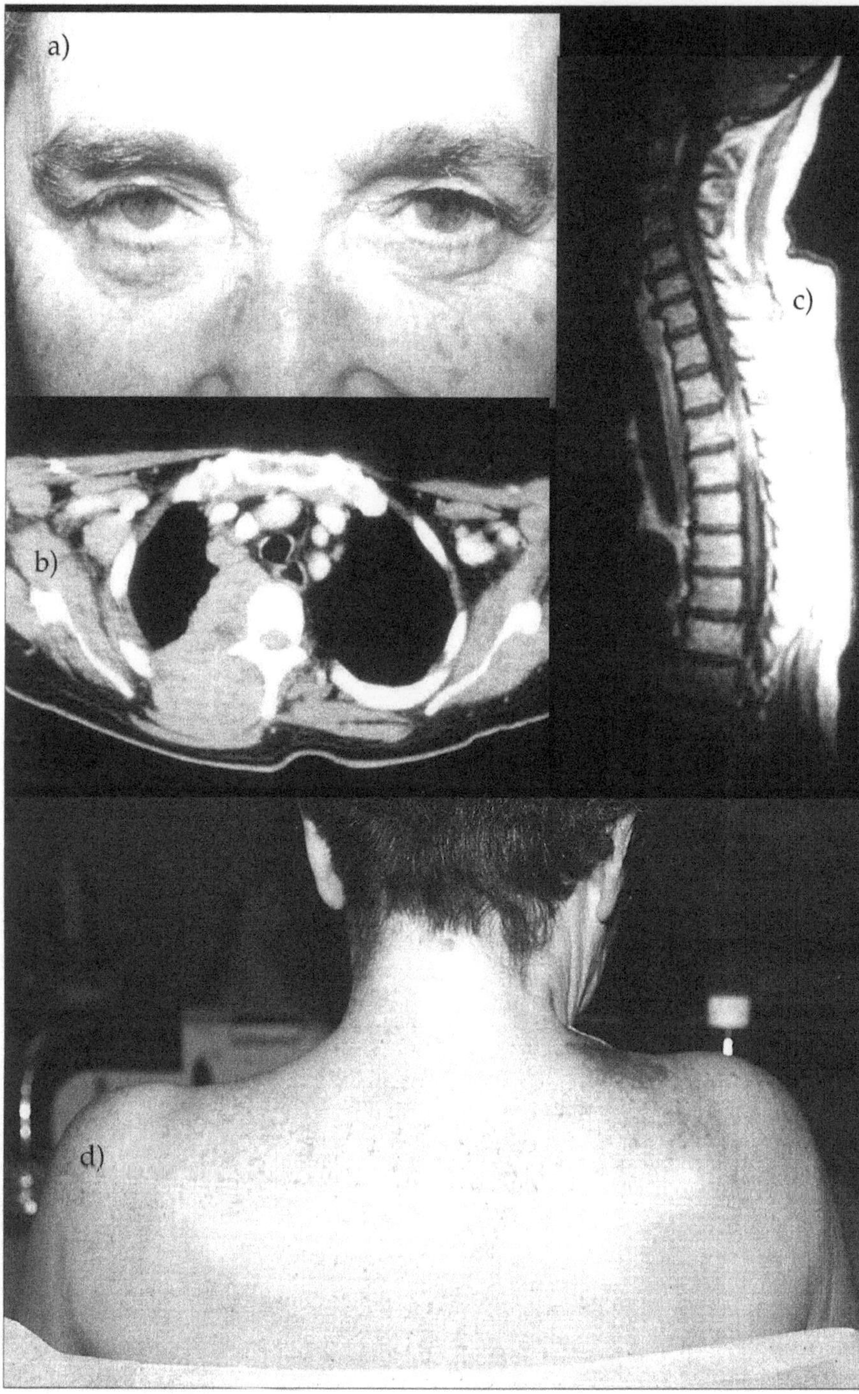

Abb. 12. Re. seitige Ptose: (**a**) Lymphom im Mediastinum, (**b**) mit zervikaler Myelokompression und (**c**) bei Einwachsen des Tumors durch die Neuroforamina (ohne Osteodestruktion). Klinische Besonderheit: supraklavikuläre Schwellung (**d**)

liegt der zervikale Grenzstrang: Horner-Syndrom, Anhydrose sind begleitende und klinisch hinweisende Symptome [470].

Plexus brachialis

Auf einen Blick
Der Plexus brachialis wird in verschiedene Abschnitte eingeteilt: oberer Plexus (C5/6), vorwiegend empfindlich auf Strahlen- oder mechanische Belastung, unterer Plexus (Lymphknoten, Nähe zur Lungenspitze) oder gesamter (Pan-) Plexus [663]. Zu dieser simplifizierten Einteilung ist noch zu beachten, dass tumoröse Infiltrate sich auch entlang der Nervenstränge nach proximal ausdehnen können und durch die Foramina intervertebralia zusätzlich epidurale Auflagerungen mit sekundärer Myelopathie verursachen können.

Neoplastisch

Vorwiegend Mamma-, und Lungenkarzinome (unterschiedliche Zeitpunkte im Tumorverlauf) andere thorakale Tumoren sind seltener.
Lungenkarzinom: Bei lungenspitzennaher Lage als „Pancoast-Tumoren" bezeichnet. Charakteristisch ist die Läsion des unteren Anteiles des Plexus brachialis, des sympathischen Grenzstranges oder Ganglion stellatum [470]. Die Bedeutung der Läsion des sympathischen Nervengeflechtes kann auch im Vordergrund stehen und der sensomotorischen Plexusläsion vorausgehen [715].

Mammakarzinom: Angaben über Häufigkeit sind spärlich [1250]. Tritt fast immer im Verlauf (spät) des Tumorleidens auf. Außer Befall des Plexus brachialis ist Ausdehnung entlang der Nervenscheiden bis in den Epiduralraum möglich [470]. Läsion etwas weiter distal als beim Pancoastsyndrom; daher oft kein Horner Syndrom.

Therapiebedingt

Chirurgie: Intraoperative Lagerung [1271].
Strahlentherapie: Bei Mammakarzinomen ist es die häufigste Form der Strahlenneuropathie. Die Toleranzdosis hängt nach Holdorff [557] von der Dosis-Zeit-Relation, der Dosisfraktionierung und der Feldgröße ab. Als Latenzzeit werden [939] zwischen 5 und 46 Monate angegeben. Nach Spiess Vorkommen im 3.–4. Jahr nach der Bestrahlung [1255, 1256].

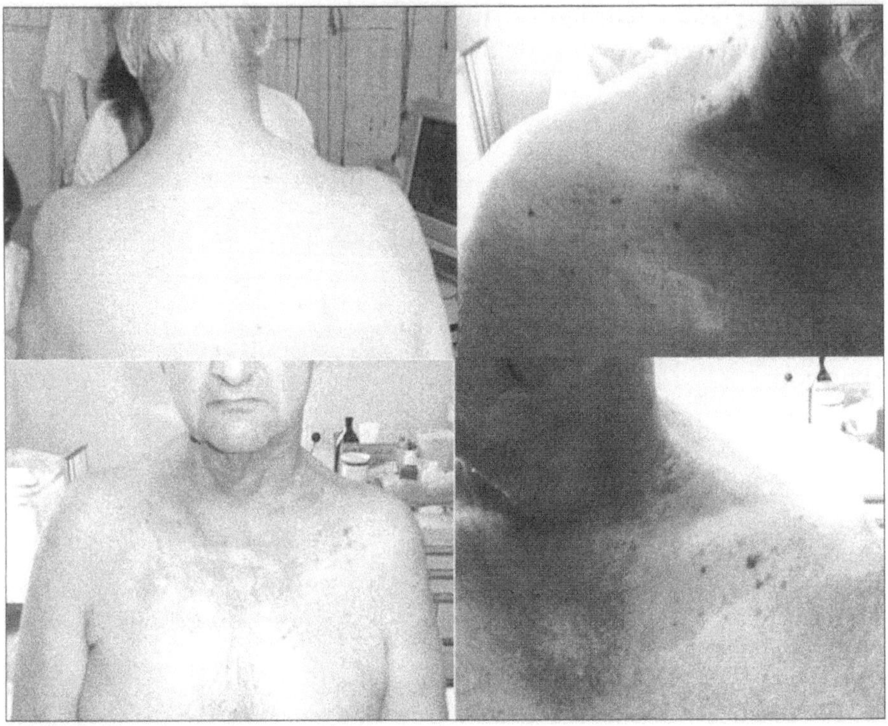

Abb. 13. Plexopathie – Jahre nach Operation und Bestrahlung von Lymphom Tumor supraklavikulär; Strahlenschaden des oberen Plexus brachialis beidseitig

Bei Symptomen des Plexus brachialis kommen transiente Früheffekte (Dysästhesie, geringe motorische Beeinträchtigung) vor [437, 719, 952, 1300]. Im Vergleich zu früheren Daten, scheint die Häufigkeit von Strahlenschäden des Plexus brachialis rückläufig zu sein, was vermutlich mit verbesserten Bestrahlungstechniken zusammenhängt [1424].

Akute Läsion: Beginn während oder unmittelbar nach der Bestrahlung.
Symptome: Sensibilitätsstörungen.
DD: akute entzündliche Plexusneuritis [440].
Frühe, verzögerte Reaktion ("early delayed plexopathy")
Beginn frühestens 4 Monate nach Strahlentherapie. Dysästhesien, Schmerz, Atrophie C6-T1. Spontane Erholung nach Wochen und Monaten.

Spätschaden ("late delayed plexopathy"): Beginn nicht vor 4 oder 7 Monaten. Hand und Armparästhesien, schmerzlose Parese der Schulter- und Armmuskel. Fortschreiten bis Panplexopathie.
Bein: multiradikuläre Ausfälle, Atrophien.
DD: Tumorrezidiv, Strahlenschaden.

Tab. 32. Plexus brachialis-Läsion: Neoplastisch versus radiogen, typische Befunde

	Radiogen	**Neoplastisch**	**Kombination**
Beginn	Langsam, prolongiert	rasch progredient	
Erstsymptom	Parästhesie, wenig Schmerz	Frühschmerz	
Zeichen	Faszikulationen, Myokymie	Horner-Syndrom	Schwäche, Atrophie, Lymphödem
EMG	Myokymie, repetitive Entladungen, NLG verlangsamt	Spontanaktivität bis vollständige Denervation, Myokymie selten	De- und Reinnervation
CT, MRT	unauffällig	gelegentlich Raumforderung sichtbar, gute Darstellbarkeit im PET	

EMG: Spontanaktivität, pseudomyotone Entladungen, Myokymie [810].

Akute ischämische Plexopathie des Pl. brachialis: Kann jahrelang nach Strahlentherapie von Mammatumoren vorkommen. Verschluss der A. subklavia.
Klinisch: schmerzlos, nicht progressiv.
Chemotherapie: Simultane Chemotherapie kann den Bestrahlungseffekt verstärken [954].

Differentialdiagnose neoplastisch/radiogen: Beginn und klinische Charakteristika helfen eine Unterscheidung zu treffen (s. Tab. 33) [503, 663, 719, 954]. Schmerzen treten bei radiogenen Läsionen später oder gar nicht auf, während neoplastisch infiltrative Plexusläsion durchwegs Schmerzen aufweisen.
Infektös allergisch: Keine klinische Unterscheidung zu Patienten ohne Tumorleiden.
Paraneoplastisch: Selten bei M. Hodgkin [694] beschrieben.

Plexus lumbalis und sacralis

a) Plexus lumbalis

Spinalwurzeln L1-L4 nach Verlassen der Intervertebralkanäle innerhalb des M. psoas. Unter den Sehnenarkaden treten die Rami communicantes aus dem sympathischen Grenzstrang hinzu. Hauptnerven: N. femoralis, N. obturatorius. Kurze Äste versorgen die Mm. intertransversarii, M. quad. lumborum und Mm. Psoas major und minor. Die Ansa lumbalis 5 ist eine Verbindung zum Plexus sacralis.

b) *Plexus sacralis*

Spinalwurzeln L 5-S 3. Der Großteil der Plexus sacralis-Fasern liegt auf der hinteren Beckenwand, vor dem M. piriformis. Unterteilung in Plexus ischiadicus (L4-S3) und Plexus pudendus S2-S4) wird empfohlen [1272]. Wichtige einzelne Nervenäste aus dem Plexus: N. gluteus sup., N. gluteus inf., N. ischiadicus. Aus dem Pl. pudendus: (S2-S4); N. pudendus, sensible Versorgung der Haut über Anal-, Genital- und Gesäßregion. Der Plexus coccygeus versorgt die Haut über dem Steißbein.

Neoplastisch:

Tumorinvasion [585].
Klinisch: Beginn mit Rückenschmerzen , die Wochen oder Monate vor Auftreten der neurologischen Ausfälle auftreten können.

Plexus lumbalis: Schwierigkeiten beim Aufstehen und Streckdefizit des Knies.

Plexus sacralis: Schwäche, Beinschmerz, Ödem. Prozesse im kleinen Becken sind oft durch rektale Untersuchung zu erfassen.
Vegetative Symptome wie warme, trockene Füße, oder einseitige Hyperhydrose kommen vor [278].
Motorische Ausfälle: Beckenschiefstand, Fallfuß , Knieflexionsschwäche , Fußextensionsschwäche und Inversionsschwäche.
Sensibel: Taubheit am dorsomedialen Fußrand und Sohle.
Perineale Sensibilitätsstörungen und Sphinkterschwäche bzw. Ausfall des Sphinkterreflexes weisen auf Beteiligung des Pl. coccygeus (zB rektale Tumoren) hin.

Ursachen: Vorwiegend gynäkologische Tumoren, Hodentumoren, Kolon-, Rektum, Prostatakarzinom, Lymphome.

Metabolisch:

Differentialdiagnose bei diabetischer Stoffwechsellage.
Diabetische Amyotrophie: Vorwiegend lumbale Anteile betroffen.
Entzündlich: Abszesse.
Idiopathische lumbosakrale Plexopathie [140].

Therapiebedingt:

Chirurgie: Radikaloperationen im kleinen Becken (Kolon-, Genitaltumoren). N. femoralis- und N. obturatorius-Läsion. Hysterektomie und Nierentransplantation [1009].
Chemotherapie: Intraarterielle Perfusionen und Therapien.
Strahlentherapie: Von neoplastischen Läsionen schwer abzugrenzen. Der lumbale Plexus ist seltener betroffen als der sakrale.
Plexus sacralis: Nach Bestrahlung von Blasen-, Rektum-, Ovarialkarzino-

men, Bestrahlung paraaortaler Lymphknoten. Toleranzgrenze 40–67 Gy. Im Unterschied zur neoplastischen Läsion: langsamer Beginn (Monate bis Jahre), wenig Schmerz, langsame Progression. Schmerzlose Schwäche von ein- oder beiden unteren Extremitäten.
Autonome, vegetative Störung; Sphinkterfunktion, Sexualdysfunktion, Kauda- und Hemikaudaläsion. Seltener Beinödem.
EMG: Spontanaktivität, Myokymien.
Strahlenmyelopathie: Klinisch vorwiegend symmetrische Paraparese mit Muskelatrophie, Areflexie, fehlende Sensibilitätsstörungen [1119]. Sphinkterfunktion bleibt meist bestehen [1108].
Antikoagulantientherapie: Psoashämatom.

Vaskulär:

Gerinnungsstörungen bei Leukämien (Psoashämatom).

Tab. 33. Strahlenbedingte lumbosakrale Plexusläsionen [470]

Strahlenlokalisation	Typen der Parese	Latenzzeit
Paraaortal, inguinale Lymphknoten	Motorisch, schlaff, Paraparese Entwicklung bis Paraplegie) Beteiligung der glutealen und peronealen Muskel	Monate bis Jahre (12–14 Monate)
Inguinal, paraaortal	Motorische Ausfälle, Läsion N. femoralis	Monate bis Jahre
Becken, dorsale Wand des Beckens	Gluteale Muskulatur, M. gastrocnemius, N. femoralis, N. ischiadicus Sensomotorische Ausfälle, Cauda equina	2–10 Jahre

4.4.5 Mononeuropathien

Mononeuropathien treten isoliert oder im Rahmen von begleitenden Polyneuropathien auf. In einer Serie lagen Mononeuropathien in 4,1% der Fälle vor, es handelte sich vorwiegend um N. peroneus-Paresen [470, 1424].

Tab. 34. Mononeuropathien: Ursachen

Nerv	Neoplastisch	Therapiebedingt	Anderes
N. axillaris		Chirurgische Eingriffe, Mastektomie, "Neck dissection"	
N. thoracicus longus		Mastektomie, Strahlenschaden [1037]	entzündlich
N. phrenicus	Lungenkarzinome, Lymphome, Thymome	Thoraxeingriffe, Thymektomie	"Critical Illness Neuropathie" bei Intensivbehandlung (Sepsis)
Nn. pectorales		"Neck dissection"	
N. musculocutaneus	Lokale Metastase	perioperativ, lagerungsbedingt	
N. cut. antebrachii medialis		paravenöse Injektion	
N. medianus	Neurolymphomatose [1335]		Ablagerungen, Paraprotein, Amyloid, Lymphstau (im CT)
N. ulnaris	DD: C 8/Pancoast - Tumor	Strahlenschaden, Lagerung	
N. radialis		Lagerung, Chemotherapie (Vincristin)	
Rumpfnerven	Metastasen, lokale Läsion Wirbelkörper, -einbrüche	Operationen Langzeit-Steroid-therapie mit osteo-porotischen WK-Einbrüchen	Herpes zoster
N. iliohypogastricus		Nierenoperationen	
N. ilioinguinalis		Abdominelle Eingriffe	
N. genitofemoralis		Nierenoperation	
N. cutaneus femoris lateralis		Bestrahlung	
N. femoralis	Raumforderung Becken, Leiste	Chirurgie, Hämatome bei Antikoagulation, Bestrahlung [1271]	
N. obturatorius	Metastasen Foramen obturatorium	Operation im kleinen Becken	
N. gluteus medius	Lokalrezidiv-Kolonkarzinom		
N. ischiadicus	Raumforderung Foramen piriforme, Beckenmetastase	Intraarterielle Zytostatika Perfusion , Bestrahlung [1271]	Lagerung Spritzenlähmung
N. tibialis			selten betroffen: DD Cauda/MN/Plexus sacralis

Tab. 34 *(Fortsetzung)*

Nerv	Neoplastisch	Therapiebedingt	Anderes
N. peroneus	Radikuläre Ausfälle bei lokaler Destruktion, oder MN [411] Kaudakompression, Osteolyse am Capitulum fibulae	Lagerung Vincristin Andere zytostatikabedingte Polyneuropathien	Paraneoplastisch? Kachexie Peroneale Form der N. ischiadicus Schädigung
Lokale Mononeuropathien		Regionale IA Perfusion [1276]	

4.4.6 Rumpfnerven

Auf einen Blick

Läsionen der Rumpfnerven werden oft übersehen.

Anatomische Vorbemerkung:

Beteiligung des ersten Interkostalnerven (IC) am Plexus brachialis, der kaudalste IC wird als N. subcostalis bezeichnet und gehört bereits zum Plexus lumbalis. Äste des N. ilioinguinalis und N. iliohypogastricus tragen zur motorischen Versorgung der Bauchwand [1378] bei.

Neoplastisch

Rumpfnervenläsionen bei Tumorpatienten können durch paravertebrale Tumoren, Lymphome, ossäre Tumoren oder Metastasen oder Wirbelkörperaffektion verursacht sein.
Klinisch kommt es zu uni- oder bilateralen (gürtelförmigen) radikulären Schmerzen oder sensiblen Reizerscheinungen. Differentialdiagnostisch sind meningeale Reizzustände (auch MN), oder sensible Neuropathien zu berücksichtigen.

Therapiebedingt

Operationen: Mastektomie: Verletzung des N. intercostobrachialis und N. thoracicus longus.

Thorakotomie: Interkostalnervenläsion, „Postthorakotomie-Syndrom."
Abdominal, Becken- Nierenchirurgie: Nervenläsionen, gelegentlich auch autonome Störungen bei retroperitonealen Eingriffen.
Nervenläsion: bei abdominaler und Beckenchirurgie. Selten autonome Dysfunktion nach retroperitonealer Lymphknotenresektion.

Infekte

Herpes zoster.

Anderes

Ausstrahlung von viszeralen Organen (Head'sche Zonen).
DD: Diabetische Rumpfnervenneuropathie.

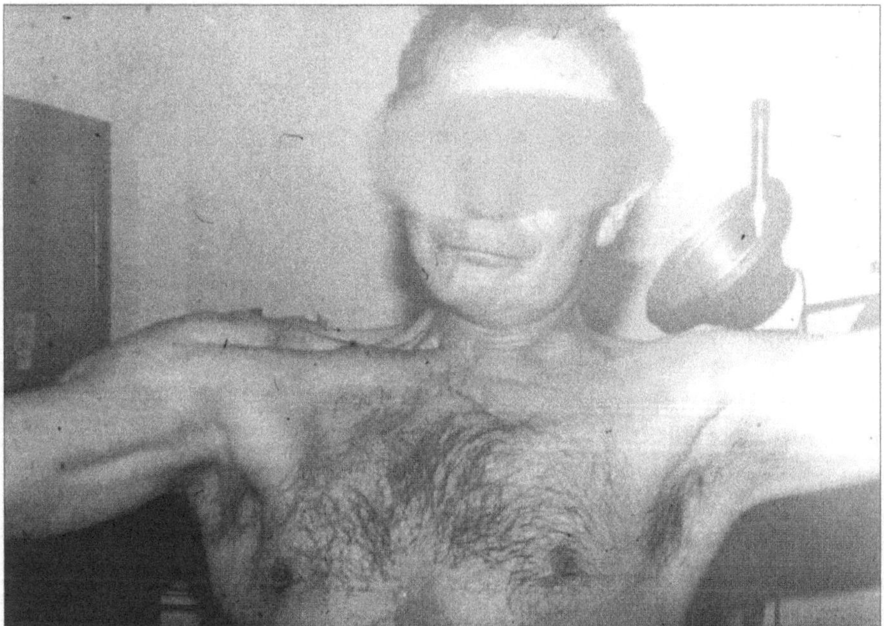

Abb. 14. Bei der "Neck dissection" können einzelne zervikale Nerven betroffen sein. Dieses Bild zeigt eine Läsion des N. pectoralis mit entsprechender Atrophie des M. pectoralis

4.4.7 Polyneuropathien

Auf einen Blick

Relativ häufiges Vorkommen von subklinischen, symmetrischen Polyneuropathien. Vielfach überschätzte Bedeutung als krankheitshinweisendes Erstsymptom; jedoch Zusammenhang mit Tumorkachexie oder toxischen (therapeutischen) Faktoren.

Tab. 35. Übersicht: Polyneuropathien bei Krebspatienten

Typ	Neoplastisch	Therapie-bedingt	Paraneo-plastisch	Anderes
Subklinische PNP		Chemotherapie	genaue Zuordnung fraglich	Metabolische Störungen
Sensomotorisch – symmetrisch		Chemotherapie: zB Vinka-Alkaloide, Cisplatin, Chemotherapie-kombinationen	genaue Zuordnung fraglich	Anorexie, Kachexie Begleit-krankheiten
Sensorisch	Lymphome, CLL „Neuro-lymphomatose"	Chemotherapie: Cisplatin, Suramin	SSN Vaskulitis	Vaskulitis
Multiplex-Typ	Lymphome, Leukosen		Vaskulitis	
Seltene Formen				
Neoplastische Infiltration	Leukosen, Lymphome, Angioendo-theliomatose, selten solide Tumoren			
Infektionen				CMV, Herpes „Viral"
CIDP				Entzündlich AK-assoziiert(?), MGUS, POEMS
Akute Polyradi-kulitis (GBS)				sehr selten

Ursachen

Neoplastisch

Solide Tumoren: Bei MN können diffuse Infiltrationen der Spinalwurzeln vorliegen und ein polyradikulitisartiges Syndrom verursachen. Lymphome: Akute und subakute an Polyneuropathien erinnernde Bilder durch Infiltration von Spinalwurzeln [678, 835]. Die Neurolymphomatose ist durch diffuse Infiltration peripherer Nerven durch Lymphomzellen gekennzeichnet. Vermutlich heterogene Ursachen [310, 473]. Selten sind bei der Angioendotheliomatose periphere Nerven allein betroffen.

Therapiebedingt

Strahlentherapie: Strahlenschäden nach Bestrahlung der Cauda equina können mit schlaffen Paraparesen ("Lower Motor-Syndrom") einhergehen und primär an eine PNP denken lassen.
Chemotherapie: siehe Kapitel Toxizität.
Metabolisch : Malnutrition, Ernährung, Gewichtsverlust, Kachexie.

Paraneoplastisch

Sensomotorische Neuropathien: Unterschiedliche Verlaufsformen sind in der Literatur beschrieben: akut, chronisch, seltener remittierend und rezidivierend [55, 267, 526]. Auch die Ursachen sind heterogen: unbekannt, metabolisch, immunmediiert, ischämisch und seltenst durch neoplastische Infiltration [835].

Akute sensomotorische Polyneuropathien wurden bei verschiedenen Tumoren in Einzelfällen beschrieben [267, 1283]. Akute entzündliche Neuropathien (GBS) kommen möglicherweise vermehrt bei hämatologischen Tumoren, besonders bei Lymphomen oder M. Hodgkin vor [761]. Bei soliden Tumoren ist dieser Zusammenhang unwahrscheinlich [654]. Chronisch entzündliche entmarkende Polyneuropathien (CIDP) sind als assoziiertes paraneoplastisches Syndrom eher zufällig [1347], ähnliche Bilder können bei Paraproteinämien oder POEMS-Syndrom auftreten.

Milde terminale sensomotorische Neuropathien verlaufen oft subklinisch und werden erst durch neurologische Untersuchungen festgestellt. Die Häufigkeitsangaben gehen bis ca 48% [514, 759]. Als Ursache werden fortschreitendende Tumorkachexie und Gewichtsverlust vermutet. Mögliche ähnliche Entstehungsmechanismen mit Neuropathien bei schweren Allgemeinerkrankungen (zB "Critical illness"-Polyneuropathie) sind nicht auszuschließen.

Tab. 36. Einteilung der paraneoplastischen sensomotorischen Polyneuropathien (nach Stübgen [1276])

Entwicklung	**Tumoren**
Akut:	
Akute Polyradikulitis (GBS)	M. Hodgkin, Lungenkarzinome
Rezidivierend und remittierend:	
CIDP	Lymphome, Hodgkin, solide Tumoren
Axonale Neuropathien	Lungenkarzinome
Axonale und demyelinisierende Neuropathien	Paraprotein, Myelom
Vaskulitische Neuropathien	Lymphom, Prostata-, Nierenkarzinom

Besonderheiten

a) *Motorische Neuropathien*

DD: Siehe Moto Neuron Disease.
Vorwiegend motorische Neuropathien, die sich nach Behandlung des zugrundeliegenden Tumors besserten, sind beschrieben und traten bei Lungen-, Nierenkarzinom, Thymom und Lymphomen [457] auf. Auch bei der PEM wird eine „motorische Dysfunktion" beschrieben, wobei die Abgrenzung zu „motorischen Neuropathien" unscharf ist [279].

b) *Sensorische Neuropathien und subakut sensorische Polyneuropathie – (SSN)*

Rein sensorische Neuropathien, besonders die subakute sensorische Neuronopathie sind die eindruckvollsten Vertreter paraneoplastischer Neuropathien. Die Symptome können der Entdeckung des Tumorleidens bis zu 39 Monaten vorausgehen [569].
Geschlechtsverteilung: Frauen bevorzugt. Akuter, bis subakuter Beginn innerhalb weniger Tage.

Klinisch sind Asymmetrien, Beginn an den oberen Extremitäten, oft schmerzhafte Sensationen bei Berührung und pseudoathetoide Bewegungen charakteristisch. Durch den extensiven Verlust von großen Fasern kommt es neben den genannten Symptomen zu ausgeprägten Ataxien, gelegentlich bis zur vollständigen Pflegebedürftigkeit, bei zunächst erhaltener Kraft. Neuropathologisch liegt eine Ganglionitis der Spinalganglien vor. Oft, aber nicht ausschließlich liegen antineuronale Antikörper vom anti-Hu-Typ vor, gleichzeitig können auch andere Abschnitte des Nervensystems betroffen sein (zB „limbische Enzephalitis", PEM). Als Tumoren kommen in erster Linie kleinzellige Lungenkarzinome in Betracht; andere Tumoren wie Mamma-, Ovarial-, Nieren-, Ösophagus- und Hodenkarzinom wurden erwähnt [569].

c) *Vaskulitis*

Die paraneoplastische Vaskulitis wurde in Einzelfällen beschrieben [605, 947, 1361], auch im Zusammenhang mit dem anti-Hu-Syndrom [1018]. Klinisch sind symmetrische und asymmetrische, schmerzhafte Formen bekannt [457].

d) *Autonome Neuropathien*

- Akute Pandysautonomie: Bei SCLC [230], weniger oft bei Adenokarzinom, M. Hodgkin [1339].
- „Paraneoplastische intestinale Pseudoobstruktion": Bei SCLC [233] und Karzinoiden, Lungenkarzinomen [1227]. Möglicherweise Attacke gegen Neurone des Plexus myentericus [456].
- PEM: Beim Symptomenkomplex der paraneoplastischen Enzephalomyelitis sind autonome Störungen und Dysautonomien beschrieben.
- Lokale oder generalisierte autonome Störungen: Lokale Nerven- oder Wurzelläsionen verursachen umschriebene autonome Störungen (Störungen der Hautinnervation, Anhydrosen) zB: Gesicht, Hand, Sohle.
- Toxische Polyneuropathien: zB: Vincristin: Autonome Polyneuropathien können verursacht werden und bis zum Ileus führen.
- LEMS: Autonome Störungen, Xerophthalmie, Xerostomie, Impotenz sind ein typisches Kennzeichen des LEMS.
- Paraproteinämische Polyneuropathien (s. Kap. 7.2.).

4.4.8 Störungen der neuromuskulären Übertragung

Myasthenia gravis

Auf einen Blick

Die Myasthenia gravis kommt bei ca. 30% der Thymompatienten vor. Bei anderen Malignomen sind Myasthenien als assoziiertes Syndrom nicht zu erwarten. Als Folge von Knochenmarkstransplantationen traten einige Fälle von MG auf (siehe BMT).

Paraneoplastisch

Vorkommen bei Thymomen (unterschiedlicher Histologie) in ca. 25–30%. Umgekehrt haben ca. 15% der Patienten mit Myasthenie ein

Thymom. Assoziation mit anderen Tumoren [134, 940] ist vermutlich zufällig.

Therapiebedingt

Knochenmarkstransplantation (BMT): siehe Kapitel BMT

Lambert Eaton Rooke Syndrom (LEMS)

Auf einen Blick
Die Myasthenia gravis kommt bei ca. 30% der Thymompatienten vor. Bei anderen Malignomen sind Myasthenien als assoziiertes Syndrom nicht zu erwarten. Als Folge von Knochenmarkstransplantationen traten einige Fälle von MG auf (siehe BMT).

Pathophysiologie

Präsynaptische Neuromuskuläre Übertragungsstörung, durch IgG Antikörper („VGCC" , "voltage gated calcium channels" vom PQ-Typ) mediiert. Nachweis in ca. 90% der Fälle möglich [884].
Experimentell auch Hinweise für einen Einfluss der AK auf das autonome System [1395].
Klinisch: Ermüdbarkeit, Schwäche proximal betont, HN-Beteiligung gering [944]. Phänomen der Fazilitierung, abgeschwächte oder fehlende Reflexe können durch Anspannen oder rasche, repetitive Auslösung der Sehnenreflexe verstärkt oder aktiviert werden.
Charakteristische autonome Störung mit Xerostomie, Xeroophthalmie, Impotenz. Pupillenstörungen und Reflexlakrimation wurden beschrieben [239].

Paraneoplastisch

Das LEMS ist in ca. 50% mit Tumoren vergesellschaftet oder auch mit anderen Autoimmunerkrankungen [944]. Vorwiegend kleinzellige Lungenkarzinome, seltener andere Tumoren, u.a. kleinzelliges Prostatakarzinom.
Nachweis: Elektrophysiologie: Inkrement der primär niedrigen Aktionspotentiale bei repetitiver Stimulation. Nachweis der AK gegen VGCC.

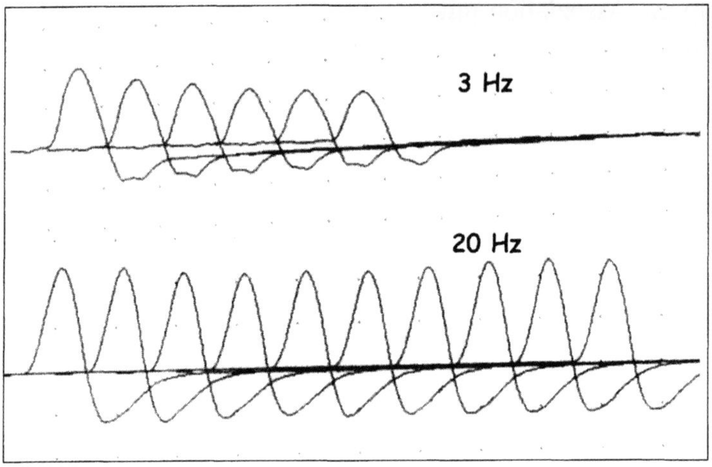

Abb. 15. LEMS: Dekrement bei 3 Hz, b) Inkrement bei repetitiver Stimulation mit 20 Hz

Andere Neuromuskuläre Übertragungsstörungen

Antibiotika (Aminoglykoside) induziert [820].

4.4.9 Erkrankungen der Muskulatur

Auf einen Blick
Beteiligung der Muskulatur vorwiegend im Rahmen unspezifischer Veränderungen (Kachexie, Typ-II-Faser-Atrophie). Paraneoplastische entzündliche Myopathien selten.

Dermatomyositis (DM) und Polymyositis (PM)

Sind seltene Muskelerkrankungen. Inwieweit DM/PM als paraneoplastisches Phänomen aufzufassen ist, bleibt kontrovers [118, 289]. Mit zunehmendem Alter scheint die Wahrscheinlichkeit, an einem Neoplasma zu leiden, zuzunehmen. Allerdings sind ausgedehnte und aufwendige Tumorsuchen bei Patienten über 40 Jahren oft nicht ergiebig [276, 277]. Als „typische" auslösende Tumoren werden Lunge-, Ovarial-, Mamma- und Magenkrebs angeführt [1221]. Entzündlich anmutende, aber durch leukämische Infiltrate verursachte Myositiden wurden bei CLL beschrieben [261].

Klinisch sind die Symptome von Patienten mit nicht-krebsassoziierter Form nicht zu unterscheiden. Nackenflexoren, pharyngeale Muskel, auch

Tab. 37. Erkrankungen der Muskulatur

Krankheitsbild	**Neoplastisch**	**Therapiebedingt**	**Paraneoplastisch**	**Anderes**
Polymyositis			Zusammenhang unklar	
Dermatomyositis			Verschiedene Tumoren. Häufigkeit in der Lit.: 5–50%	
Myositis		bei GvHD		
Nekrotisierende Myopathie			selten, unterschiedliche Tumoren	Medikations-bedingt
Metabolische Myopathien			Steroide, Zytostatika	
Typ -II-Faser Atrophie				Kachexie, Malnutrition
Muskelmetastasen	Selten Fern-absiedelungen Lokales Einwachsen per Kontinuitatem (zB M. pectoralis, Thoraxwandinfiltration). Diffuse Muskel-infiltration: Leukämie, Lymphome			
Amyloid-ablagerungen				Amyloid-ablagerung
Steroidmyopathie		bei längerer Glukokortikoid-Therapie	bei ACTH-Produktion	
Disseminierte Muskelinfarkte			NBTE Paraneoplastische Gerinnungsstörung	
Neuromyotonie			bei: Thymomen, Plasmozytome SCLC (selten)	
Stiff man syndrome			Mammakarzinom, GAD	

selten Atemmuskel, können die proximalen Paresen begleiten. EMG zeigt reichlich Spontanaktivität, die CPK ist fast immer erhöht.
Die in der Rheumatologie bekannten Antikörper (anti-Jo-1) können vorkommen, Assoziation mit speziellen antineuronalen AK sind nicht bekannt.

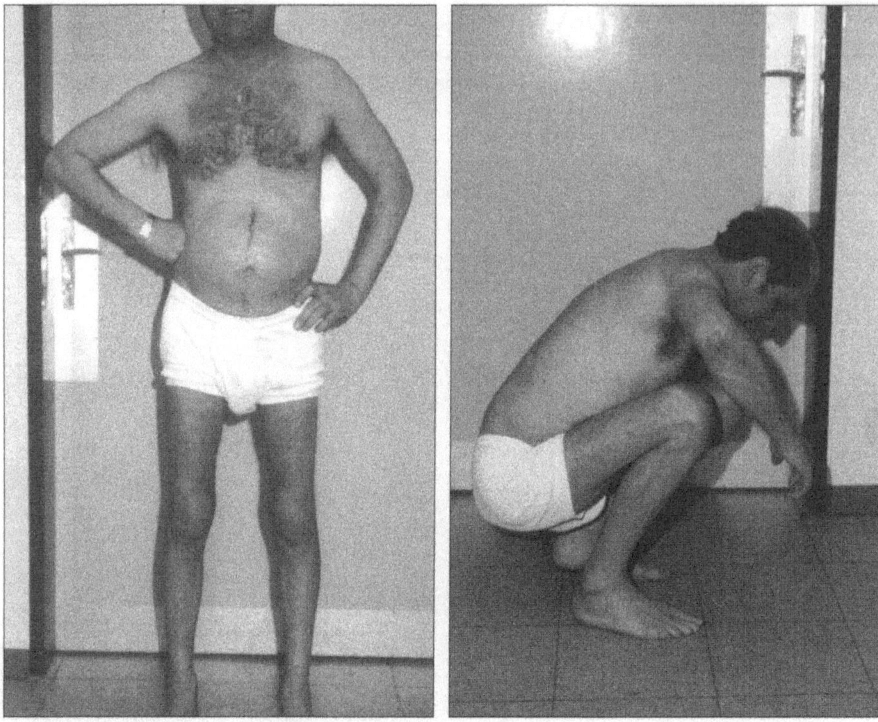

Abb. 16. Paraneoplastische ektope Hormonproduktion mit Myopathie: Klinisches Bild: Bei diesem Patienten lag ein kleinzelliges Lungenkarzinom vor. Es entwickelte sich eine zunehmende proximale Schwäche beider UE, mit Atrophie. Aufstehen aus der Hocke war unmöglich. Biochemisch konnte die Produktion einer ACTH-artigen Substanz nachgewiesen werden

Beteiligung der Augenmuskeln wurde in Einzelfällen beschrieben [1261].

Nekrotisierende Myopathie [741]

Ist klinisch von PM nicht zu unterscheiden. Hohe CK-Werte, EMG-Veränderungen treten auf [1374].

Neuromyotonie ("Acquired Neuromyotonia")

Das Syndrom der kontinuierlichen Muskelfaseraktivität (Isaac's-Syndrom) als paraneoplastisches Syndrom ist bei verschiedenen Tumoren wie Lungenkarzinom, Thymom und Plasmozytom [571, 710, 1455] beschrieben. Klinisch: Beteiligung der gesamten Skelettmuskulatur, Muskelzuckungen (DD Faszikulationen), Myokymien, Muskelkrämpfe, „myotone" verminderte Fähigkeit, die Muskel zu entspannen. Assoziiert: autonome Störung, Hyperhydrose. Parästhesien und ZNS-Störungen (Insomnie, Stimmungsschwankungen, Halluzinationen) können vorkommen.

EMG: Dupletten, Tri- und Multipletten, mit irregulären hochfrequenten Entladungen (40–300 Hz). Die Autoimmungenese wird durch mehrere Untersuchungen belegt [506, 928, 929, 1063].
Der Nachweis von Autoantikörpern gegen präsynaptische K^{+}-Kanäle ("voltage gated potassium channels"-VGPCs) ist möglich.
Therapie: Immunsuppression, Plasmapherese.
Differentialdiagnose: idiopathisch (nicht neoplastisch), Hyperthyreose, Goldtherapie, d-Penicillaminbehandlung. Fokale myotone Syndrome im Rahmen von Poly- oder Mononeuropathien. Klinisch als Folgezustand nach Bestrahlungen (zB Plexus brachialis) [22, 1269].

Muskelmetastasen

Die lokale Infiltration bei Tumoren (zB Mammakarzinom) kommt bei ausgedehnten lokalen Prozessen (Zwerchfell, Zunge, M. pectoralis, Hals und Nackenmuskel) vor. Selten hingegen sind Fernmetastasen oder diffuse Infiltration der Muskulatur [261, 470].

Endokrine und metabolische Myopathien

Tab. 38. Endokrine und metabolische Myopathien

ACTH-Produzierende Tumoren (Imura [579])
Ektope Parathormonproduktion mit Hyperkalziämie [956]
Hyperkalziämiesyndrom
Medikamentöse Nebenwirkung (Steroide, Vinkaalkaloide)
Hypomagnesiämie bei Cisplatin-Therapie
Karzinoidmyopathie

Embolische Muskelinfarkte

In Zusammenhang mit Endokarditis "Migrating monomyositis multiplex"(Heffner [519]).

Stiff man (person) Syndrome

Klinische Symptome: Beim "Stiff man" (person)-Syndrom kommt es zu einer abnormen Tonuserhöhung der axialen, paravertebralen Muskulatur mit fluktuierender Rigidität und überlagerten Spasmen. Die Spasmen können spontan oder getriggert durch Lärm, plötzliche Bewegungen oder emotionale Belastung auftreten. Bewegungseinschränkung, Schmerzen, Krämpfe und Steifigkeitsgefühl sind die klinischen Angaben. Bei ausgeprägten Symptomen können durch die Muskelspasmen Subluxationen

und Fehlhaltungen auftreten [1086]. Obwohl dieses Syndrom auch unter den paraneoplastischen Syndromen zu finden ist, sind auch nicht karzinomassoziierte Fälle bekannt (Auto-AK gegen Inselzelltumoren, GAD und Amphiphysin [387]).
EMG: Spontanes Feuern von normalen Potentialen. Abrupte Zunahme nach akustischer oder emotionaler Stimulation. Normale "silent period", normale SEPs [839].
Ätiologie: Autoimmunerkrankung mit Antikörpern gegen GAD („Glutamatdecarboxylase"), Antikörper gegen Pankreasinselzellen. Assoziation mit zahlreichen malignen Erkrankungen. Die Antikörper sind gegen ein 128 KD (Western Blot, Immunpräzipitation), GAD65 Antigen gerichtet.

4.4.10 Autonome Störungen

Störungen der autonomen Funktionen sind bei Tumorpatienten durch verschiedene Ursachen möglich.

Neoplastisch

Rasch auftretender Hydrozephalus mit Blasenentleerungsstörung.
Plexusläsion mit Störung der autonomen Funktion.
Spinale Läsion bis Querschnitt mit autonomen Störungen.

Therapiebedingt

Postoperativ: fokale Läsion des peripheren Nervensystems
Chemotherapie: Autonome Störungen, vorwiegend gastrointestinal, bis Ileus (Vinklaalkaloide).
Strahlentherapie: Hypophysendysfunktion.
Medikamente: Diuretika, Sedativa, Alkaloide.

Paraneoplastisch

Paraneoplastische Polyneuropathie, im Rahmen des anti-HU-Syndromes, im Rahmen der PEM. Subakute autonome Neuropathie. Möglicherweise ist diese Störung im Rahmen von Acetylcholinrezeptor-AK gegen die Alpha-3 Untereinheit des Rezeptors ausgelöst und führt zu einer Störung der autonomen Ganglien mit vorwiegend viszeralen Symptomen (Obstruktion, Obstipation, Pseudoobstruktion) [1354].
Autonome Störungen sind ein Leitsymptom beim LEMS [944]. Hyperhidrosen sind beim Isaacs Syndrom, dem Syndrom der kontinuierlichen Muskelfaseraktivität beschrieben.

4.4.11 Miktions- und Kontinenzstörungen

Tab. 39. Ursachen von Miktions- und Kontinenzstörungen

Hydrozephalus, frontale Läsion – Urge-Inkontinenz durch Detrusorschwäche
Spinale Ursache (siehe: Blasenstörung bei Querschnittsläsion)
Beckenboden und gynäkologische Operationen; nach chirurgischen Eingriffen
Verwirrtheitszustände und delirante Bilder
Infekte
Urethritis
Pharmakogen (zB Diuretika)
Psychopharmaka
Einschränkung der Beweglichkeit (Immobilität, Bettruhe)
Stuhlverstopfung

Nach Chancellor MB, Blaivas JG [213].

4.5 Prinzipien der Schmerzdiagnostik

30% aller hospitalisierten Krebspatienten haben Schmerzen, in den terminalen Phasen bis zu 60%. Von den Schmerzen schlecht abgrenzbar sind Todesängste, Verlust normaler Lebensfunktionen, psychosoziale und sozio-kulturelle Probleme. Die Schmerzen von Krebspatienten werden oft nicht ausreichend behandelt und mindern unnötig die Lebensqualität [983, 1383]. Therapieinduzierte Schmerzsyndrome wie Folgen der intrathekalen Therapie, aseptische Meningitiden (NSRA, IVIG) sind ebenso möglich, wie Wirbelkörperfrakturen durch Steroidtherapie. Infektionen durch Osteomyelitis der Wirbelkörper [1051] und Herpes zoster mit den entsprechenden lokalen oder segmentalen Schmerzsyndromen.
Die Rolle des Neurologen besteht in der präzisen ätiologischen und topographischen Zuordnung des Schmerzes und affizierter Strukturen (zB Rückenschmerz, Beckenschmerz, Plexusschmerz und der Schmerzqualität (somatisch, viszeral, neuropathisch, kombiniert). Abzugrenzen sind nichtkarzinom assoziierte Schmerzsyndrome wie sie bei 3–10% der Patienten durch Begleitkrankheiten (zB Osteoarthritis, diabetische Polyneuropathien) vorkommen.

4.5.1 Somatischer Schmerz

Befall von knöchernen und muskulären Strukturen und ihrer Hüllen.
Häufigste Ursache: Knochenmetastasen. Myelinisierte und unmyelinisierte Nervenfasern sind im Knochen, besonders im Periost betroffen.
Schmerzcharakter: Heller, deutlich lokalisierter, plötzlich auftretender und abklingender Schmerz.

4.5.2 Viszerale Schmerzen

Sind bei Krebspatienten häufig. Entstehung durch mechanische Beanspruchung von anatomischen Strukturen oder als entzündliche Reaktion. Freisetzen von algischen Substanzen in der Nähe von Nozizeptoren. Häufig kutane Projektion (Head'sche Zonen).

Schmerzcharakter: Dumpf, schwer zu lokalisieren, langsam an- und abschwellend, häufig vegetative Begleitreaktion.

4.5.3 Neuropathischer Schmerz

Schmerz, der durch direkte Nervenläsion zustandekommt.
Schmerzcharakter: ziehend, brennend und anhaltend.

4.5.4 Neuralgischer Schmerz

Schmerzcharakter: Paroxysmal, lanzinierend, hell, mit elektrischem

Schock (paraoxysmal, elektrisierend) vergleichbar. Konventionelle Analgesie oft nicht hilfreich.

4.5.5 Kombinierte (somatisch, viszeral, neuropathisch) Schmerzsyndrome

Zusätzliche modifizierende Komponente des sympathischen Nervensystems. Intensive Schmerzen werden von brennender Qualität begleitet und von Allodynie, Hyperpathie, Ödem und Schwellung und lokaler Osteoporose.
Therapeutische Implikationen: Sympathikusblockaden werden durchgeführt, sind aber nicht allgemein akzeptiert.

4.5.6 Kopf und Gesichtsschmerzen

Auf einen Blick

Kopfschmerzen bei Tumorpatienten sind durch Traktion, Entzündung, Infiltration von schmerzempfindlichen Strukturen, vaskulär oder neural, im Versorgungsgebiet des N. trigeminus, N. glossopharyngeus oder der oberen Zervikalnerven bedingt.
Kopfschmerz ist ein häufig anzutreffendes Symptom bei Tumorpatienten. Die Klassifikation der International Headache Society umfasst mehrere Entitäten und betrifft u.a. 7.1–7.6 (intrakranielle Prozesse), (Entzug von Medikamenten), 11.1 (Krankheiten des Schädels, Auge, Hals), und mehrere Punkte der Klassifikation 12 [516]: HN-Erkrankungen, H. zoster, symptomatische Trigeminusneuralgie, Ganglion-, Glossopharyngeusneuralgie.

Neoplastisch

Intrakranielle Prozesse: Supratentorielle Raumforderungen verursachen relativ spät holozephale Schmerzen als Ausdruck des erhöhten ICP. Prozesse in der hinteren Schädelgrube provozieren früh Kopfschmerzen. Dieser Kopfschmerz ist morgendlich deutlicher, nimmt im Liegen zu und geht mit anderen Zeichen erhöhten ICPs wie Sehstörung, Erbrechen, Somnolenz, psychischen Veränderungen einher. Bei MN sind Kopfschmerzen ein häufiges Zeichen der meningealen Beteiligung; oft HN-Ausfälle, bzw. andere, multifokale Funktionsstörungen der Neuraxis.

Therapieinduziert

I.th.-Therapie (zB MTX, Ara C), aseptische Meningitis (NSAR, IVIG). Hydrocephalus: Bei rascher Entwicklung (zB Resorptionsstörung, akuter Verschlusshydrozephalus).
Kopfschmerzen bei Medikamentenentzug: Krebspatienten leiden oft unter chronischen Schmerzen, wobei verschiedene Substanzgruppen zum Einsatz kommen. Der Entzug, besonders von längere Zeit verabreichten Analgetika und besonders Alkaloiden, kann zu Kopfschmerzen führen. Diese sind vom Charakteristikum vorwiegend holozephal, ohne begleitende Symptome und Charakteristika.
Kopf und Gesichtsschmerz: siehe Schädelbasisprozesse/Hirnnervenaffektionen.

Infektionen

Fieberhafte Zustände sind oft von Kopfschmerzen begleitet. Typ und Virulenz hängen auch vom Allgemeinzustand des Patienten ab. Die Kopfschmerzintensität ist sehr variabel. Status febrilis, Befindlichkeitsstörungen können zusätzlich durch schlechten AZ Schmerzen verstärken. OPS, gelegentlich zerebrale Anfälle treten auf, Nackensteife und Dehnungszeichen sind bei dieser Gruppe selten.

Tab. 40. Infekt und Kopfschmerz

Allgemeininfekte (zB Pneumonie)
Herpes-Infektionen
Meningitis
Zerebritis
Hirnabszess
Meningoenzephalitis
Infektionen in benachbarten Strukturen (Weichteile, Sinusitis)

Vaskulär

Sinusvenenthrombose [1014].
Rascher Kopfschmerzbeginn, evtl. Anfälle, durchaus ohne neurologische Ausfälle möglich.

5 Diagnostik

Auf einen Blick

Die Diagnostik von primären Hirntumoren, Metastasen oder Komplikationen von Tumorkrankheiten am Nervensystem muss rationell und problemorientiert sein. Gründliche Anamnese und klinische Untersuchung erlauben erst einen gezielten und ertragreichen Einsatz der hochtechnisierten Zusatzuntersuchungen. Nur wenn therapeutische Konsequenzen daraus erwachsen, sind ausgedehnte Staging-Untersuchungen gerechtfertigt.
Computer- und Magnetresonanztomographie mit Kontrastmittelgabe liefern heute fast stets eine topographisch exakte Diagnose und eine Abschätzung der Dignität bei ZNS-Tumoren. Nur Frühstadien der Gliome und primär zerebraler Lymphome entziehen sich gelegentlich dem computertomographischen Nachweis. Auf die Gewebsdiagnostik kann dennoch nur in wenigen Ausnahmefällen verzichtet werden kann.

5.1 Bildgebung

CT und MRT sind die Standardverfahren für den Nachweis und die Verlaufskontrolle von Hirn- und Rückenmarkstumoren. Sie beinhalten Informationen zur Topographie – Lagebeziehung zu Gefäßen, Hirnhäuten, Knochen, Liquorraum, Affinität zu Kortex und weißer Substanz. Dichte bzw. Intensität, Kontrastmittelverhalten, peritumorale Schwellung geben artdiagnostische Hinweise. Die Aussagekraft des MRT macht heute eine präoperative Angiographie meist überflüssig – diese bleibt vorwiegend interventioneller Zielsetzung (zB Embolisation bei Meningeomen) vorbehalten. Alle übrigen bildgebenden Verfahren (Angiographie, SPECT, PET, MR-Spektrographie, Myelographie) sind Spezialfragestellungen vorbehalten [23, 50, 87, 508, 538, 600, 604, 658, 856, 922, 998–1000, 1036, 1078, 1392, 1393, 1432].

5.1.1 CT

Als Röntgenverfahren basiert die CT auf Strahlenabsorption abhängig von der Dichte des Gewebes. Diese wird jedoch nicht direkt abgebildet, sondern die Dichtedifferenzen innerhalb eines gewählten Fensters als Graustufen dargestellt. Damit lässt sich die Darstellung für Knochen- oder Weichteilkontraste und damit für die Aufdeckung von Metastasen im Parenchym oder ossären Destruktionen, zB an der Schädelbasis, optimieren.

Wegen der breiten Verfügbarkeit, der kurzen Untersuchungsdauer, der Möglichkeit, schwerkranke Patienten zu überwachen, ist die CT heute noch das Basisverfahren für die kranielle Untersuchung trotz der im Vergleich zur MRT geringeren topographischen und strukturellen Präzision. Frische Blutungen und Verkalkungen sowie Knochenläsionen sind in der CT besser zuzuordnen als in der MRT.

Bei spinalen Prozessen ist zwar, wo verfügbar, die MRT Verfahren der Wahl. Als meist rasch verfügbares Verfahren ist die CT primär sinnvoll, wenn aus der Klinik die Höhe der Läsion abschätzbar ist bzw. ossäre Destruktionen aus der konventionellen Diagnostik erkennbar sind.

Essentiell ist eine Untersuchung von der vermuteten Höhe nach kranial. In Zusammenhang mit der heute wesentlich seltener angewandten Myelographie kann die Postmyelographie-CT (PM-CT) den Subduralraum abbilden.

5.1.2 MRT

Sehr viel größere Variabilität liegt der Magnetresonanz als physikalisches Prinzip der MRT zugrunde. Sie ermöglicht die Bildgebung ohne Strahlenbelastung. Der Vorteil großer Differenzierung der Untersuchungstechnik wird mit der mangelnden Standardisierung, die den Vergleich von Untersuchungen erschwert, erkauft. Als Standardsequenzen sind T1 – kurze Echo- und Repetitionszeit, die zu dunkler Darstellung des Liquors führt – und die T2-Wichtung – lange Echo und Repetitionszeit – mit der hellen Liquordarstellung üblich. Die Möglichkeit der multiplanaren Darstellung (axial, koronar, sagittal) ist in topographisch kritischen Regionen vorteilhaft, insbesondere die longitudinale Darstellung des Wirbelkanales. Typische supratentorielle Befunde lassen sich mit axialer Darstellung – analog der CT – meist ausreichend darstellen (Wechsel der Abbildungsebenen erschwert Vergleiche). Nicht anwendbar ist die MRT bei Herzschrittmacherträgern, ferromagnetischen Metallfremdkörpern (zB Granatsplitter), oder nach – heute seltenen eingesetzten – Implantaten aus ferromagnetischen Prothesen. Elektromagnetisch programmierbare Elemente (Shuntventil!) können durch starke Magnetfelder verstellt werden, so dass nach einer MRT die Funktion geprüft werden muss.

Spezielle MRT-Verfahren sind die videographische Darstellung der Liquordynamik beim Hydrozephalus, die FLAIR-Sequenz, die akzentuiert eine Liquordiapedese sichtbar macht. Die MR-Angiographie spielt in der Neuroonkologie keine große Rolle. Wichtig ist auch, dass die für manche Tumoren typischen Verkalkungen in der MRT nicht oder nur angedeutet zur Darstellung kommen.

5.1.3 Kontrastmittelgabe

Die üblichen Kontrastmittel für CT (nichtionische Jodverbindungen (300mg Jod/ml KM) 1–2 ml/kg KG, bzw. MRT (paramagnetische Gd-DPTA) passieren die intakte Blut-Hirn-Schranke nicht und eignen sich deshalb – neben der Kontrastanhebung von stärker durchbluteten Geweben – zur Darstellung von Störungen in der Blut-Hirn-Schranke. Während für eine Gefäßdarstellung das Bild während oder unmittelbar nach der Injektion erzeugt wird, ist für die Darstellung des pathologischen KM-Übertrittes ins Hirngewebe, bzw. einer Low-flow-Malformation (Kavernom) eine längere Latenz von einigen Minuten bis zur Aufnahme sinnvoll (Parenchymphase). Grundsätzlich unterscheidet sich das Enhancement in MRT und CT nicht, allerdings ist die MRT mit dem paramagnetischen KM Gadolinium ca. 10–20-fach sensitiver [508].
Bei der Fragestellung nach einem Hirntumor ist Kontrastmittelgabe für die CT-Untersuchung zwingend (s. Abb. 18, Abb. 19).

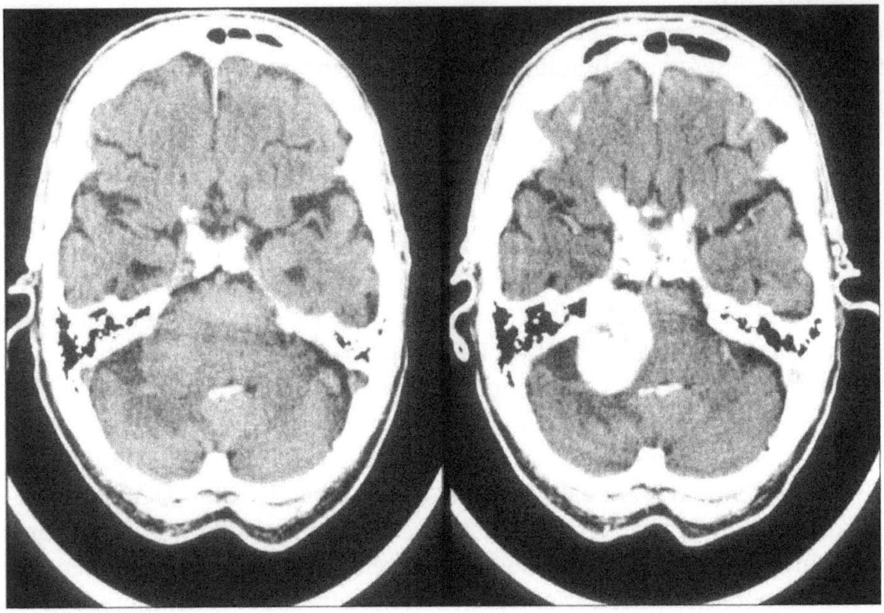

Abb. 18. Akustikusneurinom – nativ und nach Kontrastmittelgabe – als Zufallsbefund. Führende Symptomatik war eine Demenz. Die Anakusis links war nicht bemerkt worden. In der Nativuntersuchung fiel die Asymmetrie des 4. Ventrikels und das diskrete Ödem in der linken Kleinhirnhemisphäre auf. Erst die Kontrastmittelgabe zeigt den ausgedehnten Tumor eindeutig

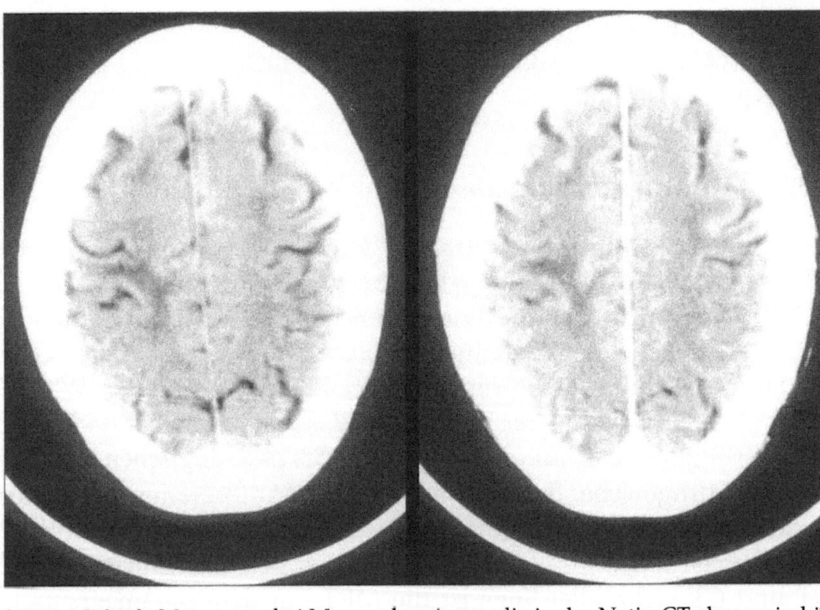

Abb. 19. Multiple Metastasen bei Mammakarzinom, die in der Nativ-CT eher an ischämische Residuen (Marklagerhypodensität, nicht raumfordernd) erinnern und erst nach KM-Gabe als multiple, punktförmige Schrankenstörungen an der Grenze Kortex/Meningen erkennbar werden

5.1.4 Artdiagnostische Hinweise aus CT und MRT bei ZNS-Tumoren

Die folgenden Hinweise sind unter dem Blickwinkel differentialdiagnostischer Überlegungen und nicht als vollständige Charakterisierung zu verstehen (s. spezielle Neuroonkologie).

Tab. 41. Hirntumoren – Artdiagnostische Hinweise aus CT und MRT

Kriterium **Ausprägung**	**Typische Beispiele und Differentialdiagnosen**
Dichte und Intensität	
Hypo- bis isodens: (CT)	Astrozytom, Glioblastom, (zystisches Meningeom)
Hypo- isointens (MRT) T1, hyperintens T2:	niedriggradige Gliome DD: *Demyelinisierende Prozesse*
leicht hyper- bis isodens (CT):	Ependymom, Medulloblastom (zelldichte Tumoren!)
Hyperdens (CT):	Meningeom, Melanom (oft mit Einblutung), Metastase bei Nierenzell-Karzinom
Topographie	
Marklager:	Astrozytom, Glioblastom, Met: SCLC, Mamma-Karzinom, Melanom *DD: Demyelinisierende und entzündliche Prozesse – Sarkoidose, fokale Demyelinisierung*
Kortex-Rindengrenze:	Oligodendrogliom, Melanome, Astrozytom
Kortex:	Metastasen
Mittellinie:	Pilozytisches Astrozytom, Pinealistumoren, Keimzelltumoren
Beziehung zu Knochen:	Meningeom, Metastase (Mamma-Karzinom)
Beziehung zum Liquorraum:	Ependymom, Lymphom *DD: Kolloidzyste*
Pinealis:	Pinealom, Keimzelltumor, selten Astrozytom *DD: Pinealiszyste*
Kleinhirn:	Metastase, Medulloblastom, pilozytisches Astrozytom, Hippel-Lindau-Tumor
Morphologie	
abgegrenzt:	(niedriggradiges Astrozytom im MRT), Metastase, Meningeome, Lymphome
diffus-infiltrierend:	Astrozytom (CT), maligne Gliome, (Lymphome)
inhomogen:	malignes Gliom, Hamartom
multilokulär:	Metastasen insb. SCLC, Mamma-Karzinom, Melanom, malignes Gliom, Lymphom

Tab. 41 *(Fortsetzung)*

Kriterium **Ausprägung**	**Typische Beispiele und Differentialdiagnosen**
Verkalkung:	Oligodendrogliom, Astrozytom (besonders nach Therapie), Meningeom,
Blutung:	Melanom, Hypernephrom, Glioblastom, Oligodendrogliom
Ödem/Marklagerschwellung	
fingerförmig – Marklager und Balken folgend:	Gliom, (Metastasen) *DD: Demyeliniserung, Infarkt*
konzentrisch – graue Substanz einbeziehend	Metastasen, extrazerebraler Tumor (Meningeom) *DD: Abszess*
Zyste/Nekrose	
unregelmäßig, girlandenförmiges Enhancement	Glioblastom, malignes Astrozytom
monozystisch, ohne Enhancement	pilozytisches Astrozytom
unregelmäßig, polyzystisch	Kraniopharyngeom, (pilozytisches Astrozytom)
regelmäßig, lineares	Metastase (SCLC), (pilozytisches Astrozytom), zystisches Meningeom,
Randenhancement	Lindau-Tumor (mit Nidus) *DD: Abszess, Parasitose (Zystizerkose), resorbierte Blutung*
KM-Enhancement	
homogen:	Meningeom, Metastasen, Lymphom *DD: Granulom (Sarkoidose)*
inhomogen:	maligne Gliome *DD: Infarkt, Blutung in Resorption*
Symptome (bezogen auf die Ausdehnung des Prozesses)	
gering:	Meningeom, Gliom, (SCLC- und Mamma-Metastasen)
ausgeprägt:	Metastase, Einblutung, *DD: begleitender Infarkt, Strahlennekrose*

Das Lymphom als Chamäleon unter den Hirntumoren kann fast jede Entität – vom Meningeom bis zum Balkengliom – imitieren!

Auch wenn manche Tumoren – zB Meningeome – sehr pathognomonische Bilder bieten, ist eine artdiagnostische Zuordnung letztlich nur neuropathologisch möglich, nicht allein aus der Bildgebung. Eingreifende Therapieentscheidungen erfordern in jedem Fall eine histologisch (zytologisch) gesicherte Diagnose [530].

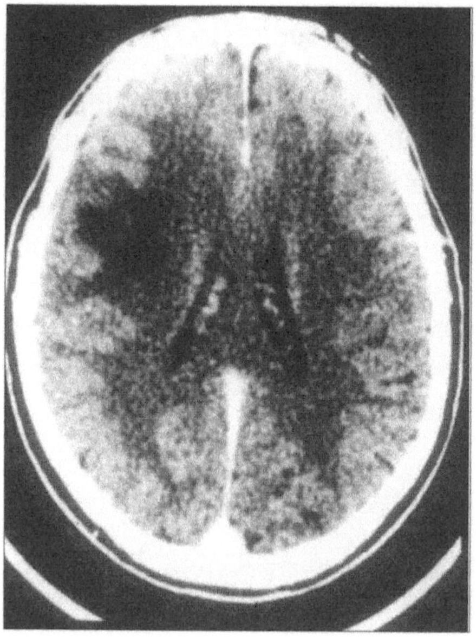

Abb. 20. Astrozytom WHO-Grad II: CT mit KM – der Tumor rechts temporal stellt sich nur als diskret hypodense, diffuse Marklagerschwellung dar, er nimmt kein Kontrastmittel auf

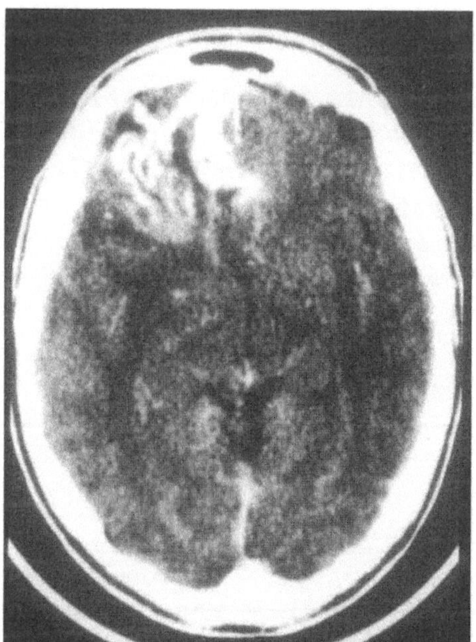

Abb. 21. Oligodendrogliom: Frontal, subkortikal gelegener Tumor mit Verkalkungen nach KM-Gabe, kaum perifokales Ödem

5.1.5 Perioperative Bildgebung

Nach Kraniotomie kommt es zu operativ bedingten Veränderungen der Blut-Hirn-Schranke, zB Resorption, Granulationen, die spätestens nach 72 Stunden nicht mehr vom Resttumor differenzierbar sind [176, 590]. Für die Dokumentation des postoperativen Tumorrestes bei intrazerebralen Tumoren ist deshalb eine CT/MRT nativ und mit KM innerhalb der ersten beiden postoperativen Tage nötig [23, 392, 856]. Eine mögliche Alternative ist die sonographische perioperative Dokumentation durch erfahrene Untersucher oder neuerdings an einigen Zentren auch intraoperative MRT/CT Kontrollen [655].

5.1.6 Verlaufskontrollen

Gesicherte Daten zum optimalen Intervall der weiteren Verlaufsuntersuchungen bei Hirntumoren gibt es nicht, doch haben sich aus Studien Standards für bestimmte Entitäten herausgebildet.

Für maligne Tumoren – Gliome, Metastasen – werden während der Therapie (Radio-, Chemotherapie) etwa dreimonatige Untersuchungen empfohlen. Deutlich KM-aufnehmende Tumoren ohne Verkalkung können primär mit Kontrast untersucht werden, um die wiederholte Strahlenbelastung zu reduzieren. Um klare Vergleiche zu ermöglichen, sollten die Kontrollen möglichst am gleichen Gerät mit gleicher Technik durchgeführt werden.

Diese Intervalle sind individuell nach der Klinik anzupassen [1370].

„Screening"-Untersuchungen bei Patienten mit systemischen Tumorleiden, auch solchen mit hoher Affinität zum ZNS (Mamma-Karzinom, SCLC, Lymphome) sind ohne klinischen Verdacht nicht gerechtfertigt. Die Wachstumsdynamik dieser Tumoren macht es unwahrscheinlich, dass die Bildgebung eine gerade noch asymptomatische ZNS-Metastase aufdeckt.

Tab. 42. Richtintervalle für CT/MRT Verlaufskontrollen

Tumorart	Intervall
Maligne Gliome, Metastasen	3 Monate
Niedriggradige Gliome	zunächst 3–6 Monate, bei stabilem Befund jährlich
Meningeome	zunächst jährlich (nur falls nicht exitirpiert)

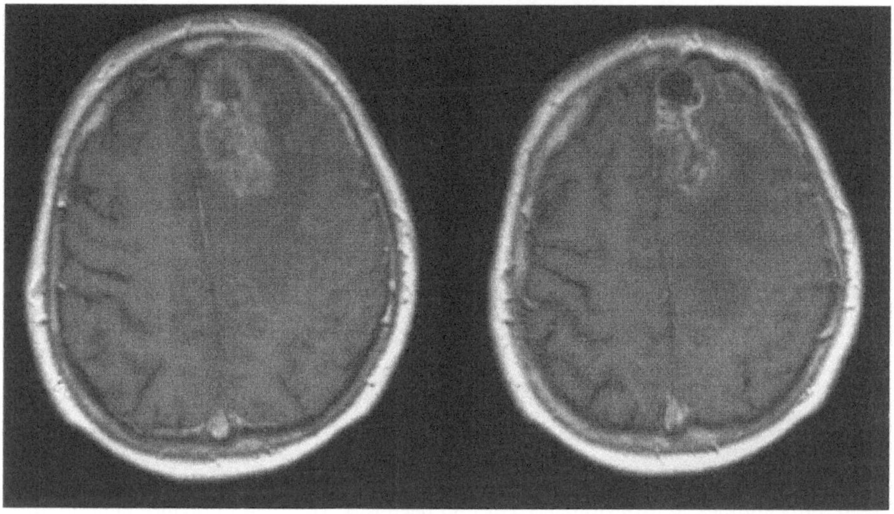

Abb. 22. Glioblastom: T1-gewichtete MRT nach Gd: Inhomogenes Enhancement, kleiner zystischer Anteil, fingerförmige Marklagerschwellung, insgesamt geringe Raumforderung

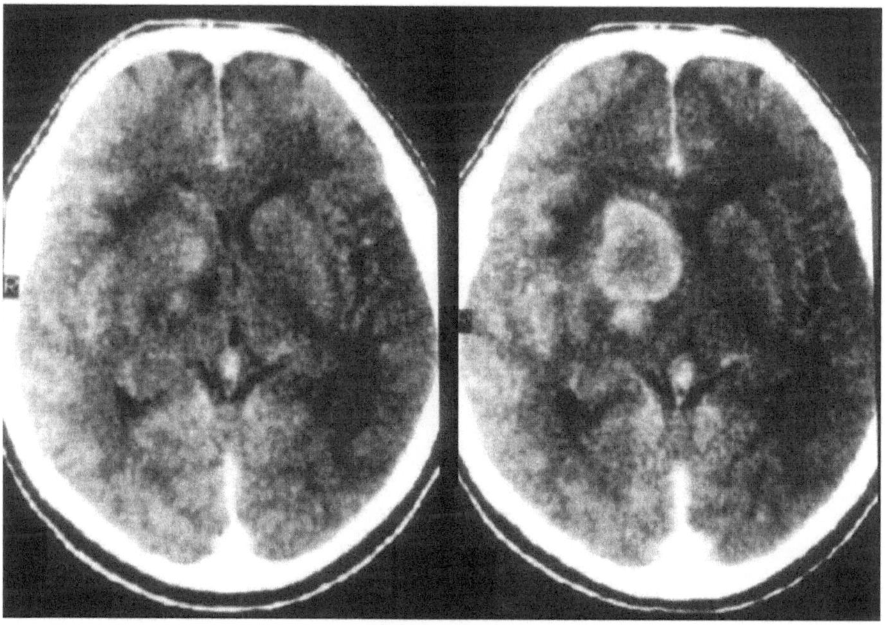

Abb. 23. Glioblastom in statu nascendi: Nach einem Anfall angefertigte KM-CT zeigt eine mäßige Schwellung und diskrete Schrankenstörung rechts temporal subkortikal sowie im N. caudatus. Das Bild ist mit einer frischen Ischämie vereinbar. Wenige Wochen später stellt sich ein ausgedehnter, von den Stammganglien ausgehender Tumor dar

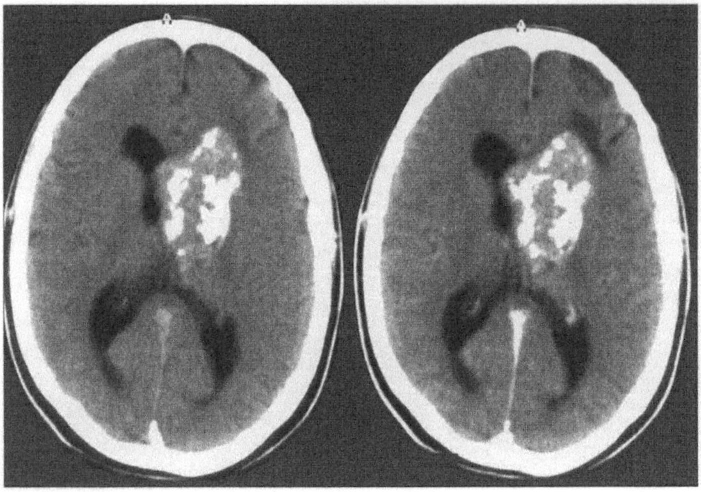

Abb. 24. Zentrales Neurozytom: CT vor und nach KM: Minimales Enhancement im inhomogen verkalkten Tumor

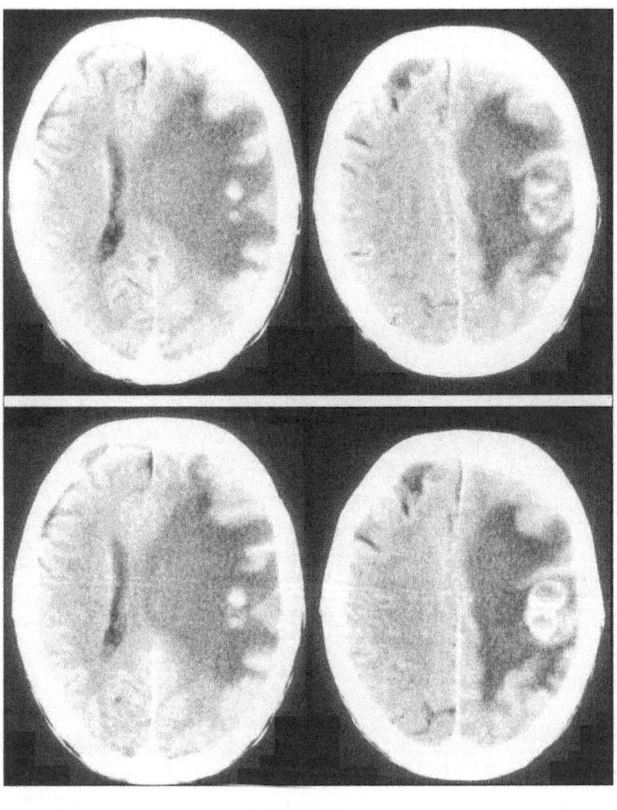

Abb. 25. Hirnmetastase eines Nierenzellkarzinoms – nativ (oben) und nach KM-Gabe (unten). Typischerweise nativ leicht hyperdens, ausgeprägtes „konzentrisches" Perifokalödem, das Kortex und Stammganglien einbezieht, mäßige Kontrastmittelaufnahme

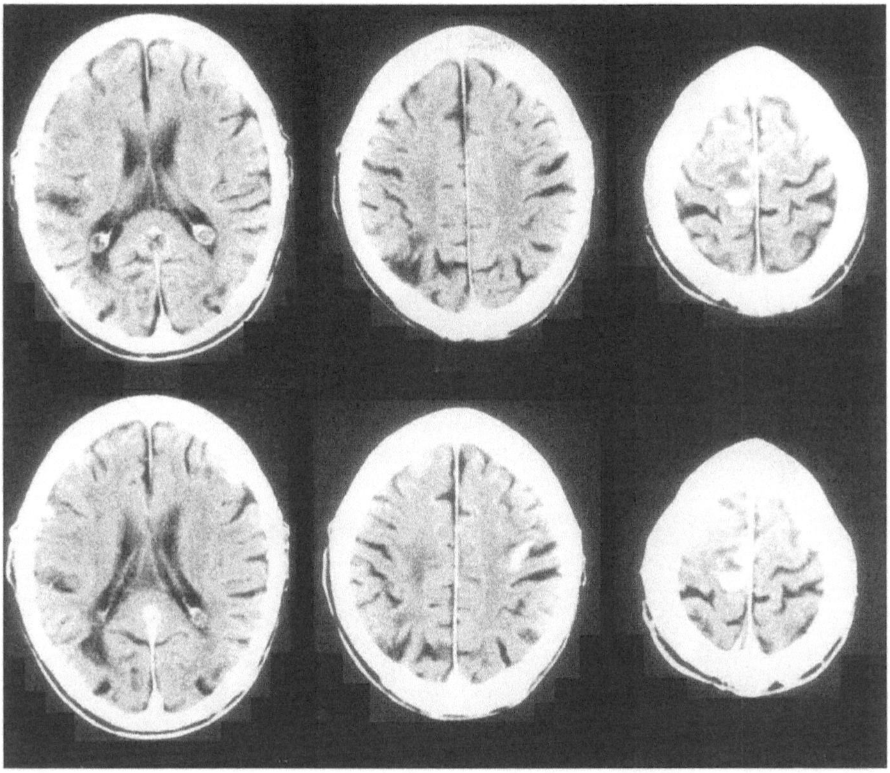

Abb. 26. Multiple Melanommetastasen oben: nativ, unten nach KM: Typisch ist die Einblutung der rechts zentralen Metastase (mit Sedimentation), weitere Metastasen bevorzugt in den Grenzzonen und der Mark-Kortexgrenze, teilweise erst nach KM-Gabe zu erkennen

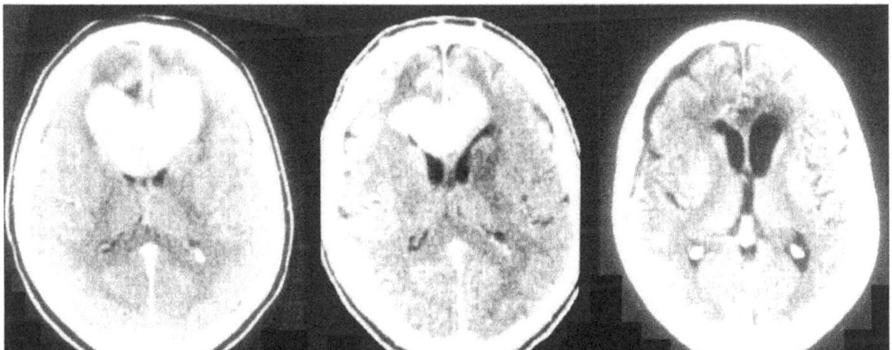

Abb. 27. CCT: Primär intrazerebrales Lymphom – schmetterlingsförmige Ausbreitung über den Balken – vor Therapie, 3 Tage nach Kortison und nach 10 x 2 Gy Radiatio und einem Zyklus Ara-C

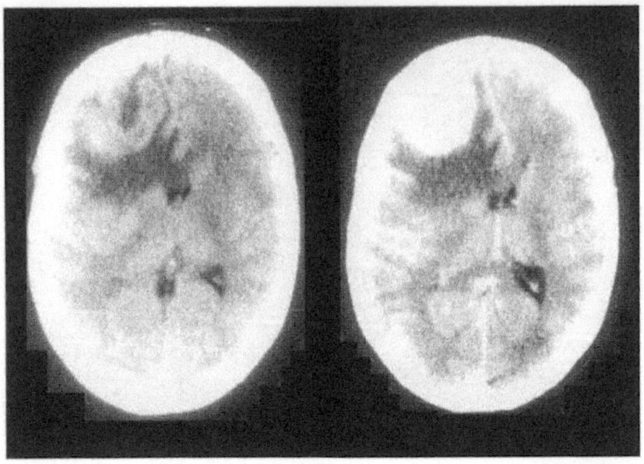

Abb. 28. CCT: Primär intrazerebrales Lymphom – frontaler, gut abgegrenzter Tumor mit kräftigem, homogenem Enhancement, an ein Meningeom erinnernd

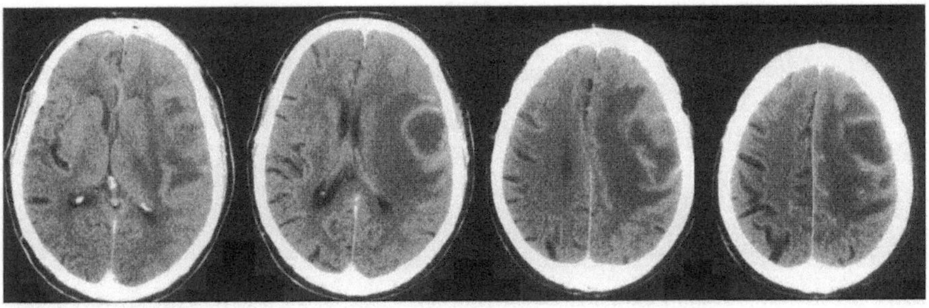

Abb. 29. Hirnabszess – scheinbar typisches Bild eines Glioblastoms – es handelt sich aber um einen Hirnabszess

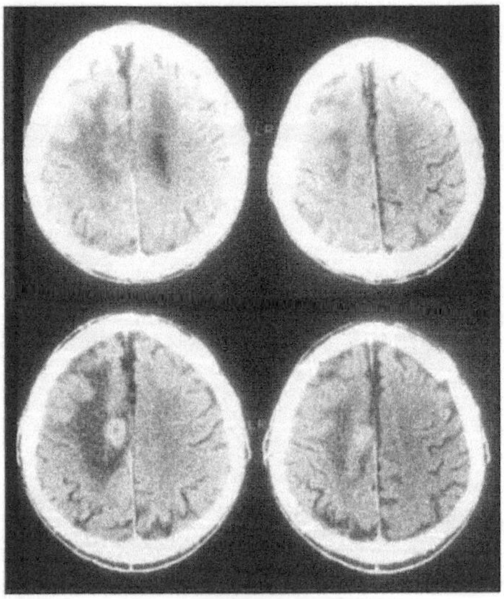

Abb. 30. CCT nativ und mit KM: Strahlenfrühreaktion wenige Wochen nach Schädelbestrahlung

5.1.7 Spezielle Bildgebung bei differentialdiagnostischen Fragestellungen

Folgende Verfahren stehen bei der Diagnostik von Hirntumoren zur Verfügung:

Tab. 43. Bildgebende Verfahren für spezielle Fragestellungen

Fragestellung	Methode
Hirntumor ?	MRT ± KM CT± KM
Tumorverlauf	
Postoperativ – Resttumor	MRT/CT ± KM < 72h, *Sonographie*
maligne Gliome, Metastasen	MRT/CT ± KM
niedriggradige Gliome, Hirnstammtumoren	MRT (± KM)
Meningeome	MRT, CT
fragl. Malignisierung niedriggradiger Gliome	PET
Strahlennekrose versus Tumor	PET (FDG) MRS (Protonen) *SPECT (^{99m}Tc-Hexamethylpropylen)* *B-Bild-Sonographie*
niedriggradiges Gliom versus Entzündung	MRS, PET (Aminosäuren, nicht FDG)
Meningeose – kranial	MRT (± KM)
Meningeose – spinal	MRT (± KM) Myelographie evtl PM-CT MRT (± KM)
Spinaler Tumor	Myelographie mit PM-CT
Spinaler Tumor – klinisch Höhe bekannt oder ossäre Destruktion	spinales CT ± KM
Topologische Feindiagnostik im HWS-Bereich	Myelographie mit PM-CT
DD Plexusläsion – neoplastisch, narbig, strahlenbedingt	PET (FDG), (MRT)
Lokalisation systemischer Neoplasien (zB beim ZNS-CUP)	PET (FDG)

5.1.8 Myelographie

Die Myelographie ist als invasives Verfahren fast völlig durch die MRT abgelöst worden. Sie ist Reservemethode zur Darstellung des Spinalkanales bei Patienten, die aus technischen Gründen kein MRT erhalten können (zB Herzschrittmacher-Träger, Patienten mit magnetisierbaren Metallimplantaten), in der Regel in Verbindung mit einem postmyelographischen CT. Die Untersuchung ist meist schneller verfügbar als ein MRT und wird deshalb auch als Notfalldiagnostik eingesetzt.

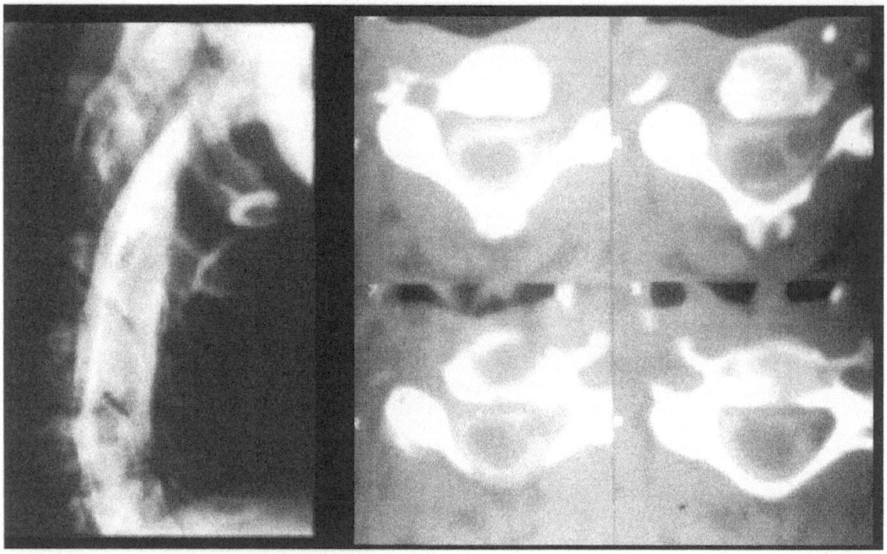

Abb. 31. Myelographie und Postmyelo-CT bei Meningeosis neoplastica bei Karzinom des Plexus choriodeus. Die Aussparung im Subduralraum, die in die Wurzeltasche reicht, ist auf der PM-CT deutlich erkennbar

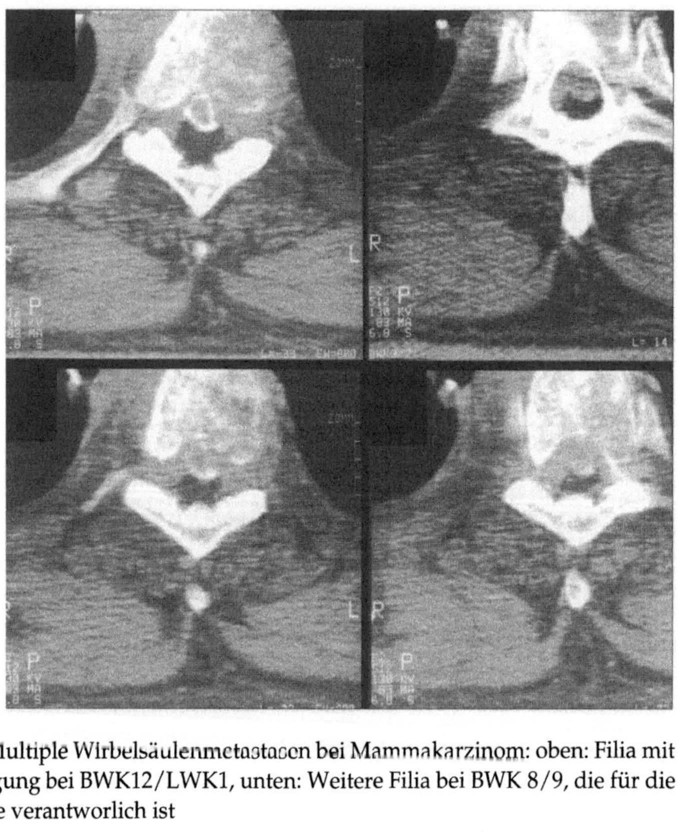

Abb. 32. Multiple Wirbelsäulenmetastasen bei Mammakarzinom: oben: Filia mit intraduraler Beteiligung bei BWK12/LWK1, unten: Weitere Filia bei BWK 8/9, die für die spastische Paraparese verantwortlich ist

Intramedulläre nicht raumfordernde Prozesse sind damit nicht zuverlässig darstellbar, auch Meningeosen, die sich laminar ausbreiten, entgehen einer Myelographie.

Dagegen hat die Myelographie einschließlich PM-CT wegen ihrer präziseren räumlichen Darstellung und höheren Auflösung bei der Differenzierung von Prozessen im HWS-Bereich Vorteile gegenüber der MRT, die dort oft noch durch Flussartefakte beeinträchtigt ist.

5.1.9 Angiographie

Die Darstellung der Beziehung der großen Gefäße zu einem intrakraniellen Tumor gelingt heute meist ausreichend mit der MRT, weshalb eine Angiographie vor der Operation eines Hirntumors nicht mehr generell erforderlich ist.

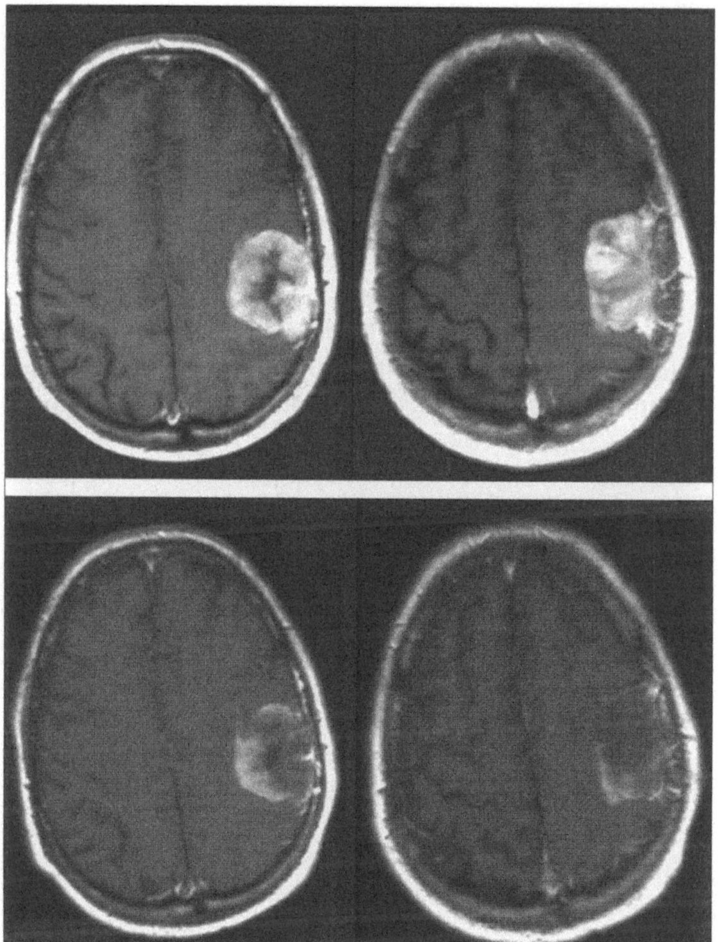

Abb. 33. Meningeom – MRT oben vor, unten 2h nach Embolisation

Die Angiographie wird als digitale Subtraktionsangiographie mit einem nach Seldingertechnik eingeführten und selektiv mindestens bis in die A. carotis communis bzw. A. vertebralis platzierten Katheter durchgeführt.

Nach der Kontrastmittelinjektion erfolgen Serienaufnahmen, die die arterielle und venöse Phase abbilden. Indirektes Tumorzeichen ist die Verlagerung von Gefäßen. AV-Kurzschlüsse sind Zeichen der Malignität, frühe drainierende Venen finden sich besonders beim Glioblastom. Tumorvaskularisation an sich ist nicht artspezifisch – sie findet sich ausgeprägt, wenn auch in anderer Form (keine Shunts, dafür persistierender "Blush") – auch beim gutartigen Meningeom und kann bei malignen Tumoren (zB Lymphom) fehlen.

Die Indikation zur Angiographie bei Hirntumoren wird heute vorwiegend bei kritischer Gefäßbeziehung oder im Zusammenhang mit einer möglichen Embolisation – zur Ausschaltung des Tumorkreislaufes – besonders bei Meningeomen gestellt, nicht allein zur radiologischen Differenzierung des Tumors [623].

5.1.10 B-Bild-Sonographie von Hirntumoren

Die Abbildung des Hirngewebes durch die intakte Schädelkalotte des Erwachsenen gelingt mit modernen Schallköpfen in 70–90%.
Hirntumoren stellen sich sonographisch als echogene Läsionen dar, die zum Teil von echoarmen Teilarealen (Nekrosen, Zysten) durchsetzt sind. Die Begrenzung zum umgebenden Hirngewebe ist bei hirneigenen Tumoren in der Regel unscharf. Das Perifokalödem ist wie das normale Hirngewebe echoarm und unterscheidet sich somit in Echogenität und Echotextur vom soliden Tumorgewebe.

Etwa 10% aller zerebralen Tumoren unterscheiden sich in der Echogenität nicht vom normalen Hirngewebe und sind sonographisch nicht identifizierbar.

Mit der transkraniellen Sonographie kann kein Hirntumor ausgeschlossen werden, ihre Sensitivität liegt deutlich unter der der CT und der MRT. In ersten Studien bei stereotaktischen Serienbiopsien bewährte sich die transkranielle Sonographie in der Differenzierung von solidem Tumorgewebe und Perifokalödem sowie in der Beschreibung der Ausdehnung des Tumors auch bei niedriggradigen, nicht kontrastmittelaufnehmenden Hirntumoren. Postoperatives Resttumorgewebe und Rezidivwachstum sind sensitiv zu identifizieren. Postoperativ erschweren Artefakte die Interpretation, die Kontrastauflösung ist geringer als bei CT/MRT.

Vorteil: Verfügbarkeit direkt am Patientenbett und im OP, Eignung zum engmaschigen Monitoring prä-, intra- und postoperativ.

Nachteil: Abhängigkeit von der technischen und klinischen Expertise des Untersuchers [81].

5.1.11 PET und SPECT

PET und SPECT sind nuklearmedizinische Verfahren, die die Verteilung strahlenemittierender Isotope im Gewebe in Schnittbildern darstellen. Während das SPECT grundsätzlich mit allen mit der Gamma-Kamera abbildbaren Radioisotopen arbeiten kann, also zB ^{99m}Tc, ^{125}J, ^{201}Tl, sind für das PET nur Positronen emittierende Isotope geeignet (^{18}F, ^{124}J, ^{15}O, ^{13}N, ^{11}C).

Durch die Wahl des Tracers lässt sich die räumliche Verteilung physiologischer und biochemischer Vorgänge im Gewebe darstellen (Perfusion, Glukoseutilisation, Protein- und DNA-Synthese). Eingeführt ist die ^{99m}Tc-HMPAO-SPECT, die mit der Perfusion im Gewebe korreliert. Diese ist in Gliomen, insbesondere malignen, in der Regel geringer als im gesunden Hirnparenchym. ^{201}Tl-Cl eignet sich als Tracer zur Gradierung von Gliomen und zum Nachweis von Resttumor, ^{99m}Tc-Hexamethylpropylen zur Differenzierung zwischen Tumor und Strahlennekrose.

Das wichtigste PET-Radiopharmakon ist ^{18}Fluor-Desoxy-Glukose, mit der lokaler Glukosestoffwechsel abgebildet werden kann. Zur Markierung von Wachstum ist daneben ^{11}C-Putrescin eingeführt. Für die präoperative Diagnostik funktionell wichtiger Areale kommen neben ^{18}FDG auch ^{15}O-Wasser, ^{15}O-Butanol und evtl. markierte Aminosäuren, zB ^{11}C-Methionin, in Frage.

Domänen des PET in der Neuroonkologie sind bei Gliomen die Differenzierung zwischen Strahlennekrose und Rezidiv sowie die Lokalisation entdifferenzierter Areale und des geeigneten Biopsieortes mittels ^{18}FDG. Für die Rezidiv-Diagnose niedriggradiger Gliome sind markierte Aminosäuren, zB ^{11}C-Methionin, Tracer der Wahl.

Wegen der hohen Sensitivität des ^{18}FDG-PET bei der Aufdeckung extrakranieller Metastasen ist es auch zur Differenzierung von neoplastisch/radiogen bedingten Plexusläsionen, zur Suche nach einem unbekannten Primärtumor sowie Staging, zB beim Melanom, geeignet.

5.1.12 MR-Spektroskopie (MRS)

Die MRS bildet nicht anatomische Strukturen ab, sondern analysiert Stoffwechselprodukte in einem eng umschriebenen Raum – einem „Voxel" durch selektive magnetische Anregung – in der Regel von Protonen oder Phosphatkernen. Aus dem so gewonnenen Signalspektrum lassen sich Peaks bestimmter Moleküle (zB Neurotransmitter) identifizieren. Die

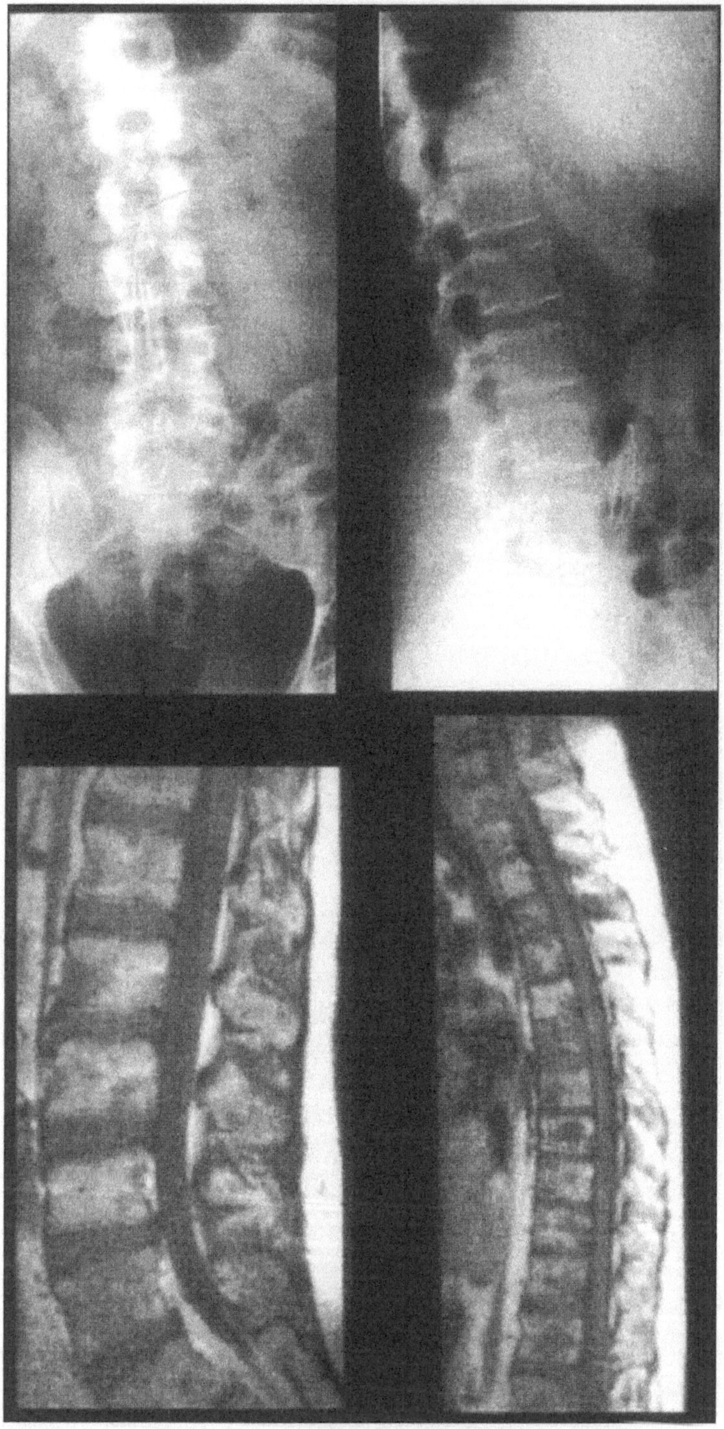

Abb. 34. Wirbelkörpermetastasen eines Oligodendroglioms. In der konventionellen Diagnostik nicht erkennbar, stellen sie sich in der MRT eindrucksvoll dar

MRS wird zunehmend zur Differenzierung Tumor versus Strahlennekrose oder niedriggradiges Gliom versus Infektion eingesetzt [50].

5.1.13 Liquorflussstudien

Videographisch dokumentierte Flussstudien mittels MRT können in der Neuroonkologie zur Demonstration pathologischer Liquordynamik bei schwer zu interpretierenden konventionellen Bildern, zB Kombinationen von Hydrozephalus e vacuo und malresorptivus, als nicht-invasive Methode eingesetzt werden.

5.1.14 Konventionelle Röntgendiagnostik

Die konventionelle Röntgendiagnostik des Schädels spielt nur noch eine untergeordnete Rolle in der Neuroonkologie. Plasmozytomherde sind so eindrucksvoller darstellbar, entziehen sich aber auch der CT (Knochenfenster) nicht.

Dagegen ist die Beurteilung von Wirbelsäulenaufnahmen meist der erste gezielte diagnostische Schritt bei spinalen Symptomen oder Schmerzen von Tumorpatienten und kann für eine anschließende CT-Untersuchung Höhenhinweise liefern. Nicht destruierende Wirbelkörpermetastasen sind aber wesentlich sensitiver mit der MRT zu erfassen.

Die Thoraxröntgenaufnahme gehört auch heute noch zu den Basisuntersuchungen beim Hirntumor, da Bronchialkarzinome die häufigsten Primärtumoren bei Hirnmetastasen sind und Hirnmetastasen anderer Quelle häufig mit Lungenmetastasen assoziert sind bzw. von dort vermutlich ihren Ausgang nehmen (Nierenzellkarzinom!). Daneben dient sie dem Ausschluss einer abgelaufenen Tuberkulose vor einer immunsupprimierenden Therapie (Steroide).

Zum Stellenwert aller übrigen konventionellen Röntgendiagnostik sei auf die onkologische und radiologische Literatur verwiesen.

5.1.15 Weichteilultraschall

Vor allem die Oberbauchsonographie mit der Fragestellung nach Lebermetastasen ist in der Onkologie und bei der Abklärung zerebraler Raumforderungen verbreitet. Ohne allgemeine Hinweise auf „Tumorload“, Leberenzymauslenkung, Bilirubinanstieg, Inappetenz ist ein positiver Befund selten. Dagegen sind unspezifische Befunde bei inhomogener Fettleber, Hämangiomen, Zysten häufig und verleiten dann zu aufwendiger weiterer Diagnostik (CT, MRT, Feinnadelpunktion).

Bei radiologischem Verdacht auf eine Metastase eines Nierenzellkarzinoms (meist solitär, primär hyperdens, gelegentlich eingeblutet, kräftiges, homogenes KM-Enhancement) ist eine Ultraschalluntersuchung der Niere sinnvoll, da diese Tumoren eine erhebliche Größe erreichen können, bevor sie sich klinisch manifestieren.

5.2 Gewebsdiagnostik

Die Gewebsdiagnostik (zytologisch oder histologisch) ist die unentbehrliche Grundlage der Behandlung von Patienten mit bösartigen Erkrankungen. Ohne eine histologisch/zytologische gesicherte Diagnose sind antineoplastische Therapien nur im Ausnahmefall indiziert, da auch mit der modernen Bilddiagnostik inkl. funktioneller Verfahren (MRS, PET, SPECT) falsche artdiagnostische Zuordnung nicht ausgeschlossen ist.

Auf die Gewebediagnostik kann nur verzichtet werden, wenn entweder differenzierte therapeutische Schritte nicht in Betracht kommen oder bei multiplen zerebralen Herden ein bekannter, metastasierender Primärtumor mit Affinität zum ZNS gesichert ist (vor allem Bronchialkarzinome, Mammakarzinome, Melanome).

Die Details histologischer, histochemischer und immunhistochemischer Untersuchungen sind nicht Gegenstand dieses Buches.

Eine Besonderheit stellen die CUP (Cancer of unknown primary) dar, bei denen zwar eine maligne Absiedelung (Hirnmetastase, Querschnittläsion) histologisch nachgewiesen wurde, aber der Ausgangsort des Tumorgewebes (Primärtumor) nicht gefunden werden kann. Hier hat sich in den letzten Jahren die Tendenz durchgesetzt, statt langer und aufwendiger Primärtumorsuche zügig die Tumortherapie einzuleiten [875, 1337].

5.2.1 Histologie

Die Gewebsentnahme und histologische Charakterisierung stellt die wichtigste Säule in den Grundkonzepten der Onkologie dar.

Methoden zur Gewebsgewinnung
Intrakranielle Prozesse Entnahme bei der Operation Offene Hirnbiopsie selten Biopsie der Meningen Stereotaktische Hirnbiopsie Bei Kalottenbeteiligung: lokale Entnahme aus Metastase (zB Feinnadel)
Spinale Prozesse Gewebeentnahme bei Entlastungslaminektomie oder Wirbelkörperresektion CT geführte gezielte Biopsie des befallenen Wirbelkörpers oder der befallenen Weichteile.

Liquorraum

CSF-Entnahme zur Zytologie: wichtig: rasche Bearbeitung (Zytozentrifugenpräparate)
lumbal, selten subokzipital
evtl. aus der Vorkammer eines liegenden Shunts
stets Liquor untersuchen bei LP zur Myelographie!

Bei Hirntumoren erfolgt die histologische Sicherung meist im Rahmen einer offenen Resektion. Angesichts der heute sehr niedrigen Komplikationsraten wird zunehmend die Indikation zur rein diagnostischen Biopsie gestellt. Außer bei meningealen und sehr oberflächlichen Befunden wird diese heute als stereotaktische Serienbiopsie in Lokalanästhesie durchgeführt. Die Qualität der erhobenen Befunde hängt entscheidend von der richtigen Strategie ab. Zum einen müssen durch präoperative Bildgebung die relevanten Zielgebiete festgelegt werden (zB Areale mit dem Verdacht auf Malignisierung bei niedriggradigen Astrozytom), zum anderen ist die unmittelbare Kooperation zwischen Neurochirurgen und Neuropathologen nötig, um durch Schnellbegutachtung des Quetschpräparates sicherzustellen, dass relevantes Biopsiematerial (Lymphom!) gewonnen und zur definitiven Begutachtung im Paraffinschnitt oder tiefgefroren für die molekulargenetische Analyse asserviert wird.

Indikationen zur stereotaktischen Hirnbiopsie

- klinischer Verdacht auf primär zerebrales Lymphom
- tiefliegende zerebrale Prozesse ohne bekannten Primärtumor
- multiple intrazerebrale Herde ohne bekannten Primärtumor
- diffuse Veränderungen
- hohes OP-Risiko – lokal oder allgemein bedingt

5.2.2 Liquor-Zytologie

Die Liquorzytologie dient dem Nachweis neoplastischer Zellen sowohl bei primären Hirngeschwülsten (Ependymome, Pinealistumoren, Medulloblastome, u.a.) als auch bei hämatologischen Erkrankungen und soliden Tumoren. Liquor wird vorwiegend durch lumbale Punktion, subokzipital bei besonderen Indikationen gewonnen. Bei Patienten mit ventrikulärem Katheter (Ommaya oder Rickham Reservoirs, evtl. auch Shunt) kann auch

Ventrikelliquor entnommen werden, wobei im Ventrikelliquor Eiweißgehalt und Zellzahl deutlich niedriger als im lumbalen Liquor sind.

Lumbalpunktion – Indikationen und Kontraindikationen bei Tumorpatienten

Indikationen

Multifokale klinische Symptome (v.a. Hirnnervenparesen)
Konus-Kauda-Syndrom
Meningoenzephalitische Symptome
unerklärte Anfallsserien
Routinediagnostik bei liquorraumnahen Tumoren
insbesondere (Medulloblastom, Ependymom) und Lymphomen
und akuten Leukämien (cave Blutungsneigung)
Keimzelltumoren (β-HCG-, AFP-Bestimmung)
Kommunizierender Hydrozephalus
ependymales Enhancement

Kontraindikationen

Hirndruck mit Gefahr der Einklemmung besonders:
infratentorielle Raumforderung
schlecht abgrenzbare basale Zisternen
Herniation am Tentorium
hohes Blutungsrisiko (Thrombopenie!)
hohes Infektionsrisiko (Agranulozytose)

Andererseits bedeutet nicht jede intrakranielle Raumforderung und Druckerhöhung eine generelle Kontraindikation für eine LP – so kann sie beim kommunizierenden Hydrozephalus sogar therapeutisch indiziert sein.

Wichtig ist die Beurteilung der basalen Zisternen sowie einer Herniation.

Vor der Punktion muss ggf. zunächst eine Senkung des Hirndrucks durch Osmodiuretika und Kortisontherapie erfolgen.

Bei Patienten mit akuten Leukämien und malignen Non-Hodgkin-Lymphomen außerhalb des ZNS gehört die Liquordiagnostik (und ggf. prophylaktische Therapie) zum Standard.

Bei metastasierendem Mamma-, Bronchialkarzinom oder Melanom

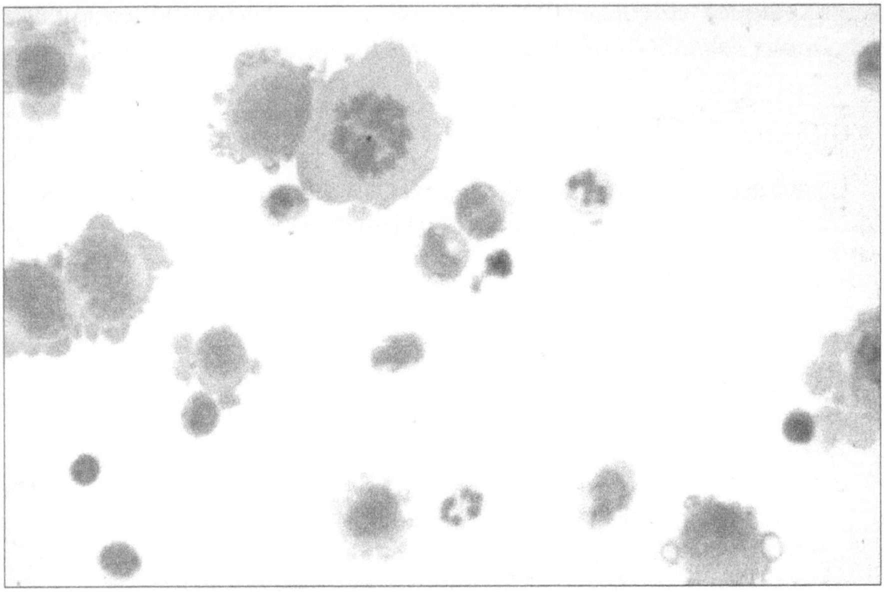

Abb. 35. Liquorzytologie: Meningeose bei malignem Melanom – deutlich erkennbare Mitose (40fache Vergrößerung)

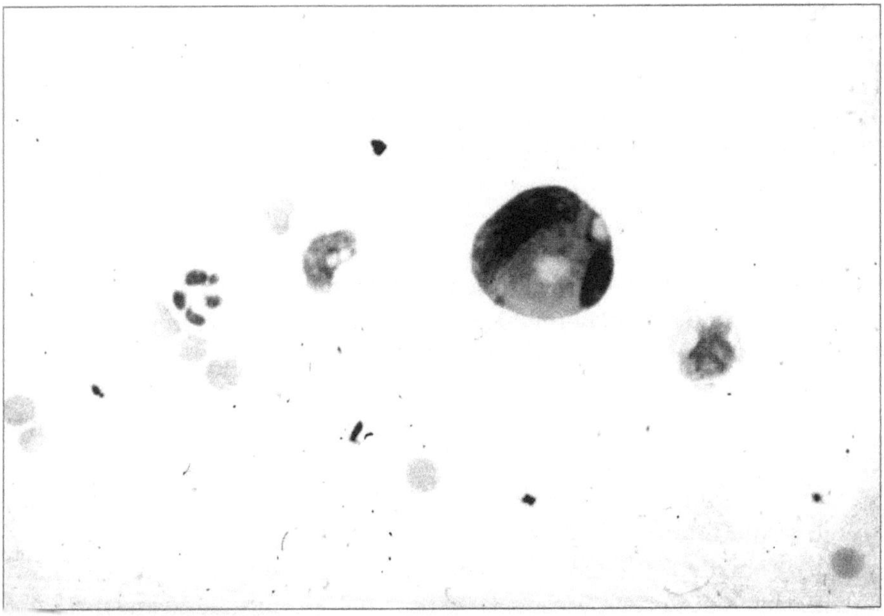

Abb. 36. Liquorzytologie: Meningeose bei Glioblastom – einzelne blastomatöse Zelle mit hoher Kern-Plasma-Relation (40fache Vergrößerung)

mit neurologischen Symptomen sollte stets eine Liquoruntersuchung zum Ausschluss einer meningealen Beteiligung erfolgen, da die apparativen Untersuchungen erst im Spätstadium oder gar nicht positiv werden.

Längere Überlebenszeiten mit den modernen intensiven Therapien erhöhen die Rate klinischer Manifestationen auch bei malignen Hirntumoren, die sich initial selten im Liquor manifestieren, wie den malignen Gliomen.

Bei Risikopatienten – vorangegangener Nachweis von Tumorzellen im Liquor, liquorraumnaher Tumorsitz, Lymphom – ist eine regelmäßige Nachkontrolle auch nach erfolgreicher Therapie anfangs in drei-, später sechsmonatigen Intervallen indiziert.

Die zytologische Untersuchung der CSF erfolgt gemeinsam mit anderen Parametern (Chemie, Zucker, Eiweißparameter, Tumormarker), von denen vor allem die Eiweißerhöhung auch bei Verlaufsuntersuchungen ein unspezifisches Indiz für eine Meningeosis neoplastica ist, besonders bei Tumorarten, die im Gegensatz zu hämatologischen Erkrankungen, meist nur geringe Tumorzelldichten im Liquor erreichen (zB Gliome). Der Liquorzucker korreliert mit der Zellzahl und kann bei ausgeprägten Meningeosen ähnlich niedrig sein wie bei einer Tuberkulose und fällt durch unsachgemäße Lagerung (längeres Lagern, Wärme) rasch ab.

Die Liquorzytologie wird nach Standardverfahren (Sedimentationskammer, Zytozentrifuge) aufbereitet und anschließend (May Grünwald Giemsa) gefärbt.

Wegen der meist wenigen, fragilen neoplastischen Zellen ist eine rasche und schonende Zentrifugation und Anfertigung der Ausstriche wichtig. Die Beurteilung erfordert Erfahrung in der Liquorzytologie.

Bei unklarem zytologischem Befund sollten mehrere ungefärbte Präparate hergestellt werden, um nachträglich spezielle Färbungen und immunzytologische Techniken durchführen zu können.

Die Zytodiagnostik erfolgt entsprechend konventioneller Kriterien [104, 670, 1428]. Prinzipiell schließt eine negative zytologische Beurteilung eine Dissemination von Tumorzellen in der CSF nicht aus. Besonders bei der Diagnostik von Meningeosen bei soliden Tumoren sind bei begründetem klinischen Verdacht mehrfache Punktionen notwendig. Der Nachweis von Tumorzellen ist qualitativ. Aus Zellzahl, Bildung von Formationen, Mitoseraten sind quantitative Aussagen über die Tumorausbreitung oder Ansprechen auf Therapien nur bedingt zulässig.

Bei lymphatischen Leukämien und Lymphomen sind maligne lymphatische Zellen u.U. nicht mit Sicherheit von aktivierten Zellen zu unterscheiden. Histochemische Methoden, FISH [1340] und FACS-Technik helfen, diese Unterscheidung zu treffen.

Therapieziel ist das Fehlen von Tumorzellen **und** der Abfall eines erhöhten Eiweißgehaltes. Bei intrathekaler Therapie finden sich reichliche

Veränderungen aller, also auch nicht neoplastischer Zellen. Zunahme von Schaumzellen, Makrophagen, devitalen Tumorzellen dominieren das Bild. Bei ausgedehnten therapiebedingten Veränderungen, kann die zytologische Beurteilung schwierig sein.

Hinweise zur Liquoruntersuchung

Wichtige Information für das Labor:

Entnahmeort: lumbal, ventrikulär, subokzipital, Zyste
Entnahmezeitpunkt
Artefizielle Blutbeimengung.

Entnahmemenge zur zytologischen Untersuchung: mindestens 3 ml, (auch bis zu 10 ml empfohlen)

Liquoreiweißgehalt bei neurologisch Gesunden:

lateraler Ventrikel:	25 mg/dl
basale Zisternen	31 mg/dl
lumbal	42 mg/dl

(der Eiweißgehalt nimmt mit dem Alter und dem Volumen des Liquorraumes zu, zB Hirnatrophie!)

Zellzahl (Fuchs-Rosenthal-Kammer):
Lumbal: 5/ml (12/3)
Ventrikulär: 0-2/ml, (5/3)
Relation zur Zellzahl im Blut beachten (Granulozytopenie, Leukozytosen)
Blutbeimengung beachten (Faustregel: 1 Leukozyt/1000 Erys)

Glukosegehalt ca. 50% des Blutzuckerspiegels, allerdings langsamere Schwankung

Befundinterpretation

Eiweißgehalt:

Erhöhter Eiweißgehalt ohne vorherige OP/Radiatio ist suspekt, gerade für Meningeosen von Tumorentitäten mit eher niedriger Liquorzellzahl (hirneigene Tumoren, Mamma-Ca)

Elektrophorese, Immunelektrophorese, isoelektrische Fokussierung:

autochthone IgG-Synthese (Reiber-Diagramm)
mono-, oligo und polyklonale AK Produktion – Vergleich mit dem Serum

Immunantwort:
Monoklonal: Immunozytome, B-Zell-Lymphome

Oligoklonal: viele Tumoren, aber auch Entzündungen (MS, Borreliose)
Polyklonal: unspezifische Immunantwort

Glukosegehalt:

Erhöht: kein Bezug zum Tumorleiden – nachhinkender Spiegel nach Hyperglykämie
Erniedrigt: In der Regel mit erhöhter Zellzahl einhergehend. Der Glukoseverbrauch von Tumorzellen ist höher als der normaler Zellen im Liquor – Hinweis auf Malignität. Artifiziell durch längeres Lagern

Zellzahl:

normale Zellzahl schließt Meningeons neoplastica nicht aus, unspezifische Pleozytose postoperativ (Wochen!, bei liegendem Shunt, nach IT-Therapie)

Zytologie (solide Tumoren):

Nur 40–62 % Erstpunktion positiv [445]
Erst nach mehreren Punktionen steigt die Treffsicherheit auf 87%. [738].

Tab. 44. Zytologie mit konventioneller Färbung

Entität	Standardfärbung	Immunzytologie	Bemerkungen
Akute Leukämien	meist hohe Zellzahl	Differenzierung der Zellreihen (Monoklonalität) mit hämatopoetischen Antikörpern.	Verwechslungmöglichkeit mit entzündlichen Pleozytosen (Herpes zoster, Borreliose)
lymphatisch (AL)	PAS, saure Phosphatase		
myeloisch (AM)	POX		
Lymphome:		Mono- /Polyklonalität	reaktiv/neoplastisch u.U. schwierig zu differenzieren
CLL			meningeale Beteiligung ungewöhnlich, eher Infekt
Primär zerebrales Lymphom		in situ Hybridisierung, EBV-Virus, hämatopoetische Antikörper: Fast immer B-Zell-Reihe	
Primär leptomeningeales Lymphom			sehr selten, Verwechslung mit Infektion möglich
Hodgkin-Lymphome			ZNS-Beteiligung sehr selten, eosinophile Begleitreaktion beschrieben

Tab. 44 *(Fortsetzung)*

Entität	Standardfärbung	Immunzytologie	Bemerkungen
Lymphom bei AIDS		EBV-Genom-Nachweis (PCR)	
Solide Tumoren	charakterische Zellmorphologie, u.U. Tumorzellverbände		Neoplastische Zellen neben entzündlichen Reaktionen (Lymphozyten, Makrophagen, Monozyten) – Abgrenzung gegen Tumorzellen (Monozyten) oder Lymphom Zytologische Treffsicherheit bei einmaliger Punktion ca. 60 %.
Hirneigene Tumoren			
Gliome	kaum Zellen, hohes Eiweiß	GFAP (u.U. NSE und S-100 positiv, u.U. epitheliale Marker)	MRT-Nachweis!
Medulloblastome	kleine anaplastische Zellen und Verbände, evtl. neurosekretorische Granula	Synaptophysin, N-CAM	DD: SCLC, Retinoblastom, Pinealoblastom
Ependymome Oligodendrogliome		GFAP oft positiv	

Weitere Techniken:

- FACS (Fluorescence activated cell sorting): Durchflusszytometrie, Standardmethode in der Hämatologie und Labordiagnostik.
- *FISH* (Fluorescent in situ hybridisation): [1340] Hybridisierung zwischen Zielsequenzen der einsträngig gemachten DNS von Chromosomen oder Zellkernen mit markierten, komplementären Proben.

• *Immunzytologie:*

Tab. 45. Immunzytologische Tumormarker – Liquor, Serum und Zytologie

Marker	Entität	Zyto	Sero.	Bemerkung
GFAP	Astrozytome, Glioblastome, meist auch bei Ependymome			
Epitheliale Antikörper	Karzinome,			
- Zytokeratin		+		
- panepitheliales Antigen (Lu-5)		+		
- epitheliales Membranantigen (EMA)		+		
- CEA		+	+	
- Transthyretin		+		
- CA 125	Ovarial-Ca		+	
- CA 15-3 BRCA	Mamma-Ca		+	
- CA 19-9	Pankreas		+	
- PSA	Prostata-CA		+	
Hämatopoetische Antikörper				
- Panleukozytär (CD45)	Lymphome und	+		Abgrenzung von
- B-lymphozytär (CD20)	Leukämien	+		reaktiven Pleozytosen
- T-lymphozytär (CD45Ro)		+		
- Monozytär/Mikroglial (CD68)		+		
Melanozytäre Antikörper HMB 45, S 100, Mel 14	Melanom	+		
Keimzellassoziiert β-HCG, alpha -Fetoprotein, plazentare alkalische Phosphtase (PLAP)	Keimzelltumoren	+	+	
LDH			+	Isoenzym 5 >10%
				Serumspiegel
β-2-Mikroglobulin	Leukosen, Lymphome		+	unspezifisch erhöht
	Karzinome		+	bei Entzündung

5.3 Neurophysiologie

Methoden in der Neurophysiologie

Das EEG hat in der Neuroonkologie vor allem in der Behandlung symptomatischer Anfallsleiden aber auch als Indikator für Neurotoxizität eine wichtige Bedeutung, während es in der Primärdiagnostik der Hirntumoren durch die rasche Verfügbarkeit der Bildgebung zum marginalen Verfahren geworden ist.
Methoden wie NLG, EMG, repetitive Stimulation sind als Standardmethode vorwiegend bei peripheren (neuromuskulären) Störungen, oder zur Abgrenzung zentraler Störungen (zB "Stiff man-Syndrom") im Einsatz. Sie werden sowohl diagnostisch lokalisatorisch, zum Nachweis von Toxizität oder zur Verlaufskontrolle eingesetzt. Die Methoden sind im Wesentlichen unspezifisch, abgesehen von der repetitiven Stimulation beim LEMS.

5.3.1 EEG

Das EEG als kostengünstige Methode hat auch bei supratentoriellen Tumoren in Diagnose und Verlaufsbeobachtung an Bedeutung verloren und ist heute nicht mehr obligatorisch.

Der charakteristische Befund ist ein umschriebener Herd langsamer Zwischenwellen, doch finden sich insbesondere bei zerebralen Lymphomen und auch Gliomen weit über das eigentliche Tumorgebiet hinausgehende schwere EEG-Veränderungen, z.T. auch – in der Regel bei erhöhtem Hirndruck – Allgemeinveränderungen.

In der Verlaufskontrolle ist das EEG in der Frühphase des Rezidivs gelegentlich sensibler als das Computertomogramm. Es trägt entscheidend zur Erkennung von metabolischen oder toxischen Enzephalopathien bei (Antiepileptika!, Zytostatika, Spätfolgen nach Bestrahlung).
Selbstverständlich ist das EEG nötig im Rahmen der Behandlung eines symptomatischen Anfallsleidens, das etwa ein Drittel aller Patienten mit supratentoriellen Tumoren betrifft.

5.3.2 Evozierte Potentiale

Auditorisch evozierte Potentiale (AEP, BERA) sind in der Frühdiagnostik von Akustikusneurinomen ein unentbehrliches Screening-Verfahren. Daneben eignen sie sich zur Dokumentation einer Therapie-induzierten Hörstörung, zB bei Cisplatin.

5.3.3 Nervenleitgeschwindigkeit

Lokalisation:

- Nervenkompressionssyndrome: zB CTS bei Myelom, Plexus brachialis Läsion (Lungen- oder Mammakarzinom)

Nachweis und Monitoring von Polyneuropathien:

- Typen und Zuordnung von Polyneuropathien (axonal, entmarkend)
- Verlauf (zB toxische Einflüsse: Chemotherapie besonders mit Vinka-Alkaloiden, Platinderivaten, Taxol).

Messungen des autonomen Systems:

- RR Intervall, Valsalva, SSR (Sympathetic Skin Response)
- Vegetative Störungen, autonome Beteiligung bei Polyneuropathien, nach Chemotherapie oder anderer Ursache.

5.3.4 EMG

Die Elektromyographie, in Verbindung mit der Neurographie, eignet sich bei peripheren Muskel- und Nervenlaesionen sowohl zur präzisen Lokalisation, als auch für die Beurteilung des Verlaufes (akut, chronisch, De- und Reinnervation). Obwohl durch den Fortschritt der bildgebenden Verfahren strukturelle Störungen (zB Metastasen) wesentlich leichter zu erfassen sind, kommen zu den genannten Aspekten noch spezifische Veränderungen wie Myopathien, die Neuromyotonie oder Auswirkungen von radiogenen Nervenläsionen auf die Muskulatur.

Lokalisation:

- Radikuläre oder segmentale Ausfälle
- Nachweis von Myopathien, Abgrenzung von Steroid-Myopathien, zB Poly- Dermatomyositis, nekrotisierende Myopathie, neurogene Veränderungen.

Besondere mit dem EMG nachweisbare Phänomene:

- Neuromyotonie als paraneoplastisches Syndrom (Thymome)

- Syndrom der kontinuierlichen Muskelfaseraktivität (CMFA) bei zB SCLC, Thymom, Plasmozytom
- typische EMG Veränderungen – pseudomyotone Entladungen nach höheren Strahlendosen an peripheren Nervenstrukturen

Untersuchung des neuromuskulären Überganges (neuromuskuläre Übertragungsstörung):

Repetitive Stimulation: 3 Hz, 20–40 Hz.
Nachweis der Myasthenia gravis (3 Hz).
Nachweis des Lambert-Eaton-Syndromes (20–40 Hz).

Einzelfaser-EMG (SFEMG):

Präzise Erfassung neuromuskulärer Übertragungsstörungen
Klassifikation der Stabilität von Innervationsverhältnissen (zB De-, Reinnervation).

5.4 Labordiagnostik

Mit Ausnahme einiger weniger spezifischer Tumorprodukte und einzelner Tumormarker (s. unten) tragen Laborbefunde nichts zur Diagnose von Hirntumoren bei, sofern man von den für die Metastasendiagnostik wichtigen allgemeinen Parametern bei Krebserkrankungen absieht. Lediglich bei primär zerebralen Lymphomen findet sich gelegentlich eine Verminderung einer oder mehrerer Immunglobulinklassen oder ein erhöhtes β-2-Mikroglobulin im Blut, ohne dass dies ein Hinweis auf eine Generalisierung des Tumors ist. Wegen der regelmäßig notwendigen Kortisonbehandlung gehört neben der ausführlichen Routine-Labordiagnostik einschließlich der Blutgerinnung die Suche nach okkultem Blut im Stuhl zur initialen Durchuntersuchung.

5.4.1 Tumormarker

Bei den primären Hirntumoren bestehen gut abgesicherte Korrelationen von Tumorwachstum und Tumormarkern im Blut nur für die Keimzelltumoren, die überwiegend im Jugendalter auftreten. Daneben sind die Hormonwerte für Hypophysenadenome und die Adrenalin- bzw. Noradrenalinvorstufen bei den allerdings sehr selten zerebral auftretenden

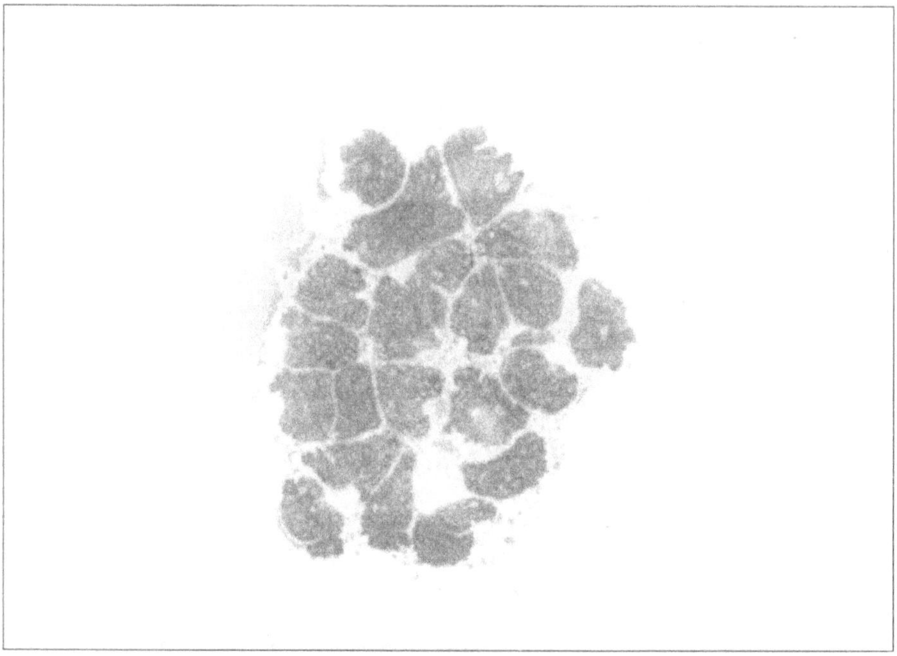

Abb. 37. Liquorzytologie: Tumorzellverband bei Meningeose (Mammakarzinom)

Neuroblastomen zu nennen. Für Medulloblastome besteht eine Korrelation zwischen Tumorwachstum und Polyamingehalt des Liquors, während die Korrelation zum Blut weniger konstant ist [812]. Bei metastatischen Prozessen des Gehirns sind ggf. im Serum und Liquor die gleichen Tumormarker anzutreffen wie bei den Primärtumoren. Bei Meningosis neoplastica kann der Liquorgehalt an Tumormarkern in der Verlaufskontrolle hilfreich sein, zB CEA bei Mammakarzinom. Eine Übersicht der Hirntumormarker gibt Tabelle 46.

Tab. 46. Tumormarker bei ZNS-Befall

Serum-/Blut	**Tumor**
Alpha-Foetoprotein	Keimzelltumoren
β-HCG	Keimzelltumoren
Erythropoetin	Lindau Tumor (Angioblastom)
Katecholamine	Neuroblastomen
Prolaktin	Hypophysenadenom: Prolaktinom
ACTH	Hypophysentumor – Cushing-Syndrom
STH	Hypophysentumor – Akromegalie
Polyamine	maligne Gliome (in Erythrozyten)
Liquor	
Polyamine	Medulloblastome
NSE	PNET, Bronchial-Ca.-Meningose
β-2-Mikroglobulin	zerebrale Lymphome
CEA u.a. Karzinommarker	Keimzelltumoren (selten) und
LDH – Isoenzyme	Meningosis carcinomatosa
TPA	
β-Glucuronidase	
Alpha – Foetoprotein	Keimzelltumoren
β-HCG	
Liquorzellen	**Meningeose bei:**
GFAP	Meningeose bei Gliom
NSE	PNET, Bronchial-Ca.- Meningeose
S-100	Melanom
spezif. Antikörper	PNET, Melanome, Lymphome, Karzinome

5.4.2 Neuroendokrine Diagnostik

Die Neuroonkologie hat zwei wesentliche endokrinologische Schnittstellen:

1. Die Diagnostik und Verlaufsbeobachtung von Hypophysentumoren
2. Die Diagnostik der oft diskreten endokrinen Funktionsstörungen nach einer Tumortherapie.

Dabei ist stets die Untersuchung der gesamten Achse erforderlich, eine isolierte Bestimmung der peripheren Zielorganhormone, der hypophysären glandotropen Hormone oder hypothalamischer Faktoren ist nicht ausreichend.

Untersuchung bei Verdacht auf ein Hypophysenadenom:

1. Basalwerte aller glandotropen Hormone (ACTH, TSH, LH, FSH, GH, PRL)
2. Simultane Bestimmung der Zielorganhormone (Serum-Spiegel): Cortisol, fT3, fT4, Testosteron, Östradiol und IGF 2.

Parallele Erhöhung von glandotropen und Zielorganhormon (zB fT4 und TSH oder Cortisol und ACTH) weist auf eine hypophysäre Überproduktion (Adenom) hin.

In der Interpretation der hypohysären Hormone ist die enorme Regulationsbreite und Empfindlichkeit für physiologische und pharmakologische Interaktionen zu beachten, erst Spiegel, die ein Vielfaches des oberen Normwertes ausmachen, sind als Adenom-bedingte Hormonexzesse verdächtig.

Neuroendokrine Funktionsstörungen nach einer Tumortherapie:

Bei ZNS-Tumoren ist die direkte (Hirndruck, Tumor, Operation, Strahlentherapie und Chemotherapie) Beeinträchtigung von Hypophyse und Zwischenhirn häufig [46]. Typische Konstellation ist eine niedrig-normale bis reduzierte Aktivität der Zielorganhormone bei ebenfalls niedriger glandotroper Funktion, die allerdings u.U. erst im Stimulationstest belegt werden kann. Für die Störung des hypophysären Pfortaderkreislaufes spricht eine relative Erhöhung von Prolaktin bei niedrigem TSH, da TSH durch stimulierende (TRH) Impulse, Prolaktin vorwiegend durch inhibitorische (PIF/Dopamin) aus dem Hypothalamus via Pfortaderkreislauf gesteuert wird.

Untersuchung bei Verdacht auf (subklinische) hypophysär/hypothalamische Insuffizienz:

1. Basalwerte aller glandotropen Hormone (ACTH, TSH, LH, FSH, GH, PRL)
2. Simultane Bestimmung der Zielorganhormone (Serum-Spiegel): Cortisol, fT3, fT4, Testosteron, Östradiol und DHEAS.
3. Kombinierter Stimulationstest (CRF, TRF) mit Bestimmung von ACTH, TSH, Prl nach 15–60 min, evtl. auch der Zielorganhormone.

Sonstige therapiebedingte Hormonstörungen in der Neuroonkologie:

Diabetes insipidus:

ADH-Mangel kann durch eine Läsion des Hypophysenhinterlappens bei

Sellaprozessen oder als passagere Funktionstörung nach Kraniotomie auftreten. Charakteristisch, aber nicht beweisend ist die hohe Urinausscheidung über 3–5 Liter/Tag. Diagnostisch sollte zunächst das spezifische Uringewicht bestimmt werden, wobei eine gleichzeitige Glukosurie per Stix ausgeschlossen werden sollte. Nur bei anhaltend niedrigem spezifischen Gewicht (unter 1010 g/l) kommt ein Diabetes insipidus in Frage. Als nächster diagnostischer Schritt kann sich ein Durstversuch über einige Stunden anschließen, als dritter die probatorische Gabe von Desmopressin.

SIADH-Syndrom:

Besonders Eingriffe in der perisellären Region können eine inadäquate ADH-Sekretion provozieren, die zu einer Wasserretention bei Natriumverlust führt. Die Osmolarität und der Na-Spiegel im Serum fallen, im Urin steigt die Osmolarität und die Natriumausscheidung.

Strahlen-induzierte Hypothyreose:

Bei zervikaler Bestrahlung liegt in der Regel die strahlensensible Schilddrüse im Strahlenfeld und gilt als „kritisches Organ". Mit einer Latenz von Wochen bis Monaten kann eine strahleninduzierte Hypothyreose auftreten. Die Bestimmung des TSH-Basalspiegels gehört zur Routinenachsorge dieser Patienten, bei klinischen Hinweisen (Kälteempfindlichkeit, Obstipation, Gewichtszunahme) auch die Bestimmung der peripheren Hormone fT3 und fT4.

Gonadale Funktion:

Chemotherapie kann zu einem relevanten Hypogonadismus führen, der neben der sexuellen Funktionstörung auch das Risiko einer Osteoporose erhöht und die kognitiven Funktionen beeinträchtigt. Eine Substitutionstherapie ist daher sinnvoll.

Nebennierenrindensuppression:

Insbesondere die längerwirkenden, halogenierten Glukosteroide (Dexamethason!) können schon nach etwa 1–2 Wochen der Applikation zu einer längerfristigen Suppression der Nebennierenrindensekretion führen, die sich u.a. mit Müdigkeit und Schwäche bemerkbar macht. Wo dieser Zusammenhang aus der Anamnese belegt ist, kann auf eine aufwendige Diagnostik zugunsten einer überbrückenden Gabe von Hydrocortison in niedriger Dosierung (10mg/die) zunächst verzichtet werden.

5.4.3 Diagnostik Antikörper-vermittelter paraneoplastischer Syndrome

Paraneoplastische Syndrome, sind Tumorfernwirkungen, die durch autoimmunologische Vorgänge (antineuronale AK), humorale Sekretion (ektope Hormonproduktion), Zytokindysregulation (Kachexie), metabolische Uraschen (zB SIADH, Substratkompetition), und andere, noch hypothetische Mechanismen verursacht werden.

Während einige der genannten kausalen Ursachen entweder geklärt worden sind (Hormonproduktion oder Progressive Multifokale Leukenzephalopathie (PML) als viraler Infekt, bieten paraneoplastische neurologische Syndrome in Assoziation mit antineuronalen Antikörpern möglicherweise die Gelegenheit, wichtige Zusammenhänge zwischen Tumoren und Nervensystem zu erkennen.

AK bedingt – CANA: „Zirkulierende antineuronale Antikörper"

Antineuronale Antikörper, als Hinweis für ein paraneoplastisches Syndrom werden von zahlreichen Arbeitsgruppen beschrieben und charakterisiert. Die von der Sloane Kettering Arbeitsgruppe in New York eingeführte Terminologie wird vorwiegend verwendet.

Tab. 47.

Antikörper	Antigene	geklonte Gene	Tumor	Symptome
anti-Hu ANNA 1	32–40 kD	HuD, C, Hel-N1	SCLC, andere kleinzellige Tumoren, Neuroblastom, Prostata	SSN, PEM, limbische Enzephalitis, PCD, Myelitis, Rhombenzephalitis, autonome Störungen
anti-Yo APCA	34, 52 kD	CDR 34 CDR 62	Mamma, Gynäk., Lunge (selten)	PCD
anti-Ri ANNA 2	55, 80	Nova	Mamma, Gynäk., Lunge, Blase, Mb., Hodgkin, Blasenkarzinom, Neuroblastom	Ataxie (zerebellär) Opsoklonus
anti-Tr			Mb Hodgkin	PCD
anti-Ma			Mamma, Colonkarzinom	Hirnstammenzephalitis, Zerebellitis
anti-Ta			Hodentumor	Limbische Enzephalitis, Hirnstammenzephalitis,

Tab. 47 *(Fortsetzung)*

Antikörper	Antigene	geklonte Gene	Tumor	Symptome
anti-CV 2	66 kD		SCLC, Uterussarkom, Thymom	PCD, limbische Enzephalitis, Enzephalomyelitis, Uveitis, LEMS?
anti-Retinale AK	23, 65, 145, 205 kD	Recoverin	SCLC, Melanom, Gynäk., Tumoren	CAR
anti-Amphyphisin	128 kD	Amphyphisin	Mamma, SCLC, Thymom, Colon, Mb. Hodgkin	Stiff man, PEM
anti-VGCC	P/Q-Kanäle, VGCC 64 kD, 37 kD	Mys, Synaptotagmin	SCLC	LEMS, Rectum-Ovarialkarzinom, Lymphom
anti-VGKC	VGKC		SCLC, Thymom	Neuromyotonie

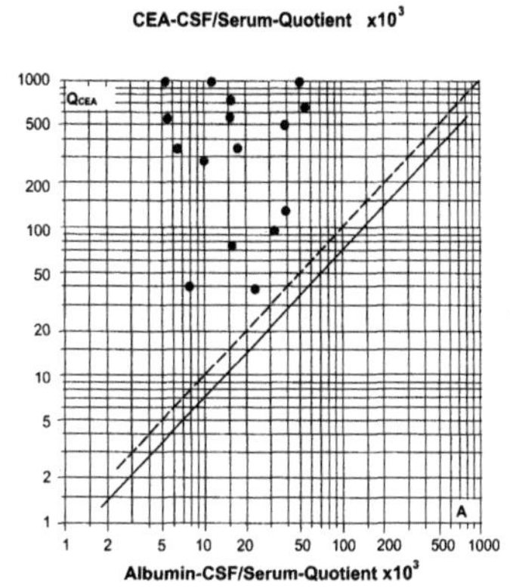

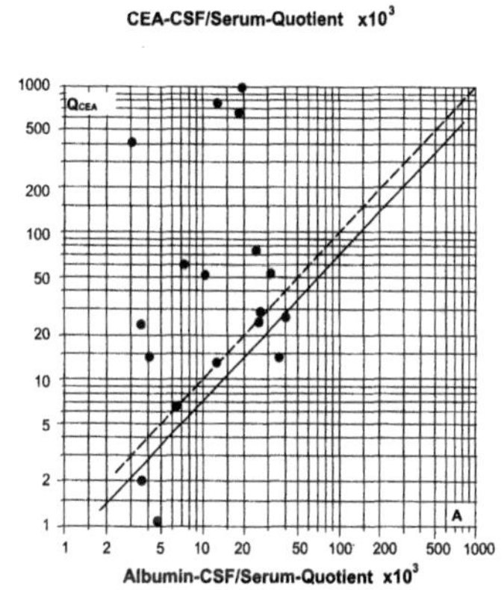

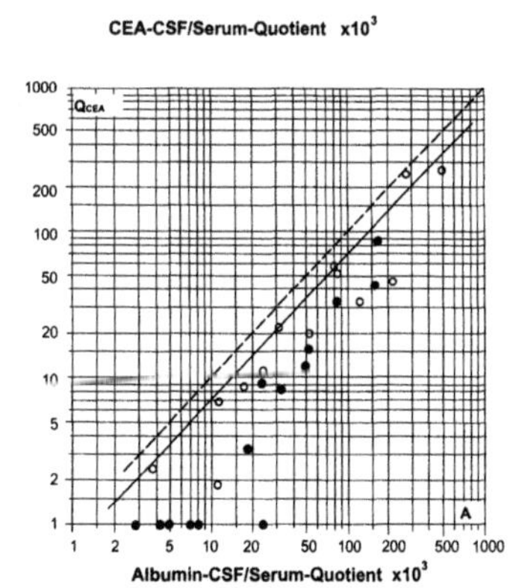

Abb. 38. Reiberdiagramm: Quotient Liquor/Serum von CEA gegen Albumin aufgetragen. Oberhalb der (logarithmisch interpolierten) Regressionsgerade liegende Werte weisen auf eine intrathekale Synthese von CEA hin

6 Therapie

6.1 Operative Therapie

Das Therapieziel bei Hirntumoren ist mit wenigen Ausnahmen die komplette operative Entfernung des Tumors. Eine Inkaufnahme wesentlicher Funktionsbeeinträchtigungen ist jedoch nicht gerechtfertigt. Wegen der dichten funktionellen Besetzung des Hirngewebes und vor allem bei infiltrativem Wachstum mit unscharfen Tumorgrenzen, insbesondere der Gliome, ist eine komplette Tumorresektion häufig auch bei gutartigen Tumoren nicht möglich, und zusätzliche Therapieverfahren oder eine Re-Operation werden nötig.

Die Operation steht **immer** an 1. Stelle des therapeutischen Vorgehens (Ausnahme: präoperative Embolisierung bei gefäßreichen Tumoren, speziell den Meningeomen) und sei es nur zur bioptischen (stereotaktischen) Sicherung der Diagnose. Ausnahmen sind „klinisch sichere" Metastasen bei bekanntem Krebsleiden oder der zytologische Nachweis von Tumorzellen im Liquor.

Auch in den Fällen, bei denen eine komplette Resektion des Tumors nicht möglich ist, kann häufig eine partielle Tumorentfernung Symptome mildern, eine Verschlechterung hinauszögern oder die Ausgangsbedingungen für eine konservative Therapie wesentlich verbessern. Die Komplikationsraten der modernen Neurochirurgie sind niedrig, so dass hier ein Umdenken erforderlich ist, auch und insbesondere im Hinblick auf Zweit- und Drittoperationen bei malignen Tumoren.

Intra- und postoperative Hochlagerung des Kopfes über Herzniveau und Vermeidung einer einseitigen Jugularvenenkompression, indem der Kopf gerade und nicht zur Seite geneigt gelagert wird, helfen bei schonender Präparation (binokulares Operationsmikroskop mit einer zehn- bis vierzigfachen Vergrößerung, Einsatz des Ultraschall-Spülsaugers und ggf. „berührungsfreie" Laser-Chirurgie) und kürzerer Operationsdauer dem früher gefürchteten, reaktiven Hirnödem vorzubeugen. Das mikrochirurgische Vorgehen kann Sekundärschäden durch den operativen Eingriff weitestgehend vermeiden. Die modernen Verfahren der „Neuronavigation" erlauben exakt zielgenaues Operieren und die Beachtung kritischer topographischer Grenzen und – in Verbindung mit dem intraoperativen Neuromonitoring – auch Schonung funktionell bedeutsamer Areale. Dies ermöglicht Operationen auch in eloquenten Regionen. Nach Intubationsnarkose kann in der Regel noch am Operationstag die Extubation des Patienten unter intensivmedizinischer Überwachung durchgeführt werden. (Übersicht bei [1137]).

Komplikationsraten bei Hirntumoroperationen

Diese hängen von sehr unterschiedlichen Faktoren ab, insbesondere der Auswahl der Patienten (Indikationsstellung), der Tumorlokalisation, den Fertigkeiten, Erfahrungen und der Risikobereitschaft der Operateure, Begleiterkrankungen, Güte der anäesthesistischen Betreuung. In den hier genannten aktuellen Zahlen eines hochspezialisierten amerikanischen Neurochirurgiezentrums spiegeln sich einerseits die eher negative Patientenauswahl, andererseits die besondere Erfahrung des Zentrums wieder. Bei 400 Operationen (206 Gliome, 194 Metastasen), davon 73 Rezidivoperationen, wurde eine ausführliche Analyse auch der zu Komplikationen prädisponierenden Faktoren durchgeführt [1131].

Tab. 48. Hirntumoroperationen: Komplikationsraten, Karnofsky-Verlauf

Operative Mortalität:	1,7%
Bedeutsame Komplikationen:	13%
Neurologische Morbidität:	8,5%
Krankenhausaufenthalt median:	5 Tage
Karnofsky-Status postoperativ:	32% verbessert 58% unverändert 9% verschlechtert

Patienten mit Tumoren in sogenannten „eloquenten" Regionen, bzw. in unmittelbarer Nachbarschaft derselben erlitten deutlich mehr neurologische Ausfälle als bei Tumoren in „stummen" Regionen. Dies war der wichtigste Vorhersagefaktor, während Ausmaß der Resektion (total versus subtotal/partiell) und die Tatsache einer Rezidivoperation keinen signifikanten Effekt hatten. Sowohl regionale Komplikationen im Operationsgebiet, als auch systemische Komplikationen fanden sich öfter bei Patienten älter als 60 J., bei schlechterem präoperativen Karnofsky-Status ≤ 50% und bei Tumoren der hinteren Schädelgrube.

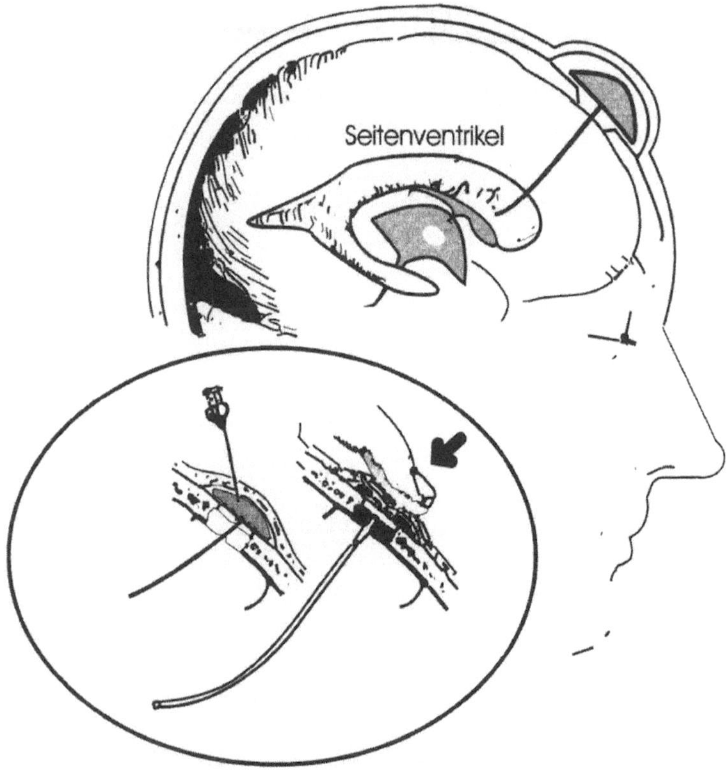

Abb. 39. Schema eines Reservoirs zur Punktion und Applikation von Zytostatika in den Liquorraum bzw. Zysten

Shuntimplantation und Anlage von Reservoirs

Bei akut auftretendem Hydrozephalus durch Verlegung der Liquorwege, die nicht durch eine sofortige hochdosierte antioedematöse Therapie behoben werden kann, ist eine notfallmäßige Entlastung durch (bevorzugt vorübergehende externe) gelegentlich permanente (ventrikulo-peritonealer Shunt) Liquordrainage nötig (häufig bei Tumoren der Vierhügelregion, des IV. Ventrikels, aber u.U. auch bei Foramen Monroi-Blockade).

Zur Behandlung des Liquorraums bei Meningeosis neoplastica und bei sezernierenden Tumorzysten ist das Anlegen eines punktierbaren Rickham- oder Ommaya-Reservoirs mit Ventrikel- oder Zystenkatheter günstig, bzw. erforderlich.

6.2 Strahlentherapie

Prinzipiell ist heute eine Strahlentherapie bei Hirntumoren ohne histologische Sicherung abzulehnen. Ausnahmen sind multiple Tumorherde im CT bei nachgewiesenem Primärtumor oder der eindeutige zytologische Nachweis von Tumorzellen im Liquor. Methode der Wahl bei Hirntumoren ist die Anwendung einer Photonenbestrahlung (Telekobaltgeräte oder Linearbeschleuniger 4–25 MeV). Die technisch aufwendige korpuskuläre Bestrahlung (Protonen, Neutronen, Pi-Mesonen) hat bisher keinen klinischen Vorteil erbracht (Ausnahme: Protonenbestrahlung bei Chordomen).

a) b) c) d)

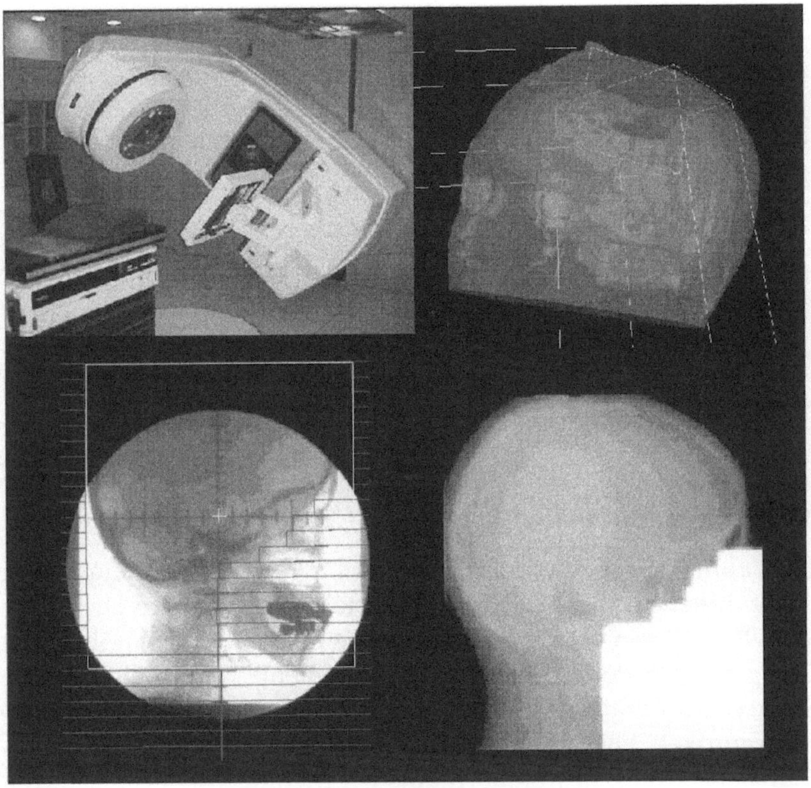

Abb. 40. a: Linearbeschleuniger – Einheit zur 3D-Bestrahlung; **b:** Nicht koplanare 3D-Planung – koplanares Feld (90° Gantry Neigung) nicht koplanares Feld, darunter: Ganzhirnbestrahlung – Helm- bzw. Pinkel-Bestrahlung, zB bei malignem Non-Hodgkin Lymphom mit ZNS-Befall. Individuelle Ausblockung der nicht befallenen Regionen mittels Multi Leaf-Kollimator; **c:** Simulationsaufnahme vor der Bestrahlung; **d:** Portal Imaging Aufnahme kontrolliert während der Behandlung den Bestrahlungsbereich (Bilder: *Doz. Schratter, Radiologie, KFJ-Wien)*

Die bereits im größerem Umfang durchgeführte Bestrahlung mit Neutronen hat zwar eine höhere Effizienz am Tumor, aber unakzeptable Nebenwirkungen. Auch eine Mischbestrahlung aus Neutronen und Photonen hat keine Vorteile ergeben. Derzeit sind wieder intensive Bemühungen um eine Verbesserung des Konzeptes der Bor-Neutronen-Einfangtherapie im Gange (s. unten). Die neu verbesserte Technik der Ionenbestrahlung verspricht eine bessere Effizienz durch höhere biologische Aktivität und noch präzisere Steuerbarkeit gegenüber der herkömmlilchen Photonenbestrahlung (in Deutschland bisher nur in Heidelberg verfügbar).

Die **lokale interstitielle Bestrahlung** kann durch Einbringung von Iridium 192- oder Jod 125-seeds als Permanent-Implantation oder Brachykurie-Therapie (Einbringen einer hochenergetischen Strahlenquelle für Zeiträume von Minuten) durchgeführt werden. Beide Verfahren haben den Vorteil sehr eng umschriebener, extrem hoher Tumordosen bei steilem Dosisabfall zum umgebenden gesunden Gewebe und der raschen Durchführbarkeit. Die Permanent-Implantation hat darüber hinaus bei langsam wachsenden Tumoren den Vorteil der langen Einwirkungszeit und damit der Erfassung vieler Zellzyklen. Wesentlicher Nachteil ist die notwendige Beschränkung auf kleine Feldgrößen, insbesondere im Bereich des Hirnstammes, so dass schon von daher die Indikation nur begrenzt gestellt werden kann. Bei infiltrativ wachsenden Tumoren können die peripheren, aktiven Wachstumszonen schlecht erfasst werden, so dass diese Methode für die Primärbehandlung maligner hirneigener Tumoren nur bei sehr kleinem Tumor geeignet ist. Bei Rezidiv nach Ausschöpfung der externen Bestrahlungsmöglichkeiten kann durch eine Brachykurie-Therapie noch eine Palliation erreicht werden. Die Domäne dieser Verfahren sind die langsam wachsenden, kleinen Tumoren, insbesondere Gliome des Hirnstammes oder auch rezidivierende Hypophysenadenome. Echte Vergleichsstudien fehlen bisher. Bei der Brachykurie-Therapie kann eine erhebliche Ödemreaktion auftreten, die durch höhere Kortisondosen und/oder Osmotherapie aufgefangen werden muss.

Die **stereotaktische Konvergenzbestrahlung** mit Linearbeschleunigern kann durch extrem präzise Bestrahlungstechnik millimetergenau hohe Dosen in einem wohldefinierten Zielvolumen unter weitgehender Schonung der Umgebungsstrukturen applizieren. Bei gut abgegrenzten, nicht zu großen Prozessen (3 bis max. 4 cm Durchmesser) wie Metastasen, Neurinomen oder Angiomen kann sie daher in kurzer Zeit (Bestrahlung nur an 1 oder wenigen Tagen) hervorragende Ergebnisse auch bei gutartigen Prozessen erzielen. Dem gleichen Prinzip folgt das sogenannte **Gamma-Knife,** eine extrem fokussierte Telekobaltbestrahlung, wobei aber der technische und finanzielle Aufwand ein Vielfaches höher ist.

Durchführung der Strahlentherapie

Bei der Applikation von 5 x 2,0 Gy/Woche beträgt die Toleranz des gesunden Gehirngewebes 60 (–70) Gy in 6–7 Wochen. Belegt man allerdings das gesamte Gehirn mit 60 Gy in 6 Wochen, so muss nach den Ergebnissen der Brain-Tumor-Study-Group der USA in ca. 5% nach Ablauf eines Jahres mit dementiellen Entwicklungen gerechnet werden. Nach diesen Erkenntnissen und den durch CT/MR stark verbesserten Lokalisationsmöglichkeiten ist man weltweit zu lokoregionalen Tumorbestrahlungen zurückgekehrt, um die hohen Dosen von 60 Gy im gesunden Hirngewebe zu vermeiden. Es hat sich weiterhin gezeigt, dass durch eine Herabsetzung der Einzeldosis auf maximal 1,8 Gy täglich die Verträglichkeit verbessert werden kann. Unterhalb einer Strahlendosis von 30 x 1,8 Gy innerhalb von 6 Wochen ist das Risiko einer Strahlennekrose des Gehirns nahezu null. Die Hyperfraktionierung, d.h. die Verabreichung kleinerer Einzeldosen mehrmals täglich, zB 2 x 1,2 Gy/d, erlaubt eine höhere Gesamtdosis, da das gesunde Gewebe die durch die Bestrahlung verursachte Schädigung an der DNS rascher reparieren kann als das Tumorgewebe. Die umfangreichen Ergebnisse bei Hirntumoren konnten aber keine Überlebenszeitvorteile aufzeigen. Die Verkürzung der Bestrahlungszeit auf 3 Wochen kann ein Vorteil sein, sofern ambulante Behandlung möglich ist.

Verschiedenste **„Strahlensensitizer"** haben sich bislang in der Therapiesituation als wirkungslos erwiesen.

Bei **malignen Gliomen** konnte gezeigt werden, dass die Überlebenszeiten mit steigenden Dosen einer Ganzhirnbestrahlung von 50 nach 55 und schließlich 60 Gy jeweils verbessert werden konnten, während eine weitere Steigerung um 10 Gy auf das Tumorareal bzw. auf 81 Gy bei hyperfraktionierter Bestrahlung keine zusätzliche Verbesserung erzielte. Es wird daher heute angestrebt, bei malignen hirneigenen Tumoren (50–)60 Gy auf das gesamte Tumorareal mit einem Sicherheitsabstand von 2–3 cm im CT bei möglichst weitgehender Schonung des gesunden Gehirns zu applizieren. Bei gutartigen Tumoren mit langer Überlebenserwartung sollten äquivalente Dosen von 30 x 1,8 Gy innerhalb von 6 Wochen im gesunden Gewebe nicht überschritten werden. Übersicht bei [666].

Bei **Hirnmetastasen** hängen Dosis und Technik von Größe, Zahl, dem Primärtumor, der Zielsetzung der Behandlung und der Lebenserwartung des Patienten ab, zB:

- multiple Metastasen, längere Lebenserwartung: 20 x 2 Gy bis 30 x 1,8 Gy
- kurze Lebenserwartung: bis $^1/_2$ Jahr: 10 x 3 Gy Ganzhirnbestrahlung
- solitäre Metastase mit maximal 3–4 cm Durchmesser: fokussierte Bestrahlung ein- oder mehrzeitig, Dosis 10–30 Gy.

Insbesondere bei Tumoren mit bereits vorhandenem Begleitödem ist die Verträglichkeit der Strahlentherapie unter Kortison deutlich besser. Auch bei Beschwerdefreiheit empfiehlt sich daher während der Bestrahlung die tägliche Gabe von 15 mg Prednisonäquivalent. Bei bereits manifestem Hirnödem sind höhere Dosen von 25–75 mg/die erforderlich (Nebenwirkungen s. Kap. 6.8.9).

6.3 Chemotherapie

Die Wirksamkeit der zytostatischen Therapie konnte nach Einführung der Computertomographie und durch die großen multi-zentrischen Studien der letzten 20 Jahre bei malignen Gliomen, insbesondere den anaplasti-

Tab. 49. Liquorgängigkeit von antineoplastischen Substanzen

Alkylantien	
Nitrosoharnstoffe (ACNU, BCNU, CCNU u.a.)	++
Procarbazin	++
Hydroxyharnstoff	++
Hexitol-Derivate (DAG, DBD, DIAC-DAG)	++
Thio-Tepa	+
Dacarbazin/DTIC	(+)
Cyclophosphamid/Ifosfamid	+/- (aktive Metaboliten -)
Temozolomid	++
Antimetaboliten	
Cytosin-Arabinosid	++ nur bei Dauerinfusion > 2h
Methotrexat	-/+ nur bei Hochdosisbehandlung
Gemcitabin	-
5-Fluorouracil	++ uneinheitlich
Antibiotika	
Adriamycin, Bleomycin etc.	–
AZQ (Aziridinylbenzoquinon)	++ (Ausnahme, nicht im Handel)
Idarubicin	+ bei Kindern
Mitose-Hemmer	
VM 26	–/+ uneinheitlich
VP 16	–/+ nur bei Hochdosistherapie
Vinka-Alkaloide	–
Topoisomerase-Inhibitoren	
Irinotecan	–
Topotecan	++
Andere	
Platinverbindungen	–
Taxole	–
Zytokine, Interferone	–

++ 0.2–0.3 des Serumspiegels werden im Liquor erreicht
\+ zytotoxische Spiegel im Liquor erreichbar
– nur sehr niedrige Liquorspiegel erreichbar (0–0.02 des Serumspiegels)
(überwiegend tierexperimentelle Daten, ergänzt durch Daten einzelner Patienten und kleiner Patientenserien)

schen Oligodendrogliomen, den Keimzelltumoren, Medulloblastomen, primär zerebralen Lymphomen und einem Teil der zerebralen Metastasen belegt werden. Positive Einzelfallberichte gibt es für fast alle malignen Tumoren des Gehirns.

6.3.1 Liquorgängigkeit

Großen Anteil hieran hatte auch die Entwicklung liquorgängiger Zytostatika. Einen Überblick über die Liquorgängigkeit von Zytostatika als bestes Maß der Blut-Hirn-Schranken-Gängigkeit gibt Tab. 49. Mit Ansprechraten von 30–50 % bei geeigneten Zytostatika gehören die malignen Hirntumoren sogar zu den relativ chemosensiblen Tumoren. Dennoch ist die Chemotherapie für die Mehrzahl der Patienten das schwächste Glied in der kombinierten Behandlung mit Operation, Strahlentherapie und Zytostatika. Andererseits trägt sie wesentlich zu den längerfristigen Erfolgen bei.

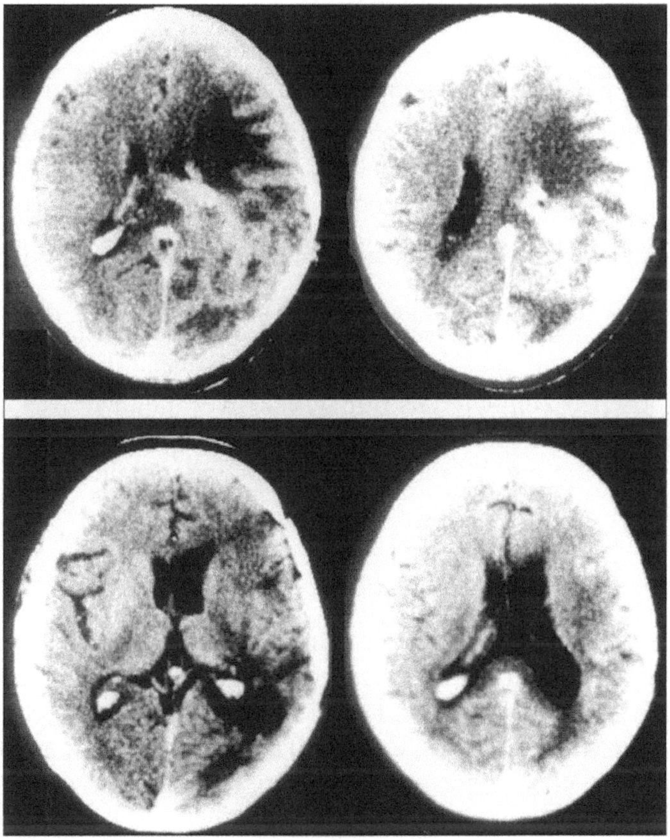

Abb. 41. Anaplastisches Oligodendrogliom (Rezidiv) – Ansprechen auf alleinige Chemotherapie (ACNU-Monotherapie) – oben vor, unten 5 Monate nach Einleiten der Therapie

6.3.2 Besonderheiten der Chemotherapie bei Hirntumoren

Es gibt einige Besonderheiten, die die Zytostatikatherapie der Hirntumoren erheblich erschweren:

Die Blut-Hirn-Schranke

Diese ansonsten partiell oder vollständig zerstörte Barriere für die Zytostatika ist gerade in den entscheidenden, wachstumsaktiven Übergangszonen vom hirneigenen Tumor in das normale Hirngewebe noch weitestgehend intakt. Sie verhindert dadurch für die meisten Zytostatika effektive Konzentrationen in diesen vitalsten Tumorarealen. Die u.U. sogar über dem Blutspiegel liegenden Konzentrationen in nekrotischen Tumorarealen sind von zweifelhaftem Wert. Hirnmetastasen bilden hingegen ab einer Größe von ca. 1 mm eigene, fenestrierte Tumorgefäße ohne Schranke, so dass die Blut-Hirn-Schranke zwar für die Entstehung, aber kaum je für die Therapie von Hirnmetastasen eine Rolle spielt.

Möglicherweise behindert die Blut-Hirn-Schranke auch die frühe Immunabwehr einer Tumorzellinvasion.

Die enge Raumbeschränkung innerhalb der Schädelkapsel

Diese beschränkt bei progressivem Tumorwachstum die Zeit für das Wirksamwerden einer Chemotherapie und prädestiniert für Komplikationen, da Zytostatika per se (toxisch) oder durch Induktion von Tumorzerfall ödeminduzierend und damit hirndrucksteigernd wirken können.

Fehlender, bzw. unzureichender Lymphabfluss aus dem Gehirn

Da das Gehirn nicht über eigene Lymphabflusswege verfügt, ist der Abbau nekrotischen Zellmaterials nur sehr schwer möglich, was zu chronischem Ödem Anlass gibt. Bei ausgedehnten (Strahlen-) Nekrosen ist eine operative Beseitigung nekrotischer Gewebebestandteile nötig und u.U. lebensrettend.

Erhöhte Sensibilität des Gehirns

Insbesondere der Glia, gegenüber toxischen Einflüssen. Hierfür wird die hohe Stoffwechselaktivität bei schlechter Detoxifizierungskapazität verantwortlich gemacht. Wäre nicht der Schutz der Blut-Hirn-Schranke vorhanden, wäre für die meisten Zytostatika die Gliatoxizität anwendungsbeschränkende Nebenwirkung. Man muss daher mit neurotoxischen Nebenwirkungen bei intensiver Zytostatikatherapie rechnen, insbesondere bei Maßnahmen zur Durchbrechung der Blut-Hirn-Schranke.

6.3.3 Indikationen zur Chemotherapie bei Hirntumoren

Maligne Gliome

Bei Erwachsenen ist die Wirksamkeit einer adjuvanten, d.h. unmittelbar postoperativ, ggf. auch bei Totalresektion durchgeführten Chemotherapie für die malignen Gliome (anaplast. Astrozytom, anaplast. Oligodendrogliom (WHO-Grad III), Glioblastoma multiforme (WHO-Grad IV) in randomisierten Studien nachgewiesen.

Diese Studien hatten die in Tab. 50 genannten Voraussetzungen, so dass die Durchführung einer Chemotherapie außerhalb von Studien an diese Bedingungen zu knüpfen ist.

Tab. 50. Voraussetzungen der adjuvanten Chemotherapie bei malignen Gliomen

- histologisch gesicherter Tumor
- Karnofsky-Status mindestens 50%, insbesondere kein schweres Psychosyndrom, Patient muss sich mit Hilfestellung im Wesentlichen selbst versorgen können.
- Blutbild: Leukozyten mindestens 3,5 G/l
Thrombozyten mindestens 100 G/l
Hämoglobin mindestens 10 g/dl
- keine schwerwiegenden Begleiterkrankungen, zB schwere asthmoide Bronchitits
- Kreatinin maximal 2 mg/dl, Bilirubin maximal 3 mg/dl
- Schwangerschaft

Medulloblastome (PNET)

Randomisierte Studien im Kindesalter haben den Nachweis erbracht, dass Kleinkinder bis zum 3. Lebensjahr und Hochrisikopatienten mit unvollständiger Tumorentfernung/Hirnstamminfiltration/multilokulärem Wachstum von einer adjuvanten Chemotherapie profitieren. Auch im Erwachsenenalter sind Rezidive von Medulloblastomen sehr chemosensibel. Eine analoge Indikationsstellung zum Kindesalter, d.h. adjuvante Chemotherapie bei Hochrisikopatienten erscheint daher gerechtfertigt. Gleiches gilt für die supratentoriellen PNET.

Maligne Ependymome

Wiederum in Analogie zu den Ergebnissen im Kindesalter und wegen der guten Wirksamkeit in kleineren Serien und Einzelfällen ist ebenfalls eine **adjuvante** Chemotherapie zu empfehlen.

Primär zerebrale Lymphome

Verschiedene größere, kontrollierte, allerdings nicht randomisierte Serien der letzten Jahre zeigen einen eklatanten Überlebenszeitvorteil einer hochdosierten oder liquorgängigen zusätzlichen Chemotherapie gegenüber der alleinigen Bestrahlung, so dass die Durchführung einer Chemotherapie empfohlen werden muss. Zunehmend entwickelt sich hier zum Standard, dass die Chemotherapie vor der Bestrahlung, d.h. neoadjuvant durchgeführt wird, da vieles dafür spricht, dass sowohl Wirkung wie Toxizität hierdurch verbessert werden und in einem Teil der Fälle sogar die mit höherem Neurotoxizitätsrisiko einhergehende Kombination mit der Bestrahlung ganz vermieden werden kann.

Diese Chemotherapie sollte wie auch bei Medulloblastomen und Ependymomen möglichst im Rahmen von Studien durchgeführt werden.

Die seltenen **Sarkome des Gehirns** unterscheiden sich prinzipiell nicht von Sarkomen anderer Lokalisationen und sollten daher gemäß den Empfehlungen der internistischen Onkologie behandelt werden.

Für **Rezidive hirneigener maligner Tumoren,** für die eine Nachbestrahlung nicht mehr in Betracht kommt, ist auch und gerade nach einer evtl. Zweitoperation die Durchführung einer zytostatischen Behandlung zu empfehlen, um die miserable Prognose mit Überlebenszeiten von wenigen Monaten zu verbessern. Auch hier sollte der Anschluss an klinische Studien gesucht werden.

Bei **nicht malignen hirneigenen** Tumoren (WHO-Grad I und II) ist eine Chemotherapie schon aus wachstumskinetischen Gründen nicht sinnvoll und kann nur nach Ausschöpfung aller anderen therapeutischen Möglichkeiten als ultima ratio gerechtfertigt werden.

Bei **metastatischen Prozessen** des Gehirns (oder auch des Rückenmarks) sollte – auch nach Operation oder Bestrahlung – eine bei Erreichen einer Vollremission auf 4 Zyklen begrenzte Chemotherapie durchgeführt werden, sofern ein für den Primärtumor wirksames Schema (noch) zur Verfügung steht (unabhängig von der Liquorgängigkeit!). Es muss von einer Tendenz zur generalisierten Metastasierung ausgegangen werden (Patienten mit Hirnmetastasen sterben in ca. 50% der Fälle an extrazerebralen Ursachen), und in den letzten Jahren wurde auch in größeren Serien gezeigt, dass Hirnmetastasen auf Chemotherapie ansprechen.

6.3.4 Zytostatika und ihre Applikation

Die wichtigsten Zytostatika und ihre Liquorgängigkeit sind in Tabelle 49 aufgelistet. Für Metastasen empfiehlt sich im klinisch manifesten Stadium die Anwendung eines beim Primärtumor als effizient nachgewiesenen Therapieschemas unabhängig von der Liquorgängigkeit.

Bei den hirneigenen Tumoren ist die Liquorgängigkeit des Zytostatikums ein entscheidendes Kriterium für gute Wirksamkeit. Allerdings sind auch für nicht liquorgängige Zytostatika Remissionen nachgewiesen worden, so dass ein Teil dieser Substanzen für eine Kombination mit liquorgängigen Mitteln in Betracht kommt. Obwohl für fast alle genannten Substanzen einzelne Erfolge bei hirneigenen Tumoren beschrieben wurden, liegen überzeugende Daten nur für wenige Substanzen vor. Für eine nähere Bewertung muss auf die Spezialliteratur verwiesen werden.

Applikation der Chemotherapie

Die Chemotherapie erfolgt am besten intravenös, um optimale Bedingungen der Bioverfügbarkeit und Steuerbarkeit zu haben. Einige Substanzen stehen nur in oraler Form zur Verfügung (CCNU, Hydroxyharnstoff, Procarbazin, Temozolomid).

Bei der intraarteriellen Gabe handelt es sich trotz bereits zahlreich vorliegender Veröffentlichungen um eine experimentelle Therapie, deren Bedingungen noch sehr unzureichend abgeklärt sind. Die einzige bisher durchgeführte **randomisierte** Studie mit Vergleich intraarterieller mit intravenöser BCNU-Gabe wurde wegen unakzeptabler Nebenwirkungen der intraarteriellen Gabe mit einer hohen Rate von schweren Enzephalopathien (anfangs 10 %) zunächst in der Dosis reduziert, dann später bei auch schlechteren Überlebenszeiten abgebrochen. In gleicher Weise sind Versuche zu beurteilen, die Blut-Hirn-Schranke zu öffnen, zB durch intraarterielle Sorbit-Gabe. Das Risiko neurotoxischer Nebenwirkungen steigt hierbei steil an, da die völlig intakte Blut-Hirn-Schranke im gesunden Gewebe relativ stärker geöffnet wird als im ohnehin schon funktionsbeeinträchtigten Tumorbereich, so dass sich der therapeutische Index zwischen Tumortoxizität und Neurotoxizität u.U. drastisch verschlechtert.

Die **intrathekale** Injektion hat nur 2 Indikationsgebiete:

1. Die Prophylaxe eines meningealen Befalls bei Neoplasien, die zu einem Befall des Liquorraumes neigen, wie zB die akuten Leukämien, hochmaligne Non-Hodgkin-Lymphome, bzw. auch die hochmalignen hirneigenen Tumoren mit liquornahem Sitz, wie Medulloblastome, Ependymome, Germinome, PNET-Tumoren. Auch bei Hirnmetastasen von Mammakarzinomen oder Bronchialkarzinomen ist wegen der hohen Rate an meningealer Beteiligung diese Applikationsform zu erwägen.
2. Zur Behandlung einer manifesten Tumorzellaussaat im Liquor und den weichen Hirnhäuten. Zur Behandlung solider Metastasen ist diese Umgehungsmöglichkeit der Blut-Hirn-Schranke leider nicht nutzbar, da die Diffusion ins Hirngewebe nur über wenige Millimeter effektiv erfolgt. Allenfalls kleine Tumorknötchen im Liquorraum können effektiv behandelt werden. Einzelheiten zur praktischen Durchführung der i.th. Therapie siehe bei Meningeosis neoplastica.

6.3.5 Durchführung der zytostatischen Therapie bei ZNS-Tumoren

Die Bedingungen der Tab. 52 müssen erfüllt sein! Bei primär zerebralen Lymphomen und im Einzelfall kann eine Chemotherapie auch bei schlechtem Allgemeinzustand (Karnofsky < 50%) indiziert sein. Die Dosierung der Zytostatika erfolgt nach Körperoberflächennomogramm (aus Größe und Gewicht).

Maligne Gliome

ACNU-Monotherapie (Nimustin, ACNU®):

Bolusinjektion oder Kurzinfusion von 100 mg/m² i.v. alle 6 Wochen – Beginn: 7–20 Tage postoperativ, nach fortgeschrittener Wundheilung, gleichzeitig mit Bestrahlung.
Wiederholung: alle 6–8 Wochen, wenn:
Leukozyten ≥ 4 G/l
Thrombozyten ≥ 100 G/l
Hämoglobin ≥ 10g/dl (ggf. Ery-Konzentrate).
Kontrollen: Blutbild mit Thrombozyten 1x wöchentlich; zusätzlich Leber- und Nierenwerte vor jeder Applikation.
Dosisreduktion: auf 75% wenn:
Leukozytennadir ≤ 1,5 G/l
Thrombozytennadir ≤ 50 G/l
Bei ACNU ist ein kontinuierliches Monitoring der Lungenfunktion **nicht** erforderlich, da die Lungentoxizität i. G. zum BCNU sehr gering ist. Die kumulative Knochenmarkstoxizität ist eher ausgeprägter als bei BCNU, muss insbesondere auch hinsichtlich des roten Blutbildes beachtet werden und erfordert bei anhaltender und ausgeprägter Blutbilddepression eine Knochenmarkspunktion zur Abschätzung der Blutbildungsreserven.

BCNU-Monotherapie (Carmubris®):

Nur bei ausreichender Lungenfunktion (s.u.)!
Kurzinfusion laut Lösungsvorschrift über 20–30 Minuten 80 mg/m² i.v. Tag 1–3; alternativ 200 mg/m² Tag 1.
Kontrollen und Wiederholungskriterien wie bei ACNU, aber zusätzlich Lungenfunktionsprüfung vor jeder Applikation erforderlich. Fortsetzung der Therapie nur, wenn Lungenfunktion ausreichend:
Grenzwerte für Lungenfunktion:
Diffusionskapazität 50% des Solls, Vitalkapazität 50% des Solls.
Therapieabbruch, wenn diese Werte unterschritten werden oder Belastungsdyspnoe ohne kardiopulmonale Erkrankung auftritt.

CCNU-Monotherapie (Lomustin, Cecenu®, Lomeblastin®):

130mg/m² KOF nur Tag 1 oral unter Antiemeseschutz alle 6–8 Wochen je nach Blutbilderholung. Kontrollen, Toxizität wie bei ACNU. Wegen der problematischen Bioverfügbarkeit bei nur einmaliger oraler Gabe empfehlen wir dieses Schema nicht.

ACNU + VM 26 (Teniposid, VM 26-Bristol®):

Kurzinfusion oder Bolusinjektion ACNU 90 mg/m² Tag 1.
Kurzinfusion VM 26 60 mg/m² Tag 1–3.
Übrige Vorschriften wie bei ACNU-Monotherapie, aber auf mögliche Anaphylaxie und evtl. frühes Leukozytentief nach 8–14 Tagen durch VM 26 achten!

BCNU + VM 26:

Kurzinfusion 20–30′ BCNU 80 mg/m² i.v. Tag 1–3.
Kurzinfusion 20–30′ VM 26 50–100 mg/m² i.v. Tag 1 + 2.
Übrige Vorschriften wie bei BCNU-Monotherapie, aber auf mögliche Anaphylaxie und frühes Leukozytentief nach 8–14 Tagen durch VM 26 achten!

Procarbazin (Natulan®):

Oral 150 mg/m2 Tag 1–28 (oder Tag 1–21, dann Wiederholung alle 6 Wochen).
Beginn: 7–20 Tage postoperativ, nach fortgeschrittener Wundheilung, gleichzeitig mit Bestrahlung.
Wiederholung: alle (6–)8 Wochen wenn:
  Leukozyten ≥ 3 G/l
  Thrombozyten ≥ 75 G/l.
Kontrollen: Blutbild mit Thrombozyten 1x wöchentlich, Leber-, Nierenwerte alle 2 Wochen. Vorzeitige Beendigung der Einnahme im Zyklus, wenn die Leukozyten unter 2,5 G/l oder die Thrombozyten unter 50 G/l absinken. Dann im nächsten Zyklus Dosisreduktion auf 67%.
Typische Nebenwirkungen sind neben der u.U. ausgeprägten Hämatotoxizität eine erhebliche Übelkeit und häufig Hautausschläge, gelegentlich auch Psychosyndrome.

PCV (Procarbazin, CCNU und Vincristin):

Dies ist ein vor allem in den USA gängiges Schema, das etwa die Effizienz einer BCNU- oder ACNU-Monotherapie hat. Die bei der Nachanalyse einer Studie gefundene Überlegenheit für PCV gegenüber BCNU nur bei anaplastischen Gliomen Grad III [743] kann wegen schwerwiegender methodischer Probleme dieser Arbeit nicht verallgemeinert werden. Die adjuvante Anwendung in etwas reduzierter Dosierung hatte in einer großen englischen randomisierten Studie keinen Effekt bei Glioblastomen/anaplastischen Astrozytomen [1302]. Es sind mehrere Varianten publiziert, hier ist das Originalschema und die übliche Form der intensivierten Therapie aus Studien angegeben.

Procarbazin: 60 mg/m^2 oral Tag 8 bis 21
CCNU: 110 mg/m^2 oral Tag 1
Vincristin: 1,4 mg/m^2 (maximal 2 mg) i.v. Tag 8 und 29, also nur 2 x im Zyklus.

Wiederholung alle 6–8 Wochen für 1 Jahr oder bis Tumorprogression. Nebenwirkungen s.o. für Procarbazin. CCNU hat ebenfalls eine deutlich geringere Lungentoxizität als BCNU, so dass Lungenfunktionsprüfung nur bei klinischen Hinweisen erforderlich ist. Vincristin führt nahezu regelhaft zu einer leichten Polyneuropathie, beim Auftreten von Paresen muss es abgesetzt werden. Zentrale Neurotoxizität (Visusstörungen, ADH-Mangel) ist möglich.

Es wird auch ein intensiviertes PCV-Schema angewendet [175] mit CCNU oral 130mg/m^2 am Tag 1:
Vincristin 1,4 mg/m^2 Tag 8 und 29
Procarbazin 75 mg/m^2 oral Tag 8–21
Wiederholung alle 6 Wochen.
Dieses Schema hat offenbar eine höhere Neurotoxizität [1021], eine bessere Wirksamkeit ist nicht gesichert, aber zu vermuten.

Temozolomide – Monotherapie (Temodal®):

Temozolomide ist ein säurestabiles und daher oral anwendbares DTIC-Derivat, das nicht mehr in der Leber metabolisiert werden muss, sondern in wässriger Lösung spontan zu MTIC, dem aktiven Metaboliten von DTIC hydrolysiert. Bei Ratten und Mäusen werden 20–35% des Plasmaspiegels im Gehirn erreicht [927]. Beim Menschen wurde in PET Studien mit C 11-Markierung des Temozolomide der Nachweis einer Aufnahme im Gehirn mit signifikant höheren Konzentrationen im Tumor erbracht [150]. Es wurde 1999 in Europa auf der Basis einer randomisierten Vergleichsstudie mit Procarbazin [1445] für die Behandlung von rezidivierenden oder progredienten Glioblastomen und nach den Ergebnissen einer großen Phase II-Studie (Brada 1998, unpubl.), s.a. [927] für die Indikation rezidivierende/progrediente anaplastische Astrozytome zugelassen. Im Vergleich zu hochdosiertem Procarbazin wurde das progressionsfreie Intervall von 2 auf 3 Monate signifikant verlängert, die mediane Überlebenszeit der Rezidivpatienten verhielt sich mit 5,8 zu 7,3 Monaten entsprechend, so dass ein geringer Fortschritt evident ist.

Dosierung: 200 mg/m^2 KOF über 5 Tage bei nicht zytostatisch vorbehandelten Patienten.
150 mg/m^2 KOF über 5 Tage bei zytostatisch vorbehandelten

Patienten, bei Verträglichkeit Dosiseskalation über 175mg/ m^2 bis zur Standarddosis von 200mg/m^2.

Wiederholung alle 4 Wochen.

Auch bei dieser Substanz ist die Hämatotoxizität dosislimitierend.

Fotemustin – Monotherapie (Muphoran®):

Dieser neuere Nitrosoharnstoff ist in Frankreich und Österrreich für die Behandlung maligner hirneigener Tumoren und für metastasierte Melanome zugelassen. Vergleichende Studien zu den anderen Nitrosoharnstoffen fehlen. Nach den klinischen Studien [583] entspricht die Wirksamkeit etwa der von ACNU/BCNU. Es hat eine geringere Plasmaeiweißbindung, deutlich kürzere Knochenmarkstoxizität und erreicht etwas höhere Konzentration im Ratten-Cortex als BCNU.

Dosierung: Induktion mit wöchentlicher Gabe von 100mg/m^2 KOF i.v. als Infusion über 1 Stunde (längere Infusionsdauer erhöht die Hämatotoxizität, aber nicht die Effizienz) für 3 Wochen. Danach 4–5 Wochen Pause. Erhaltungstherapie mit 100 mg/m^2 KOF alle 3 Wochen.

Dosis-limitierend ist ebenfalls die Hämatotoxizität. Pulmonale Fibrosen wurden bisher nicht beschrieben, in ca. 25% geringe gastrointestinale Toxizität.

Medulloblastom/PNET-Schemata

Im Kindesalter erwiesen sich vor allem Platin haltige Schemata, wie Carboplatin, Procarbazin, Vincristin, auch CCNU, Cisplatin, Vincristin oder Cisplatin, Cyclophosphamid, Etoposid, Vincristin [327] als deutlich effizienter als früher angewendete. Das hochkomplexe Protokoll "Eight drugs in one day" (8 in 1) mit BCNU (CCNU), Cisplatin, Cyclophosphamid, Cytosin-Arabinosid, Hydroxyurea, Prednison, Procarbazin, Vincristin vermochte die Ergebnisse vor allem wegen der Toxizität nicht zu verbessern.

Ergebnisse bei Erwachsenen liegen für diese Schemata, insbesondere für das toxische und auch bei Gliomen nicht besser als konventionell wirksame 8 in 1-Regime, kaum vor. In unseren Händen hat sich das folgende Protokoll bei Erwachsenen als praktikabel und hoch wirksam erwiesen:

Block I: Procarbazin: 100 mg/m^2 Tag 1–14 oral

Epirubicin: (Farmorubicin®) 50 mg/m^2 Tag 1

DTIC: (Dacarbazin. D.T.I.C.®, Detimedac®) 400 mg/m^2 Tag 1 + 2

Methotrexat: 20 mg/m^2 Tag 1,8,15 oral

Block II: Cisplatin: (Cisplatin®, Platinex®) 50 mg/m^2 Tag 29 + 30

Ifosfamid: (Holoxan®)1600 mg/m^2 Tag 29–33 (5 Tage)

Wiederholung ab Tag 51. Beginn der Blöcke nur, wenn Leukozyten mindestens 4000/ul und Thrombozyten mindestens 100 000/ul.

Dosierung von Procarbazin und MTX bei Leukozyten unter 3 G/l nur 75%, unter 2,5 G/l nur 50%, unter 2 G/l abwarten!

Behandlungsdauer 1 Jahr.

Primär zerebrale Lymphome

Nach Diagnosestellung (Biopsie) Kortisonbehandlung (100 mg Prednisonäquivalent/d) und Anlegen eines Ventrikelzugangs (Ommaya- oder Rickham-Kapsel).

Vor Bestrahlung: 1 Gramm Methotrexat/m^2 i.v. Tag 1 + 8 mit Leukovorinschutz !
12 mg Methotrexat intrathekal Tag 1, 4, 8, 11, 15, 18,
jeweils Leukovorin-Schutz 10 mg alle 6 Stunden,
Bestrahlung mit 54,4 Gray (20 x 2 Gy Ganzhirn + 8 x 1,8 Gy regional),
3 Wochen Pause.
Nach Bestrahlung: 3 Gramm/m^2 Cytosin-Arabinosid i.v. Tag 1 + 2
3 Wochen Pause,
3 Gramm/m^2 Cytosin-Arabinosid i.v. Tag 1 + 2 (DeAngelis et al. 1992).

Dieses Schema ist sehr effektiv, hat aber vor allem bei älteren Patienten ein erhebliches Leukenzephalopathierisiko.

Alternativ:
- alleinige hochdosierte (8 Gramm/m2 x 3 als Induktion, 3,5 Gr./m2 als Erhaltungstherapie, Leukovorin-Schutz!) Methotrexat-Therapie, Bestrahlung nur bei unzureichendem Ansprechen (NOA-03 Studie in Anlehnung an das Hochberg-Konzept [479])
- PCV-Therapie wie oben angegeben

Bei Rezidiv:
- alleinige niedrig oder mittelhochdosierte Cytosin-Arabinosid-Therapie, evtl. in Kombination mit Mitoxantron (Mitoxantron AWD®, Novantron®) (HAM-Schema – s. onkologische Lehrbücher).

Maligne primäre und sekundäre Keimzelltumoren des Gehirns

PEB, ein in der Behandlung von Seminomen sehr bewährtes Schema:

Cisplatin 20 mg/m^2 Tag 1–5 alle 3 Wochen x 4,
VP 16 (Etoposid, Vepesid®) 100 mg/m^2 Tag 1–5 alle 3 Wochen x 4,
Bleomycin 30 mg 1x/Woche für 12 Wochen.

POMB/ACE: sequentielles, aggressives Schema mit hoher Ansprechrate bei zerebraler Manifestation [1103]:

Vincristin 1 mg/m^2 Tag 1
Methotrexat 1 gr/m^2 Tag 1
Bleomycin 10 mg/m^2 (max. 15 mg) Tag 2 + 3
Cisplatin 120 mg/m^2 Tag 4.

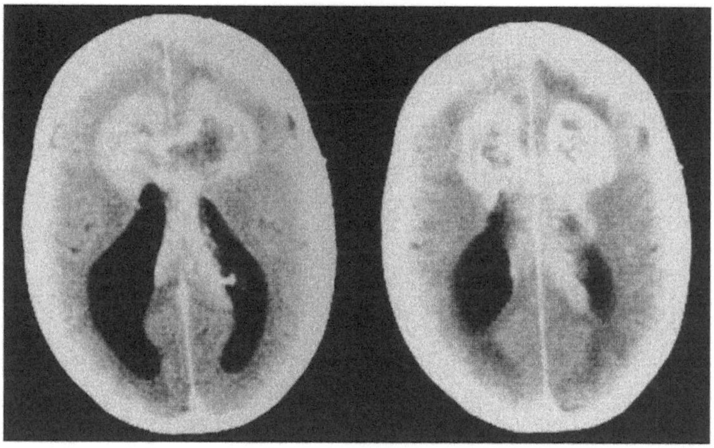

Abb. 42. Patient mit ausgedehntem primär zerebralem Lymphom. Erstdiagnose 1990. Man beachte den symmetrischen Ventrikelaufstau als Folge einer beidseitigen Foramen Monroi-Blockade. Nach kombinierter Radiochemotherapie kam der Patient in eine Vollremission, die auch noch nach 6 J. bei leichtem organischen Psychosyndrom fortbestand. Derartige Verläufe kommen von allen Hirntumoren praktisch nur bei den Lymphomen vor

2 Zyklen alle 2 Wochen, dann alternierend mit:

VP 16 (Etoposid) 100 mg/m^2 Tag 1–5,
Actinomycin D (Lyovac Cosmegen®) 0,5 mg/m^2 Tag 3–5,
Cyclophosphamid (Cyclostin®, Endoxan®) 500 mg/m^2 Tag 5,
intrathekal Methotrexat 12,5 mg Tag 3.

CEB = Carboplatin, Etoposid, Bleomycin, ein neueres, in dieser Form verhältnismäßig toxisches Regime, das in 57% zu einer Vollremission bei einer gemischten Gruppe von zerebralen Keimzelltumoren führte [66]:

Carboplatin: 500 mg/m^2 über 4 h i.v. Tag 1 + 2,
Etoposid 150 mg/m^2 über 1 h i.v. Tag 1–3,
Bleomycin 15 mg/m^2 i.v. Injektion Tag 3.

Wiederholung alle 3 Wochen.

Hirnmetastasen

Beispiele für die Durchführung der zytostatischen Therapie bei sekundären Hirntumoren. Die Auswahl richtet sich nach der Vorbehandlung und nach onkologischen Kriterien (jeweils in Kombination mit Glukokortikosteroiden!).

*Bronchialkarzinom (kleinzellig **und** Adenocarzinom):*

zB Cisplatin + VP 16 (Etoposid):
Für diese synergistische Kombination werden verschiedene Dosierungen angegeben, zB das Schema nach Splinter et al. 1984 mit 80 mg/m^2 Cispla-

tin Tag 1, 100 mg/m² Etoposid i.v. Tag 1 + 2 und 200 mg/m² Etoposid oral Tag 3 + 4 alle 3 Wochen.

Mammakarzinom:

zB FAC (Fluorouracil, Adriamycin und Cyclophosphamid),
5-Fluorouracil 500 mg/m² Tag 1 und 8,
Adriamycin (Doxorubicin, Adriblastin®) 50 mg/m² Tag 1,
Cyclophosphamid 500 mg/m² Tag 1,
Wiederholung alle 3 Wochen.

Melanome:

Kombinationen von Cisplatin/DTIC/Vindesin oder Vinblastin, evtl. ergänzt durch BCNU [414] oder Fotemustin [583] können hier mit bescheidenem Erfolg eingesetzt werden.

Fotemustin ist ein in Frankreich und Österreich (Muphoran®) zugelassener, neuer Nitrosoharnstoff (Dosierung von 100 mg/m² i.v. einmal pro Woche für die ersten 3 Wochen als Induktionstherapie, dann nach einer Pause von 4–5 Wochen 100mg/m² alle 3 Wochen als Erhaltungstherapie. Bei Kombination mit DTIC wird die 3. Induktionsgabe durch 4 Tage je 250 mg/m² DTIC ersetzt und nach einer Pause von 4–5 Wochen in der Erhaltungstherapie an jede Fotemustingabe (alle 3 Wochen wie oben) eine Serie von 4 Tagen mit je 250mg/m² DTIC angeschlossen).

Temozolomide in der o.g. Dosierung ist für diese Indikation in weiterer klinischer Prüfung nach partiellen Erfolgen [115]. Dies gilt auch für Thalidomid.

Bei anderen Primärtumoren kommt eine Chemotherapie nur im Einzelfall in Betracht, wobei entdifferenzierte Formen eher ansprechen (s. hierzu Spezialliteratur).

6.3.6 Rezidivtherapie/Phase-II-Substanzen

Bei den unausweichlichen Rezidiven maligner Gliome kommt bei ausreichendem AZ und längerem Intervall zur Erstoperation in erster Linie eine Re-Operation, in seltenen Fällen auch eine fokussierte Bestrahlung in Frage. Unabhängig davon sollte eine Umstellung/Wiederaufnahme der Chemotherapie erfolgen, sofern der Patient in ausreichendem AZ (Karnofsky ≥ 50%) ist. Ein Wechsel von einem Nitrosoharnstoff zu Procarbazin führt zu objektiven Remissionen in der Größenordnung von 20% und einer größeren Anzahl von Stabilisierungen [1161].

Nach Versagen von Nitrosoharnstoffen und Procarbazin steht neuerdings Temozolomide (Temodal®), daneben nur noch in Phase II-Studien geprüfte Zytostatika zur Verfügung:

Tab. 51. Phase-II-Substanzen

ARA-C
Aziridinylquinon(AZQ)*
Carboplatin, Cisplatin
Dibromodulcitol (DBD)#
DTIC
5-Fluorouracil
Hydroxyurea
Irinotecan (CPT-11)
Methotrexat-Hochdosis
Paclitaxel
Podophyllotoxinderivate: VM 26 (=Teniposid), VP 16 (=Etoposid)
Tamoxifen-Hochdosis
Temozolomide
Topotecan

* nicht verfügbar, # über internationale Apotheke, in Deutschland (noch) nicht zugelassen.

Ara-C, Cytosin-Arabinosid, (Alexan®, Udicil®):

Diese insbesondere bei Leukämien wohlerprobte Substanz ist für die Indikation „Hirntumoren" bisher nicht zugelassen, aber – richtige Applikation vorausgesetzt – bei malignen Gliomen wirksam [676]. Eine konventionelle Dosierung mit 150 mg/m^2 in einer Dauertropfinfusion über 2–4 Stunden, Tag 1–4 alle 3–4 Wochen wurde erprobt. Ob höhere Dosen effizienter sind, ist unbekannt. Nachdem bei Hirntumoren – möglicherweise wegen der partiell gestörten Blut-Hirn-Schranke – schon bei der konventionellen Dosierung (reversible) Neurotoxizität mit flüchtigen Bewusstseinsstörungen und Verwirrtheit auftreten kann, sollten höhere Dosen nur in kontrollierten klinischen Studien verwendet werden.

Aziridinylbenzoquinon:

Wurde speziell als liquorgängiges antibiotisches Zytostatikum entwickelt und in einer Reihe von Phase 2-Studien geprüft, in denen es nur eine moderate Wirksamkeit hatte, so dass es nicht auf den Markt kam, s. [795]. Auch ein weiteres, in Japan entwickeltes Anthracyclinderivat MX-2 hatte in einer Phase-II-Studie nur geringe Wirksamkeit.

Carboplatin (Carboplat®):

In neueren Studien wurde trotz fehlender Liquorgängigkeit bis zu 35% objektive Remissionen berichtet [1030, 1388, 1446]. Vielversprechend ist die Kombination Carboplatin mit RMP-7, einem Bradykinin-Abkömmling, der nach experimentellen Befunden in der Lage ist, eine leicht gestörte Blut-Hirn-Schranke weiter zu öffnen (30% obj. Tumorverkleinerungen, 49% Stabilisierungen [467].

Cisplatin (Cisplatin®, Platinex®):

Ähnlich wie für Carboplatin wurde in kleineren Serien über Remissionen in der Größenordnung von 20–30% berichtet. Wegen ihrer synergistischen Wirkung wurde speziell die Kombination mit Etoposid untersucht als Alternative zu den Nitrosoharnstoffen mit gleichartigen Remissionsraten. Eine randomisierte Phase III-Studie gibt es nur von der EORTC Brain Tumor Group, in der Cisplatin in einer Dosierung von 50 mg/m^2 pro Woche während der Radiotherapie eingesetzt wurde, ohne dass sich eine Überlebenszeitverlängerung beweisen ließ [350].

Dibromodulcitol:

Wirkt wie das andere klassische Hexitol-Derivat Dianhydrogalactitol (DAG) über die gleichen Metaboliten alkylierend und hat eine vergleichbare, aber wohl etwas geringere Effizienz als die Nitrosoharnstoffe gegen maligne Gliome [14, 340]. Bei Medulloblastomen und Ependymomen wurden hohe Remissionsraten berichtet [742]. Wahrscheinlich synergistische Wirkung in Kombination mit Strahlentherapie und/oder Nitrosoharnstoff. Die Kombination mit BCNU erwies sich der alleinigen Strahlentherapie als überlegen [542] – nicht im Handel.

DTIC. Dacarbazin (D.T.I.C.®, Detimedac®):

Wenig geprüftes Alkylans mit gewisser Aktivität. Die Substanz wird wegen ihrer Lebertoxizität gegenüber Temozolomide, das über den gleichen Metaboliten MTIC wirkt, zurücktreten.

5-Fluorouracil (Fluroblastin®, 5-FU „Lederle", 5-FU medac, Ribofluor®):

Wirksamkeitshinweise aus frühen Studien. Zusätzliche Gabe zu BCNU mit 2 x 1 Gramm im Zyklus war nicht nachweisbar effektiv [1189]. Dosierungsmöglichkeiten nicht ausgeschöpft, aber offenbar nur geringe Aktivität.

Hydroxyurea (Litalir®, Syrea®):

Ist ein sehr altes, gut verträgliches, gut liquorgängiges, aber in der Monotherapie nur schwach wirksames Alkylans, das in den USA noch vielfach während der Bestrahlung als Versuch einer Radiosensibilisierung eingesetzt wird. Die Dosierungsmöglichkeiten sind nicht ausgeschöpft. Interessant sind Berichte, dass es bei progredienten, inoperablen Meningeomen auch bei niedrigen Dauerdosen (500–1000mg/d) zu Teilremissionen führen kann [1162]. Höhere Dosen um 20mg/kg/KG schienen effektiver [818].

Methotrexat:

Nur in älteren Studien mit Hochdosistherapie gewisse Aktivitätshinweise [314].

Paclitaxel (Taxol®):

Für das bei Gliomen mehrfach geprüfte Taxol-Derivat, liegen Raten für Response/Stable Disease zwischen 55 und 6% vor [211, 368, 1030], wobei die neueren Daten ungünstig sind. Die Metabolisierung wird durch die Gabe von enzyminduzierenden Substanzen wie Antiepileptika sehr beschleunigt mit entsprechend verminderter Toxizität und Wirkung.

Podophyllotoxinderivate (Teniposid = VM 26 Bristol®, Etoposid = Etomedac®, Vepesid®):

Teniposid ist weniger hämatotoxisch als Etoposid. Die Wirksamkeit bei Gliomrezidiven ist mit berichteten Remissionsraten inkl. Stabilisierungen um 30% etwa gleich s. [795].

Tamoxifen:

In hochdosierter Gabe (160 mg/d für Frauen, 200 mg/d für Männer) wirkt Tamoxifen u.a. hemmend auf die nahezu tumorspezifische Proteinkinase C und auch gering alkylierend, so dass es unabhängig von seiner anti-östrogenen Wirkung das Wachstum solider Tumoren hemmen kann. Eine berichtete Remissionsrate von 35% bei Gliomrezidiven mit nur geringen hepatotoxischen Nebenwirkungen (auch eine erhöhte Thrombosegefahr muss beachtet werden) verlangt insbesondere deshalb nach Bestätigung, weil Tamoxifen wegen der fehlenden hämatotoxischen Wirkung eine ideale "add on"-Substanz wäre [257]. Möglicherweise ist eine Fortsetzung dieser Therapie trotz anfänglicher Tumorprogression im Hinblick auf spätere Rückbildung sinnvoll [241].

Temozolomide (s. oben bei DTIC). Hohe Remissionsraten in einer neuen Studie.

Topoisomerase I-Hemmer:

- Topotecan (Hycamtin®):

Für das von der Liquorgängigkeit her interessante Topotecan sind gute Rückbildungen von Hirnmetastasen berichtet [1371]. Verschiedene Phase II-Studien bei malignen Gliomen berichteten einzelne gute Tumorremissionen und eine hohe Rate von Stabilisierungen [150, 785], wobei offensichtlich das Applikationsschema eine erhebliche Rolle spielt, speziell auch für die u.U. erhebliche Hämatotoxizität. Eine mehrtägige oder sogar mehrwöchige kontinuierliche Applikation scheint effektiver zu sein. Von besonderem Interesse ist die Kombination mit Topoisomerase II-Hemmern, wie dem Etoposid, die allerdings besonders toxizitätsträchtig ist. Mehrere Studien zu diesen Fragen sind im Gange.

Irinotecan (CPT 11):

Ist eine Schwestersubstanz zu Topotecan und findet derzeit trotz schlechterer Liquorgängigkeit Anwendung bei malignen Gliomen in den USA. Detailliertere Ergebnisse fehlen noch.

Die objektiven Remissionsraten der genannten Substanzen liegen bei kritischer Würdigung unter 30%, wobei allerdings noch eine eindeutige Stabilisierung des Krankheitsverlaufes für einige Monate in mindestens der gleichen Größenordnung hinzukommt und vereinzelt jahrelange Remissionen beobachtet werden. Leider sind die Daten auch für die liquorgängigen Medikamente nicht besser.

Praktisch alle, auch die neueren Zytostatika wurden schon in kleineren klinischen Serien bei malignen Gliomen erprobt, werden aber hier mangels ausreichender Wirksamkeitshinweise nicht besprochen.
Erste Therapieversuche mit hochdosiertem **Lovastatin,** einem Inhibitor der Mevalonatsynthase und Cholesterinsynthesehemmer, bei malignen Gliomen harren weiterer Analysen [705].

Boswellia-Säuren (Weihrauchextrakt, Ayurveda H 15® Tabl.) haben in vitro in hohen Konzentrationen einen hemmenden Effekt auf Gliom-Zellen. Klinisch haben sie nur einen milden antiödematösen Effekt, der derzeit in einer kontrollierten Studie belegt werden soll. Der verbreitete Laiengebrauch kann damit gerechtfertigt werden, während klinische Daten für eine Tumorwachstumshemmung noch immer fehlen.
Thalidomid hat neben dem ausgeprägten teratogenen Effekt auch antikonvulsive, schlafinduzierende, anti-angiogenetische und hemmende, gelegentlich aber auch fördernde Wirkung auf den Tumornekrosefaktor Alpha. Derivate mit besserer Angiogenese hemmendem Effekt sind in der Erprobung [510]. Ein klinischer Einsatz erfolgt schon in den USA trotz sehr präliminärer Wirksamkeitsdaten.

6.4 Experimentelle antineoplastische Therapie

6.4.1 Immuntherapie

Die lange bekannte Tatsache, dass Patienten mit malignen Gliomen häufig eine deutlich reduzierte zelluläre Immunantwort haben, hat schon früh zu Versuchen einer Restaurierung und Stimulation der körpereigenen Immunantwort geführt. (Übersichten finden sich bei [795, 914, 1130]). Die verschiedensten Ansätze einer Immuntherapie von unspezifischer Stimulation mit BCG oder anderen Bakterienextrakten bis hin zur Applikation von Lymphokin-aktivierten Killer (LAK-)Zellen in Kombination mit Interleukin 2 oder in vitro expandierter TIL (Tumor infiltrierende Lymphozyten) haben außer wenigen bemerkenswerten Einzelverläufen keine Effizienz belegen können. Das Problem besteht nicht nur in der Ausschaltung der vom Tumor exprimierten stark immunsuppressiv wirksamen Faktoren wie TGF-β, sondern vor allem auch in der enormen Heterogenität dieser Tumoren.

Bei den adoptiven Therapieformen kommt die Schwierigkeit der Applikation in die Wachstumszonen des Tumors hinzu, da zB die Einbringung in die Tumorhöhle mangels Einwanderung der Killerzellen in das Tumorgewebe unzureichend ist.

Dieses Problem des Erreichens der Tumorzelle stellt auch für die Therapie mit **spezifischen monoklonalen Antikörpern** das Haupthindernis dar. Diese stehen inzwischen für hoch gliomspezifische Antigene wie das Tenascin oder den tumorspezifischen EGF-Rezeptor zur Verfügung. Es ist auch möglich, aus einem Panel von relativ spezifischen Antikörpern durch Testung mit Tumorgewebe individuelle Spezifität zu erreichen, z. B. bei Meningosis neoplastica [243]. Da funktionell blockierende Antikörper wegen der Heterogenität der Tumoren rasch an Wirksamkeit verlieren, werden die Antikörper in der Regel für den klinischen Einsatz mit Radionukliden, bevorzugt Jod 131, oder experimentell mit Toxinen (Diphtherie, Rizin) oder Chemotherapeutika gekoppelt. Die Proteinnatur der Antikörper verhindert wegen ihrer sehr hohen Molekülgröße eine Penetration der Blut-Hirn-Schranke und spezifische Transportmechanismen konnten bisher nicht nachgewiesen werden, so dass eine intravenöse Anwendung bei hirneigenen Tumoren praktisch ausscheidet und eine lokale Applikationsform gesucht werden muss. Hier bietet sich die Meningeosis neoplastica an mit der Möglichkeit der intrathekalen Applikation der Antikörper. Durchaus ermutigende Ergebnisse wurden vorgelegt [243], das Forschungsprogramm wegen der hohen Kosten aber dennoch nicht fortgeführt.

Direkte, auch kontinuierliche Gabe per Katheter in die Tumorhöhle kann nur sehr kleine Volumina erreichen, was aber bei der Verwendung von Anti-Tenascin Antikörpern bei malignen Gliomen dennoch als effektvoll beschrieben wurde [247, 1067]. Hier werden die klinischen Prüfungen fortgesetzt.

Die Entwicklung bispezifischer Antikörper, die an den Tumor und an ruhende Lymphozyten binden und diese zur Zytotoxizität aktivieren, ist gelungen und die mögliche Beschränkung auf die Fab-Fragmente verkleinert die Molekülgrößen wesentlich. Dennoch sind die praktischen Probleme einer ausreichenden Antikörperproduktion, Bioverfügbarkeit und Spezifität noch nicht gelöst [936, 1421].
Ein weiteres wesentliches Hindernis einer erfolgreichen Antikörpertherapie ist die Bildung humaner Antikörper gegen die artfremden Eiweiße der meist verwendeten Maus- oder Kaninchenantikörper, auch wenn die Konstruktion chimärer Antikörper (halb Maus/Kaninchen – halb human) dieses Problem entschärfen hilft.

Auch die Gabe von Interferon alpha, beta und gamma in verschiedenen Dosierungen hat bisher in Phase II-Studien mit Remissionsraten von 0–15% nicht zum weiteren Einsatz ermutigt, zumal mit erheblicher Toxizität gerechnet werden muss (Fieber, Schüttelfrost, Hirndruck, Malaise. Verwirrung, Somnolenz) [162]. Auch die positiven Ergebnisse einer Kombinationsbehandlung von ACNU mit Interferon β in einer japanischen Studie (s. 914) konnten in Deutschland nicht bestätigt werden [1373].

Interferone können – zumindest in Zellkultur – das Tumorwachstum auch beschleunigen.

6.4.2 Gentherapie

Glioblastome bieten wegen der fehlenden Metastasierungstendenz dem raschen Wachstum und der guten Erreichbarkeit für intratumorale Therapie sehr günstige Voraussetzungen für gentherapeutische Ansätze, so dass sie zu den ersten Tumoren gehörten, bei denen Gentherapie klinisch angewendet wurde. Alle bisherigen Ansätze konnten die großen Erwartungen nicht erfüllen. Soweit klinische Daten publiziert wurden, ist zu erkennen, dass die angewendeten Verfahren allenfalls die Wirksamkeit einer konventionellen Chemotherapie erreichen. Zweifellos stehen wir aber erst am Anfang der möglichen Entwicklungen in diesem Bereich. Im Folgenden sind die Techniken, die schon Eingang in klinische Studien gefunden haben, kurz skizziert:

Suizid-Gen Transfer/Pro-drug Konzept

Dies hat bisher die breiteste klinische Anwendung gefunden und mit dem HSV-TK/GCV System laufen multizentrische Studien auch in Deutschland. Das Prinzip besteht in der intratumoralen Injektion von Vektor produzierenden Zellen, in der Regel Fibroblasten der Maus, die einen inkompletten oder abgeschwächten Retro- oder neuerdings auch Adenovirus produzieren, der mit dem Thymidinkinase-Gen von Herpesviren beladen ist und dieses in die Tumorzellen transfiziert.

Das anschließend intravenös gegebene Gancyclovir wird nur in den Thymidinkinase-haltigen Zellen aktiviert und führt dort zum Zelltod. Leider ist die Transfektionsrate beim Menschen sehr niedrig (unter 1%), so dass auch der „bystander-Effekt", der etwa 10x mehr Zellen abtötet als die Gancyclovir-Wirkung, und zusätzlicher ischämischer Zelltod durch Thymidinkinase-Transfer auch zu Endothelzellen die Effizienz der aktuellen Systeme nicht entscheidend verbessern kann. Hinzu kommt, dass wie bei allen Chemotherapeutika auch bei Gancyclovir primäre Resistenzen selbst bei erfolgreich transfizierten Tumorzellen vorkommen, was im Tierversuch zu Rezidiven geführt hat. Beim "bystander-Effekt" handelt es sich um ein noch unzureichend verstandenes Phänomen, bei dem es möglicherweise durch die durch Tumorzelltod oder die Mausfibroblasten induzierte Immunantwort zu einem Absterben der Tumorzellen in unmittelbarer Nachbarschaft der Gancyclovir geschädigten Zellen kommt.

Eine Serie von 15 so behandelten Patienten wurde ausführlich publiziert (12 Gliomrezidive, 2 Melanom-, 1 Mamma-Ca-Hirnmetastase). Bei 5 kleinen Tumoren fand sich eine Reduktion des Tumor-Enhancements im MR von 1,4 ± 0,5 ml auf 0,4 ± 0,5 ml. Bei 4 Patienten ergab sich eine partielle oder komplette Remission mit Überlebenszeiten von 7–21 Monaten [1045].

Fieber, Kopfschmerzen und Blutdruckkrisen sind mögliche Nebenwirkungen dieser Therapie.

Von weiteren ähnlichen Pro-drug-Verfahren ist bisher nur das Cytosin-Deaminase/5-Fluorocytosin-System, bei dem intrazellulär 5-Fluorouracil als Zytostatikum entsteht, im Tierexperiment gut etabliert.

Tumor Vakzination:

Das Prinzip der Immunstimulation durch Reinjektion bestrahlter autologer Tumorzellen wurde verbessert durch vorherige Transduktion eines Zytokin-Gens (zB Il-2) in die Tumorzellen in einer Primärkultur, um auf diese Weise die Immunogenität der Tumorzellen zu verstärken/wiederherzustellen.

Onkolytische Viren:

Herpes simplex Virus Mutanten, die durch das Fehlen der Thymidinkinase oder der Ribonukleotidreduktase oder bestimmter Gene die Replikationsfähigkeit oder Toxizität verloren haben, sind in der Lage, sich teilende Zellen zu infizieren und die Antigenität so zu verändern, dass ein immunvermittelter Zelltod eintritt. Einige Mutanten wirken auch direkt toxisch auf sich teilende Zellen. Neben den Problemen einer ausreichenden Transfektion spielen hier vor allem toxische Auswirkungen auf normales Hirngewebe, die Auslösung einer Enzephalitis und mangelnde Stabilität der Mutanten eine hinderliche Rolle.

Antisense-Therapie:

Durch Einschleusung komplementärer cDNS oder RNS in die Tumorzelle kann im Tierexperiment Wachstumsstopp und Tumorverkleinerung erzeugt werden. Von besonderem Interesse ist, dass schon durch kleine Oligodeoxynukleotide in Antisense-Anordnung eine Blockade der DNS/RNS-Synthese erreicht werden kann [344]. Die Überwindung der Blut-Hirn-Schranke ist mit diesen kleinen Molekülen eher möglich. Da die Blockade nur vorübergehend ist, ist wiederholte/kontinuierliche Anwendung erforderlich. Bei Gliomen konnten in experimentellen Systemen c-sis, b-FGF, IGF-I und TGF-β gehemmt werden. Bisher wurden nur einzelne Patienten behandelt, da erhebliche Probleme mit der Toxizität und Stabilität bestehen [1125].

Anti-Angiogenese:

Da für Tumorwachstum über einige wenige Mikroliter Volumen hinaus stets eine Neo-Angiogenese erforderlich ist, bietet die Hemmung der Angiogenese einen universellen therapeutischen Zugang, der überdies die Heterogenität der genetischen und zellulären Differenzierung vermeidet. Der vaskuläre endotheliale Wachstumsfaktor (VEGF) spielt eine zentrale Rolle in der Tumorangiogenese, ist in Gliomen stark hochreguliert und weitgehend auf hypoxische Regionen beschränkt. Er ist ein idealer Angriffspunkt und kann auf verschiedene Weise gehemmt werden (zB monoklonale blockierende Antikörper, Einschleusung von VEGF-Rezeptor-Mutanten, antisense VEGF-cDNS). Prinzipiell ist nur eine Wachstumshemmung, allerdings auch ein antiödematöser Effekt zu erreichen. Im Tierexperiment kam es dennoch vereinzelt zu Vollremissionen. Erste klinische Versuche sind im Gang [1125].

Andere Ansätze bestehen in der Wiedereinschleusung von Tumor-Suppressor-Genen, zB p 53 bei Gliomen oder auch in der Einschleusung von Resistenz-Genen gegen Zytostatika in normale Zellen, zB des Knochenmarks.

Bei der Behandlung der Meningosis neoplastica wurden im Tierexperiment verschiedene Techniken, vor allem das HSV-Thymidinkinase-System, erprobt mit eher schlechterer Wirksamkeit als bei den Glioblastomen. Die schlechte Verträglichkeit der Vektor produzierenden Zellen im Liquorraum ist ein Problem der Anwendung beim Menschen, von der noch nicht in größeren Fallzahlen berichtet wurde [1268, 1375].

Diese kurze Darstellung zeigt schon die vielfältigen, heute zumindest ansatzweise zur Verfügung stehenden Möglichkeiten, wobei die anfängliche euphorische Hoffnung auf rasche Fortschritte inzwischen der Ernüchterung mühsamer Detailarbeit weichen musste.

6.4.3 Invasionshemmung

Die Infiltration gesunden Gewebes durch die Tumorzelle setzt eine bestimmte genetische Ausstattung der Tumorzelle voraus, unter anderem das Vorhandensein von Proteasen zur Auflösung der extrazellulären Matrix, der Basalmembran und zur Ablösung von Adhäsionsmolekülen. Hierzu gehören die Matrix-Metalloproteinasen, die zusammen mit anderen Endopeptidasen wie Serin-Proteasen (zB Urokinase), Aspartat-Proteinasen (zB Cathepsin D) und Cystein-Proteasen (zB Cathepsin B) eine wichtige Rolle in Invasion und Angiogenese spielen. Synthetische Hemmstoffe für diese Enzyme stehen zur Verfügung, zB BB-94 (Batimastat). Die verwandte Substanz Marimastat wird zur Zeit in einer Phase

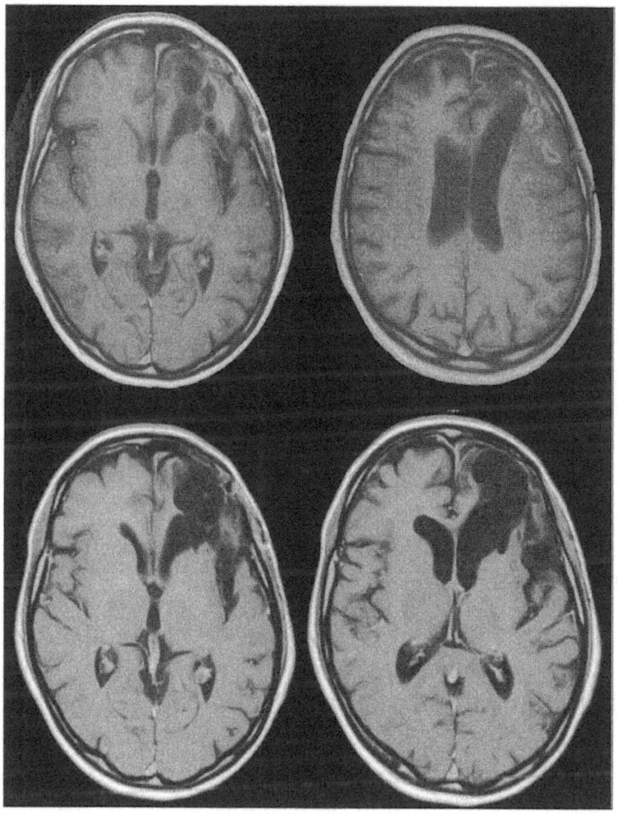

Abb. 43. Langzeitverlauf eines anaplastischen Astrozytomrezidivs unter Tamoxifen: oben: Zustand nach Re-Operation und einem Zyklus Procarbazin bei anaplastischem Astrozytom Grad III bei 46 j. Frau. Dringender Verdacht auf Resttumor-Inseln im Jan. 1997. Umstellung auf Tamoxifen 160mg/d auf Patientenwunsch wegen Unverträglichkeit. Allmähliche Rückbildung mit noch diffusen Veränderungen im September 1997 (nicht dargestellt); unten: Im T1-Bild mit Gadolinium keinerlei Tumorrest im Feb. 1998. Gleiches Bild im März 1999

III-Studie geprüft. TNP-470 (=AGM-1470), ein synthetisches Fumagillin-Analog hemmt Proliferation und Invasion von Endothel- und Tumorzellen. Salfingol ist ein Inhibitor der Proteinkinase C und hemmt auf diesem Wege Invasion und Angiogenese, was ein möglicher Wirkmechanismus auch bei hochdosiertem Tamoxifen darstellt. Eine Hemmung der Calcium-abhängigen Signalübertragung kann durch spezielle Calcium-Antagonisten wie die Carboxyamido-Triazole erreicht werden, die ebenfalls zu einer Invasions- und Angiogenese-Hemmung führen und inzwischen in Phase II klinisch getestet werden [855]. Erste Pilotergebnisse mit diesen Ansätzen lagen hinsichtlich Toxizität und gewissen Effizienzhinweisen nicht besser als die üblichen zytotoxischen Therapien, wobei möglicherweise auch langfristigere Ansätze und modifizierte Effizienzkriterien nötig sind.

6.4.4 Bor-Neutronen-Einfang-Therapie (Boron Neutron Capture Therapy, BNCT)

Diese wegen der ausgeprägten Toxizität frühzeitig verlassene, dann aber in Japan von Hatanaka in den 70er-Jahren weiter entwickelte Therapie hat heute wieder Interesse gefunden, nachdem bessere Bor-Verbindungen und eine leichtere Steuerbarkeit der Neutronenstrahlung verfügbar sind. Das Prinzip besteht darin, Bor-Verbindungen möglichst selektiv in den Tumor zu bringen, um dort die Wirkung einer schwachen, noch gut tolerablen Neutronenstrahlung wesentlich zu verstärken. Bor-Atome absorbieren wegen ihrer Größe bevorzugt Neutronen und zerfallen dann unter Abgabe von Alpha-Strahlung hoher Energie und kurzer Reichweite mit dementsprechend hoher, aber streng lokal begrenzter Toxizität. In Europa wird die Therapie am Forschungsreaktor Petten in Holland weiterentwickelt und erste klinische Studien stehen an [361, 512, 1128].

6.4.5 Hyperthermie

Das Konzept der Tumorüberwärmung ist wegen der relativen Nebenwirkungsarmut, der Wirkung auf alle Tumorzellen, auch ruhende und hypoxische, und der Kombinierbarkeit mit Radio- und Chemotherapie von jeher faszinierend. Ein bisher nicht ausreichend zu überwindendes Hindernis stellt die steile Dosis-Wirkungsbeziehung dar, die erst bei Temperaturen nahe 44 Grad zu einer relevanten Toxizität, bzw. Hypersensitivität für zusätzliche Therapieformen führt. In diesen hohen Temperaturbereichen ist aber auch Normalgewebe, insbesondere das Gehirn, vulnerabel und die differentielle Toxizität geht verloren. Moderne Techniken einer lokal sehr umschriebenen Hyperthermie-Erzeugung durch Implantation von Radioantennen oder Lichtleitern in den Tumor, die durch Mikrowellen, bzw. Laserlicht aufgeheizt werden, sind nach den heutigen

Möglichkeiten technisch optimal, können aber dennoch wegen der extrem guten Hirn-, bzw. Tumordurchblutung die erforderlichen hohen Temperaturen kaum ausreichend lange und schonend erzeugen. In einer Studie wurde dennoch ein signifikanter Überlebenszeitvorteil von 85 gegen 76 Wochen für Glioblastom-Patienten berichtet, die bei einem Tumorrest nach konventioneller Bestrahlung einen Brachycurie-Boost erhielten und randomisiert zusätzlich ggf. eine Hitzeapplikation von je 30 Minuten vor und nach der Brachytherapie. Nachdem von 112 Patienten fast ein Drittel nicht randomisiert wurden, bedarf dieses Ergebnis der Bestätigung [1241].

6.4.6 Intrakavitäre Chemotherapie

Die Zahl der intrakavitären Chemotherapieversuche ist Legion, und ihre Anfänge reichen bis in die 50er-Jahre zurück [795]. Übrig geblieben ist neben der oben erwähnten Therapie mit monoklonalen Antikörpern eine neue Form der adjuvanten Therapie mit dem intraoperativen Einlegen von BCNU getränkten „Waffeln“, einem biologisch abbaubaren Polyanhydridpolymer (Gliadel®), die das BCNU allmählich an das umliegende Gehirn freigeben. Bei praktisch fehlender Hämatotoxizität war dieses Vorgehen in einer randomisierten Phase-III-Studie bei Rezidiven maligner Gliome der alleinigen RT überlegen – allerdings nur bei rechnerischer Angleichung der prognostischen Faktoren [145]. In einer kleinen (32 Patienten), aus technischen Gründen vorzeitig abgebrochenen, randomisierten, finnisch-norwegischen Studie mit primärer Anwendung bei Erstoperation fand sich ein statistisch signifikanter Unterschied der medianen Überlebenszeit mit 58 gegen 40 Wochen [1331]. Die Kombination mit einer zusätzlichen i.v. Chemotherapie ist in Prüfung.

Die **photodynamische Therapie** beruht darauf, dass Porphyrin-Verbindungen intravenös gegeben werden, die sich idealerweise selektiv im Tumor ansammeln. Anschließend wird durch intracavitäre intensive (Laser-)Lichtabstrahlung abgestimmter Wellenlänge der Zelltod porphyrinhaltiger Zellen angestrebt/erzeugt. Die Probleme der Selektivität, ausreichend tiefer Gewebsdurchdringung, Erfassung von ruhenden Tumorzellen und Schwierigkeiten optimaler technischer Abstimmung haben diese Therapieform noch immer im experimentellen Stadium festgehalten [887].

6.4.7 Verbesserung der lokalen Zytostatikakonzentration

Regionale intraarterielle Chemotherapie:

Eher negativ wirkte sich bisher der Versuch aus, durch hohe lokale Dosen die Therapiechancen zu verbessern. Die ausführlich im Rahmen kleiner Serien geprüfte und zunächst als sehr hoffnungsvoll eingestufte intraarterielle Therapie bei malignen Gliomen führte in der einzigen randomisierten Studie zu wesentlich höherer Toxizität, aber nicht zu längeren, sondern kürzeren Überlebenszeiten. Die Studie [1187] wurde deshalb vorzeitig abgebrochen.

Auch superselektive Techniken mit direkter Katheterisierung der supraclinoidalen großen tumorversorgenden Äste produzieren mehr Toxizität als Nutzen [325].

Eine **osmotische Öffnung der Blut-Hirn-Schranke** wird von einer einzelnen Arbeitsgruppe besonders bei primär zerebralen Lymphomen mit günstigen Ergebnissen propagiert [924]. Die denen einer effizienten intravenösen Chemotherapie entsprechenden Ergebnisse bedürfen der Bestätigung, zumal in einer neueren Arbeit trotz bemerkenswerter Patientenselektion (34 Patienten in 14 Jahren behandelt) jetzt auch über (die zu erwartenden) Toxizitäten berichtet wird [274].

Chemische Modifikation der Blut-Hirn-Schranke ist möglich durch RMP 7 (Cereport® – noch nicht im Handel).

Es handelt sich um ein synthetisches Bradykinin-Analogon, das über einen Rezeptor vermittelten Mechanismus die Blut-Hirn-Schranke dort, wo bereits eine leichte Störung vorliegt, vorübergehend deutlich öffnet. Diese zur Vermeidung der sonst dosislimitierenden Neurotoxizität dringend erwünschte **selektive** Öffnung der Blut-Hirn-Schranke im Tumor- und Infiltrationsbereich schafft den Boden für erhöhte Effizienz nicht liquorgängiger potenter Zytostatika wie Cisplatin, Carboplatin, antibiotische Zytostatika etc. Mehrere Studien wurden in der Kombination mit Carboplatin durchgeführt, bzw. sind im Gange, bei denen sich gutes Ansprechen bei chemotherapeutisch nicht vorbehandelten Rezidiven maligner Gliome [467] und auch Remissionen im neoadjuvanten Setting vor der Radiotherapie [1248] zeigten. Die Ergebnisse der laufenden Phase-III-Studie müssen aber für eine endgültige Bewertung dieses eleganten Therapieprinzips abgewartet werden.

6.4.8 Hochdosis-Chemotherapie mit Stammzell-Support

Dies in den letzten Jahren in der Hämatologie/Onkologie entwickelte Konzept beruht darauf, vor einer hochgradig knochenmarkstoxischen Chemotherapie genügend Stammzellen zu entnehmen, um nach Re-Infusion die Knochenmarksfunktionen baldmöglichst wiederherzustellen. Periphere Blut-Stammzellen sind leichter zu gewinnen und wachsen rascher wieder an als autologe Knochenmarkszellen, so dass autologe Knochenmarkstransplantationen praktisch nicht mehr durchgeführt werden. Zunächst muss eine Induktions-Chemotherapie durchgeführt werden, damit ausreichend peripher Stammzellen ausgeschüttet werden. Diese werden dann „geerntet", evtl. in Kultur expandiert und nach Durchführung der Hochdosis-Chemotherapie als Rescue reinfundiert. Hiermit kann die Hämatoxizität recht zuverlässig abgefangen werden, aber die anderen Organtoxizitäten, speziell die Neurotoxizität treten dafür in den Vordergrund.

Bei Hirntumoren kann dies Konzept aufgrund der Blut-Hirn-Schranke und des lokalen Wachstums, die lokale Dosisintensivierung favorisieren, nur eine ultima ratio bei besonders chemosensiblen Tumoren sein. Dies mag zunächst paradox klingen, doch lehren die Erfahrungen aus der allgemeinen Onkologie, dass Tumoren, die auf konventionelle Chemotherapie schlecht ansprechen, auch durch eine Hochdosisbehandlung nicht geheilt werden können und die Nebenwirkungen daher in der Regel nicht gerechtfertigt sind. Indikationen beschränken sich daher derzeit auf die pädiatrische Neuroonkologie (zB [482]).

6.5 Prinzipien der Therapie bei Hirntumoren

(Topographie und Größe des Tumors, Allgemeinzustand des Patienten können Abweichungen sinnvoll machen.)

WHO-Grad I : Kurative(!) Operation mit dem Ziel der kompletten Tumorentfernung. Selten „Radiochirurgie".

WHO-Grad II: Operation/Re-Operation mit individuellem Therapieziel, sei es (selten) kurativ, sei es Beschränkung auf stereotaktische Biopsie. Bestrahlung bei progredientem, nicht (mehr) operablem Tumor. Vorwiegend individuelles Therapiekonzept. Chemotherapie nur nach Ausschöpfung von Operation und Bestrahlung (mögliche Ausnahme: progredientes Oligodendrogliom – laufende Multi-Center-Studie).

WHO-Grad III und Grad IV: Primär multimodale Behandlung mit Operation („So schonend wie möglich, so radikal wie möglich!"), postoperativer Strahlentherapie und adjuvanter Chemotherapie.
Ausnahmen:

- lokal begrenztes Germinom (Bestrahlung in der Regel kurativ)
- maligne Formen von Haemangiopericytom, Meningiom, Neurinom/Schwannom, Pineocytom, Plexuspapillom und Hypophysenadenom, da bei diesen seltenen Tumoren wenig Erfahrungen mit der Chemotherapie vorliegen und diese daher vorläufig nur bei symptomatischem Tumorrest oder progredientem Tumor als indiziert angesehen werden kann.

6.6 Der Neuroonkologische Notfall

Akut bedrohliche Situationen mit Gefahr für das Leben oder irreversibler Funktionseinbußen erfordern rasches Handeln. An folgenden Aspekten sollte sich das weitere Handeln orientieren:

Leitsymptom:

- Bewusstseinsstörung
- „Hirndruck"
- akutes Psychosyndrom
- Anfälle
- „Spinaler Notfall"

Ursachen:

- neoplastisch
- therapiebedingt
- unspezifisch

Pathogenese:

- zerebral
- spinal
- neuromuskulär
- endokrin

6.6.1 Bewusstseinsstörung Abklärung

Ätiologische Differenzierung

Hirndruck:

Entwickelt sich meist allmählich; klinisch: Stauungpapille nicht obligat, aber häufig fehlender retinaler Venenpuls, typische Kombination mit schwallartigem Erbrechen. Atem- und Pupillenstörung zeigen drohende Einklemmung an.

Auslöser für rasche Hirndrucksteigerung: Einblutung, toxische Reaktion auf Chemotherapie, epileptischer Anfall, akuter Hydrozephalus.

Psychomotorischer eptileptischer Status:

selten – kein Meningismus, in der Regel keine Hirndrucksymptomatik, Klärung durch EEG, Sistieren unter i.v. Benzodiazepin oder antikonvulsiver Intensivmedizin.

Postiktische prolongierte Bewusstseinstrübung:

Bei zerebral vorgeschädigten Patienten kann nach einem Anfall eine längere (bis Tage) dauernde Bewusstseinstrübung auftreten. Ausschluss fortgesetzter Krampfaktivität durch EEG. Erhöhtes Prolaktin und CK bei Ausschluss anderer Ursachen sprechen für einen (unbemerkt) abgelaufenen Anfall.

Metabolische Entgleisung:

Selten spontan, eher therapieinduziert, zB Tumorlysesyndrom, Infusionstherapie, osmotische Entgleisung unter Osmotherapie, Diabetes insipidus, SIADH, unter Steroiden entgleister Diabetes mellitus.

Endokrine Störung:

Entgleisung bei latenter hypothalamisch/hypophysärer/adrenerger Insuffizienz, zB im Rahmen eines Infektes, niedriger Blutzucker, (relative) Leukopenie, Hyponatriämie, Hypotension, Hypothermie, Ursache: Nebennierenrindensuppression nach Steroidbehandlung, Hypophysär/hypothalamische Schädigung durch Tumor und Radiatio, Nebennierenmetastasen (SCLC!), Diabetes insipidus, SIADH.

Enzephalitis /Meningoenzephalitis:

Selten als DD bei länger immunsupprimierten Patienten. Paraneoplastische limbische Enzephalitis (sehr selten).

Meningeosis neoplastica:

Haubenmeningeose, basale Meningeose, Hydrozephalus durch Meningeose.

Sinusvenenthrombose:

Neoplastisch durch Verlegung der Sinus, paraneoplastisch bei Thrombophilie.

Purpura cerebri:

Im Rahmen der Thrombopenie unter Chemotherapie, nicht zuverlässig in CT/MRT zu diagnostizieren.

Intoxikation: (auch suizidal)

Medikamenten- und Fremdanamnese(!), Asservation von Körperflüssigkeiten, bei Vd. auf Benzodiazepin-Intoxikation: Antidot Anexale®.

Wernicke-Enzephalopathie:

Schwere Malabsorption bei systemischem Tumor, zB Sarkome, gastrointestinale Tumoren.

Hypoventilation:

Zentrale Atemantriebsstörung, Bestimmung des CO2.

Praktisches Vorgehen

Klinische Untersuchung: Hirndruck(?), neurologische Fokalzeichen(?)

Fremdanamnese: Syndromentwicklung, Medikamentenanamnese

Notfall-Labor: zunächst: Blutzucker, Säurebasenstatus, Elektrolyte, Kreatinin, ASAT (SGOT), Blutbild:

BZ: deutlich erhöht: Coma diabeticum, hyperosmolares Koma(?); niedrig-normal: hypophysär/adrenerge Insuffizienz(?)

Säurebasehaushalt: pH-erniedrigt O2 Sättigung niedrig, PCO2 erhöht: Hypoventilation(?);
pH-erniedrigt, Blutgase normal: „Anionenlücke" – Laktat(?) Osmolarität(?)

Elektrolyte: Hyponatriämie: Osmolarität(?) Adrenerge Funktion(?)
Hypernatriämie – Diabetes insipidus, Akkumulation von Osmodiuretika.
Hyperkalzämie: ossäre Metastasen (Plasmozytom), Nierenversagen.

BB: Leukopenie – Infekt bei Immunsuppression, adrenerge Insuffizienz.
Thrombopenie: Purpura cerebri, Thrombozytose: Sinusvenenthrombose.
Kreatinin, ASAT – Hinweise für toxische Nieren- oder Leberschädigung.

CT: bei Verdacht auf Anfallsgeschehen EEG, bei Verdacht auf Meningitis/Meningeose ggf. Liquordiagnostik; zur späteren Bestimmung ggf. asservieren: Kortisol, Katecholamine, Schilddrüsenhormone, Vitamin B1, Urin auf körperfremde Stoffe, Ammoniak.

6.6.2 Akuter Hirndruck

Klinisches Syndrom

- Kopfschmerz, diffus, morgendlich akzentuiert (nicht obligat!)
- schwallartiges Erbrechen, vor allem morgens
- Apathie, Somnolenz, Koma
- fehlender retinaler Venenpuls, Stauungspapillen, amblyopische Attacken
- Okulomotorius, evtl. Abduzensparese, (einseitige) Pupillenerweiterung
- Blasen- und Gangstörung (bei Hydrozephalus)
- Opisthotonus
- Streckspasmen
- Nackensteife (besonders beim akuten Verschlusshydrozephalus)

Therapie des akuten vasogenen Hirnödems **(s. Seite 204)**

- Hochlagerung des Oberkörpers (ca 30°).
- Steroide i.v.: initial 8–40 mg Dexamethason oder 250 mg Prednisolon als Kurzinfusion.

- Osmodiuretika: Mannit 20% 4–6 x (bis 12 x) 125 ml i.v. Kurzinfusion über zentralen Venenkatheter oder Glycerin oral 85%ig 30–40 ml bis 6 x/die (auch über Magensonde).
- Vermeidung hirndrucksteigernder Noxen:
  - Anfälle
  - Hyperthermie
  - Hypoxie/Hyperkapnie
  - Schmerz, Angst, Husten
  - Vasodilatantien
  - Hyperglykämie
  - arterielle Hypotension
- Antiemese: effektiv und sinnvoll sind vor allem die Serotoninantagonisten (zB Ondansetron), die hirndruckbedingtes Erbrechen rasch unterbinden. Metoclopramid und Phenothiazine sind weniger wirksam und haben zentrale Nebenwirkungen, eher geeignet ist Domperidon.
- Kopfschmerzen im Rahmen des Hirndrucks werden am wirkungsvollsten durch die Behandlung des Hirnödems bekämpft. Wo dies nicht ausreicht, zB bei Beteiligung meningealer Strukturen, sind zunächst nichtsteroidale Antirheumatika oder Metamizol sinnvoll. Von den starken, opiat-verwandten Analgetika ist Tramadol am wenigsten zentral dämpfend (s. supportive Therapie/Analgesie).

Bei günstiger Prognose, zB bei operativ entlastbarer Raumforderung sind auch weitergehende intensivmedizinische Maßnahmen inkl. maschineller Beatmung, Hyperventilation, Analgosedierung (Fentanyl/Midazolam), Stabilisierung des Blutdrucks bei leicht hypertensiven Werten angezeigt und eine Notoperation zu erörtern.

Bei diesem Schritt sollte die Gesamtprognose gewürdigt werden. Ist die Intubation einmal erfolgt, ist die intensivmedizinische Intervention schwer zu begrenzen.

Akuter Verschlusshydrozephalus

Häufigste Ursache ist infolge direkter lokaler Tumorwirkung oder eines Mittellinienshifts eine einseitige Foramen Monroi-Blockade oder gelegentlich eine Abflussstörung aus dem Hinter- oder Unterhorn des Seitenventrikels, die zu einer paradoxen Erweiterung (statt Kompression) (von Teilen) des Seitenventrikels führt. Auch kleine, an Engstellen der Liquorzirkulation gelegene Raumforderungen (zB Kolloidzysten im Foramen Monroi, Blockaden des Aquäduktes) können durch eine permanente oder temporäre Verlegung der Liquorabflusswege über einen Verschlusshydrozephalus zu einer lebensbedrohlichen Situation führen.

Hier genügt in der Regel zunächst eine hochdosierte Kortison-/Osmotherapie zur Wiederherstellung des Liquorflusses und damit einhergehender deutlicher klinischer Besserung. Bei fehlendem Ansprechen eines akuten Hirndrucks auf konservative Therapie ist eine sofortige liquorableitende Operation indiziert. Bei inoperablen Tumoren muss in Abhängigkeit von der Gesamtprognose die Shuntindikation erwogen werden.

Bei **akuter** Verlegung/Kompression des Aquädukts oder 4. Ventrikels besteht eine akut lebensbedrohliche Situation mit Indikation zu sofortiger Operation/Liquordrainage (s. unten). Häufig entwickelt sich im Laufe des Tumorwachstums aber nur eine partielle Blockade, die bei rechtzeitiger Diagnostik zunächst noch einer hochdosierten Ödemtherapie zugänglich ist, so dass operativer Eingriff oder evtl. auch konservative Therapie geplant erfolgen kann.

Intermittierend auftretende Drucksteigerungen wiegen die Behandler manchmal in falsche Sicherheit, da die Phasen der klinisch eindeutigen Hirndrucksteigerung von asymptomatischen Intervallen gefolgt sein können. Der Verdacht auf eine Verlegung der Liquorwege ist daher stets eine Indikation zu intensivmedizinischer Überwachung und erfordert rasche und gezielte Diagnostik und Therapie.

Tumoreinblutungen, Blutungen aus neoplastischen Aneurysmen

Bei einer Reihe zerebraler Tumoren treten gehäuft Blutungen auf, so bei Chorionkarzinomen, Metastasen von Melanomen, Hypernephromen, Bronchialkarzinomen.

Tumorembolie ins Gefäß (vor allem bei kardialem Myxom, Chorionkarzinom und Bronchialkarzinomen) [1179] oder noch seltener Einwachsen eines lokalen Tumors in ein Gefäß kann zur Ausbildung neoplastischer Aneurysmen und Rupturblutung führen. Diese Aneurysmen sitzen typischerweise in peripheren kleineren Hirnarterien.

Durale Metastasen, vor allem bei Leukämien und Lymphomen, können zu Subduralblutungen führen.

Die Operationsindikation beschränkt sich in den genannten Fällen, sofern die zugrunde liegende Pathogenese bekannt ist, auf lebensbedrohliche Situationen bei prognostisch günstigen Patienten. Bei Aneurysmen und Dura-Metastasen steht die Behandlung des Grundleidens durch Chemotherapie oder/und lokale Radiotherapie im Vordergrund. Eingeblutete solide Tumoren haben, sofern der neurologische Status stabil ist, die gleiche Prognose wie ohne Einblutung, so dass die Behandlungsstrategie sich wie sonst auch am Grundleiden ausrichtet.

Bei zystischen Tumoren kann die Punktion und Aspiration der Zyste, ggf. über ein einzelnes Bohrloch und unter Ultraschallkontrolle (transkraniell, bzw. mit entsprechend kleinen Sonden intraoperativ über das Bohrloch) zu einer nennenswerten Druckentlastung und damit Stabilisierung beitragen. Insbesondere bei großen zystischen Prozessen und dekompensierendem Hirndruck kann hier rasch Abhilfe geschaffen werden.

Gelegentlich ist bei großen zystischen Kraniopharyngeomen eine initiale Zystenpunktion und Aspiration als erster Schritt einer Entlastung des optischen Systems (Chiasma, Nervi optici) sinnvoll als Vorbereitung für die anschließende operative Freilegung. Die langsame Entlastung, ggf. mehrzeitig über einen in die Zyste eingelegten Katheter mit einem Ommaya- oder Rickham-Reservoir, führt zu einer schonenderen Re-Kompensation der besonders empfindlichen Strukturen des Nervus opticus/Chiasma. Bei der direkten, offenen Freilegung als erste Maßnahme kann es durch die rasche Entlastung und die direkte Manipulation, wahrscheinlich durch vaskuläre Faktoren, zu irreversibler Visusbeeinträchtigung kommen. Hat sich der Visus nach einer vorherigen Entlastung eines zystischen Anteils bereits stabilisiert, so ist diese Gefahr bei einer anschließend erforderlichen Operation geringer.

6.6.3 Akutes hirnorganisches Psychosyndrom (Erregungszustand)

Ätiologisch kommen metabolisch/toxische Genese, schwere Allgemeinerkrankung (Pneumonie), rasch einsetzende Hirnleistungsstörung (Aphasie oder kortikale Sehstörung) als Ursache in Frage. Von den Zytostatika kommen als Auslöser insbesondere Ara-C, danach PCZ (MAO-Hemmer!) sowie Cyclophosphamid und MTX in Frage. Selten, aber schwerwiegend sind Kortison-Psychosen (s. Kapitel 6.8.2).

Entscheidend ist, dem erregten Patienten ruhig, freundlich aber bestimmt zu begegnen. Den Patienten abschirmen, keine Debatten führen, sondern Hilfe und Schutz – auch vor paranoiden Bedrohungen – anbieten.

Die medikamentöse Behandlung sollte zunächst mit einem Benzodiazepin eingeleitet werden, da diese Substanzgruppe die Anfallsschwelle hebt und einen raschen Wirkungseintritt zeigt. Oral wirkt Lorazepam in rasch resorbierbarer Form (1–2 mg als Einstiegsdosis) innerhalb einer halben Stunde. Bei parenteraler Gabe sollte zunächst ebenfalls ein kurzwirksames und deshalb gut steuerbares Derivat gewählt werden.

Lorazepam 1–2,5 mg oral (2mg i.v./i.m.),
Clorazepat 50 mg langsam i.v.

Bei florid psychotischer Symptomatik sind auch bei Patienten mit Hirntumoren Neuroleptika nicht immer vermeidbar. Hier gilt:
Lieber initial reichlich dosiert und rasch reduziert, als ineffektiv niedrig und dennoch nebenwirkungsreich dosiert. Ist eine neuroleptische Medikation zwingend, so sind hochpotente Neuroleptika (zB Haloperidol) nie-

derpotenten wegen der geringeren anticholinergen Nebenwirkungen vorzuziehen (zB mit einer Initialdosis von 5 mg Haloperidol).

Haloperidol 5 mg (50 Tropfen)

Bei längerfristig erforderlicher Psychopharmakatherapie (s. Kapitel 6.7.2).

6.6.4 Epileptische Anfälle

Isolierter Grand Mal

In der Regel sind auch bei Tumorpatienten epileptische Anfälle selbstlimitierend – das dramatische Bild eines Grand Mal verleitet zu Überreaktionen!

Angemessen ist, zunächst dafür zu sorgen, dass der Patient sich nicht verletzt. Wenn der Anfall nicht schon spontan sistiert hat, ist

- Diazepam als Rektiole,
- oder Diazepam i.v. (5–10 mg),
- oder Clonazepam 2 mg i.v.

indiziert. Falls der Anfall bereits abgeklungen ist, zunächst keine Antiepileptika, um eine Sedierung zu vermeiden.

Nach dem Anfall Atemwege freimachen (ggf. Erbrochenes absaugen), Intubation und intensivmedizinische Intervention beim unkomplizierten Grand Mal vermeiden!

Zur Prophylaxe der Ödeminduktion ist nach einem Anfall bei zerebraler Raumforderung empfehlenswert: Einmaliger Steroid-Bolus (zB 100 mg Prednisolon i.v.).

Anfallsprovozierend wirken: Wasser-, Elektrolyt- und Osmolaritätsverschiebungen (zB im Rahmen der Chemotherapie bei forcierter Diurese), Schwankungen der Antiepileptikaspiegel durch intermittierende Ko-medikation (Zytostase-Zyklus).

Ggf. Asservation des aktuellen Antiepileptika-Spiegels.

Anfallsserie/Status epilepticus

Initial:

Diazepam 2 mg/min i.v. (bis maximal 20 mg beim Erwachsenen); statt Diazepam kann auch Lorazepam verwendet werden oder Phenytoin 25 mg/min i.v. bis maximal 500 mg beim Erwachsenen (eigener venöser Zugang!).

Falls der Anfall nicht sistiert: Therapie auf einer Intensivstation: Versorgung mit suffizientem i.v. Zugang, probatorischer Glukose-Bolus, Aufsättigung mit Phenytoin oder Benzodiazepin bis zum Sistieren der Anfälle, bzw. Erreichen der Maximaldosis. Danach auf die andere Substanzgruppe wechseln.

Wenn nach adäquter Benzodiazepin und Phenytointherapie die Anfälle nicht sistieren, ist eine Barbituratbehandlung unter Intubations- und Beatmungsbereitschaft einzuleiten:

Phenobarbital 100 mg/Min (bis 20mg/kg Gesamtdosis).

6.6.5 „Spinaler Notfall"

Wegen der Gefahr irreversibler Ausfälle gilt die Regel: Der Verdacht auf einen spinalen Prozess muss binnen Stunden geklärt und der Therapie zugeführt werden!

Diagnostische Klärung

Anamnese: Gürtelförmiger Schmerz (Höhenhinweis!) – Nächtliche Rückenschmerzen sind verdächtig auf einen infiltrativen Prozess-, Blasen-, Mastdarm- und Sexualfunktion, Dysästhesien, Zeitverlauf.

Klinische Untersuchung: Klopfschmerz, sensible Ausfälle – Grenze, hyperpathische Zone, dissoziierte Empfindungsstörung(?), Reithose(?), Sphinkter-Reflex(?); Reflexniveau/Pyramidenbahnzeichen, Parese.
Dokumentation der Kraftgrade und Blasen-, Mastdarmfunktion!

Technische Diagnostik: Radiologische Abklärung am gleichen Tag!
Wenn verfügbar: MRT, sonst Myelographie mit Postmyelo-CT.
Vd. auf infiltrativen Prozess: Rö-Nativ-Aufnahme der WS: Wirbelkörperkompression(?) Bogenwurzeln und Dornfortsätze abgrenzbar(?)

Sollte dabei ein ossärer Prozess gesehen werden, kann die weitere Diagnostik mittels CT in der entsprechenden Höhe erfolgen.

Die technische Diagnostik sollte immer von der klinisch verdächtigen Höhe nach kranial ausgedehnt werden: Besonders intramedulläre Prozesse täuschen oft eine weiter kaudal gelegene Läsion vor.

Ätiologie

Tumorbedingt:

Tumorinfiltration mit Knochen-Weichteilbeteiligung, insbesondere beim Prostata-Ca, Mamma-Ca., Plasmozytom.
Intradurale Aussaat: Leukosen, Lymphome, Mamma-Ca., SCLC, Melanom (auch intramedullär); Keimzelltumoren.

Nicht neoplastisch

Osteoporotische WK-Fraktur (chronische Steroidmedikation), Strahlenmyelopathie, spinaler Apoplex (Spinalis anterior-Syndrom), spinale (epidurale) Blutung (DD, Tumoreinblutung) im Rahmen einer hämorrhagischen Diathese (Chemotherapie, hämatologische Systemerkrankung), Hämatom nach LP, Komplikation nach intrathekaler Chemotherapie.

Die Differentialdiagnose zwischen tumorbedingter Myelonschädigung und Strahlenreaktion kann nicht immer sicher getroffen werden [910]. Ausschluss nicht spinaler paraparetischer Symptomatik: zB GBS, CIDP, CIP-Intensiv-Neuropathie, subakut: Myopathie (fluorierte Steroide!), Leriche Syndrom.

Therapie

Bei **neurologischen Zeichen** eines beginnenden Querschnitts: Probatorisch initial **hochdosierte Steroidgabe** (40 mg Dexamethason oder 250–500 mg Prednisolon) bevor die klinischen Ausfälle fortschreiten. Bei raumfordernden Prozessen: Klärung der Operationsindikation, Zeitpunkt und Vorgehen. Alternativ, insbesondere bei bekannten strahlensensiblen Primärtumoren (zB Lymphom, Plasmozytom) kann eine rasch eingeleitete Radiatio einen drohenden Querschnitt aufhalten (s. auch Kapitel 7.3).

Bei Verdacht auf eine akute Strahlenmyelopathie hat sich die Heparinisierung bewährt [438].

6.6.6 Nicht-neurologische Notfälle

Paravasation von Zytostatika

„Capillary-leak-Syndrom"

Es handelt sich um ein gelegentlich bei der Behandlung mit hohen Dosen von Zytokinen, speziell mit Interleukin 2, nach Knochenmarkstransplantation und Sepsis, selten auch spontan auftretendes komplexes Syndrom mit Wasserretention im Gewebe mit u.U. grotesker Schwellung, Hypotonie, multiplen Organstörungen und auch multiplen neurologischen Ausfällen bis hin zu Koma und Tod. Eine diffuse Hirnschwellung tritt hierbei ebenfalls auf. Therapeutisch kann mangels spezifischer Möglichkeiten nur eine intensive symptomatische Therapie empfohlen werden. Neuerdings wurden Besserungen nach Behandlung mit einem C1-Esterase-Inhibitor (Berinert HS®) beschrieben, insbesondere nach Knochenmarkstransplantation. Wichtig ist eine frühzeitige Beendigung der Zytokintherapie bei ersten Anzeichen einer Flüssigkeitsretention, da leichtere Formen spontan abklingen.

6.7 Supportive Therapie

Auf einen Blick

Supportive Therapie ist in Abgrenzung zur „antineoplastischen" die Therapie, die nicht gegen das Tumorwachstum gerichtet ist, sondern (unspezifisch) gegen Beschwerden/Symptome durch die Tumorerkrankung oder durch deren Behandlung. Dazu gehören:
- Therapie typischer Tumorsymptome (zB Anfälle und Hirndruck)
- Prinzipien psychischer Führung des Patienten
- Vermeidung und Behandlung von Komplikationen durch Tumor und antineoplastische Therapie (zB Thrombosen, Antiemese)

6.7.1 Aufklärungsgespräch

Vor Beginn und Festlegung eines Therapiekonzeptes sollte immer ein ausführliches Aufklärungsgespräch erfolgen. Es empfiehlt sich sehr, dies gemeinsam mit dem Patienten und den für seine Entscheidungen wichtigen Angehörigen zu führen. Dies verhindert bei Patienten und Angehörigen den Eindruck von nur halber Information. Sorgen und Skepsis gegenüber Behandlungsformen beim Patienten oder seinen Angehörigen sollten offen angesprochen werden, Patient und Angehörige sollen sich für ihre Entscheidung Zeit lassen. Auch wenn es wichtig ist, dem Patienten Mut zu machen und mit der Therapie Perspektiven zu eröffnen, so muss auch mögliches Fehlschlagen der Therapie und Rezidivrisiko angesprochen werden. Dies mag im initialen Aufklärungsgespräch für beide Seiten belastend sein, schafft jedoch eine Vertrauensbasis, die ganz besonders beim Fortschreiten der Erkrankung für den Patienten wichtig ist.

Das Aufklärungsgespäch ist nicht nur eine juristische Formsache, sondern – richtig gestaltet – gleichzeitig eine therapeutische Hilfe und die Grundlage für eine oft lebensbegleitende Beziehung. Der Inhalt des Gespräches sollte neben der Aufklärung über die vorgeschlagene Therapie ggf. auch deren Alternativen, stets auch die Frage nach der Bedeutung der Erkrankung für Patienten und Angehörige, den subjektiven Krankheitshypothesen enthalten und ggf. entsprechende supportive Angebote umfassen.

Nur ein so aufgeklärter Patient kann eigenverantwortlich an der Gestaltung der Therapie mitwirken und ist in der Lage, neue Perspektiven des jetzt oft beschränkten Lebens zu entwickeln.

Struktur für Aufklärungsgespräche

1. Patienten und Angehörige die wesentlichen Aspekte der Krankengeschichte bzw. der Zwischenanamnese zusammenfassen lassen. Durch Rückfragen ergänzen, evtl. erklären.
   „Wenn Sie zurückblicken – was könnten die ersten Anzeichen gewesen sein?"
   „Was führte Sie zum Arzt ?"
2. Nach Wissen und Vermutungen, Befürchtungen bzgl. der Erkrankung fragen.
   „Was ist Ihnen über Ihre Erkrankung bekannt?"
   „Was befürchten Sie?" bzw.
   „Sie sind beunruhigt und haben Angst vor einem Rezidiv?"
   „Welche Zusammenhänge vermuten Sie?"
3. Aufklärung in verständlichen pathophysiologischen Zusammenhängen (Invasion, Ödem, Hirndruck) darstellen – keine bloße Diagnosemitteilung.
   „Was bedeutet komplett entfernt" – „Warum ist weitere Therapie sinnvoll" – „Besonderheiten von Hirntumoren" – „bösartig – gutartig"
4. Therapieoptionen und andere Hilfsmöglichkeiten erläutern – Wirkprinzip, konkreter Ablauf, mögliche Nebenwirkungen.
   „Haben Sie Vorstellungen von der Therapie – vielleicht aus der Familie oder dem Bekanntenkreis oder aus den Medien?"
5. Mit Fragen nach der Lebenssituation, Ängsten vor Siechtum und Schmerzen, Hilfe bei der Krankheitsverarbeitung anbieten, ohne auf frühzeitige Entscheidungen (Beruf!) zu drängen.
6. Zeitlassen für die Therapieentscheidung, die wichtigste Information zum Nachlesen mitgeben. Vor der definitiven Planung nochmals Gespräch anbieten.

6.7.2 Therapie typischer Symptome von ZNS-Tumoren

Anfälle

Grundlagen:

In 20–40% ist ein epileptischer Anfall das Erstsymptom eines malignen Gliomes oder einer Hirnmetastase. Im weiteren Verlauf treten bei etwa einem Drittel der Patienten mit Gliomen Anfälle auf [871]. Oligodendrogliome, die zu Verkalkungen neigen und sich entlang der Kortex-Rinden-Grenze ausbreiten, sind besonders epileptogen.

Dennoch ist die antikonvulsive Medikation nicht unumstritten. Generell beeinträchtigen die klassischen Antiepileptika – Phenytoin, Carbamazepin, Valproat – kognitive Funktionen [24, 300, 1032, 1105, 1353], besonders wenn eine ZNS-Schädigung (Tumor, Strahlen-, Chemotherapie, Operation) vorliegt [429]. Die Einstellung kann durch Nebenwirkungen [300] (Schwindel, Ataxie, Müdigkeit) begrenzt werden, noch bevor ein ausreichender Wirkspiegel erreicht ist.

Zudem führt besonders eine simultane Chemotherapie durch Veränderungen der Plasma-Eiweiß-Bindung, durch Induktion der mikrosomalen Enzyme und Veränderungen in der enteralen Aufnahme zu schwankenden Antiepileptikaspiegeln [416, 729, 1041]. Umgekehrt können Antikonvulsiva die Serumspiegel der Zytostatika verändern. Gleichzeitige Radiatio – besonders bei nur geringer Steroidmedikation – erhöht das Risiko einer Phenytoin (seltener Carbamazepin) induzierten generalisierten Epidermiolyse ("Steven-Johnson-Syndrom") [128, 245, 397, 566, 1404].

Prophylaktische Einstellung von Patienten mit Hirntumoren auf Valproinsäure reduziert nicht das Anfallsrisiko (versus Placebo) [440]. Bei malignen Gliomen trat unter Prophylaxe bei 10/36 ein Anfall auf [871]. Auch eine Meta-Analyse publizierter Studien ergab keinen Vorteil einer Prophylaxe bei anfallsfeien Patienten [439]. Bei malignen Gliomen ist daher eine generelle Prophylaxe mit Antiepileptika nicht indiziert.

Bei Metastasen sollte die Frage einer frühzeitigen (zB nach einem ersten Anfall) Einstellung insbesondere vom Typ der Ausbreitung abhängig gemacht werden. So ist bei einer kortikalen/subkortikalen Lage (wie bei manchen Melanomen oder Lymphomen) oder bei begleitender Haubenmeningeose das Anfallsrisiko sicher höher als bei Tumorsitz tief im Marklager, Stammganglien oder infratentoriell.

Ein manifestes *symptomatisches Anfallsleiden* ist jedoch auch beim Tumorpatienten eine Indikation zur Einstellung auf Antiepileptika. Gerade Patienten mit Resttumor oder Enzephalopathie können durch einen Anfall prolongierte (sogar irreversible) fokal-neurologische oder kognitive Defizite erfahren.

Pragmatisches Vorgehen

Präoperativ ist zumindest nach rezidivierenden fokalen oder (sekundär) generalisierten Anfällen eine Einstellung sinnvoll. Hierbei ist trotz des langfristig ungünstigen Nebenwirkungsprofiles Phenytoin bewährt, weil es für die perioperativen Phase als i.v. Präparation verfügbar ist. Für die Alternative Valproat i.v. liegen noch wenig Erfahrungen vor.

Postoperativ sollte zumindest nach weitgehender Resektion und EEG-Kontrolle ohne Krampfhinweise ein Ausschleichversuch unternommen werden. Auch die Bestrahlung reduziert das Anfallsrisiko langfristig [200].

Bei Fortbestehen eines symptomatischen Anfallsleidens ist längerfristig eine suffiziente Einstellung auf Antiepileptika nötig:

Generell ist dann eine (auch hochdosierte) Monotherapie sowohl hinsichtlich der Nebenwirkungsrate als auch der Steuerbarkeit einer Kombination von Antiepileptika vorzuziehen. Als Substanz der ersten Wahl wird noch Carbamazepin angesehen. Die Ein- oder Umstellung sollte besonders vorsichtig einschleichend erfolgen, da Hirntumorpatienten rasch mit Benommenheit und Schwindel reagieren. Eine intermittierende Überbrückung mit Benzodiazepinen kann sinnvoll sein. Die neuen Antiepileptika zeigen weniger kognitive Nebenwirkungen [716, 869, 1353] und interagieren pharmakologisch z.T. weniger mit Zytostatika. Lamotrigin ist seit kurzem als Monotherapie bei sekundären Anfällen zugelassen, Vigabatrin und Gabapentin werden folgen, so dass bessere Alternativen bei Neueinstellungen zur Verfügung stehen.

In besonderen Risikosituationen (Applikation von Kontrastmittel [320, 779], Chemotherapie, fokussierte Radiatio) kann die Anfallsprovokation auch durch kurzfristig hochdosierte Steroidgabe (zB 250–500 mg Prednison i.v.) vermieden werden. Dieses Vorgehen ist bei Patienten mit Hirntumor auch nach einem Anfall sinnvoll, um die Entwicklung eines postiktischen Hirnödems zu unterbinden. Allerdings ist zu beachten, dass eine Steroidgabe auch die Penetration der BBS mindert und nach experimentellen Befunden evtl. die Effektivität einer Chemotherapie mindert [1403], deshalb sollten Steroide, wenn nötig, nach den Zytostatika oder dem Kontrastmittel appliziert werden.

Hirndruck

Grundlagen:

Der Erhöhung des intrakraniellen Druckes bei neuroonkologischen Krankheitsbildern liegen im Wesentlichen drei Pathomechanismen zugrunde:

1. Direkte Raumforderung durch neoplastisches Gewebe oder raumfordernde Zysten
2. Diffuses peritumorales Ödem
3. Hydrocephalus occlusus oder malresorptivus.

Kopfschmerzen sind bei erhöhtem Hirndruck durchaus nicht immer vorhanden, sie treten besonders bei Raumforderungen in der hinteren Schädelgrube auf und werden als drückend, meist mit diffuser Lokalisation geschildert. Charakteristisch ist die Zunahme bei flacher Lagerung. Ein Frühsymptom erhöhten intrakraniellen Druckes sind oft Sehstörungen.

Therapeutische Prinzipien

Antiödematöse Behandlung:

Steroide:

Das vasogene Hirnödem wird durch akute Gabe von Steroiden binnen Stunden eindrucksvoll [511, 1232] verringert. Der Effekt hält Tage an und ist nicht an die pharmakologische Halbwertszeit gebunden. Die chronische Applikation ist weniger effektiv und führt zu problematischen Nebenwirkungen.

Bei der Auswahl sollte ein eher kurzwirkendes, nicht fluoriertes Steroid eingesetzt werden. Dexamethason kann schon nach wenigen Applikationen zu einer langanhaltenden Suppression der Nebennierenrinde führen, das Risiko ossärer Nebenwirkungen ist größer als bei Prednison [572]. Die gering mineralokortikoide Wirkung von Prednison ist eher günstig, da unter Dexamethason oft eine Tendenz zur Hyponatriämie beobachtet wird, die ödemfördernd wirkt. Die antiödematöse Wirkung äquivalenter Steroiddosen unterscheidet sich nicht.

Osmodiuretika:

Den raschesten Wirkungseintritt zeigen Mannit (20%) und Sorbit (40%). Allerdings müssen diese hyperosmolaren Lösungen auf jeden Fall über einen zentralvenösen Zugang appliziert werden. Da Sorbit und Mannit nicht in der Zelle abgebaut werden, kann es besonders in Bezirken einer gestörten Blut-Hirn-Schranke zu einer intrazellulären Akkumulation kommen, die durch Osmose eine Zellschwellung provoziert und so zum „Rebound-Phänomen" führt. Rasche osmotische Entgleisungen unter Sorbittherapie sollten an einen Glukose-6-Phosphatase-Mangel denken lassen.

Ein großer Vorteil ist vor allem die Möglichkeit der oralen Applikation einer hochprozentigen (85%) Glyzerinlösung. 20 Minuten nach oraler Gabe von 40 ml setzt eine Senkung eines erhöhten Hirndruckes ein, die einer 50 ml Sorbit i.v. Applikation vergleichbar ist und ca. 2–3 Stunden anhält [488]. Glyzerin wird zudem intrazellulär metabolisiert, und führt deshalb nicht zu einem Rebound. Oral appliziertes Glyzerin wird zu etwa einem Drittel renal elimiert [1394]. Nur bei mangelnder Flüssigkeits- und Elektrolytzufuhr besteht die Gefahr einer Kumulation mit osmotischer Entgleisung (hyperosmolares Koma mit „Anionen-Lücke") [906, 1398].

Alle Osmodiuretika müssen als Bolus verabreicht werden, da nur so die entscheidende osmotische Differenz zwischen Gefäßsystem und Gewebe erreicht wird. Bei kontinuierlicher Infusion kommt es zu einem ineffektiven Ausgleich zwischen den Kompartimenten bzw. beim Glyzerin zu einem Abbau, bevor osmotisch relevante Spiegel erreicht werden.

Sonstige Pharmaka:

Diuretika:
Ein genereller Effekt von nicht osmotisch aktiven Diuretika auf ein Hirnödem ist nicht gesichert. Pathophysiologisch ist der evtl. induzierte Hämatokritanstieg hinsichtlich der Perfusionsbedingungen eher ungünstig. Zudem wird das Risiko einer osmolaren Entgleisung verschärft.

Indometacin:
Indometacin kann experimentell die Entwicklung eines Gewebsödemes hemmen, weshalb es gelegentlich auch beim ödembedingten Kopfschmerz eingesetzt werden kann. Der Effekt auf den Hirndruck ist allerdings nicht bewiesen.

Boswelliasäuren:
Ähnliches gilt für die aus dem Weihrauchstrauch extrahierten Boswelliasäuren, deren Effekt auf das Hirnödem beim Hirntumor derzeit im Rahmen einer Studie evaluiert wird.

Prostaglandinsynthesehemmer:
ZB nichtsteroidale Antirheumatika sind zwar theoretisch sinnvoll, Belege für die klinische Wirksamkeit fehlen jedoch.

Lagerung:
Besonders bei morgendlichem druckbedingten Kopfschmerz hilft eine Hochlagerung des Oberkörpers (Verbesserung der Perfusion durch Abnahme des Druckes im venösen Schenkel).

Hyperventilation, Barbituratnarkose:
Diese intensivmedizinischen Maßnahmen kommen bei (inkurablen) neoplastischen Erkrankungen nur ausnahmsweise in Betracht. Sie erfordern eine Intubation, die einmal begonnen, bei infauster Prognose letztlich in eine therapeutische Sackgasse führt.

Vermeiden ödeminduzierender Noxen:
Hypoxie, Hyperviskosität, epileptische Anfälle, Hyperglykämie, Fieber, Hyponaträmie sowie die Pharmaka: Vasodilatantien (zB Nitroglyzerin), Kalzium-Antagonisten (zB Nimodipin, Nifedipin) manche Narkotika (zB Ketamin) verstärken ein Hirnödem und müssen vermieden werden.

Pragmatische Therapie des diffusen Hirnödems

Akutes, neu aufgetretenes Hirnödem

250 –1000 mg Prednisolon i.v. (1–2 x täglich)
5–10 x 100 ml Glyzerosteril® i.v. Kurzinfusion
und/oder
6 x 125 oder 250 ml Mannit 20 % i.v. Kurzinfusion (ZVK!)
oder
6 x 50 ml Sorbit 40% i.v. Kurzinfusion (ZVK!)
alternativ: 4–6 x 30–40 ml Glyzerin 85% oral (evtl. Magensonde)

Engmaschige Kontrolle von Blutzucker, Elektrolyten und Osmolarität.
Die Osmolarität kann **nicht** formelmäßig abgeschätzt werden. 330 mosmol sollten nicht überschritten werden.
Wenn eine operative Entlastung ansteht, sollten Osmodiuretika vermieden werden, da ihre Wirkung u.U. rasch nachlässt und sie intraoperativ (beim Verschluss der Dura bei ödematösen Hirnparenchym) benötigt werden. Hier kann stattdessen eine befristete intensivmedizinische Maßnahme (Barbituratnarkose, Hyperventilation – möglichst ohne "PEEP") indiziert sein.

Chronisches Hirnödem

Patienten mit ZNS-Tumoren benötigen oft langfristige antiödematöse Maßnahmen. Wegen der bei chronischem Einsatz erheblichen Nebenwirkungen ist eine möglichst geringe Steroiddauermedikation anzustreben: 15–25–100 mg Predniso(lo)n oral.
Auch hier hat sich die orale Gabe von Glyzerin 85% 3–4 x 20-40 ml bewährt. Als Korrigens für den unangenehm süßlichen Geschmack ist Zitronensaft zu empfehlen. Wichtig ist eine ausreichende Flüssigkeitszufuhr, da sonst hyperosmolare Komplikationen eintreten können. Diese Gefahr besteht besonders bei schwerkranken Patienten.
Auch eine intermittierend intensivierte antiödematöse Therapie (i.v.) kann über den Akuteffekt hinaus das chronische Hirnödem mittelfristig verbessern. Nach spätestens 10–14 Tagen sollte eine hochdosierte Steroid- oder Osmotherapie versuchsweise abgebaut werden.

Entlastung raumfordernder Zysten oder eines Hydrozephalus

Falls eine operative Resektion eines raumfordernden Tumors bzw. Zysten oder solider, den Liquorabfluss behindernder Herde nicht möglich ist, kann eine Drainage erwogen werden. Da die Anlage insbesondere eines ventrikuloatrialen Shunts die die Metastasierung hemmende Liquor-Blut-Schranke umgeht, ist die Indikation hierzu kritisch zu sehen. Falls Aussicht besteht, durch antineoplastische Therapie die Liquorabflussstörung zu beseitigen, kann diese intermittierend auch über eine externe Drainage (für wenige Tage, zB beim Lymphom) oder über ein von Fall zu Fall anzupunktierendes Reservoir (Ommaya- oder Rickham-) kompensiert werden. Auch Zysten in nekrotischen Tumorarealen können so wiederholt entlastet werden. Die auf diesem Wege ebenfalls mögliche lokale Applikation von Zytostatika kann längerfristig auch zu einem Nachlassen der oft sehr proteinreichen Sekretion und damit zur Volumenreduktion beitragen.

Lokale Chemotherapie via Reservoir und Zystenkatheter

- Optimale Lage des Reservoirs: Hautschnitt nicht direkt über dem Reservoir, sondern bogenförmig um das Reservoir. Rickhamreservoir nicht zu tief im Bohrloch, aber mit ausreichender Hautdeckung um Hautatrophie und Infektionsgefahr vorzubeugen – letzteres gilt auch für das Ommaya-Reservoir.
- Kleine Haarlücke mit der Schere (nicht rasieren) anlegen, gründliche Hautdesinfektion.
- Punktieren des Reservoirs mit einer feinen Huber-Nadel/Subkutannadel/Mini-Butterfly (22–25 Gauge), Haarbälge meiden.
- Abpunktieren von Zysteninhalt, ggf. unter Umlagern des Patienten, soweit ohne großen Sog möglich (Spritzengröße 5–10 ml) bis zu 50 ml.
- Anspülen des Reservoirs mit 1–2 ml NaCl 0,9%.
- Einbringen von 20-40 mg Ara-C oder 5–15mg MTX (cave lokale Toxizität wegen alkalischem PH) als Einzeldosis (5ml – Spritze verwenden).
- Nachspülen des Reservoirs (Rickham 1 ml, Ommaya ca. 4–5 ml mit (evtl. heparinisierter) physiologischer Kochsalzlösung).

Außer einem direkt neoplastisch bedingtem Hydrozephalus bereitet ein kommunizierender Hydrozephalus malresorptivus Patienten mit erfolgreich behandelten ZNS-Tumoren als Spätfolge gelegentlich erhebliche Probleme. Pathophysiologisch beruht er vermutlich auf einer verminderten Compliance des Hirngewebes bei gliotischem Umbau subependymal und im Marklager. Da hier radiologisch oft eine diffuse Leukaraiose und parallel auch eine äußere Hirnatrophie vorliegen, ist die Vermutung, dass dennoch eine relevante Resorptionsstörung vorliegt, welche eine Indikation zu einer Shuntimplantation ist, nicht leicht zu belegen aber von erheblicher klinischer Relevanz. Klinisches Bild mit Hypokinese (DD: Parkinsonoid!), Dranginkontinenz, kognitiven Defiziten und Kopfdruck sind zwar nicht spezifisch, jedoch ein Indiz. Erhöhter Liquorruhedruck und

Besserung dieser Symptomatik nach Entlastungspunktionen sind Anlass zur Shuntimplantation.

Eine probatorische Lumbalpunktion mit reichlicher Abnahme von Liquor (30 ml) kann diese Symptome rasch aber nur kurzfristig bessern. Allerdings entwickeln gerade Patienten mit verminderter Compliance des Hirnparenchym u.U. einen postpunktionellen Subduralerguss. Aus diesem Grunde sollte auch bei einer Shuntimplantation ein Ventil mit höherem Druckniveau ausgewählt bzw. programmierbare Ventile implantiert werden.

Trotz dieser Probleme lohnt unserer Erfahrung nach die Shuntoperation bei Patienten mit „Späthydrozephalus" nach malignen Hirnprozessen.

Schmerzen

Grundlagen:

Im Gegensatz zu Patienten mit extrakraniellen Tumoren, bei denen Schmerz in über der Hälfte die gravierendste Beschwerde ist, klagen Patienten mit ZNS-Tumoren nur selten über Schmerzen (s. Kapitel 8: Lebensqualität).

Das Parenchym des ZNS selbst ist nicht schmerzempfindlich, dagegen führen Reizungen der Meningen, meningealer Gefäße, Prozesse an Nerven oder im Bereich der Wurzeln regelmäßig zu Schmerzen. Selten kann durch einen Prozess im Thalamus eine zentrale Schmerzsensation ausgelöst werden.

Das periphere Nervensystem ist nur selten (zB T-Zell-Lymphome) direkt in das neoplastische Geschehen einbezogen, wohl aber häufig durch Nachbarschaftsprozesse. Schmerzhafte Neuropathien sind eher durch Chemotherapie (Vinca-Alkaloide, Cisplatin) bedingt, nur sehr selten paraneoplastisch.

Zur Durchführung einer gezielten Analgesie sollte die Pathogenese der Schmerzen geklärt werden!

Generell ist bei chronischen Schmerzen eine ausreichende Basis- und Dauermedikation in regelmäßigen Intervallen zu applizieren. Reine Bedarfssteuerung führt zu Schmerzspitzen und u.U. Habituation des Schmerzempfindens. Letztlich liegt der Analgetikabedarf bei schlechterer Schmerzbeherrschung höher, als mit einer regelmäßigen Applikation. Dieser Erfahrung haben auch die Empfehlungen der WHO und der onkologischen Fachgesellschaften Rechnung getragen. Sie gelten auch in der Neuroonkologie. Dagegen sind hinsichtlich der Substanzwahl Modifikationen bei Patienten mit ZNS-Prozessen angezeigt, da viele Analgetika zentrale Nebenwirkungen haben. Insbesondere Vigilanzminderung, Erhöhung der Anfallsbereitschaft, Provokation extrapyramidaler Bewegungsstörungen stellen bei Patienten mit ZNS-Erkrankungen spezielle Probleme dar.

Therapeutische Prinzipien:

Kopfschmerz durch diffusen Hirndruck:

Hier ist eine suffiziente antiödematöse Therapie (s. 6.7.2) die beste analgetische Grundlage, die nur selten nicht zu einer ausreichenden Schmerzlinderung führt. Oft fehlt der Kopfschmerz bei Patienten mit Hirndruck überhaupt, die einsetzende Bewusstseinstrübung steht dann im Vordergrund.

Ist eine zusätzliche Analgesie erforderlich, so setzen wir zunächst Indometacin ein. Als weitere Stufen sind ein Umsetzen auf stärkere nichtsteroidale Analgetika, Metimazol und schließlich Opioide bzw. Opiate indiziert (s. Stufenplan). Zusätzlich können Antidepressiva (Cave – Anfallsprovokation), Benzodiazepine (Cave – Vigilanzminderung und Atemdepression) oder Neuroleptika (Cave je nach Substanzprofil – Anfallsprovokation, Vigilanzminderung, extrapyramidalmotorische Bewegungsstörung) eingesetzt werden.

Schmerz durch meningeale Reizung:

Meningeale Schmerzen treten vor allem bei der Meningeosis neoplastica auf. Sie beruhen zum einen auf einer tumorösen Infiltration, zum anderen jedoch auch auf einer begleitenden entzündlichen, „vaskulitischen" Komponente. Schon aus diesem Grund sind antiphlogistische Substanzen indiziert. Steroide können besonders bei lokaler, lumbal-intrathekaler Applikation eindrucksvolle Palliation erreichen, wirken wie bei granulomatösen Meningitiden aber auch bei systemischer Gabe. Nichtsteroidale Antirheumatika Metamizol sind hier oft wirksamer als Opiate.

Neuralgiformer Schmerz:

Lanzinierende, ausstrahlende, oft anfallsartig heftige Schmerzen, die vegetative Begleitreaktionen provozieren können, sind charakteristisch für eine Irritation peripherer Nerven oder Nervenwurzeln durch neoplastische Prozesse oder Nachbarschaftsreaktionen. Klassische Analgetika versagen hier oft. Mittel der ersten Wahl ist eine Dauermedikation mit Carbamazepin, ersatzweise Phenytoin. Auch Steroide (kurzfristig, hochdosiert) sind wirksam. Längerfristig können trizyklische Antidepressiva oder Neuroleptika die Schwelle für einschießenden Schmerzen erhöhen. Elektrostimulation (entweder als TENS – transkutan oder mit mikrochirurgisch implantierter Elektrode) sowie eine vorübergehende oder dauerhafte Neurolyse (pharmakologisch oder chirurgisch) können bei dieser besonders intensiven Schmerzform gezielte Linderung bringen.

Auch Strahlenspätreaktionen können durch fibrotischen Umbau besonders im Bereich des Armplexus nach Radiatio eines Mamma-Karzinoms nicht nur zu hochgradigen Paresen führen, sondern auch zu erheblichen neurogenen Schmerzen. Diese sind allerdings weniger anfallsartig und haben zudem häufig eine vegetative (Sudeck) Komponente. Diese Form ist therapeutisch kaum zu beeinflussen. Sympathikusblockaden sollten initial versucht werden. Es kann eine Indikation für eine intraspinale Morphintherapie mittels Pumpenimplantation oder zur Rückenmarksstimulation bestehen.

Par- und Dysästhesien:

Sie können auf verschiedenen pathogenetischen Wegen entstehen, die differenzierte Therapie erfordern. Als Folge einer Chemotherapie, ganz besonders beim Einsatz von Vinca-Alkaloiden, kann es zu ausgesprochen schmerzhaften Polyneuropathien kommen. Diese sind leider einer medikamentösen Therapie kaum zugänglich. Insbesondere Thioctsäure und Vitamin B-Präparate sind ohne Wirkung. Carbamazepin bessert die Symptomatik auch nur in Ausnahmefällen. Bei rechtzeitiger, d.h. beim Auftreten von Schmerzen oder motorischen Ausfällen, Beendigung einer Vinca-Alkaloid-Therapie kann sich die Polyneuropathie zurückbilden.

Bei den seltenen paraneoplastischen Polyneuropathien spielen immunologische Phänomene eine Rolle. Der Einsatz von Steroiden ist nur selten gerechtfertigt. Bei fulminant verlaufenden paraneoplastischen Neuropathien mit nachgewiesenen Antikörpern oder monoklonalen Gammopathien kommt auch eine Immunadsorption in Frage. Allerdings stehen hier in der Regel Paresen und weniger sensible Phänomene im Vordergrund.

Eine weitere Ursache für Parästhesien kann eine Myelopathie sein. Diese tritt zB nach Cisplatin-Behandlung auf, allerdings seltener als eine Polyneuropathie. Auch intrathekale Therapie sowie Neuraxis-Radiatio disponieren zur Myelopathie. Die Schmerzen sind oft weniger heftig als hartnäckig. Therapeutisch kommen in erster Linie Carbamazepin oder trizyklische Thymoleptika in Frage.

Lumbale Meningeosen mit dem Prädilektionsort des dorsalen Konus-Kaudabereiches führen ebenfalls zu Dysästhesien, die von den Patienten wie „eine zweite Haut“ beschrieben werden, sehr unscharf abgegrenzt sind und sich bei Sensibilitätsprüfungen kaum objektivieren lassen. Die Therapie sollte zunächst auch unter palliativer Zielsetzung antineoplastisch sein (intrathekal, Radiatio) (ansonsten s. oben!).

Selten sind schmerzhafte Dys- oder Parästhesien in der Neuroonkologie auch einmal zentral – durch Herde in der Postzentralwindung, in den Basalganglien oder im Hirnstamm – bedingt. In dieser Situation hat Carbamazepin eine rationale pharmakologische Grundlage, zumal weil bei eher intermittierender Ausbreitung die differentialdiagnostisch wichtigen sensiblen Jacksonanfälle (Fluktuation, Marche!) miterfasst werden.

Tab. 52. WHO-Stufenschema – Schmerzbehandlung – mit Hinweisen auf Nebenwirkungen am Nervensystem

	WHO-Stufen-Schema zur Schmerzbehandlung ED (mg)	Intervall (h)	max TD (mg)	NW am Nervensystem
Stufe 1				
Indomethacin oral, rektal	25–50	4–8 h	200	
Paracetamol oral, rektal.	500–1000	4–6	6000	
Diclofenac oral, rektal	25–50	4–8	200–300	
Diclofenac ret. oral, rektal	100	8–12	200 –300	
Ibuprofen oral, rektal	300–400	4–8	2400	
Metimazol oral, rektal	500–1000	4–6	6000	
Stufe 2				
Stufe 1 + Codein oral	25–50	4–6	600	Sedation, Atemdepression
Stufe 1 + Codein phosphoricum oral	25–50	6–8	250	
DHC (Dihydrocodein)ret. Oral	60–120	8–12	240–(360)	
Tramadol * oral	50–100–200	2–4	600	Sedation Psychosyndrom
Dextropropoxyphen oral	150	8–12	600	
Tilidin+Naloxon * oral	50–100	2–4	400	Psychosyndrom
Stufe 3				
Buprenorphin oral	0,2–0,6	6–8	4	Sedation, Psychosyndrom Ostipation
Morphinsulfat oral	10–200	8–12	2000	
Fentanyl TTS kutan	25–100mg/ Pflaster	Wechsel alle 3 Tage		Atemdepression
Stufe 4				
Substanzen wie Stufe 3, aber kontinuierlich parenteral, Kombination mit Substanzen Stufe 1				

* partielle Opiatantagonisten – nicht mit Opiaten kombinieren! Bei Opiaten adjuvante Gabe von Laxantien und zumindest initial Antiemetika (Domperidon oder Ondansetron).

Tab. 53. Ergänzende Medikamente zur Schmerzbehandlung

Substanz	ED mg	Zahl der ED	TD mg	ZNS-NW
Trizyklische Antidepressiva				
Doxepin (ret) oral oder per infusion	25–100	1–3	150	Krampfschwelle Psychosyndrom
Amytriptilin (ret) oral oder per infusion	25–100	1–3	150	
Clomipramin oral oder per infusion	25 –100	1–3	150	
Antiepileptika				
Carbamazepin (ret) oral	200–400	2–4	bis 800 evtl. Spiegel	Schwindel, Ataxie Psychosyndrom
Neuroleptika				
Levopromazin oral, im, (iv)	25–100	2–4	200	anticholinerg, (Frühdyskinesie) Sedation
Haloperidol	0,5–(5)	2–4	10	Frühdyskinesie, Parkinsonoid Depression

Leider liegen für die neueren Antiepileptika und Psychopharmaka (Lamotrigin, Serotoninanagonisten, neuere Neuroleptika) noch keine ausreichenden Daten für die Schmerzbekämpfung vor, so dass sie trotz ihres gerade für Patienten mit ZNS-Läsionen günstigeren Nebenwirkungsprofiles für die Schmerzbehandlung vorläufig noch nicht generell empfohlen werden können.

Medikamentöse Therapie psychischer Störungen

Wie in Kapitel 3 ausgeführt, zeigen die meisten Patienten mit ZNS-Tumoren im akuten Krankheitsstadium zwar psychische Auffälligkeiten, meist jedoch im Sinne neuropsychologischer Störungen, die medikamentöser Behandlung weder bedürfen nach zugänglich sind.

Psychische Veränderungen vom Ausmaß einer akuten klassischen Psychose sind selten und sind eher therapieinduziert (Steroide, Cyclophosphamid, Procarbazin).

Grundsätzlich richtet sich die medikamentöse Therapie nach dem psychopathologischen Bild. Fast alle Psychopharmaka zeigen zentrale Nebenwirkungen, die insbesondere bei der längerfristigen Behandlung berücksichtigt werden müssen.

Psychische Störungen die als „einfühlbar/reaktiv" oder als organisch fixiert eingeordnet werden, verleiten zu therapeutischem Nihilismus, obwohl sie durchaus erfolgreich medikamentös zu behandeln sind. Therapiebedürftige emotionale Veränderungen in der Initialphase der Erkrankung sind seltener als bei Patienten mit Schlaganfällen. Im eigenen Krankengut benötigt etwa jeder 3. Patient in den Wochen nach einem Schlaganfall zeitweise Psychopharmaka, von den Patienten mit Hirntumoren nicht einmal jeder zehnte. Affektinkontinenz, mit Weinen bei nichtigem Anlass, häufig bei rechtshemisphärischen Läsionen, isoliert den Patienten sozial. Sie spricht in aller Regel auf niedrige Dosen eines Serotonin-Wiederaufnahme-Hemmers (zB 5–20 mg Paroxetin) prompt an.

Diese haben deutlich weniger anticholinerge Nebenwirkungen, provozieren seltener Anfälle und beeinträchtigen weniger die Kognition – weshalb sie bei Patienten mit organischen ZNS-Schäden den klassichen Thymoleptika vorzuziehen sind [137, 493, 1085]. Die berichtete hohe Frequenz von Kopfschmerzen (5–25%) konnte im eigenen Krankengut nicht beobachtet werden.

Produktive Psychosen sind bei Patienten mit Hirntumoren selten. Die hohe Empfindlichkeit für extrapyramidal-motorische Nebenwirkungen und für Anfälle sind ein zusätzliches Problem. Die Neuentwicklungen Risperidon und Olanzapin reduzieren die EPS und die kognitiven Nebenwirkungen deutlich, ohne dass das Anfallsrisiko messbar zunimmt (gegenüber Butyrophenonen). Allerdings bergen sie das Risiko von Leukopenien, wobei die Kombination mit Valproat besonders riskant zu sein scheint. Regelmäßige Blutbildkontrollen sind deshalb zwingend – gerade bei onkologischen Patienten. Clozapin ist wegen der hohen epileptogenen Potenz und der hämatologischen Nebenwirkungen nur Reservemittel.

Tab. 54. Psychopharmaka –Auswahl für die Therapie von Patienten mit ZNS-Erkrankungen

Substanz	Tagesdosis Mg	Wirkung Indikation	ZNS-Nebenwirkung
Antidepressiva			
Paroxetin	5–20 (–60)	Stimmungsaufhellend, bereits in kleinen Dosen wirksam gegen Affektinkontinenz	Geringer Effekt auf Kognition und Krampfschwelle, kardial gut verträglich
Sertindol	25–100 (–200)		Kopfschmerz, Unruhe, Angst
Fluoxetin	10–30 (–60)		
Dibenzepin	80–360 mg/die	Stimmungsaufhellend, antriebssteigernd	Senkt die Krampfschwelle nicht Kardial gut verträglich
Doxepin	25–150 mg, Hauptdosis abends	Stimmungsaufhellend, beruhigend, initial schlafanstossend	Kognition Krampfschwelle senkend anticholinerg
Benzodiazepine			
Lorazepam oral,	0,5–2 bis 4x/d	anxiolytisch Angst getriggerte Unruhe Cave bei alten Patienten	Sedation, kognitive Dysfunktion Gewöhnung
Clobazam		anxiolytisch, sedierend auch als Add-On zu Antiepileptika	
Neuroleptika			
Risperidon	1–2 (bis 4–8mg)		gering anticholinerg, (Frühdyskinesie), Anfallsneigung?, Leukopenie, Hypotension
Olanzapin	4–20mg		
Sonstige			
Clomethiazol Oral		sedierend, anxiolytisch besonders bei gerontopsychiatrischen Unruhezuständen – wegen Suchtgefahr keine Dauermedikation bei jungen Patienten	Atem- und Kreislaufdepression, starke pulmonale Sekretion

Partielle Opiatantagonisten – nicht mit Opiaten kombinieren!
Bei Opiaten adjuvante Gabe von Laxantien und zumindest initial Antiemetika (Domperodon oder Ondansetron).

Tab. 55. Akutmedikation

Substanz	Dosis mg	Wirkung Indikation	Nebenwirkung
Benzodiazepine			
Lorazepam oral, iv	1–2,5	anxiolytisch – Angst getriggerte Unruhe Cave bei alten Patienten!	Sedation, paradoxe Reaktion
Clorazepat iv	50–100	anxiolytisch, sedierend s.o. – gut steuerbare Infusionslösung	Vigilanzminderung paradoxe Reaktion Atemdepression
Neuroleptika			
Melperon oral	25–100	sedierend, bei unspezifischen Unruhezuständen	wenig anticholinerg,
Levopromazin oral, im, (iv)	25–100	sedierend, gering neuroleptisch akut relativ gut verträglich	anticholinerg, Hypotonie (Frühdyskinesie), Sedation Anfallsneigung
Haloperidol oral, im, (iv)	5–20	antipsychotisch, sedierend, niedriger dosiert bei deliranten Bilder im Alter Kombination mit zB Levopromazin	Frühdyskinesie Parkinsonoid (Anfallsneigung) Depression
Sonstige			
Clomethiazol oral, iv	25–100	sedierend, anxiolytisch besonders bei geronto-psychiatrischen Unruhezuständen – wegen Suchtgefahr keine Dauermedikation bei jungen Patienten	Atem- und Kreislaufdepression, starke pulmonale Sekretion

Therapieprinzipien akuter Erregungszustände bei ZNS-Läsionen:

Ruhiger Umgang mit Patienten, wenn möglich vertraute Personen einbeziehen. Keine „Notfall"-stimmung aufkommen lassen, Debatten vermeiden!

Abgesehen von der klassischen Zweizügeltherapie mit hoch- und niederpotenten Neuroleptika sollten Kombinationen von Psychopharmaka wegen des Risikos pharmakogener Delire vermieden werden. Trotz Entaktualisierung sollte der Patient wach, zumindestens erweckbar bleiben.

6.7.3 Therapie und Prophylaxe häufiger, nicht tumorspezifischer Komplikationen bei neuroonkologischen Patienten

Thrombose und Lungenembolie

Neuroonkologische Patienten sind aus vielen Gründen besonders gefährdet für Thrombosen (Beinvenen) und konsekutive Lungenembolien:
- Grundkrankheit
- postoperative Phase
- Steroidmedikation
- Immobilität
- paretische Extremität
- Chemotherapie
- Strahlentherapie
- zentrale Kreislauf- und Vasomotorenregulationsstörung

Diese erhöhen jede für sich bereits das Thromboserisiko. Das kumulative Risiko einer tiefen Beinvenenthrombose ist etwa 1/5 im ersten Jahr, 1/3 binnen zweier Jahre [141, 1100]. Das Risiko einer Thrombose im zur Hirnläsion kontralateralen Bein ist auch ohne motorisches Defizit doppelt so hoch, wie ipsilateral [1100]. Dagegen ist bei hirneigenen Tumoren eine tumorbedingte oder paraneoplastische Thromboseneigung, wie sie von peripheren Karzinomen bekannt ist, nicht nachgewiesen [1376].

Ein manifester Hirntumor ist wegen der Gefahr der Einblutung eine Kontraindikation für eine strenge Marcumarisierung (INR über 3 bzw. Quick unter 35%). Deshalb muss sich die Prophylaxe auf allgemeine Maßnahmen konzentrieren: Tragen von Kompressionsstrümpfen, Mobilisierung, besonders bei Paresen, ausreichende Flüssigkeitszufuhr. Zumindest während der Chemo- und Radiotherapie sollte eine low-dose-Heparinisierung die Regel sein. ASS hat auf venöse Thrombosen keinen sicheren Effekt und ist bei einer evtl. dringlichen neurochirurgischen Intervention nicht antagonisierbar. Bei Patienten mit ausgeprägter Thromboseneigung ist auch eine low-dose-Marcumarisierung (INR 1,5–2,5 Quick zwischen 30–50%) diskutabel [750].

Beim Verdacht auf eine Beinvenenthrombose ist folgendes abzuwägen:
Hat eine aufwendige Sicherung, zB mit Phlebographie therapeutische Konsequenzen?
Welche Maßnahmen wären unter Berücksichtigung der Gesamtprognose ggf. angemessen? (verbietet der Zustand des Patienten zB eine Antikoagulation?)

Meist reicht der sonographische Befund für die anstehenden Entscheidungen.

Therapie:

Da eine Voll-Heparinisierung gegenüber der gewichtsadaptierten Dosierung von Nadroparin (Fraxiparin®) keinen Vorteil erbrachte, gilt letztere als Therapie der Wahl bei frischen Beinvenenthrombosen, wobei Fraxiparin®. bisher allein die Zulassung für diese Indikation hat. Immobilisation erhöht das Thromboserisiko weiter und ist nur bei frischen Thrombosen in den großen Oberschenkelvenen indiziert.
Als Rezidiv-Prophylaxe ist eine (niedrig dosierte) Marcumarisierung möglich.

Prophylaxe der Steroidnebenwirkungen

Neuroonkologische Patienten bedürfen oft einer langfristigen Steroidmedikation, die selbst wieder mit einer erheblichen Morbidität behaftet ist:

Magenulzera:

Die unter Steroiden selten(!) auftretenden Ulzera sind keine primär peptischen, sondern eher durch Atrophie bedingt. Von internistischer Seite werden zur Prophylaxe diätetische und nicht pharmakologische Maßnahmen vorgeschlagen:
Viele kleine Mahlzeiten, Vermeiden langer Nüchternperioden, Trinken von Milch (besser als Antazida). Eine Besiedelung mit Heliobacter pylori sollte saniert werden.
Da Ulzera unter Steroiden klinisch zunächst oft wenig Beschwerden verursachen, ist bei Verdacht großzügig die Indikation zur Gastroskopie zu stellen.
Routinegaben von H2-Blockern und Protonen-Pumpen-Hemmern sind nicht indiziert, zumal sie gastrointestinale Infekte begünstigen. Bei manifestem Ulkus sind sie aber selbstverständlich angezeigt.

Myopathie:

Besonders bei fluorierten Glukokortikoiden (Dexamethason!) sind ausgeprägte myopathische Bilder bereits nach dreiwöchiger Steroidgabe zu beobachten. Abhilfe schafft neben der Dosisreduktion ein Umsetzen auf nicht-halogenierte Kortikosteroide, insbesondere Predniso(lo)n sowie Krankengymnastik, um zusätzliche Inaktivität zu vermeiden.

Metabolische Störungen:

Manifestation und Exazerbation eines Diabetes mellitus ist unter Steroiden nicht immer vermeidbar. Neben diätetischen Maßnahmen und körperlicher Aktivität (ggf. Krankengymnastik) muss u.U. eine vorübergehende Insulingabe akzeptiert werden. Ausgeprägte hyperglykämische Stoffwechselsitutationen erhöhen das Risiko ernsthafter Komplikationen (Thrombose, osmotische Entgleisung, Infektionsgefahr) und sollten nicht hingenommen werden.

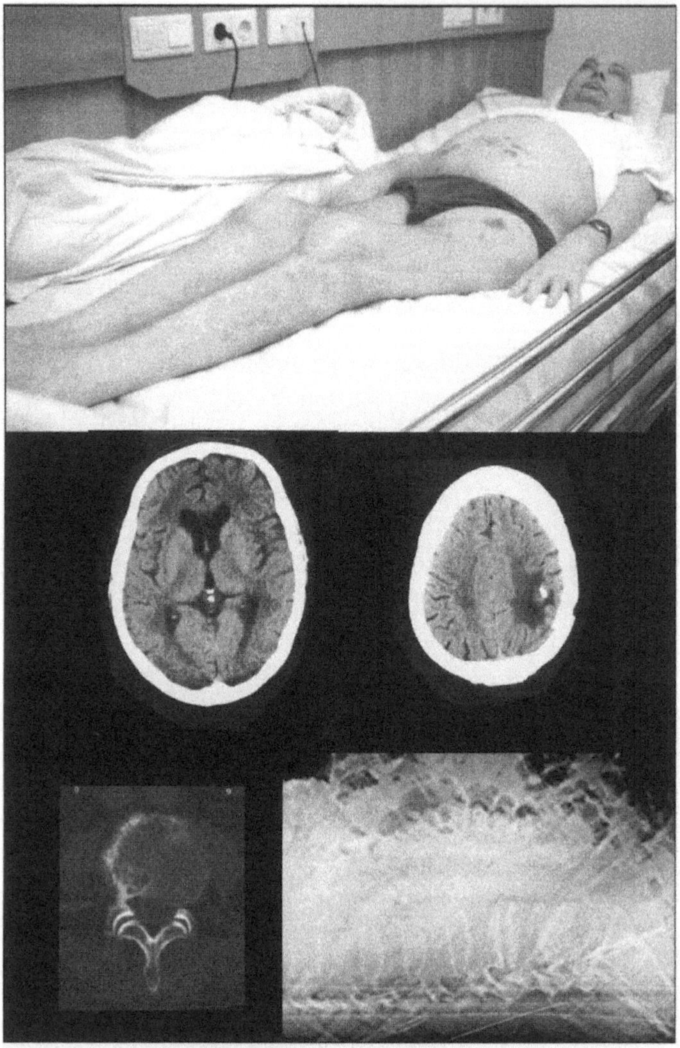

Abb. 44. Fallbeispiel einer iatrogenen Schädigung durch Glukokortikoide. Oligoastrozytom WHO-Grad III vor mehr als einem Jahr operiert und nachbestrahlt. Zufällig entdecktes Rezidiv – ohne klinische Symptome, weshalb eine längerfristige hochdosierte (24 mg) Dexamethasontherapie eingeleitet wurde.

Der Patient erlitt rezidivierende Lungenembolien, wurde immobilisiert.

Klinik: Extreme, proximale Muskelschwäche und Atrophie eines früher athletischen Mannes, ausgeprägt Cushingoider Habitus. Extreme Rückenschmerzen, als deren Ursache eine frische osteoporotische Wirbelfraktur gesichert wurde.

Schädel-CT (nach Absetzen des Dexamethasons) – teilweise verkalkte Struktur hochparietal subkortikal rechts, von einer teilweise raumgebenden, teilweise minimal lokal raumfordernden Marklagerhypodensität umgeben. Keine globale Raumforderun. Nach KM-Gabe kein Enhancement erkennbar, keine Indikation zur Glukokortikoidgabe.

CT der BWS und LWS: Bereits in den Übersichtsaufnahmen erkennbare deutliche Osteoporose mit Deckplatteneinbrüchen (LWK 1 und 2) unregelmäßige Deck und Bodenplatten der Wirbelkörper und deutlich osteoporotische Struktur

Leider stellt sich gerade bei jüngeren Patienten auch unter guter Stoffwechselführung schnell das cushingoide Aussehen ein, unter dem diese Patienten oft mehr leiden als unter schwerwiegenderen Nebenwirkungen. Hilfreich ist hier der Hinweis, dass zumindest die Gesichtszüge sich nach Absetzen des Steroides normalisieren.

Osteoporose:

ist ein typisches Langzeitproblem nach Steroidmedikation. Der prophylaktische Effekt von Kalzium und Fluorphosphatverbindungen ist nicht gesichert. Da letztlich eine mangelhafte enterale Resorption vorliegt, ist eine Gabe von Calcitriol oder Vitamin D Metaboliten jeweils in Kombination mit oralem Kalzium ein prophylaktischer Ansatzpunkt. Eine solche Maßnahme erfordert aber regelmäßige (vierteljährliche) Kontrollen des Kalziumstoffwechsels inkl. Urinausscheidung. Bei ausgeprägter, frakturgefährdeter Osteoporose kann auch unter analgetischem Aspekt ein Therapieversuch mit einer Calcitonin-Intervallbehandlung (0,25–05 mg human Calcitonin s.c. oder i.m. für 4–8 Wochen oder als Nasenspray) unternommen werden. Die Intervall-Biphosphonat-Behandlung in Kombination mit Kalzium ist bei langfristig stabilisierten Verläufen in Betracht zu ziehen. Immobilisation erhöht das Osteoporose-Risiko.

Steroidpsychosen:

Psychische Effekte geringeren Ausmaßes werden von der Mehrzahl der Patienten unter Steroidmedikation beschrieben. Bei Hirntumor-Patienten sind sie oft nicht von tumorbedingten Psychosyndromen oder Nebenwirkungen der übrigen Therapie abgrenzbar; wegen fehlender spezifischer therapeutischer Konsequenzen ist dies aber auch nicht entscheidend.

Selten treten auch ausgeprägte akute symptomatische Psychosen auf. Affektiv kann die Färbung von paranoid-depressiv bis gereizt-manisch reichen, meist besteht erhebliche Unruhe, inhaltliche und formale Denkstörungen sind möglich. Diese Psychosen zwingen zum Absetzen des Steroids. Psychopharmakologisch sprechen sie oft auf Benzodiazepine an, Trizyklika können delirante Bilder provozieren.

6.7.4 Supportive Maßnahmen während antineoplastischer Therapie

Für die generellen Gesichtspunkte und die Details sei auf die onkologischen Lehrbücher verwiesen. Der Abschnitt listet nur die wichtigsten Aspekte auf und geht auf besondere Probleme neuroonkologischer Patienten ein.

Strahlentherapie

Hautpflege:

Strahlentherapie belastet die Haut wie intensive Sonneneinstrahlung. Die Kopfhaut darf während der Radiatio nicht mit Wasser in Berührung kommen. Als Pflegemittel sind nur reine Öle zugelassen, was wegen des unvermeidlichen Haarverlustes unangenehm ist. Vorsicht mit Medikamenten, die zu Lichtreaktionen disponieren (Vitamin A, Phenothiazine, Antihistaminika).

Steroidschutz:

Unter der Radiatio kommt es leicht zu einem „Strahlenkater", der u.a. auf einer Ödemreaktion beruht, die durch Steroide gemildert wird. Selten kommt es bei einer akuten Strahlenreaktion zu ausgeprägtem Hirnödem. Deshalb wird während der Radiatio zumindest initial Therapie mit etwa 25 mg Prednison empfohlen, was im Übrigen auch als Prävention eines Erythema multiforme unter Radiatio indiziert ist.

Heparin:

Ist als low-dose Gabe während der Radiatio aus zwei Gründen indiziert:

Eine Bestrahlung (auch des Kopfes) erhöht das Thromboserisiko – möglicherweise über die Membraneigenschaften der bestrahlten zirkulierenden Thrombozyten.

Zum anderen wurde im Rahmen einer Studie zur fokussierten Einzeitradiatio berichtet, dass die Rate der (operationspflichtigen) Strahlennekrosen unter low-dose Heparin geringer ist (unpublizierte Beobachtung): Da Strahlenreaktionen über eine Angiitis mit lokaler Thrombose vermittelt werden, ist diese Beobachtung pathophysiologisch plausibel. Wir heparinisieren deshalb auch bei sogenannten Strahlenreaktionen (bei Patienten in Remission sogar in voller iv-Dosis) und konnten diese Erfahrung kasuistisch-klinisch bestätigen [438].

Eine langfristige Gabe von low-dose Heparin erhöht das Osteoporose-Risiko und sollte deshalb auf Patienten mit dringlicher Indikation beschränkt bleiben.

Strahlenpharyngitis, Myelosuppression (s. onkologische Lehrbücher!)

Systemische Chemotherapie

Nausea und Emese:

Sind die „klassischen" akuten Nebenwirkungen der Chemotherapie. Seit Einführung der Serotoninantagonisten sind sie jedoch heutzutage fast immer beherrschbar. Generell neigen Frauen mehr als Männer, junge Patienten mehr als alte, nicht vorbehandelte mehr als Patienten mit einer 2. Chemotherapie, Nichtraucher und Alkoholabstinente zu emetischer Reaktion.

Für die in der Neuroonkologie gängigen Chemotherapie-Protokolle ist folgendes zu beachten:

Stark emetogen sind Protokolle, die *Cisplatin* (wesentlich geringer Carboplatin) enthalten. Hierbei kommt es rasch (innerhalb von Minuten nach Beginn der Infusion) zu Übelkeit und Erbrechen, die Gefahr, dass eine Habituation eintritt, ist groß.

Nitrosoharnstoffe sind weniger emetogen, vor allem aber führen sie erst nach erheblicher Latenz (4–8 Stunden nach Applikation) zu Übelkeit und Erbrechen. ACNU als Monotherapie wird oft ohne antiemetischen Schutz von den Patienten vertragen.

Antiemeseprotokoll bei cisplatinhaltiger Chemotherapie:

8 mg Ondansetron oder entsprechender Serotoninantagonist kurz vor sowie 2–4 h nach Infusion von Cisplatin i.v.; evtl. + 100–500 mg Prednison i.v (bei hirneigenen Tumoren wegen der BBS-abdichtenden Wirkung erst **nach** Applikation der Zytostatika) evtl. + 10 mg Diazepam (rektal); Vermeidung der Habitutation!

Als Reserve stehen dann Phenothiazin-Derivate und Domperidon zur Verfügung.

Antiemeseprotokoll bei nitrosoharnstoff-basierter Therapie:

Geringes Emeserisiko (ACNU-Monotherapie, ältere Patienten):
Bei Bedarf 4 Stunden nach Zytostatika-Applikation Gabe eines klassischen Antiemetikums:

Triflupromazin	25 –70 mg	oral oder rektal
Alizaprid	50 mg	oral
Dimenhydrinat	100–200 mg	rektal oder oral
Domperidon	10–20 mg	oral

Größeres Emeserisiko (Kombination mit Ara-C, junge Frauen):

Gegen Ende der Infusion Tropisetron (i.v. besser oral) oder entsprechende Dosis eines anderen Serotoninantagonisten mit längerer Wirkdauer. Nach weiteren 4 und ggf. 8 Stunden ggf. wiederholen, alternativ 25–50 mg eines Phenothiazinderivates.

Metoclopramid ist bei Hirnprozessen wegen des Risikos der Frühdyskinesie Mittel der zweiten Wahl.

Anfallsprovokation:

Chemotherapie kann akut einen epileptischen Anfall provozieren. Besonders groß ist dieses Risiko, wenn eine forcierte Diurese zu erheblichen Verschiebungen von Wasser- und Elektrolytbalance führt. Bei anderen Substanzen spielt ein direkter toxischer Effekt auf das ZNS eine Rolle. In diesen Fällen sind Steroide (1 x 250–500 mg Prednison) prophylaktisch wirksam. Sonst empfiehlt sich zur kurzfirstigen Überbrückung einer Anfallsgefährdung ein Benzodiazepin (Diazepam oder Clonazepam), da es die geringsten Interaktionen mit den Zytostatika erwarten lässt und der Wirkspiegel rasch aufgebaut werden kann.

Myelosuppression:

Grundsätzlich bedürfen auch ausgeprägte Myelosuppressionen nicht immer therapeutischer Intervention, aber in jedem Fall engmaschiger Kontrollen. Bei Neutropenien muss bei Fieber oder sonstigen Infektionszeichen *unverzüglich* eine antibiotische Abschirmung erfolgen.

Tab. 56. Antibiotika-Therapie bei Neutropenie mit Fieber nach RIZZO, 1993

Agens	Kommentar
Antibiotika	
Cephalosporine der 3. Generation	**Achtung:** P. aeruginosa wird nur von wenigen Substanzen dieser Klasse abgedeckt zB Ceftazidin und Cefoperazon
Carbapeneme	Wenn P. aeruginosa vermutet oder nachgewiesen wird, sollte zusätzlich ein Aminoglykosid gegeben werden.
Breit-Spektrum-Penizilline	Wegen des Resistenzpotentials sollten Piperacillin, Azlocillin oder Mezlozillin zusammen mit einem Aminoglykosid oder Cephalosporine der 3. Generation eingesetzt werden.
Monobaktame	Aztreonam ist eine wichtige Alternative bei Allergie gegen β-Laktame, sollte aber bei ungezieltem Einsatz mit Vancomyzin kombiniert werden.
Quinolone	Wichtig bei gramnegativen Infektionen, evtl. auch bei wenig gefährdeten Patienten (zB kurze Neutropenie-Zeit). Wegen des Risikos der Resistenzentwicklung nicht prophylaktisch einzusetzen.
Vancomycin	Reserve, nur nach Antibiogramm. Ausnahme: Bei Hospital-endemischem penicillinase-resistenten Staph. aureus. Mittlerweile wurden Vancomyzin resistente Enterokokken beschrieben!
Antimykotika	
Amphoterizin B	Therapie der 1. Wahl. 0,6 mg/kg KG/Tag reicht für Infektionen mit C. albicans und Kryptokokken aus, 1 mg/kgKG/Tag be C. tropicalis, 1,5 mg/kg KG/Tag bei Aspergillen.
Ketonazol	keine ungezielte Alternative für Amphoterizin B, evtl. bei Soor und Candida-Ösophagitis indiziert.
Fluconazol	Bei Soor und Candida-Ösophagitis sehr effektiv. Sinnvoll bei systemischen Mykosen, incl. Leber-Milz-Candidose.
Antivirale Therapie	
Acyclovir	Herpes zoster bei ausgeprägter Immunsuppression erfordert i.v. Therapie (3 x 500mg /m² KOF/Tag), für H. simplex reicht orale Therapie oder i.v. Gabe mit 3 x 250mg /m² KOF/Tag.

Tab. 56 *(Fortsetzung)*

Agens	Kommentar
Ganciclovir	Sinnvoll bei Zytomegalie-Retinitis, zur Prophylaxe der Pneumonitis evtl. in Kombination mit i.v. Immunglobulinen.
Antiparasitäre Therapie	
TMP/Sulfmethoxazol	Mittel der Wahl zur Pneumocystis carinii – Prophylaxe: 2 x 75 mg TMP/m^2 KOF an drei Tagen in der Woche.

Thrombopenien erfordern engmaschige klinische (Rumpel-Leede-Test) und Laborkontrollen. Wegen des Risikos der Antikörperbildung sollten Thrombozytenkonzentrate nur im Falle einer Blutung transfundiert werden, dann allerdings sofort, was dazu zwingt, die nur wenige Stunden haltbaren Konserven – möglichst noch HLA-gematcht – bereit zu halten. Bei Werten unter 10 G/l ist eine Transfusion ohne erkennbare Blutungsneigung indiziert.

Bei abzusehenden schweren Thrombopenien sollte ein (zentraler) Zugang rechtzeitig prophylaktisch gelegt werden: Bei schwierigen venösen Verhältnissen ist während optimaler Gerinnungssituation die Anlage eines Portsystems zu erwägen.

Wegen der notwendigen engmaschigen klinischen Kontrollen ist bei ausgeprägter Myelosuppression (Leukozyten unter 1,5 G/l, Thrombozyten unter 50 G/l) eine stationäre Aufnahme sinnvoll. Invasive Therapien (intrathekal) aber auch Strahlentherapie müssen ausgesetzt werden.

Vermeidbar sind ausgeprägte Granulopenien in der Regel durch G(M)-CSF (colony stimulating factor). Allerdings sollte die Behandlung eine Woche vor dem befürchteten Leukozytennadir einsetzen. Sie hat keinen Effekt auf die Megakaryozyten.

Paravasation von Zytostatika:

Fast alle Zytostatika können bei hoher Konzentration frei im Gewebe zu Entzündungsreaktionen und Nekrosen führen, die u.U. sich perpetuierend fortsetzen durch Weitergabe freier gewebstoxischer Radikale von absterbenden Zellen an noch gesunde. Bei größeren Paravasaten ist daher u.U. eine chirurgische Excision erforderlich. Die Indikation ist gegeben, wenn sich Nekrosen bilden.

Stark gewebetoxisch sind vor allem die antibiotischen Zytostatika wie Doxorubicin, außerdem die Vinca-Alkaloide, Etoposid und Cisplatin.

Sofortmaßnahmen bei Verdacht auf Paravasat sind:

- Stoppen der Infusion
- Aspiration aus der liegenden Nadel

- Spülen mit physiologischer Kochsalzlösung
- Kälteanwendung
- Ruhigstellung
- Evtl. zusätzlich:
  Versuch mit 99% DMSO-Lösung topisch alle 6–8 Stunden für bis zu 8 Wochen bei antibiotischen Zytostatika , Platin, Ifosfamid, 5-FU.
  Versuch mit subcutaner Unterspritzung von Hyaluronidase bei Vinca-Alkaloiden, Etoposid.

Intrathekale Chemotherapie

Die intrathekale Therapie inkl. der supportiven Maßnahmen ist im Kapitel 6 (Meningeosis neoplastica) dargestellt.

6.7.5 Typische Spätfolgen nach ZNS-Tumoren und antineoplastischer Therapie

Spezifische Spätfolgen der antineoplastischen Therapie

Chemotherapie:

Die progrediente Lungenfibrose war in den Jahren der BCNU-Behandlung maligner Hirntumoren eine häufige (30% nach 3 Jahren!) und schwerwiegende Komplikation in der Langzeitnachsorge [52, 755]. Leider ist sie kaum therapeutisch beeinflussbar, auch Steroide hielten bei etlichen Patienten die Progression mit rezidivierendem Pneumothorax und letalem Ausgang nicht auf. Seit wir vor über fünf Jahren in allen Protokollen BCNU durch ACNU ersetzten, gab es nur noch sehr vereinzelt signifikante restriktive Lungenfunktionsstörungen [902].

Myelodysplastische Syndrome durch fettige Degeneration des blutbildenden Knochenmarkes werden nach Therapie mit Nitrosoharnstoffen wegen deren kumulativer Toxizität bei etwa 20–30% der Patienten beobachtet. Während mäßige Leukopenien selten klinische Probleme bereiten, sind Thrombopenien kritischer. Hierbei ist neben der Störung der Megakaryozytenpoese auch an Antikörperbildung gegen Thrombozyten zu denken. Vereinzelt treten unter Nitrosoharnstoffen schwere, anhaltende, transfusionsbedürftige Anämien auf (Therapie s. onkologische Fachbücher).

Blande Leukopenien können auch ein Symptom einer hypothalamisch bedingten Nebennierenrindeninsuffizienz sein (s. Kap. 6.2.2).

Strahlenspätreaktion (s. auch 6.8.9):

Nach Radiatio des Schädels (oder der Neuraxis) können nach 1–6 Monaten sogenannte "early-delayed reactions", danach – typischerweise nach

9–24 Monaten, selten bis 15 Jahre – Spätreaktionen auftreten. Manifestation klinisch meist subakut (über Stunden bis Tage), selten schlaganfallartig. Kleine, umschriebene Läsionen können klinisch stumm sein und zufällig im CT entdeckt werden. Die radiologische Abgrenzung auch mit CT und MRT zu einem Tumorrezidiv ist ausgesprochen schwierig und kann gelegentlich erst im Verlauf getroffen werden. Raumforderndes Ödem, ringförmige Kontrastmittelaufnahme sind in beiden Fällen zu beobachten.

1 2

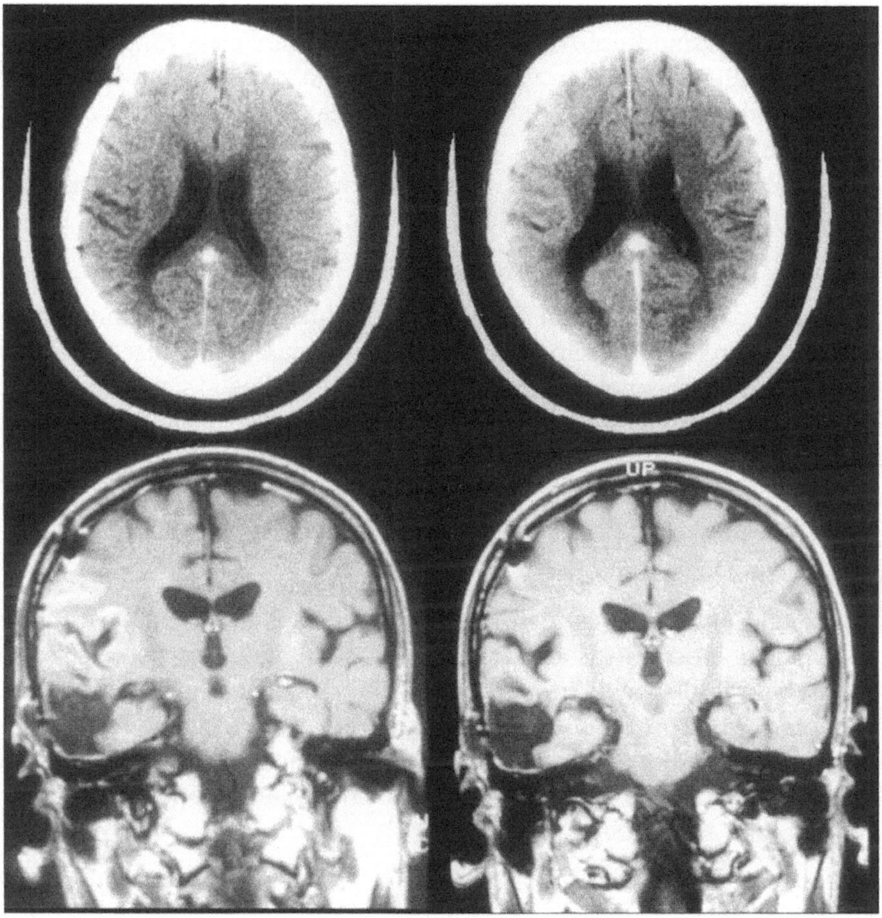

3 4

Abb. 45. Verlauf einer Strahlenreaktion: Nach bereits drei Jahre anhaltender Vollremission (Bild 1 – CT 6 Monate zuvor) eines multimodal (Operation, 40 + 20 Gy Radiatio, 8 Zyklen BCNU +VM26) behandelten Oligodendroglioms trat bei dem bis dahin arbeitsfähigem Patienten plötzlich Kopfschmerz, eine linksseitige Hemiparese sowie eine gravierende psychomotorische Verlangsamung auf. Im CT (2) zeigte sich nur eine geringe Raumforderung mit diskretem Enhancement, die als Rezidiv die Schwere der Klinik und das schwer allgemeinveränderte EEG nicht erklärte. Im MRT (Bild 3) deutliches kortikales Enhancement um die Insel als Rindenhypoxie als Strahlenspätreaktion. Diese Deutung wird durch die weitgehende klinische Erholung unter Heparingabe und das Abklingen der Reaktion auch im MRT ein Jahr später (Bild 4) bestätigt

Die klinische Symptomatik ist relativ zur Größe der Läsion bei der Strahlenreaktion ausgeprägter, insbesondere die deutliche Vigilanzminderung und erhebliche Allgemeinveränderungen im EEG.

Auf spinalem Niveau können Querschnittssymptome unterschiedlichen Ausmaßes auftreten. Auch hier ist initial klinisch und radiologisch nicht mit Sicherheit eine Tumorgenese auszuschließen. Im Liquor kann eine Eiweißerhöhung sowie eine geringe Entzündungsreaktion gefunden werden [910].

Therapeutisch setzen wir neben Steroiden seit Jahren Heparin ein (s. Kap. 5.2). Osmodiuretika sind wegen der Schrankenstörung gerade in dem bedrohten Gewebe zu vermeiden, klinisch zeigen sie im Gegensatz zum tumorbedingten Ödem bei der Strahlenreaktion auch wenig, oder gar negativen Effekt [438].

Strahlenreaktionen des peripheren Nervensystems treten typischerweise oft nach mehr als einem Jahrzehnt auf (weiteres s. Abschnitt 6.8.9).

Aseptische Nekrose an der Kraniotomienarbe:

Besonders nach zusätzlicher Radiatio sind Jahre nach einer Kraniotomie spontan auftretende Fisteln an der Kraniotomienarbe mit einer (zunächst aseptischen) Kochennekrose zu beobachten. Sie schließen sich kaum spontan, das Risiko einer Superinfektion, die dann rasch nach intrakraniell übergreifen kann, ist groß. Deshalb ist eine operative Sanierung indiziert.

Ätiologisch unspezifische Spätkomplikationen

Hydrocephalus malresorptivus:

Bei einem kommunizierenden Hydrozephalus sollte eine Malresorption diskutiert und bei klinischer Symptomatik durch eine Drucksonde sowie probatorische LP abgeklärt werden. Wegen der oft bei diesen Patienten vorhandenen Hirnatrophie und Leukaraiose ist die radiologische Differenzierung zu einem Hydrozephalus e vacuo nicht sicher möglich. Wie bereits im Kap. 3.2.2 ausgeführt, sollte bei einer Malresorption eine Shuntimplantation angestrebt werden.

Neuroendokrine Insuffizienz:

Erhebliche Störungen der neuroendokrinen Funktionen wurde zunächst klinisch bei Kindern nach ZNS-Bestrahlung durch die Verzögerung von Wachstum und Sexualentwicklung diagnostiziert. Sie wurden im Rahmen von Studien (überwiegend pädiatrischen) systematisch belegt. Bei Erwachsenen sind sie ebenfalls beschrieben, es existieren auch einige umfangreichere retrospektive Serien:

Generell ist dabei zu beobachten, dass schwere, typische Funktionsstörungen im Sinne eines Mb. Addison oder eines Panhypopituitarismus selten sind (und dann häufig verkannt werden).

In der Beurteilung endokriner Untersuchungen, insbesondere mit der Fragestellung hypothalamisch induzierter Bilder, ist folgendes zu beachten:

Die isolierte Bestimmung peripherer oder hypophysärer Hormone ist inadäquat. Stets ist die „Achse“ als ganzes zu untersuchen! (s. Kap. 5).

Die sogenannten „Normalbereiche“ peripherer Hormone (zB T4) spiegeln nicht immer die *individuellen* Soll-/Stellwerte der endokrinen Regelkreise wieder. D.h. ein „niedrig-normaler“ Wert kann bereits mangelnde Funktion bedeuten, wofür eine gleichzeitig niedrig-(normale) hypophysäre Sekretion (+Stimulationsantwort) des Releasinghormons ein Hinweis ist. Eine Störung im Hypophysenstiel /Pfortaderbereich wird durch die Diskrepanz mäßig erhöhter Prolaktin-Werte und niedriger TSH Werte nahegelegt. Neben der quantitativen Abweichung spielt wohl auch der Verlust der typischen pulsatilen Ausschüttung, die auf hypothalamische Aktivität zurückgeht, in der mangelnden endokrinen Adaptation an Umgebungsbedingungen eine Rolle.

In einer Untersuchung an Patienten in Remission nach multimodaler Therapie von hirneigenen Tumoren zeigte mindestens jeder Dritte ab 6 Monaten nach Therapieende solche neuroendokrinen Störungen [46].

Klinische Hinweise sind Müdigkeit, Erschöpfbarkeit, Hypotonie, Störungen der Sexualfunktion, Haarausfall, Kälteempfindlichkeit. Die Abgrenzung gegen organisch begründete neurasthenische Befindlichkeitsstörungen ist nicht immer sicher zu treffen. Paraklinisch imponiert u.U. eine Hyponatriämie, Neigung zu Hypoglykämien, Leukopenie.

In diesen Fällen sollte ein Therapieversuch auch bei endokrin nur grenzwertigen Befunden, unternommen werden (Substitution mit Schilddrüsenhormon, Hydrocortison, evtl. Östrogen bzw. Testosteron, wobei die Frage der Interaktion von Anabolika mit dem Tumorwachstum ungeklärt ist).

Hypophysäres Koma:

Diese Komplikation ist zwar selten, muss aber wegen der guten Prognose bei rascher, spezifischer Therapie jedem Kliniker differentialdiagnostisch vertraut sein:

- Dekompensation oft im Rahmen allgemeiner Erkrankungen (zB Erysipel)
- Krampfanfall als präsentierendes Symptom
- Hypotoner Blutdruck, Bradykardie
- Verlangsamung im EEG (im Sinne einer Allgemeinveränderung)
- Hyponaträmie und Hypoglykämie
- Blässe
- Hypothermie bzw. Afebrilität bei schwerem bakteriellen Infekt
- evtl. Adynamie und Schlafstörungen in der aktuellen Anamnese

Bei klinischem Verdacht sollten die Hormonspiegel asserviert werden (v.a. Katecholamine, Kortisol, T3, T4, TSH, Prolaktin) und ex juvantibus die Therapie eingeleitet werden:

1. Glukosezufuhr
2. Hydrocortison i.v. (initial 50–100 mg, dann nach Blutdruck und Elektrolyten adaptieren)
3. Erst danach: einschleichende Substitution von Thyroxin beginnend mit 25 µg/die (eine Hypothyreose kann durch den gedrosselten Stoffwechsel die Nebennierenrindeninsuffizienz „maskieren", bei plötzlicher T4-Substitution dekompensiert sie).

Die Bewusstseinsstörung bildet sich nach Normalisierung des Stoffwechsels u.U. erst sehr allmählich über Tage bis Wochen zurück!

Enzephalopathien:

Radiologisch entwickeln nach einer eigenen prospektiven Untersuchung im Rahmen einer Phase-III-Studie multimodaler Therapie bei malignen Gliomen etwa 30% aller Patienten eine signifikante Hirnatrophie, ca. 15% eine ausgeprägte Leukaraiose. Allerdings ist die Korrelation mit klinischen Symptomen – im Sinne dementieller Prozesse – sehr lose (auch wenn nur Patienten in Remission betrachtet werden).

Die Rate kognitiver und emotionaler Beeinträchtigungen ist bei Patienten mit Langzeitremissionen deutlich höher (80%), als die radiologisch gesicherten Enzephalopathien. In einer eigenen Untersuchung zeigten diese Patienten das für eine erworbene Hirnschädigung typische, aber unspezifische Muster mit der Diskrepanz zwischen verbalen und visuellkonstruktiven Leistungen, rascher Erschöpfbarkeit, geringem Arbeitstempo bei hoher Genauigkeit. Die Schwere reicht von gering alltagsrelevant bis zu schweren, fortschreitend dementiellen Entwicklungen (selten), die eine ständige Fürsorge erfordern. Emotional wird oft eine erhöhte Irritabilität mit verminderter Affektkontrolle („Aufregen über die Fliege an der Wand") geschildert. Interessen- und Initiativeneinbuße und geringes Durchhaltevermögen fällt oft mehr der Umgebung (Angehörigen oder Kollegen) auf.

6.7.6 Aspekte der Rehabilitation neuroonkologischer Patienten

Die Lebenserwartung neuroonkologischer Patienten konnte durch differenzierte antineoplastische Therapie in den letzten zwanzig Jahren deutlich verlängert werden – bei malignen Neoplasien sind realistisch Monate bis wenige Jahre, bei niedriggradigen Gliomen Jahre bis ein Jahrzehnt erreichbar. Eine weitere durchgreifende Besserung der Prognose quoad vitam ist nicht greifbar. Um so wichtiger ist, dass der Patient die gewonnene Frist mit möglichst wenig Beeinträchtigungen seines Lebens gestaltet.

Frühphase der Rehabilitation

Die Rehabilitation bei neuroonkologischen Patienten sollte bei ausgeprägten Funktionsstörungen, insbesondere Lähmungen oder umschriebenen Hirnleistungsstörungen (Apraxie, Aphasie), möglichst bald nach der Operation einsetzen, d.h. auch schon parallel zur kurativmedizinischen Therapie (Zytostase, Radiatio), da zu diesem Zeitpunkt das rehabilitative Potential am größten ist – in Analogie zu Untersuchungen nach Schädelhirntrauma oder Insulten. Außerdem wird der Patient in dieser Zeit, die sonst durch die intensive medizinische Versorgung den Patienten die Abhängigkeit von fremder Hilfe erleben lässt, Perspektive und Möglichkeit der eigenen aktiven Bewältigung von wenigstens den vordergründigen somatischen Problemen ermöglicht.

Eine stationäre Rehabilitation sollte in dieser Phase nur so kurz sein wie zur Erlangung einer weitgehenden Selbständigkeit unbedingt nötig. Rehabilitative Konzepte müssen dem – unter Umständen mit Verzicht auf optimale Langzeitresultate – Rechnung tragen:

- Frühzeitige Mobilisation, so wenig „Rollstuhlzeit" wie aus Sicherheitsaspekten vertretbar bei paretischen Patienten.
- Pragmatische Lösungen zur Kommunikationsgestaltung in der häuslichen Umgebung bei Patienten mit Aphasie.

Psychotherapeutische Angebote werden in diesem Abschnitt nur ausnahmsweise gewünscht. Auch der aufgeklärte Patient widmet sich naheliegenderen und greifbareren Problemen, außerdem fehlt die Erfahrung des Umgangs mit der Erkrankung im Alltag noch.

Rehabilitation in der Remission

Nach erfolgreicher antineoplastischer Therapie und in ausreichendem Abstand zur Diagnose, also in der Regel nicht vor 6 Monaten bis einem Jahr, sollte bei Patienten in Remission die Frage einer Rehabilitation angesprochen werden. Wo eine berufliche Reintegration aus gesundheitlichen oder Altersgründen nicht in Frage kommt, kann dennoch eine Rehabilitationsmaßnahme optional auf Wunsch des Patienten oder der Angehörigen indiziert sein, um auch in dieser Situation den sozialen Rahmen des Patienten zu erweitern, seine Unabhängigkeit zu stärken, und in manchen Fällen problematisch gewordene innerfamiliäre Beziehungen zu entspannen.

Jüngere Patienten sollten, wenn immer vertretbar, ermutigt werden, auch berufliche Perpektiven zu entwickeln, selbst wenn es für eine befristete Zeit ist. Hier sollten rehabilitative Maßnahmen in jedem Fall genutzt werden, da viele Patienten ihre Leistungsfähigkeit nicht realistisch einschätzen können. Stoßen sie dann unvorbereitet im Beruf auf ihre Grenzen, ist das Selbstvertrauen enttäuscht und u.U. der Arbeitsplatz in Gefahr. Im Rahmen der Rehabilitation können Stufenkonzepte und Hilfestellungen (Pausen, feste Strukturen bzgl. Team und Arbeitszeit) vorbereitet werden. In dieser Phase wird auch die Frage des Umgangs mit der Erkrankung und ihre Auswirkung auf alle Bereiche des Lebens von Patienten und Angehörigen gestellt und psychotherapeutische Angebote angenommen.

6.7.7 Palliation und Begleitung des sterbenden Patienten und seiner Angehörigen

Wenn spezifische „antineoplastische" Therapieansätze nicht (mehr) indiziert sind, stehen supportive Maßnahmen im Zentrum der Therapie. Meist können die Patienten in häuslicher Umgebung versorgt werden, wenn fachkompetente Hilfe angeboten wird. Dies kann durch Hausbesuche, kurze stationäre Behandlung zur Hilfsmittelversorgung und palliativer Therapieanpassung und in enger konsiliarischer Beratung mit dem Hausarzt erfolgen.

Die Inanspruchnahme des Krankenhauses ist eher geringer, wenn Angehörige und Patient wissen, dass sie dort grundsätzlich auch weiter Hilfe finden.

Nur gelegentlich sind sterbende Patienten mit Hirntumoren auf eine stationäre Hilfe angewiesen, wenn Schmerzen, Unruhe, Desorientierung oder schwere körperliche Gebrechen mit häuslicher Pflege nicht angemessen bewältigt werden können, bzw. die sozialen Strukturen fehlen. Hier sollte in der dem sterbenden Patienten und seinen Angehörigen vertrauten Einrichtung Erleichterung und Begleitung geboten werden.

Da die meisten Patienten mit Hirntumoren in der Terminalphase zunehmend eintrüben und in der Regel bereits zuvor durch ein Psychosyndrom in ihrer Auffassung beschränkt sind, ist in dieser Zeit für den Patienten selbst eine bewusste Phase des Sterbens kaum möglich. Um so wichtiger ist es, den Angehörigen zur Seite zu stehen. Anfälle und körperliche Symptome sind für sie u.U. belastender als für den Patienten selbst. In dieser Situation sollten Symptome, die vom Patienten nicht wahrgenommen werden (Hirndruck, Anfälle) nicht behandelt werden. Das Einstellen intensiver Therapie (zB bei Hirndruck) sollte aber wo immer möglich in Abstimmung mit den Angehörigen erfolgen.

Auch bewusstseinsgetrübte Patienten können an Schmerz leiden (dies ist bei genauer klinischer Beobachtung erkennbar), Atemnot, Durst. Deshalb sind ggf. Analgetika, Freihalten der Atemwege, Codein (auch unter dem Risiko des Sistierens des Atemantriebs) und Flüssigkeit auch im Terminalstadium indiziert. Zudem sollte intensive Pflege (Lagerung zur

Vermeidung von Dekubitalulzera und Kontrakturen, Mund-, Rachen und Augenpflege) die körperliche Integrität und damit die Würde des Sterbenden soweit wie möglich erhalten.

6.7.8 Lebensqualität und Evaluation supportiver Therapie

Supportive Therapie wird, wie schon in der Einleitung dargestellt, oft in einem Atemzug mit der Lebensqualität genannt. Deshalb ist die Erfassung der Lebensqualität gleichzeitig eine Evaluation insbesondere der supportiven Therapie.

Abgesehen von philologisch-philosophischen Hintergründen, wird in der Medizin weitgehend einheitlich Lebensqualität als ein Konstrukt verstanden und in Anlehnung an die WHO-Definition der Gesundheit, das körperliche, psychische und das soziale Befinden als wesentliche Komponenten genannt (s. Kap. 8).

6.8 Toxikologie – Iatrogene Störungen

Auf einen Blick

In diesem Kapitel werden Auswirkungen der Tumortherapie besprochen. Darunter versteht man chirurgische Maßnahmen, Chemotherapie, Strahlentherapie oder Kombinationen (Chemotherapie mit Strahlentherapie, Polychemotherapie oder Chemotherapie mit anderen Pharmaka).
Die Gliederung erfolgt entsprechend diesen Abschnitten, wobei die chemotherapeutischen Maßnahmen im Sinne eines Kompendiums (gegliedert nach Substanzgruppen) dargestellt werden.

6.8.1 Diagnostik-Chirurgie/Anästhesie-Gefäßverletzungen

Nebenwirkungen bei diagnostischen Maßnahmen

CT:

KM-Allergie, Unverträglichkeit;
KM ausgelöste Epilepsie;
Verstärkung von Symptomen bei Myasthenia gravis bei KM-Applikation.

LP:
Zerebrale Herniation;
Intrakranielle Hypotension;
Spinale Herniation;
Spinale Blutung bei Thrombozytopenie (20–50.000),
Gerinnungsstörungen:
Medikamentös (Warfarin, Heparin),
Leberfunktionstörung.

Infektionen und Thrombosen:

Bei venösen und arteriellen Kathetern.
Iatrogene Infektion: Meningitis

Perioperative Komplikationen

Toxizität der Anästhesie:

Postoperatives Delir:
Risiko: Hohes Lebensalter, peri- oder postoperative Medikation (Opioide, Anticholinergika).

Aseptische Meningitis:
Nach Operationen in der hinteren Schädelgrube.

Spannungshydrocephalus:
Lufteintritt bei Schädelbasisoperationen.

Anderes:
Nach Kraniotomie: intrakranielle Hypertension, Hämatome, Hirnödem, Hydrocephalus, Hirninfarkt, Elektrolytstörungen, Venenthrombosen.
Adhäsive Arachnitis nach spinaler Anästhesie.
Lagerungsschäden und Druckläsionen (PNS).

Läsionen des peripheren Nervensystems

Hirnnervenverletzungen:
Operationen an der Hirn- oder Schädelbasis sowie im HNO-Bereich (s. HN-Läsionen).

Plexus cervikalis/brachialis:
Nervus dorsalis scapulae, mediale, laterale und thorakale Nerven (Mm. pectorales).
N. supraclavicularis und N. phrenicus bei Operationen im oberen Thorax- bzw. Halsbereich.

Sympathisches Geflecht:
Operationen an der Schädelbasis, Halsdreieck, gefäßnahe.

Chirurgie am Stamm:
Mastektomie (Läsion des „N. intercostalbrachialis").
Intercostalnerven „Postthorakotomiesyndrom".
N. femoralis (Retraktoren) bei abdominellen Eingriffen.
Schmerzhafte Sensationen nach Rektumoperationen.

Extremitäten:
Phantomsensationen nach Amputation.

Einblutung:
Nervenläsionen durch Kompression oder Einblutung (zB Plexus brachialis, lumbalis, M.iliopsoas) [s. Kap. 4: peripheres Nervensystem].

Gefäßverletzungen

Arterien:
A.carotis (s. auch Strahlenschäden), Chirurgie in der Halsregion.

Venen:
Kompression oder Verschluss beider Vv. jugulares – Pseudotumor cerebri.
Schädelbasis-OP: AV-Fistel.
Thrombophlebitis.

6.8.2 Chemotherapie /Toxikologie

Tab. 57. Einteilung der Zytostatika

Alkylierende Substanzen
Platin
Cisplatin
Carboplatin
Nitrosoharnstoffe
Carmustin (BCNU)
Lomustin (CCNU)
Semustin (-methyl-CCNU)
ACNU
HECNU
Streptozotozin
Chlorozotocin
Stickstoff-Lost-Derivate
Ifosfamid
Cyclophospamid
Melphalan
Chlorambucil
Mechlorethamin („Nitrogen Mustard“)
Andere
Busulfan
Dacarbazin (DTIC)
Estramustin
Thiothepa
Temozolomid
Procarbazin
Hexamethylmelamin
Dibromodulcitol (DBD)

Tab. 57 *(Fortsetzung)*

Antineoplastische Antibiotika

Anthrazykline

Doxorubicin (Adriamycin)
Daunorubicin
Idarubicin
Epirubicin
Menogarin
Mitoxantron

Andere Antibiotika

Bleomycin
Mitomycin C
Dactinomycin
Mithramycin (Plicamycin)
Deoxyspergualin

Antimetaboliten

Folsäureantagonisten

MTX
Edatrexat
Trimetrexat
PALA (N-Phosphonoacetyl-L-aspartat)

Cytosinanaloga

Cytarabin
5-Azacytidin

Pyrimidinanaloga

Fluorouracil
Flouridine
Fotofur
Carmofur
DFUAD
5-Deoxy-5-Fluoranidin
FMAU

Purinanaloga

6-Mercaptopurin
6-Thioguanin
Fludarabin
Cladribine /2CdA)
Pentostatin
Chlorodeoxyadenosin

Tab. 57 *(Fortsetzung)*

Andere	
	Deoxycoformomycin
	Tiazofurin
Pflanzenalkaloide	
Vinkaalkaloide	
	Vincristin
	Vindesin
	Vinblastin
	Vinorelbin
Podophyllin	
	Etoposid VP 16
	Teniposid VM 26
Andere	
	Paclitaxel (Taxol)
	Docetaxel (Taxotere)
	L-Asparaginase
Andere Chemotherapeutika	
Amsacrine (mAMSA)	
	Suramin

Erfassung der Toxizität:

Chemotherapeutika können, substanzabhängig, am Nervensystem (ZNS, PNS) Toxizität entwickeln [19, 189, 857, 950, 1344, 1358]. Die Erfassung am PNS kann mittels mehrerer Skalen (WHO, ECOG, Ajani, NCIC-CTC) erfolgen, die nicht immer vergleichbar sind [1021].

Alkylierende Substanzen

Platin

a) Cisplatin (CDDP), (Cis-Diamin(o)dichloroplatin):

Tumorart: Ovarialkarzinom, Hodenkrebs, Bronchialkarzinom, u.a. Intraarteriell: HNO-Tumoren u.a.
Klinisch: ZNS: Enzephalopathie [155], Visusverlust: retinale Toxizität (IA Therapie), Opticusneuropathie, kortikale Blindheit (als Folge der Enzephalopathie) [192]. Epileptische Anfälle. Elektrolytstörung, SIADH und

Hyponatriämie, Hirnödem mit Herniation. Zerebrale Durchblutungsstörungen (in Kombination mit anderen Zytostatika).
HN: Opticusneuropathie (IA). Hörverlust, vestibuläre Toxizität [881]. Risikofaktor: vorausgehende lokale Bestrahlung, Kombination mit Ifosfamid. Aminoglykoside.
Alle HN bei IA.
RM: Lhermitte-Zeichen (Hinterstrangszeichen) [1219]. Irreversible Myelopathie.
Muskel: Muskelkrampf durch Hypomagnesiämie, Hypokalzämie.
PNP: Polyneuropathie [193, 194]: Kumulative Dosen ab 200 mg/m^2, mit großer Wahrscheinlichkeit bei 400 mg/m^2.
Sensorische, ataktische Neuropathie, Areflexie, Befall der Hinterstrangsqualitäten mit Verschonung des Schmerz- und Temperaturempfindens, "Coasting" (d.h. Verschlechterung nach Absetzen der Therapie).
Polyneuropathie als dosislimitierender Faktor.
Bei Überleben des Tumorleidens Rückbildung der PNP möglich [1015, 1075]. Mononeuropathie oder Läsionen des Plexus lumbalis nach IA-Therapie.
Kombinationen: Mit Bleomycin – Raynaud Phänomen, vaskuläre Komplikationen, zerebrale Durchblutungsstörungen [933].
Verstärkung der peripheren Neurotoxizität in Kombination mit Taxol [1386].
Substanzen die bisher zur neuroprotektiven Prophylaxe versucht wurden: Org 2766 – ACTH-Analogon, NGF, Nimodipin, Gluthation, Amifostin [389].

b) Carboplatin:

Gleiche [522] Nebenwirkungen, aber weniger stark ausgeprägte Neurotoxizität.

c) Andere:

Iproplatin, Ormaplatin: PNP.

Nitrosoharnstoffe

Lomustin (CCNU), Carmustin (BCNU), Semustin (-methyl-CCNU), ACNU, HeCNU:

Hochfettlösliche Substanzen, leichtes Durchdringen der Blut-Hirn-Schranke.

Tumorart: Hirntumor, Lymphom, Melanom u.a.
Klinisch: ZNS: In üblichen Dosen kaum Neurotoxizität. Bei Hochdosis oder IA-Applikation steigt das Risiko [1083].
Bei Dosierungen von 600–800 mg/m^2 können vorübergehende Verwirrtheitszustände und Anfälle auftreten [1439].

Enzephalopathie, Anfälle (besonders bei IA).
Nekrotisierende Enzephalopathie (im perfundierten Gehirnabschnitt).
Okuläre Toxizität, Opticusläsion (bei IA).
Opticusneuropathie kann selten auch bei oraler CCNU-Therapie und gleichzeitiger Bestrahlung vorkommen [1418].
Anderes: Lungentoxizität: Pneumonitis (früh) oder Lungenfibrose (spät).
Maximale KNM-Suppression: 3–8 Wochen nach Therapie!
Bei Überdosierung vorwiegend hämatologische Auswirkung [7].
Kombinationen: Enzyminduktoren (Phenobarbital, Phenytoin, Cimetidin): vermindern Aktivität.
Strahlentherapie: Enzephalopathie.

Stickstoff-Lost-Präparate

Cyclophosphamid, Ifosfamid, Melphalan, Chlorambucil:

Tumorart: Hämatologische Systemerkrankungen, Sarkome, Mammakarzinom u.a. Zusätzlich auch zur Immunsuppression bei Autoimmunerkrankungen in Verwendung.
Klinisch: ZNS: Ifosfamid: bei hochdosierter Therapie in 30 %: Enzephalopathie, zerebelläre Störung, EPS, Halluzinationen und epileptische Anfälle [1449].
Cyclophosphamid: bei HD-Therapie: Lethargie, epileptische Anfälle, Sehstörungen, Schwindel, Verwirrtheitszustände.
Chlorambucil: bei Überdosierung Enzephalopathie und Anfälle [1439].
Muskel: Cyclosphosphamid: Arthralgie/Myalgie (in Kombination mit 5 FU).
Anderes: SIADH [642]

Andere alkylierende Substanzen

Procarbazin (Natulan®):

Verabreichung: oral, i.v. möglich (nicht im Handel wegen ausgeprägter Neurotoxizität).
Tumorarten: M. Hodgkin, NHL, Hirntumor, Myelom, Melanom.
Klinisch: ZNS: Enzephalopathie (Benommenheit bis Stupor), Paranoid gefärbte organische Psychose (cave MAO-Hemmer-Effekt).
Muskel: Myalgie.
PNP: reversible PNP [1259].
Kombinationen: s. Wechselwirkung: Polychemotherapie, andere Medikamente und Substanzen.

Thiotepa:
Verabreichung: i.v., i.th., lokal in Körperhöhlen
Tumorart: Blasenkarzinom, Ovarialkarzinom, IT: "Second Line" bei der Therapie der MN.

Klinisch: ZNS: Bei Hochdosistherapie vor Knochenmarkstransplantation: Somnolenz, Anfälle, Koma, Tod.
RM: Myelopathie nach mehrfacher i.th.-Therapie [484].

Dacarbazin (DTIC):
Verabreichung: i.v., im Ausnahmefall intraventrikulär
Tumorart: Malignes Melanom, M. Hodgkin, Sarkome.
Klinisch: ZNS: Anfälle, Epilepsie, Demenz [979].
Muskel: Fieber mit Myalgie.

Temozolomid (Temodal®):

Neuentwickelte Substanz, wirksamer Metabolit (MTIC) identisch mit dem von DTIC.
Verabreichung: oral.
Tumorart: Hauttumoren, primäre Hirntumoren.
Toxizität: vorwiegend hämatotoxisch [1445].

Busulfan:

Tumorart: CML, Polycythämia vera, myeloproliferatives Syndrom.
Klinisch: ZNS: HD-Therapie: epileptische Anfälle [1346].
NMT: möglich Verstärkung einer bestehenden Myosteria gravis [313].

Estramustinphosphat und Mechlorethamin:

Tumorart: M. Hodgkin, Mamma- und Prostatakarzinom.
Klinisch: ZNS: Enzephalopathie [101]. HN: Hörverlust.

Antineoplastische Antibiotika

Anthrazykline

Doxorubicin (Adriamycin):

Tumorart: Akute Leukämie, Mammakarzinom, NHL, SCLC, M. Hodgkin, Sarkome, Hodentumoren, Harnblasen- und Schilddrüsen-Karzinom.
Neurotoxizität: Muskel: Herzmuskel (kumulativ 550 mg/m^2) Kardiomyopathie.
PNP: nur experimentelle Schäden an den Spinalganglien [234].
Kombinationen: Cyclosporin [80].
(s. Kombination/Polychemotherapie).
Generell scheinen Anthracycline human nicht neurotoxisch zu sein. Ausgeprägte Kardiomyopathie – diese prädisponiert allerdings zu zerebralen vaskulären Ereignissen.

Mitoxantron:

Tumorart: Brustkrebs, Leukämie, Lymphom.
Klinisch: RM: Radikulopathie, Myelopathie (bei IT Anwendung) [802].

Bleomycin:

Tumorart: Plattenepithelkarzinome im Halsbereich, Ösophaguskarzinom, M. Hodgkin, NHL, Keimzelltumoren.
Klinisch: ZNS: Lethargie, Kopfschmerz. In Kombination mit Platin oder Vinkaalkaloiden zerebrale Durchblutungsstörungen.
Anderes: Raynaud Phänomen 5–7%.
Hypomagnesiämie.
Kombinationen: (s. Polychemotherapie [1415]).
Vinkaalkaloid und Cisplatinum: Raynaud; zerebrale und Myocardinfarkte.

Mitomycin C:

Tumorart: Kolorektale Karzinome, Magenkarzinom, Pankreaskarzinom, chronische Myelosen, multiples Myelom.
Neurotoxizität (selten): Thrombotische Mikroangiopathie, visuelle Störungen [1200].

Antimetaboliten

Folsäureantagonisten

MTX:

Häufigkeit: Wichtigster Antimetabolit: Verabreichung: oral, IV, IA, IT (lumbal oder Reservoir). Bei systemischer HD Anwendung: Reversibilität der letalen Toxizität durch "Rescue Factor" (Leukovorin-) Folsäure.
Gravierende Komplikationen durch MTX-Therapie sind in 3 Umständen zu erwarten:

1. AL mit ZNS-Prophylaxe
2. IT: Intraventrikuläre MTX-Verabreichung bei CSF, bei Obstruktion, periventrikulärer Katheter.
3. HD-MTX mit Rescue.

Tumorart: Als Hochdosis-Protokolle in der Hämatologie, in konventioneller Dosierung auch bei zahlreichen soliden Tumoren eingesetzt.
Neurotoxizität: Risikofaktor: vorausgehende ZNS-Bestrahlung [270].
ZNS:

- Aseptische Meningitis: mit Kopfschmerz, Erbrechen, Photophobie, Meningismus [885, 1399].
- Enzephalomyelopathie: Akut, fatal. Anfälle, Paresen und Koma nach Überdosierung.

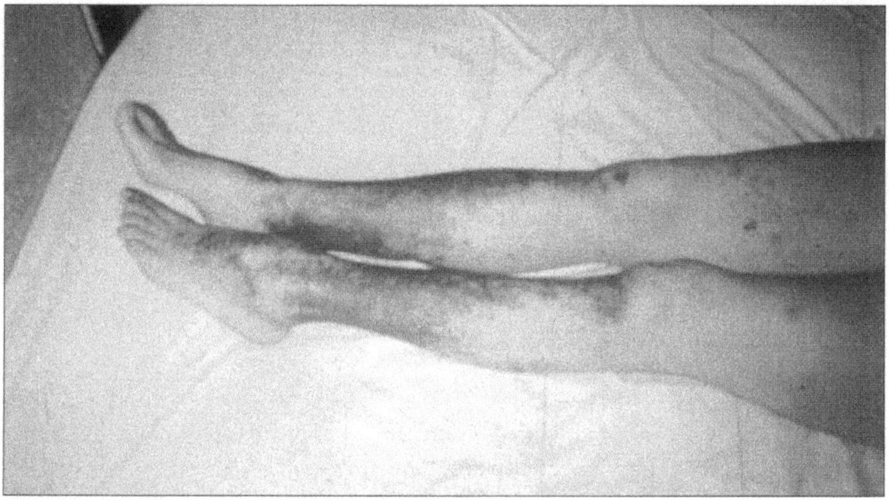

Abb. 46. Dermatitis nach intrathekaler MTX-Therapie

- Akute Enzephalopathie: Nach intraventrikulärer MTX-Instillation und Obstruktion des Liquorflusses (Kompartmentbildung) [420]. Auch bei intravenöser Applikation [786] möglich.
- Subakute Enzephalopathie: HD-MTX. „Schlaganfallartige Störungen" [1435].
- Chronische Enzephalopathie: Beginn Monate bis Jahre nach der Therapie. Progressive Leukenzephalopathie, selten mineralisierende Mikroangiopathie [1206].
  Epileptische Anfälle [382].

RM:
Querschnittsmyelitis:

- Radikulospinale Läsionen [455]: Heftige radikuläre Schmerzen, gefolgt von Para- bis Quadruparese (auch Variante mit sensiblem Niveau und nach 24 bis 48 h aufsteigender Paraparese).

Kombinationen:

- mit Strahlentherapie.
- andere Pharmaka (s. dort).

Andere Komplikationen bei IT Verabreichung:

- Infektionen: LP, Shunt.
- Selten Tumorlyse-Syndrom bei hämatologischen Erkrankungen [84, 1224].

Therapie: Vorsichtsmaßnahmen bei IT-Therapie:
Keine NaCl-Lösung sondern eine ELLIOTT B-Lösung oder natürlichen Liquor als Verdünnungslösung.

Vorsicht bei gestörtem CSF Flow [207], zB Compartmentbildung. Bestimmung der CSF- MTX Konzentrationen. Rescue Factor bei HD-Therapie.

Edatrexat:

Tumoren: Gliome.
Klinisch: ZNS: Verwirrtheit und Ataxie.

N-Phosphonoacetyl-L-aspertat (PALA):

Neurotoxizität: Enzephalopathie, Parästhesien [1411].
Kombination mit 5-FU: Ataxie.

Cytosinanaloga

Cytarabin:

Tumorart: Leukämie, Lymphome. Therapie der MN solider Tumoren.
Klinisch:
ZNS:
IT: aseptische Meningitis,
Anfälle [382] oder akute Enzephalopathie - Verwirrtheitszustand, Fieber – binnen 24 h nach Ara-C-Gabe, Somnolenz. Generalisierte oder partiell komplexe Anfälle [1439].
HD: Zerebelläre Störungen (Patienten älter als 40 a, Dosis mehr als 30 g) [575].
Enzephalopathie: Verwirrtheitszustand, Lethargie, Somnolenz (Reversibel).
Anfälle, okuläre Toxizität, Blindheit, EPS.
RM: Myelopathie (selten), von radikulärem Schmerz bis Paraplegie (ähnlich MTX).
PNP : selten axonal oder entmarkend [1027], kann akuter Polyradikulitis ähneln [129].
Möglicherweise in Kombination mit anderen Zytostatika (zB Fludarabine) [664]. Weitere seltene Beobachtungen: "painful leg and moving toes", Plexus-brachialis-Neuropathie.

5-Azacytidin:

Tumoren: Leukämie.
Klinisch: ZNS: Enzephalopathie; Lethargie, Verwirrtheitszustände [739].
Durch Hepatotoxizität: Coma hepaticum.
Neuromuskulär: Muskelschmerz, Schwäche.

Fluorierte Pyrimidine

Fluorouracil (5 FU):

Tumoren: GI und Mammakarzinom.
Klinisch:
ZNS: HD-Therapie: Somnolenz, zerebelläres Syndrom (Stamm- und Gliedmaßenataxie, Dysmetrie, Nystagmus, Dysarthrie – potentiell reversibel. Extrapyramidale Syndrome [90].
Anderes:
Bewegungsstörungen der extraokulären Muskel.
„Palmar-plantare Erythropodysästhesie": "painful hands" oder "hand-foot-Syndrome" [272].
Differentialdiagnose: PNP, CTS.
Kombinationen mit Allopurinol: akute und subakute zerebelläre Dysfunktion [181].

- PALA [888]: Ataxie, Enzephalopathie.
- Levamisol: entzündliche multifokale Leukenzephalopathie [560].

Flouridine, Fotofur, Carmofur, DFUAD, FMUA, 5-Deoxy-5-Fluorouridine:

Wenig Erfahrung, sonst ähnliche Toxizität wie 5-FU.

Purinanaloga

6-Mercaptopurin und 6-Thioguanin:

Tumorart: AML, CLL, CML.
Klinisch: ZNS: milde Enzephalopathie.

Fluradabine:

Tumoren: Leukämie.
Neurotoxizität: ZNS: Transiente Somnolenz und Müdigkeit [468].
Bei hohen Dosen (> 40 mg/Tag) verzögerte progressive Enzephalopathie; kortikale Blindheit, Demenz, Koma, Tod.
Autopsie: nekrotisierende Leukenzephalopathie [236].
PNS: Periphere Neuropathien mit Parästhesien [468].
Kombination: Kombination mit Cytarabin: Verstärkung der Toxizität [664].

Cladribin (2- Chlorodeoxyadenosin):

Tumorart: Lymphome und andere hämatologische Erkrankungen.
Neurotoxizität: ZNS: HD-Therapie.
RM: Myelopathie mit Brown-Sequard-Syndrom.

PNS: Proximale Myopathie.
GBS-artige PNP.

Andere

Deoxycoformomycin:

Neurotoxizität: Hohe Dosen: Enzephalopathie (Agitation bis Koma).

Tiazofurin:

Neurotoxizität: Enzephalopathie, Hemiparese, kortikale Blindheit, Kopfschmerz, Muskelschmerz.

Pflanzenalkaloide

Vinkaalkaloide

Vincristin:

Tumorart: ALL, M. Hodgkin, NHL, Mammakarzinom, Ewingsarkom u.a.
Neurotoxizität:
ZNS: Anfälle, Enzephalopathie,
kortikale Blindheit, Athetose, Ataxie, extrapyramidale Störung.
HN: N. opticus, N. abducens-, N. Oculomotoriusparese, Störung der Optomotorik, Stimmbandlähmung, N. Facialisparese, Kieferschmerz.
Muskel: Muskelkrämpfe, Myalgie.
PNP: Dosislimitierende distal symmetrische axonale Polyneuropathie, fast alle Patienten [558]. Distale Gefühlsstörungen, Reflexverlust.
Assoziation mit Mononeuropathien: Fallfuß, Fallhand.
Autonome Neuropathie (Bauchschmerz, Verstopfung).
Selten: polyradikulitisartige Tetraparese [63, 937, 1049].
Anderes: SIADH [642].
Kombinationen: mit Etoposid, Teniposid u. Cyclosporin Verstärkung der Toxizität.
Risiko: Alter, Ernährungszustand, Leberenzymstörungen, vorbestehende hereditäre Neuropathien (CMT), vorbestehende Poliomyelitis.

Vindesin und Vinblastin:

Gleichartige Haupt- und Nebenwirkung wie Vincristin, geringere Neurotoxizität.
Milde bis mäßige Neurotoxizität mit vorwiegend sensiblen peripheren Symptomen (7–31%). Autonome Beschwerden, insbesondere Obstipation bei ca. 30%. Schwerwiegende Toxizität in 2–3% der Fälle.
Muskelschwäche und Kieferschmerz können vorkommen [307].

Vinorelbin:

Neurotoxizität (PNP) in Kombination mit Taxol [364].

Podophyllin

Etoposid VP 16:

Keine Neurotoxizität bei Standarddosen.
Tumorarten: AML, NHL, M. Hodgkin, Hodentumoren, SCLC.
Neurotoxizität: ZNS: HD: Epileptische Anfälle, Verwirrtheitszustände, Somnolenz [725].
PNP: selten, eher axonal [390].

Teniposid VM 26:

Tumoren: Hirntumoren, NHL, M. Hodgkin.
Neurotoxizität: Gering ausgeprägte PNP [390].

Andere

Paclitaxel (Taxol):

Tumoren: Ovarial-, Mammakarzinom, u.a.
Neurotoxizität: ZNS: Enzephalopathie.
Visuelle Störung mit Lichtblitzen im Sehfeld [1177].
Anfälle [1230].
Muskel: Arthralgie, Myalgie.
PNP: PNP [390].
Bei Dosen um 250 mg/m^2 Entwicklung von Parästhesien an den OE, obwohl die PNP dosislimitierend sein kann, ist sie potentiell reversibel. Selten motorische Schwäche. Neurotoxizität ist dosislimitierend [1095].
Kombination mit Vinorelbin vermehrte Neurotoxizität.

Docetaxel (Taxotere):

Entwicklung eines Lhermitte-Zeichens [1336].
Ähnliche Symptome wie Taxol.

L Asparaginase (Enzym):

Tumoren: Hämoblastosen.
Neurotoxizität:
ZNS: Somnolenz bis Koma, epileptische Anfälle [382].
Zerebrovaskuläre Komplikationen durch Gerinnungsstörungen: Blutungen, venöse Infarzierung, Sinusthrombose [178, 1017, 1439].

Andere Chemotherapeutika

Amsacrine (mAMSA) (Aminoacridinderivate):

Tumoren: Leukämie
Neurotoxizität: Anfälle [728];
Muskelschmerzen, Herzarrhythmien; selten PNP [1017].

Pyrazoloacridin:

Tumoren: solide Tumoren.
Neurotoxizität: (bei Dosen mehr als 600 mg/m2).
Neuropsychiatrisch: Angstzustände, Agitation, Angstzustände.
Neuromuskulär: Muskelzuckungen, Gangstörungen [307].

Suramin:

Tumoren: Prostata, Nebenniere, refraktäres Lymphom.
Neurotoxizität: Parästhesien, Schwere PNP – polyradikulitisartiges Syndrom, mit Paresen an allen vier Extremitäten [706]; manchmal auch bulbäre oder respiratorische Lähmung [225].

Topoisomerase Hemmer:

Topotecan und Irinotecan (CPT-11).
Vorwiegend Knochenmarktoxizität.
Neurotoxizität: nicht bekannt.

Altretamin (Hexamethylmelamin):

Tumoren: Ovarialkarzinom.
Neurotoxizität: (bis 40%).
ZNS: Verwirrtheitszustände: Ataxie, Somnolenz, EPS (weniger häufig bei intermittierender Anwendung, als bei Dauereinnahme).
PNP: Störung der Propriozeption, Dysästhesien, Reflexverlust [31].

6.8.3 Chemotherapiekombinationen

Kombinationen von Zytostatika können neurotoxische Nebenwirkungen auslösen oder verstärken. Toxizitätsverstärkung bei gleichzeitiger Bestrahlung.

Tab. 58. Chemotherapiekombinationen

Substanz	Symptom	Referenz
Adriamycin und Cyclosporin	Enzephalopathie	[80]
Bleomycin und Cisplatin	zerebrale Toxizität	
	Hirninfarkte	s. Substanz
Bleomycin und Vinkaalkaloide	Schlaganfall, Raynaud	s. Substanz
Bleomycin und Cisplatin	Raynaud	s. Substanz
Cisplatin und Bleomycin	Schlaganfall	s. Substanz
Carboplatin , VP-16, Ifosfamid	PNP	[522]
Cyclophosphamid und FU	Myalgie, Arthralgie	[771]
Cytarabin und Fludarabin	PNP	[664]
Fludarabin und Cytarabin	PNP	
FU und Allopurinol	zerebelläre Syndrome	[563]
FU und Cyclophosphamid	Muskelkrämpfe	s. Substanz
FU und Interferon @	Somnolenz, Ataxie, Anfälle	[307]
FU und Levamisol	MS-artige ZNS-Symptome	[1129]
FU und PALA	Ataxie, "Hand & Foot Syndrom"	[307]
Ifosfamid und Cyclosporin	Muskelkrämpfe	[1017]
Levamisol und FU	MS-artige ZNS-Symptome	s. Substanz
Vinorelbin und Paclitaxel	sensorische PNP	[364]
Paclitaxel und Vinorelbin	s.o.	s. Substanz
PALA und FU	Ataxie, Enzephalopathie	[888]
Vinkaalkaloide und Bleomycin	s. Bleomycin	

6.8.4 Interaktion wichtiger Pharmaka mit antineoplastischer Therapie
(nach Moser und Stacher [882])

Zytostatika interagieren mit anderen Medikamenten im Sinne von Potenzierung oder Hemmung:

Tab. 59. Pharmakologische Zytostatika-Interaktionen

Alkohol:	Potenziert Hepatotoxizität von MTX
Allopurinol:	Verstärkt Wirkung von Mercaptopurin FU: akute und subakute zerebelläre Dysfunktion
Androgene:	Werden durch Barbiturate und Phenylbutazon metabolisiert
Antibiotika:	Actinomycin D: vermindert antibiotische Wirkung von Penicillin Amphotericin B: verstärkt antineoplastischen Effekt und Nebenwirkungen von BCNU Chloramphenicol: hemmt Aktivierung von Cyclophosphamid

Tab. 59 *(Fortsetzung)*

Antihistaminika:	Interferieren mit Procarbazin – sympathikomimetischer Effekt
Antihypertensiva:	Interferieren mit Procarbazin – sympathikomimetischer Effekt
Antikoagulantien:	Procarbazin verstärkt Wirkung Warfarin wird durch Mercaptopurin gehemmt
Antikonvulsiva:	Hydantoin und Steroide [202, 501, 1426] Antiparkinsonmittel: Wirkungsverstärkung durch Procarbazin Sofern Enzym induzierend beschleunigter Abbau von Taxol mit Wirkungsverlust (Grossmann 1998)
Barbiturate:	Enzyminduktion führt zu vermehrter Aktivierung von Cyclophosphamid. Verstärkte Myelosuppression Verdrängung von MTX von den Trägermolekülen, Anstieg des freien MTX und der Toxizität Mercaptopurin: verstärkte Barbituratwirkung Taxol, Daunomycin und Adriamycin: beschleunigter Abbau des Zytostatikums mit Wirkungsverlust Phenobarbital hemmt Östrogenwirkung
Cephalotin:	verhindert intrazelluläre Aufnahme von MTX
Chloroquin:	verstärkt Wirkung der Folsäureantagonisten. Kombination mit Procarbazin kontraindiziert
Cimetidin:	Verstärkt Nitrosoharnstoffwirkung
Diphenylhydantoin:	Interaktion mit MTX wie Barbiturate Interaktion mit Steroiden [501, 1426], rascherer Abbau von Taxol
Gestagene:	Werden bei gleichzeitiger Antihistaminikatherapie unwirksam
Insulin:	Immunsuppressiva und Zytostatika verhindern die Bildung von Insulinantikörpern MTX verdrängt Insulin von den Trägermolekülen Procarbazin als MAO-Hemmer kann insulinbedingte Hypoglykämie verstärken und verlängern Orale Antidiabetika: Procarbazin potenziert die Wirkung von Sulfonylharnstoffen
Kanamycin:	verhindert intrazelluläre Aufnahme von MTX
Meprobamat:	Hemmt Östrogenwirkung
Neomycin:	zerstört Darmbakterien, behindert Aufnahme von MTX aus dem GI Trakt
Östrogene:	Verstärken die Wirkung von Steroiden
Parasympathikolytika:	Hemmung der Cyclophosphamidwirkung
Penicillin:	behindert Aufnahme von MTX in die Zelle
Phenothiazine:	In ihrer Wirkung durch Procarbazin verstärkt (MAO Hemmer verhindern Metabolisierung von Neuroleptika)
Phenylbutazon, Oxyphenbutazon, Indomethacin:	Verdrängen Kortikosteroide aus der Eiweißbindung, bewirken Anstieg des Kortikoid Plasmaspiegels
Salizylate:	Toxizität von MTX gesteigert, Verdrängung vom Trägermolekül Toxizität von Mercaptopurin gesteigert
Sulfathiazol:	zerstört Darmbakterien, behindert Aufnahme von MTX aus dem GI Trakt

Tab. 59 *(Fortsetzung)*

Sulfonamide:	verstärken Wirkung von: MTX, Mercaptopurin, Thiotepa
Steroide:	Hemmen intrazelluläre Aufnahme von MTX Mitotane (Lysodren) verstärkt den Metabolismus der Steroide Östrogene verstärken die Wirkung von Steroiden Metabolische Interaktion mit Phenytoin
Sympathiko-mimetika:	Interferieren mit Procarbazin-sympathikomimetischer Effekt
Thiaziddiuretika:	Verminderung der MTX-Wirkung
Trijodthyronin:	Potenziert die Wirkung von Cyclophosphamid
Tuberkulostatika:	p-Aminosalicylsäure (PAS) , verstärkt MTX-Wirkung

6.8.5 Antineoplastische Hormone

Auf einen Blick

Unterschiedliche Substanzgruppen, vorwiegend bei Prostata- und Mammakarzinom in Verwendung. Sowohl Hormone selbst als auch Antagonisten im Einsatz.
Tumoren: Mamma- und Prostatakarzinome und Lymphome (Steroide).

a) Aromase Inhibitoren
Inhibieren Steroidproduktion, zB: Aminoglutethimid.
Einsatz: Mammakarzinome.
Neurotoxizität: Müdigkeit, Schwindel, Ataxie, Lethargie.
Allgemein: Nebenniereninsuffizienz- Cave Addison (Kombination mit Kortison).

b) Androgene
Einsatz: Mammakarzinom
Bei Behandlungsbeginn kann Hyperkalziämie auftreten [1230].

c) Danazol
Anwendung: Mammakarzinom.
Danazol hat androgene Eigenschaften: bei Frauen: Muskelkrämpfe, Müdigkeit, Kopfschmerz, Hirsutismus.

d) Anti-Androgene
Anwendung: Prostatakarzinom.
Diethylstilbestrol (DES, Chlorotrianisen):

Anwendung: Prostatakarzinom
Übelkeit, Thrombembolien, Kopfschmerz, Depression.
Cyprosteronacetat.

e) Luteinisierendes Hormon Releasing Hormon-Agonisten (Leuprid = Leuprorelin, Goserelin)
Anwendung: Prostatakrebs.
Nebenwirkungen: Libido-Verlust, Impotenz, Gewichtszunahme und Gynäkomastie bei Männern.
Bei erstmaliger Anwendung: Zunahme von Knochenschmerzen.
ZNS: Benommenheit, Kopfschmerz, spinale Symptome.

f) Progestine (Medroxyprogesteron, Megestrol, Hydroxyprogesteronazetat)
Anwendung: Mamma- und Endometriumkarzinom.
Nebenwirkungen: Flüssigkeitsretention, Erbrechen, Übelkeit, Schwindel, Kopfschmerz.

g) Tamoxifen (anti-östrogener Effekt)
Einsatz: Mamma und Endometriumkarzinom. HD: Glioma.
Nebenwirkungen: Kopfschmerz, Benommenheit, Müdigkeit, Beinkrämpfe.
Akute Enzephalopathie [1080], Depression, Insomnie, Ataxie und "Radiation Recall Syndrom".
Verminderung der Sehschärfe, Makulaödem [833].
Hyperkalziämie.
Thromboembolische Komplikationen bei 1–2 % [1121].

6.8.6 Glukokortikosteroide

Auf einen Blick
Zwei Drittel aller Tumorpatienten erhalten Glukokortikosteroide. Einsatz in der Neuroonkologie: antiödematös (peritumorales Ödem), Verminderung des vermehrten ICP, Schmerztherapie, antineoplastischer Effekt, vermindert Erbrechen und Übelkeit, verbessert Appetit.

Tab. 60. Komplikationen der Kortison-Therapie [60]

Nebenwirkung	Häufigkeit	mit Latenz
Emotionale Veränderung	++	+++
Steroidpsychose	+	+
Myopathie	++	++
Sehstörung	+	++
Epidurale Lipomatose		sehr selten
Osteoporose	+++	+
Hyperglykämie	+++	+++
Infektionen	+++	++
Fettvermehrung	+++	++
GI Symptome	++	++

(Latenz: + langsam, +++ schnell.)

Klinische Symptome (besonders bei fluorierten Kortikosteroiden)

ZNS: Psychotrop, euphorisierend, agitierend.

Muskel:

Steroidmyopathie:

Proximale Muskelgruppen, vorwiegend Beckengürtel, Nackenflexoren betroffen. Muskelschwäche ohne Myalgie. Auftreten bereits nach 2–3 Wochen möglich EMG und CK negativ. Nach Absetzen reversibel.

Selten betroffene Muskelgruppen:

Bulbäre Muskel: Dysarthrie.

Atemmuskulatur [75].

Wechselwirkung mit anderen Pharmaka

Phenytoin, Barbiturate, Carbamazepin } über Lebermetabolismus.

Suppression der hypophysären-adrenalen Achse:

Bereits nach wenigen Tagen der Applikation von langwirkenden, fluorierten Steroiden kann die Steroideigenproduktion wochenlang supprimiert sein, so dass nach Absetzen klinisch eine Nebennierenrindeninsuffizienz imponiert.

6.8.7 Biologische Behandlungen (Biological Response Modifier = BRM-Substanzen)

Biologische Substanzen werden ausgenützt um die Abwehrlage des Immunsystems zu manipulieren. Abwehrreaktionen gegen die Tumorzellen sollen ausgelöst werden.

Tab. 61. Biologische Tumortherapie

Substanzen	Beispiele
Antikörper	OKT 3, EGFR (Epidermal Growth Factor Receptor)
Immunzellen	Lymphokin aktivierte Killerzellen, tumorinfiltrierende Lymphozyten, devitalisierte Tumorzellen
Impfstoffe	Melanomzellen
Zytokine	IL2 , Interferone
Immunverstärker	Levamisol
Differenzierungsagentien	Retinolsäure
Immunsuppressiva	IVIG, Cyclosporin
Mistelpräparate	

Antikörper

Monoklonale Antikörper:

ZB: MoAb, anti GD2 MoAb, anti-CD22, anti CD 5 sind gegen Tumorzellen in Verwendung. Sie wirken selbst toxisch oder sind mit zytotoxischen (zB Rizin), oder radioaktiven Substanzen konjugiert. Diese AK können die BHS nicht durchdringen, können aber periphere Nervenschäden (zB Spinalganglien, PNS) verursachen. Intrathekale Anwendungen bei MN wurden durchgeführt.

Nebenwirkungen

Kopfschmerzen (ca. 50% der Patienten); 2. bis 5. Tag der Behandlung.
Aseptische Meningitis: In 10% bis 40% der Behandelten [11].
Klinisch: Kopfschmerz, Photophobie, gelegentlich Nackensteife. Mentale Störungen: Apathie, kognitive Störungen können aber im Vordergrund stehen (enzephalitische Form) [249].
Befunde: Zellzahl bis 500 erhöht (segmentkernige Granulozyten).
Bei IT Therapie (zB MoAb): akute aseptische Meningitis, Pyrexie, Leukozytose [709].
Epileptische Anfälle:
Bei OKT 3 in 6%, Risikofaktoren (Fieber, metabolische Störungen) erhöhen diese Gefahr.

Polyneuropathie: Kombiniert mit heftigen Fuß- und Handschmerzen [1114]. Entmarkende Polyneuropathie (MoAb).

Immunotoxine: Antitumoröse Substanzen mit tumorselektiven Liganden (monoklonale Antikörper)

Rizin, Abrin, Pseudomonas Exotoxin A, Diphtherietoxin.

ZNS: "Capillary Leak Syndrom" – Hirnödem [535].
PNS: Myalgie, Myositis [1364], PNP MoAb-Infusionen [452].

Immunzellen

Lymphozyten:

LAK, TIL-Zellen haben keine, oder wenig Neurotoxizität.
Kryopräservierte Stammzellen (angewandt bei Knochenmarkstransplantation). Reversible Enzephalopathie [309].

Zytokine

Interleukine:
IL 1: Enzephalopathie, Anfälle.
IL 2: Akute oder subakute Enzephalopathie:
(reversibel), Symptome entwickeln sich nach 5–6 Tagen.
Klinisch: Lethargie, Irritation, gefolgt von psychiatrischen Auffälligkeiten. Paranoide Verkennungen, Anfälle [1123].
Leukenzephalopathie: Selten. Delirium, Ataxie, Erblindung 5 Tage nach Abschluss der IL 2 Therapie bei einem Patienten [1351].
Transiente fokale Defizite: Monokuläre Blindheit, homonymer Sehverlust [93].
Periphere Polyneuropathie: Plexus brachialis, (wie entzündliche Plexopathie) [769].
G-CSF und GM-CSF: (Kolonien-stimulierende Faktoren) haben nur geringe neurotoxische Effekte.
IL 4: Kopfschmerz.
TNF: Asthenie, Depression
G-CSF und GM-CSF: Muskelschmerz und Krämpfe, Rückenschmerzen-Thrombosen.

Interferone (IFN alpha, beta, gamma) (Applikation: systemisch, IT):

Tumoren: Haarzellleukämie, Kaposi Sarkom, Basalzellkarzinom, Nierenzellkarzinom.
ZNS: Akute Reaktion: Kopfschmerz, Krankheitsgefühl, selten Schwindel. Vorwiegend IFN-Alpha.

2–4 Wochen nach Beginn: Subakute Enzephalopathie [13].
Lethargie, Koma, Gangstörung, Paraparese (CSF normal). Reversibles choreatisches Syndrom.
Chronische Enzephalopathie [848], bei älteren Patienten. Kognitive Störungen, Gedächtnisstörung, extrapyramidale Störung, Koma.
PNS: Hirnervenausfälle (Bauherz), Polyneuropathie [1174]. Läsion des Plexus brachialis [96].

Immunverstärker

Levamisol (Wurmmittel):

Verabreichung zusammen mit FU bei Colonkarzinom.
ZNS: Aseptische Meningitis.
CSF: Pleozytose, Vertigo, Anfälle.
HN: Dysgeusie, Diplopie.
PNS: Muskelkrämpfe, Myalgie,
Kombination: Mit FU: ZNS-Demyelinisierung [560].

Differenzierungs-Substanzen

Retinolsäure, Hexamethylen Bisacetamid, Phenylazetat:
Unterstützen im Experiment die Differenzierung von Tumorzellen in normale Zellformen (zB Leukämie). Retinolsäure kann Hirndruck verursachen [1239].

Immunsuppressiva

Cyclosporin (CsA):

ZNS: Kortikale Blindheit (Rubin) Enzephalopathie, Tremor, Anfälle [299].
PNS: Polyneuropathien [756].
Muskelschmerz, Schwäche, proximale Atrophien.

Cyclophosphamid: (s.o.)

Steroide: s.o.

Takrolimus (FK506):

Enzephalopathie, Insomnie, Tremor, PNP.
IVIG (7 S Immunglobulin)
ZNS: Aseptische Meningitis, Hirninfarkte.

6.8.8 Adjuvante Agentien

Substanzen, die selbst keine antineoplastischen Effekte haben, aber 1. die Wirkung von antineoplastischen Substanzen verstärken, 2. gegen Toxizität schützen, 3. supportiv sind.

Sensitizer

Misonidazol, Metronidazol, Etanidazol:

Oxymimetischer Effekt, welche die hypoxischen Tumoranteile für die Strahlentherapie sensibilisieren.
ZNS: selten Anfälle.
PNS: sensorische PNP [840].

Hydroxyharnstoff:

(Nitrosoharnstoff): In Verwendung als Adjuvans für die Strahlentherapie (primäre Hirntumoren).
Selten neurotoxisch: Kopfschmerz, Benommenheit, Verwirrtheitszustände, Schwindel.

Protektiva

Gluthathion:

Protektion der Zellen gegen RT.
ZNS: Anfälle [1017].

Amifostin:

Protektiv gegen: Alkylantien, und Platin-induzierte Nephro- und Neurotoxizität.
Radioprotektion gegen Jejunum-, Colon-, Lungen- und KNM-Schädigung im Labor.
Protektive Wirkung auf das PNS noch unklar.

Leucovorin:

MTX-Therapie, Rescue Factor.

Allopurinol:

Verlängert Halbwertszeit von 6-Mercaptopurin.

6.8.9 Kombinationen: Chemo- und Strahlentherapie

Auf einen Blick

Zusätzlich zum Einfluss der Strahlentherapie auf die BHS, nimmt man an, dass sie die Neurotoxizität der Chemotherapie verstärkt [423]. Dieser Synergismus wurde bisher nur für MTX etabliert und bleibt für andere Substanzen noch unklar [1017].
Neurotoxische Interaktionen zwischen MTX und Schädel-RT sind bekannt. Risikofaktoren sind: frühes Lebensalter, leptomeningeale Beteiligung, Dosis und Zeitpunkt der Chemotherapie. Die Wahrscheinlichkeit einer Leukenzephalopathie wird durch MTX-Therapie **nach** vorausgehender RT erhöht.

Leukenzephalopathie

Klinisch: progrediente kognitive Störungen, Ataxie, uni-bilaterale Hemiparesen, Fortschreiten bis Stupor und Koma möglich. Überleben mit intellektuellen Defiziten, progredienter Verlauf.
Bildgebung: Läsion der weißen Substanz, Centrum semi-ovale, periventrikuläre Entmarkungen, Ventrikelausweitung, subkortikale Kalzifizierung.
Risiko: RT > 2000 cGy, IT MTX > 50 mg; IV MTX > 50 mg/m^2/Woche.
Latenz: 4–5 Monate nach RT.

Mineralisierende Mikroangiopathie

Klinisch: Milde klinische Symptome, vorübergehendes Ereignis.
Bildgebung: Läsion der grauen Substanz (subkortikal und Stammganglien).
Kalzifizierung der Basalganglien, Grenzzonen, Kortex.
Risiko: RT > 2400 cGy, Möglicherweise i.v. MTX oder Ara-C.
Latenz: 10 Monate nach RT.

Chemotherapie/RT

Tab. 62. Toxizität bei Kombination von Chemo- und Strahlentherapie

Substanz	Verabreichung	Neurotoxizität
MTX	IV , IT	Leukoenzephalopathie, Mineralisierende Mikro-Angiopathie. Kognitive Störungen.
Nitrosoharnstoff	IA, HD, IV	Leukenzephalopathie, Kognitive Störungen, Myelopathie.
Cytosin-Arabinosid	HD IV, IT	Leukenzephalopathie, Kognitive Störung, Myelopathie.
Vincristin	IV	Myelopathie, PNP.

IV intravenös, IT intrathekal, IA intraarteriell, HD: hochdosiert
(Nach: DeAngelis [294])

6.8.10 Strahlentherapie

Die Toleranz des normalen Gewebes gegenüber ionisierenden Strahlungen ist der limitierende Faktor bei der Strahlentherapie des ZNS [1332]. Die Toleranzdosen von Gehirn und anderen Anteilen des Nervensystems sind in Beziehung zum bestrahlten Volumen zu setzen. Entsprechende Normwerte (Grundlagen) wurden ermittelt [342, 345, 1098].

Unerwünschte Strahlenwirkungen hängen sehr stark vom Fraktionierungsschema, der Größe des Strahlenfeldes und der Gesamtdosis ab. Individuelle Empfindlichkeit, Vorschädigung durch zB Trauma/Operation, zerebrovaskuläre oder entzündliche Prozesse und eine simultane Chemotherapie oder andere Noxen erhöhen das Risiko. Heute übliche Standarddosen haben ein geringes Potential schwerer Nebenwirkungen. Kritisch sind Feldüberschneidungen, hohe Einzelfraktionen (Hypo-Fraktionierung) und als ultima ratio bewusst in Kauf genommene Überschreitungen der Standarddosis. Am Gehirn können 30 x 1,8 Gy, am Rückenmark 20 x 1,8 Gy bei 5 x wöchentlicher Applikation als sicher angesehen werden.

Die strahlentherapeutische Methodik muss entsprechend der Lokalisation und der Tumorart ausgewählt werden. Zur Verfügung stehen:

- *Kraniospinal-, Neuraxisbestrahlung (zB MN)*
- *Ganzhirnbestrahlung (adjuvant)*
- *Externe konventionelle Bestrahlung*

Fraktioniert
Hypofraktioniert
Hyperfraktioniert

- *Stereotaktische Radiochirurgie*
  Implantation
  Interstitielle Radiochirurgie (Brachycurietherapie)
  Gamma Knife (= X-Knife)
  LINAC, Konvergenzbestrahlung

Typische Nebenwirkungen sind:

- Haarausfall: bis 40 (–50) Gy reversibel, bei höheren Dosen irreversibel. Individuelle Toleranz! Bei kalottenfernen Tumoren durch sorgfältige Planung zu vermeiden!
- Erythem der Kopfhaut, insbesondere auch der Ohren und der äußeren Gehörgänge (bei Ganzhirnbestrahlung) – Fettcreme lindert, während der Bestrahlung Haut nicht mit Wasser waschen.
- Provokation eines Paukenergusses/Mittelohrinfektes: klingt nach der Bestrahlung über Wochen spontan ab.
- Atrophie der Epidermis im Strahlenfeld (bleibend).
- Wundheilungsstörungen bei zu frühem Bestrahlungsbeginn.
- Strahlenkatarakt: kann durch exakte Lokalisation vermieden werden.
- Blutbilddepression: bei rein kranialer Bestrahlung sehr selten, bei gleichzeitiger Wirbelsäulenbestrahlung regelhaft, aber vorübergehend. Keine spezielle Therapie nötig. Cave eingeschränkte Knochenmarksreserve nach Neuraxisbestrahlung!

ZNS-Reaktionen:

All diesen Nebenwirkungen ist gemeinsam, dass nach einem akuten oder subakuten Beginn zunächst eine Rückbildungsphase – bei den frühen Reaktionen durchaus ad integrum – beobachtet wird. Andererseits ist bei permanenten Schädigungen eine schleichende, teils schubförmige Progredienz mit dem Alterungsprozess oder beim Auftreten anderer Zusatzerkrankungen möglich.

Gehirn

Akute Reaktion ("Acute radiation encephalopathy"):

Frühreaktion innerhalb von Stunden bis Wochen;
vollständig reversibel.
Bei stereotaktischer Radiochirurgie primärer Hirntumoren [437].
Fehlende Kortisontherapie vermehrt das Risiko [1017].

Symptome: ICP Erhöhung, Erbrechen, Kopfschmerz, innere Unruhe, Angst, selten fokale Zeichen, Anfälle.
Risikogruppe: erhöhter ICP [1439].
Hirnstammtumoren,
hyperfraktionierte Therapie,
hohe Dosis per Fraktion,
fokussierte Bestrahlung.
Therapie: Kortison.

Frühe Spätphase ("Early delayed Reaktion"):

1–6 Monate nach der Strahlentherapie.
Klinisch:
Früh-Reaktion: Nach 2–8 Wochen, typischerweise nach der Bestrahlungsserie: Verstärkung vorbestehender neurologischer Ausfälle, evtl. Lethargie, Somnolenz. Im CT diffuse Ödemreaktion des Marklagers ohne Tumorprogression. Spontane Rückbildung wird durch höhere Kortisongaben beschleunigt. Leichte diffuse Hirnatrophie – klinisch stumm, bzw. nur testpsychologisch fassbar als geminderte Leistungsbreite – als mögliche Folge.
Hirnstammbestrahlung:
Ataxie, Nystagmus, Nausea, Dysarthrie [699].
Neurologische Verschlechterung: Tumorprogression kann vorgetäuscht werden [554].
Fokale Enzephalopathie:
Hirnlokal abhängig: zB Hirnstamm und andere Regionen.
Pathophysiologie:
Strahlenbedingte temporäre Demyelinisierung mit Remyelinisierung. Reversibel.
CSF:
Pleozytose, Liquor-Protein-Anstieg.

Spätschaden ("Late delayed Enzephalopathie"):

Latenz bei üblichen Strahlendosen nicht unter 6 Monaten; meist 9–24 Monate, selten bis 15 Jahre.

Strahlennekrose ("Late delayed Radionecrosis"):

Kann auch durch unbeabsichtigte Bestrahlung von Hirngewebe (zB Temporallappen bei HNO-Tumoren entstehen.
Auftreten: ein bis zwei Jahre nach Abschluss der Strahlentherapie [299].
Risikofaktoren: Hypertonie, Diabetes, gleichzeitige Chemotherapie (besonders radiosensitivierende Substanzen). Bei stereotaktischer Radio-chirurgie und interstitieller Brachytherapie ist das Risiko wegen der hohen lokalen Dosen besonders hoch.

Symptome: Kopfschmerz, Persönlichkeitsveränderungen, fokale Defizite, Epileptische Anfälle treten zwischen 4 Monaten und 4 Jahren (14 Median Monate) auf.
Nachweis: Standard-CT und -MRT können Nekrose und Rezudivtumor schlecht unterscheiden, was eventuell durch schnelle MRT-Sequenzen möglich ist [2].
Nur durch PET-Untersuchung einigermaßen sicher vom Rezidivtumor zu unterscheiden. Prognose bei mittelliniennahem Sitz: Tod in Wochen bis Monaten; bei Sitz in den Hemisphären nach Heparinisierung und Kortisonbehandlung, bzw. vor allem nach operativer Ausräumung u.U. günstig, ggf. mit bleibendem neurolog. Defizit je nach Lokalisation. Da hauptsächlich durch Gefäßschädigung verursacht, Lokalisation u.U. **außerhalb** des Strahlenfeldes! Bei Verdacht auf beginnende Strahlennekrose empfiehlt sich nach noch unsystematisierten Einzelerfahrungen eine sofortige Vollheparinisierung für 2–3 Wochen je nach klinischem Verlauf neben einer Osmotherapie mit Glyzerin und Kortisongabe. Nach der Akutphase ist wahrscheinlich eine halb-/ganzjährige subkutane low-dose Heparinisierung sinnvoll.

Diffuse Spätreaktion:

Mit dementieller Entwicklung: Kommt bei regionaler Tumorbestrahlung kaum vor. Bei Ganzhirnbestrahlung mit 60 Gy ist nach amerikanischen Ergebnissen relativ häufig (bis ca. 30%) nach ca. 3 Jahren mit einer schleichend progredienten, therapeutisch bisher nicht beeinflussbaren dementiellen Entwicklung zu rechnen.
Risiko: ältere Patienten, Ganzhirnbestrahlung.
Gleichzeitige MTX- und Nitrosoharnstofftherapie.
Symptome: langsamer intellektueller Verfall [268, 1359], Gedächtnisverlust, Apathie, Persönlichkeitsveränderungen bis zur Demenz [292]. Gelegentlich: Gangstörung, Dysarthrie, Inkontinenz.
Nachweis: Leukenzephalopathie im CT und MRT.

Hirnatrophie:

Bei Ganzhirnbestrahlung auch in niedrigen Dosen um 20 Gy möglich [601]. (Prophylaxe oder Therapie von Leukämien oder SCLC). Bei sehr jungen und alten Patienten ausgeprägt.
Symptome: Gedächtnisstörung (vorwiegend Neugedächtnis) [652].

Strahlenbedingte Leukoenzephalopathie mit Hydrozephalus:

Bei einigen Patienten kommt es neben den Schäden an der weißen Substanz zu einer Ausweitung der Ventrikel was einem Normaldruckhydrozephalus [111] ähnelt. Therapeutische Maßnahmen wie ventrikuloperitoneale Shunts werden kontroversiell beurteilt [54, 1298] im Einzelfall deutliche Besserung möglich.

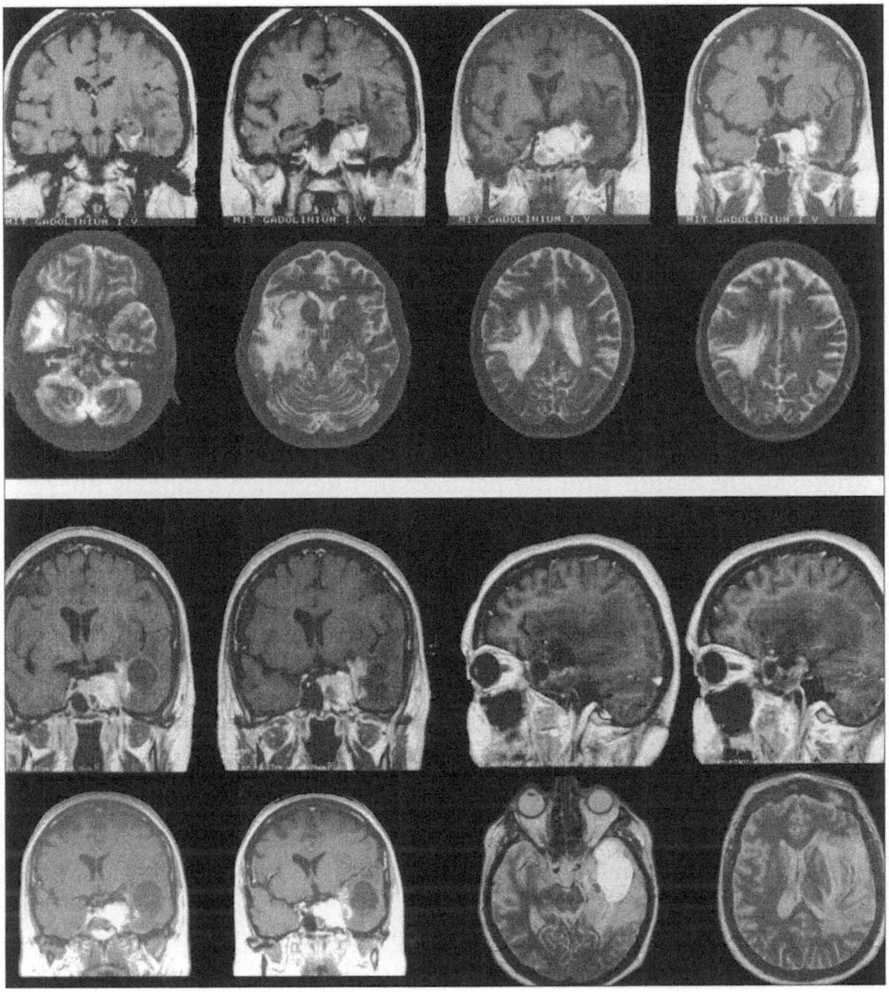

Abb. 47. Sinus cavernosus Meningeom nach „Radiochirurgie“ mit allmählicher Ausbildung einer Strahlennekrose außerhalb des eigentlichen Bestrahlungsfeldes: Oberste Reihe: Ein Jahr nach hochdosierter fokussierter Bestrahlung: Intensive Gadoliniumaufnahme des Meningeoms aber auch der angrenzenden Temporalwindungen im koronaren T_1-Bild – beachte das ausgedehnte fingerförmige Ödem bis nach fronto-parietal im axialen T 2 Bild (zweite Reihe).
Unten (3. Reihe): ca. 20 Monate später Ausbildung einer zystischen Strahlennekrose temporomedial und Differenzierung des Tumors von den noch immer stark Gadolinium aufnehmenden angrenzenden medialen Temporalwindungen. Ausgedehntes Ödem.
Unterste Reihe: Im Verlauf der nächsten 2 Jahre spontane Rückbildung von Ödem und raumfordernder Wirkung bei unverändertem Tumor und Zyste. Die Patientin führt ein weitgehend normales Rentnerdasein, versorgt den Haushalt, bei allerdings erheblicher emotionaler Labilität

Endokrine Dysfunktion:

Vorwiegend auf hypothalamischer Basis **häufige, meist** subklinische Dysfunktion der adrenergen, thyreotropen und gonadotropen Achse [46, 253, 1118]. Bei Apathie, Interesselosigkeit, Sexualstörungen an die Möglichkeit der Substitution denken!
Demaskierung unter Stresssituation möglich.

Epileptische Anfälle [382]:

Strahlenschaden (Nekrose, Vaskulopathie) können auch Auslöser von Anfällen sein.

Rückenmark

Gezielte spinale Bestrahlung. Bei der Bestrahlung von Kopf- und Hals-, Lunge-, Mediastinum, und der paraaortalen Regionen kann das Rückenmark im Strahlenfeld liegen.

Akute Strahlen-Myelopathie:

Spinale Bestrahlung verursacht keine akuten Symptome. Verschlechterungen in dieser Situation sind eher durch den Tumor selber oder Einblutungen verursacht.

"Early delayed" Strahlenmyelopathie (Subakute Myelopathie):

Nach Bestrahlung von Kopf/Halstumoren und bei M. Hodgkin (Mantelfeldbestrahlung). Vorwiegend HWS, weniger BWS oder LWS.
Beginn: 3–30 Monate nach Ende der Bestrahlung, Rückbildung innerhalb weniger Monate bis ein Jahr.
Strahlendosis [437]: 45 Gy (als 1,8–2 Gy/die) in 0,2–5 %.
Klinisch: Parästhesie, elektrisierende Symptome (Lhermitte-Zeichen), bei sonst unauffälligem Status.

Späte Strahlenmyelopathie ("late delayed radiation myelopathy"):

Entspricht der zerebralen Strahlennekrose [448]. Folge der Bestrahlung von Kopf-, Hals- , Mediastinal- und Brusttumoren.
Auftreten innerhalb von 12–50 Monaten.
Klinisch: aufsteigende Parästhesien, Schwäche, Paraparese und Zeichen einer Myelopathie.
Risikofaktoren: gleichzeitiges IT-MTX, Ara C.
Therapie: Vermeidung der spinalen Mitbestrahlung. Steroide können Progression möglicherweise verzögern. Therapieversuche mit Antikoagulation, Heparin, Warfarin werden auch vorgeschlagen [438].

"Post Radiation Motor Neuronopathy":

Ähnelt einer paraneoplastischen MND, oder MN [437, 697].

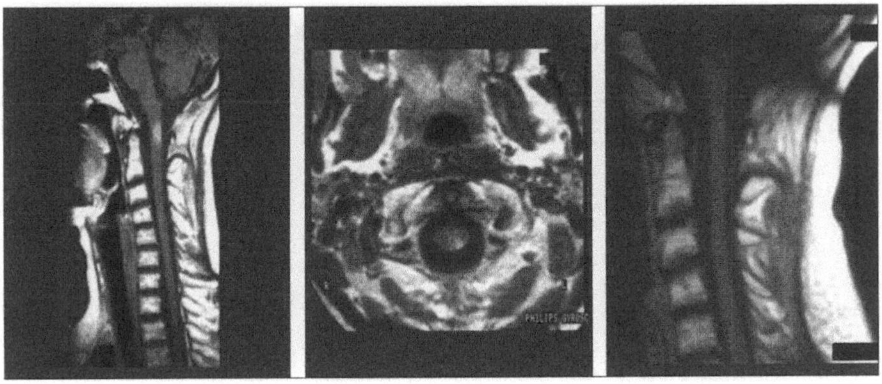

Abb. 48. Medulloblastom mit früher spinaler Aussaat, die erst unter kombinierter Neuroaxis Radiatio, systemischer und intrathekaler Chemotherapie remittierte. Monate später Auftreten dieses zervikalen (Bild 1 und 2) und eines nicht dargestellten thorakalen Herdes bei TH 10 mit beginnender Querschnittlähmung. Die kontrastmittelaufnehmenden Herde an den Prädilektionsstellen für spinale Strahlenreaktionen bildeten sich unter alleiniger Heparintherapie mit klinischer Besserung binnen Wochen zurück (Bild 3). Der jahrelang rezidivfreie Verlauf mit typischer Verschmächtigung des Myelons belegt, dass es sich um eine Strahlenreaktion handelte

Tumoren: Becken, lokale Bestrahlung.
Klinisch: schlaffe Paraparese, Faszikulationen, Areflexie, asymmetrischer Beginn möglich. Sphinkteren und Sexualfunktion ungestört.
Blutungen: Selten Einblutung in vorbestrahltes Gewebe.
Latenz: 8–30 Jahre (3–30 J). Akuter Beginn, Rückenschmerz, neurologische Ausfälle. Rezidivierende Episoden sind möglich.
Pathogenese: Teleangiektasie, durch RT verursacht.

Indirekte Strahlenschäden

Strahleninduzierte Tumoren:

Neurale Tumoren am Hals und Kopf [305, 790].
Niedriggradiges Astrozytom [764].
Nervenscheidentumoren.

Erkrankung der großen Gefäße ("Large vessel disease"):

S. „Pathophysiologie", vaskuläre Komplikationen.
Teleangiektasien-Einblutungen ins Gehirn.
A. carotis-Sklerosen, Stenosen.
Moya Moya.
Zerebrale Aneurysmen nach Bestrahlung [102, 1223].

7 Spezielle Neuroonkologie

Dieses Kapitel umfasst drei Abschnitte:

Im ersten (7.1) wird detailliert klinisch relevantes Wissen zu den einzelnen Entitäten primärer Tumoren des Nervensystems dargestellt:

- Epidemiologie und Prognose
- Pathologie
- Diagnostik, insbesondere Bildgebung
- Klinik
- Therapie.

Entprechend der Häufigkeit werden dabei vorwiegend intrakranielle Tumoren berücksichtigt. In einigen Kapiteln (Pinealisloge) folgt die Darstellung der klinischen Praxis, nicht primär der pathogenetischen Zuordnung. Spezielle zusätzliche Aspekte primärer Tumoren des Rückenmarks und peripherer Nerven werden gesondert dargestellt.

Der zweite Abschnitt (7.2) geht auf die Auswirkungen systemischer Neoplasien und deren Behandlung auf das Nervensystem ein. Nach Organsystemen gegliedert werden die Effekte unter ätiopathogenetischen Gesichtspunkten dargestellt:

- neoplastisch
- therapiebedingt
- infektiös
- vaskulär
- paraneoplastisch.

Der dritte Abschnitt (7.3) widmet sich besonderen Problemfeldern, die nicht einzelnen Entitäten zuzuordnen sind:

- Hirnmetastasen
- spinale Metastasen
- CUP – Hirnmetastasen bei unbekanntem Primärtumor
- Meningeosis neoplastica
- AIDS-assozierte Probleme
- Probleme im Rahmen einer Knochenmarkstransplantation.

7.1 Tumorentitäten des Nervensystems

7.1.1 Neuroektodermale Tumoren – Begriffsbestimmung

Die vom neuroektodermalen Gewebe abgeleiteten Tumoren werden als hirneigene Tumoren zusammengefasst. Dazu gehören die Gliome, neuronale Tumoren (Gangliogliom), Tumoren des Pinealisparenchyms sowie die als embryonale Tumoren etikettierten PNET, Neuro-, Ependymo- und Medulloblastome.

Im Erwachsenenalter stellen die Gliome die weitaus größte Gruppe dar. Sie umfassen Astrozytom, Oligodendrogliom, Mischgliom, das Glioblastom sowie Ependymom und Tumoren des Plexus chorioideus. Diese Gruppe zeigt bei fast jeder Entität einen nicht scharf zu trennenden Übergang zwischen benignen und malignen Typen. Sie rezidivieren regelmäßig und entwickeln dabei zunehmende Anaplasie.

Fehlender Lymphabfluss und Wachstum „hinter" der Blut-Hirn-Schranke erklären teilweise, weshalb auch die malignen Entitäten nur sehr selten systemische Metastasen entwickeln. Allein die leptomeningeale Ausbreitung ist besonders bei liquorraumsnahen Tumoren (Medulloblastom, Ependymom) ein erhebliches klinisches und therapeutisches Problem. Andererseits ist trotz der topographischen Schranken wegen des infiltrativen Wachstums in der Regel keine kurative Therapie möglich.

7.1.2 Niedriggradige Gliome

Pilozytisches Astrozytom: WHO-Grad I

Auf einen Blick
Gut abgegrenzter, gelegentlich zystischer Tumor, bei Kindern und jungen Erwachsenen, lokalisiert in der „Mittellinie" besonders im Kleinhirn, Hirnstamm und als Optikusgliom. Komplette Resektion, wenn möglich, bedeutet Heilung. Bei inoperablen asymptomatischen Tumoren ist eine abwartende Haltung gerechtfertigt. Anaplastische Transformation ist selten [1191].

Epidemiologie und Prognose:

Seltener (3/MPJ), weit überwiegend in den ersten beiden Lebensdekaden auftretender Tumor ohne Geschlechtspräferenz. In toto resezierbare pilozytische Astrozytome beeinträchtigen die Lebenserwartung praktisch nicht. Auch inoperable oder teilresezierte Tumoren können über viele Jahre stationär bleiben, gelegentlich regredieren sie sogar spontan [564]. Diagnose-basierte Statistiken weisen eine Überlebensrate von über 90% nach 2, 85% nach 5 und 80% nach 10 Jahren auf [198, 1194].

Pathologie:

Makroskopie:
„Mittellinientumor", gelegentlich temporal, relativ gut abgegrenzt, häufiger flüssigkeitsgefüllte Zysten.
Mikroskopie:
Mäßig zelldicht, fortsatzreiches astrozytäres Gliom, typisch sind die haarförmigen, bipolar ausgezogenen Zellfortsätze (Pilozyten!), eosine Auftreibungen („Rosenthalfasern"), mikrozystische Elemente.
Immunhistochemie:
Tumorzellen zeigen variable GFAP-Reaktivität.
Molekularpathologie:
Evtl. Veränderungen in einem Tumorsuppressorgen auf Chr. 17 = NF1 Gen [1328].

Bildgebung/Diagnostik:

Gut abgegrenzt, aber oft inhomogen und zystisch, im Tumor kontrastmittelaufnehmend [373, 1078], während die Zystenwand meist kein Enhancement zeigt.
Topographie: „Mittellinie" – Kleinhirn, Hirnstamm – in allen drei Etagen, evtl. mit exophytischem Anteil (im Gegensatz zum fibrillären Astrozytom, das regelmäßig von der Pons ausgeht), Optikus, Thalamus, selten auch im medialen Temporallappen oder im Temporalhorn des Seitenventrikels.

Klinik:

In der Regel präsentieren sich pilozytische Astrozytome wegen ihres langsamen Wachstums erst durch Hirndruck bzw. Liquorzirkulationsstörung, nicht durch fokale Ausfälle. Der Visusverlust beim Optikusgliom oder zerebelläre Feinsymptome bei infratentorieller Lokalisation fallen oft erst bei gezielter Untersuchung auf. Hypophysär/hypothalamische Störungen als indirekte Zeichen der Raumforderung kommen vor (Diabetes insipidus, Übergewicht). Anfälle stehen nur bei der selteneren hemisphериellen Lokalisation im Vordergrund [966]. Umgekehrt wird aber bei

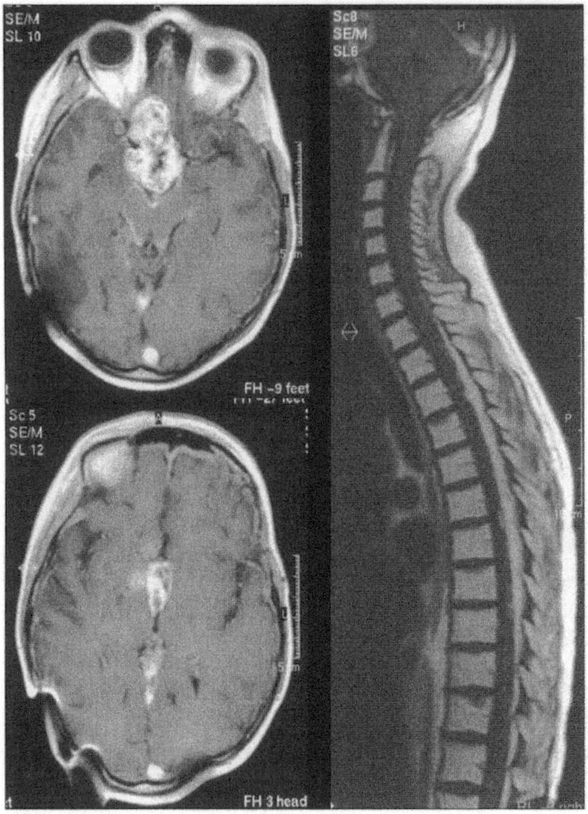

Abb. 49. 17-jähriges Mädchen: Seltene primäre spinale Aussaat eines in typischer Weise hypothalamisch gelegenen pilozytischen Astrozytoms mit Einwachsen in den 3. Ventrikel. Verdacht auf meningeale Beteiligung auch präpontin. Liquoreiweiß um 30.000 mg/l unter intrathekaler Therapie auf 13.000 mg/l absinkend. Stabiler Verlauf nach Strahlentherapie und Chemotherapie über 2 J. Nachbeobachtungszeit

epilepsiechirurgischer Behandlung einer chronischen pharmakoresistenten Epilepsie häufiger ein pilozytisches Astrozytom gefunden [1422].

Therapie:

Die meisten pilozytischen Astrozytome können durch eine vollständige Resektion kurativ behandelt werden [770, 1192, 1193]. Bei inkompletter Resektion kann die perkutane konventionelle Strahlentherapie fakultativ eingesetzt werden. Sofern die lokale Situation nicht zum Handeln zwingt, ist aber eine abwartende Haltung gerechtfertigt. Inoperable, umschriebene Prozesse profitieren auch von einer lokalisierten Strahlentherapie – interstitiell durch stereotaktische Implantation von zB temporären J^{125}-Seeds

[398, 680, 890]. Prospektive Verlaufsstudien fehlen allerdings. Wegen der erheblichen Selektion sind die publizierten Daten von begrenzter Aussagekraft [381].

Gesondert sind die Optikusgliome zu betrachten, die oft über lange Zeit asymptomatisch bleiben. Wenn durch die Raumforderung hypothalamische Störungen, Proptose, Visusverlust, Hydrozephalus auftreten, ist eine Resektion gerechtfertigt, auch wenn diese meist eine Amaurose zur Folge hat. Die Strahlentherapie kann gelegentlich das Tumorwachstum verringern, allerdings sind erhebliche Spätfolgen der Radiatio im Mittelhirnbereich bei Kindern zu befürchten [556, 1327].

Diffuses Astrozytom – WHO-Grad II

Auf einen Blick

Meist diffus infiltrierender Tumor der Großhirnhemisphären bei jungen Erwachsenen. Bei Kindern und Jugendlichen auch als Pons- bzw. Hirnstammgliom. Die als Grad II „semibenigne" eingestuften Tumoren rezidivieren auch nach vollständiger Resektion mit sehr variablem Zeitverlauf zwischen Monaten und Dekaden praktisch immer. Leider kommt es oft zu einer Malignisierung. Die Strahlentherapie ist fakultativ. Klinisch präsentiert sich der Tumor meist mit einem Anfall, die symptomatische Epilepsie steht auch im weiteren Verlauf im Vordergrund.

Epidemiologie:

25% aller Großhirn-Gliome, 5% aller hirneignen Tumoren, 2/MPJ. Altersgipfel 4. und 5. Dekade, 10% vor dem 20. Lj., insbesondere als Hirnstammgliom, 60% zwischen 20 und 45 Jahren, 30% jenseits des 45. Lj. Bei Männern etwas häufiger (M : W 6 : 5) [649, 1143].

Prognose:

Auch unbehandelt kommen gelegentlich gutartige Verläufe über viele Jahre vor, bis zu zehn und zwanzig Jahren Überlebenszeit [375, 714]. In älteren Statistiken (ohne Frühdiagnose durch die Bildgebung!) liegen die Überlebenszeiten nach Operation im Median bei zwei bis drei Jahren. Neuere, nicht nach Therapie differenzierte Statistiken weisen einen Median bei fünf Jahren auf, $^{2}/_{3}$ leben mehr als zwei Jahre, $^{1}/_{6}$ zehn Jahre. [198, 1194]. Die überwiegende Zahl der diffusen Astrozytome erfährt eine Malignisierung, die die Prognose dann bestimmt [1355].

Durch eine Bestrahlung werden die Überlebenszeiten nach älteren, retrospektiven Serien deutlich verlängert und vor allem der Anteil der länger als zehn bzw. zwanzig Jahre lebenden Patienten steigt von 0 bis 5 auf 10 bis 20% [680, 1191, 1355]. Andererseits konnte die randomisierte Studie der EORTC nur eine Verlängerung des progressionsfreien Intervalls, aber nicht der Überlebenszeit zeigen [617]. Erfahrungsgemäß haben die selteneren gemistozytischen Astrozytome eine deutlich schlechtere Prognose [1101]. Innerhalb der diffusen Astrozytome sind Jugend und Operabilität prognostisch günstig [88, 732, 770, 1134, 1168, 1194].

Pathologie:

Makroskopie:
Homogener Tumor, der gegen das gesunde Gewebe nicht abgrenzbar ist und oft nur indirekt erkennbar ist. Die anatomischen Strukturen sind aufgetrieben, verlagert, komprimiert aber nicht destruiert. Vor allem das Marklager der Großhirnhemisphären und evtl. die Basalganglien sind betroffen. Die Schnittfläche wirkt weißlich-gelblich, granuläre Bezirke und Zysten kommen vor.

Mikroskopie:
Mäßig zellreich, gut differenziertes astrozytäres Gliom. Zwei Unterformen sind häufig: Fibrilläres – mit ausgeprägten Fortsätzen und häufig mikrozystisch aufgelockerter Matrix, ruhiges Zellbild, kaum Mitosen und Proliferationszeichen.
Gemistozytisches: mit aufgetriebenem eosinen Zytoplasma u.U. kleinzelliger, wenig differenziert wirkender Komponente.
Eine intermediäre Form wird protoplasmatisch genannt.

Immunhistochemie:
Tumorzellen zeigen deutliche GFAP-Expression, MIB-1 zeigt zwischen 2–5% Proliferation.

Molekularpathologie:
TP53-Tumorsuppressorgen-Defekte [672], Indiz für das Anaplasie-Risiko scheint ein Defekt auf einem Genort in Chr. 19q zu sein.

Bildgebung/Diagnostik:

In der CT sind diese Tumoren meist iso- bis hypodens und nehmen kein Kontrastmittel auf. Sie sind deshalb nur indirekt an der Raumforderung und Auftreibung des Hirnparenchyms als den anatomischen Strukturen folgende Schwellung zu erkennen.

Die MRT zeigt dagegen typischerweise gut abgrenzbare Tumorränder mit geringem fingerförmigen Marklagerödem. Die Signalintensität ist homogen iso- bis hypointens im T1 Bild und leicht hyperintens in der T2 Wichtung. Die Lokalisation ist vorzugsweise das subkortikale Marklager der Großhirnhemisphären, Auftreibung des Kortex und eine verwaschene Mark-Rinden-Grenze weisen auf eine Beteiligung der grauen Substanz hin.

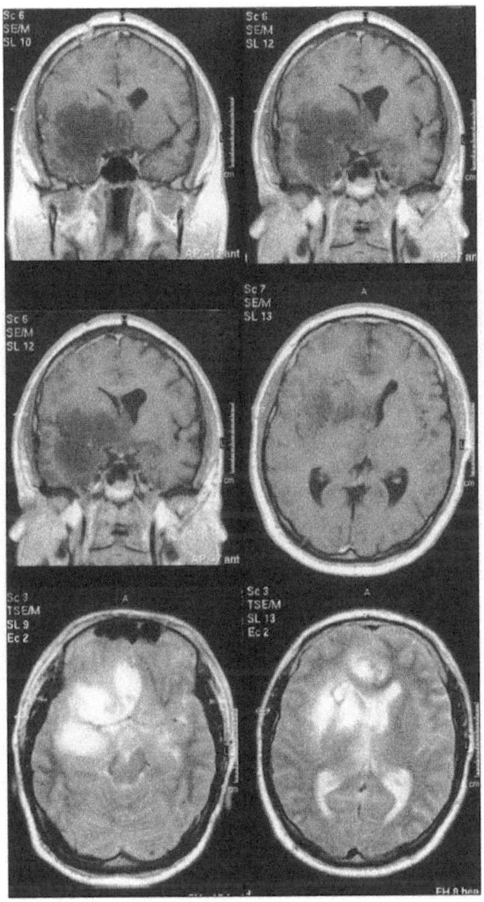

Abb. 50. Koronares MRT eines diffus infiltriend wachsenden fibrillären Astrozytoms bei 26-jähr. Mann; oben: T1 Bild – hypointense Darstellung mit unscharf begrenzten Rändern; Mitte: Axiale Schichten (T1) nach Gadolinium Gabe. Diskrete fleckige Kontrastmittelaufnahme, wie sie in dieser oder randständiger Form bei Grad II-Gliomen häufiger vorkommt; unten: Axiale T2 Bilder. Beachte auch die Balkenbeteiligung und Signalveränderungen der Gegenseite. Diese Zeichen beginnender diffuser Infiltration sind im T2 Bild früher zu sehen als in T1

Bildmorphologisch ist eine Verwechslung mit einem subakuten Infarkt möglich, typischerweise sind jedoch die klinischen Symptome geringer, als nach der Ausdehnung des vermuteten Infarktes anzunehmen ist.

Auch in der MRT fehlt in der Regel ein Gd-Enhancement. Vorhandenes Enhancement kann im Muster variieren, lässt aber Zweifel an der Dignität aufkommen [998]. In diesen Fällen ist eine Erweiterung der Diagnostik zB durch PET [285, 395] oder MRS [50, 527] sinnvoll, insbesondere wenn Entnahmestellen für eine stereotaktische Serienbiopsie festgelegt werden sollen. Für die Verlaufsbeobachtung ist die MRT Verfahren der Wahl, das im Falle von Tumorprogression oder Auftreten von Enhancement evtl. durch PET/SPECT/MRS ergänzt werden kann.

Klinik:

Bedingt durch das Wachstumsverhalten sind Anfälle bei diesem Tumor die klinische Hauptmanifestation. In zwei von drei Fällen sind sie Initialmanifestation. Hirndruckzeichen und fokale Symptome sind seltener [714, 1173, 1191]. Während tumorchirurgisch die Raumforderung behandelt wird, ist die Epilepsie manchmal nur unzureichend zu bessern. Aus der prächirurgischen Diagnostik in Epilepsiezentren ist bekannt, dass die epileptogenen Zonen vorwiegend nicht im Zentrum des Tumors, sondern in den Randzonen oder sogar außerhalb des in der Bildgebung definierten Tumorareals liegen [513, 1360, 1422].

So bleibt die Behandlung des Anfallsleidens oft lange Zeit die Hauptaufgabe in der Nachsorge der Patienten mit niedriggradigen Astrozytomen. Tumor- und Epilepsieverlauf sind hierbei nicht synchron – vielmehr findet sich bei schwer einzustellenden Epilepsien eher eine geringe Progressionstendenz [447, 513, 793]. Im eigenen Krankengut machten wir wiederholt die Beobachtung, dass sich das Anfallsleiden bei Eintritt einer (malignen) Progression sogar besserte.

Ein weiterer klinischer Aspekt sind die meist unspezifischen neuropsychischen Störungen, die aber eine wesentliche Implikation für die Lebensqualität haben und von fast jeder Therapie (Chirurgie, Radiatio, Antiepileptika) u.U. auch verstärkt werden können [429, 793] (s. Kap. 6: Supportive Therapie und Kap. 8: Lebensqualität).

Therapie:

Operation:

Wegen des langsamen Wachstums muss die Vermeidung neurologischer Ausfälle ganz im Vordergrund stehen. Daher kommt auch Teilresektionen und Rezidivoperationen eine große Bedeutung zu. Retrospektive Analysen belegen den Wert einer Tumorreduktion [714, 996, 1091, 1247]. Da auch innerhalb des Tumorgebietes noch Areale mit relevanten Funktionen bestehen [949], sind gerade für diese Tumorentität funktionell gesteuerte mikrochirurgische Resektionsverfahren sinnvoll [87, 492]. Damit ist auch in eloquenten Zonen noch eine wesentliche Tumorresektion unter Erhalt der Funktionen möglich.

Neben der tumorchirurgischen Behandlung ist in Fällen mit pharmakoresistentem Anfallsleiden auch eine epilepsiechirurgische Intervention zu diskutieren [1360].

Strahlentherapie:

Die kontroverse Diskussion hierüber betrifft heute weniger ihren (zumindest beim Rezidiv) anerkannten Nutzen als den Zeitpunkt ihres Einsatzes (postoperativ oder erst bei Rezidiv) und die Strahlendosis [363, 836, 1132, 1168, 1191]. Diesen beiden Fragen wurde in zwei über einen längeren Zeitraum laufenden randomisierten Studien der EORTC nachgegangen: Eine sofortige Nachbestrahlung verlängert zumindest das progressionsfreie Intervall [617], dagegen konnte der Wert einer höheren Dosierung (45 versus 59 Gy) nicht belegt werden [618]. Zielvolumen der Radiatio ist der Tumor, da Tumorprogression außerhalb des initialen Tumorareals selten ist [1099]. Sorgfältige Planung der Dosisverteilung – um Spätfolgen (Leukenzephalopathie, endokrine Störungen) zu vermeiden – ist angesichts der langen Überlebenszeiten besonders wichtig.

An einigen Zentren wird auch eine stereotaktische interstitielle Bestrahlung durchgeführt, bei der eine sehr genaue räumliche Anpassung möglich ist. Sie eignet sich besonders für umschriebene Prozesse in chirurgisch schwer zugänglichen Regionen (Hirnstamm, Stammganglien) mit einer Ausdehnung von 2–3 cm. Systematische Langzeitergebnisse fehlen im Gegensatz zur konventionellen Radiatio [680, 960].

Eine neue, großangelegte Beobachtungsstudie in Deutschland soll den Wert auch dieser stereotaktischen Maßnahmen und der Rezidivoperation besser eingrenzen (NOA 02, Auskunft über Neuroonkologische Arbeitsgemeinschaft der Deutschen Krebsgesellschaft).

Chemotherapie:

Chemotherapie ist generell nicht indiziert, zB [357]. Bei chirurgisch und radiotherapeutisch ausgereizten Fällen ist sie eine Option. Remissionen unter der analog zu malignen Gliomen durchgeführten Chemotherapie sind beschrieben worden [773, 863]. Neuerdings wird auch versucht, bei rasch wachsenden Tumoren frühzeitig die Chemotherapie einzusetzen [161, 319].

Procedere:

Bei Patienten, die nicht einer Studie zugeführt werden, empfiehlt sich folgendes Vorgehen:

Bei durch die Bilddiagnostik gestützem klinischem Verdacht ohne Hinweis auf Malignität und fehlender oder geringer Raumforderung und Symptomatik (allenfalls gut beherrschbare epileptische Anfälle): MR-Kontrollen anfangs alle 3 Monate oder stereotaktische Biopsie bei Abklärungswunsch.
Bei Symptomen/Progredienz schonende Resektion oder nur histologische Sicherung durch stereotaktische Biopsie. Einstellung der Anfälle durch konsequente antiepileptische Therapie. MR-Kontrollen im 1. Jahr alle 3, dann alle 6 Monate bei stabilem Verlauf.
Ergibt sich darüber hinaus bei Resttumor eine behandlungsbedürftige Symptomatik, zu der insbesondere auch die Entwicklung oder Progredienz eines organischen Psychosyndroms zählt, wird eine Bestrahlung mit 54 Gy Gesamtdosis (30 mal 1, 8 Gy) auf die den Tumor umschließende Isodose einschließlich einer Sicherheitszone von 2 cm über die im MR sichtbaren Veränderungen hinaus durchgeführt. Postoperativ muss ein Zeitraum von mindestens vier bis acht Wochen abgewartet werden, um die Auswirkungen der Operation auf die Symptomatik ausreichend abschätzen zu können. Andere Empfehlungen gehen dahin, bei unvollständig resezierten Tumoren oder generell eine Nachbestrahlung durchzuführen. Hiergegen spricht nach unserer Auffassung der unvorhersehbare Verlauf mit u.U. jahrelangem Wachstumsstillstand auch nach Teilresektionen und die Tatsache, dass eine vollständige Tumorentfernung bei diesen infiltrativen und vom normalen Hirngewebe kaum zu trennenden Tumoren so gut wie unmöglich ist und auch mit modernsten diagnostischen Methoden nicht definitiv festgestellt werden kann. Vom Operateur wird daher bei Differenzierung zwischen totaler und subtotaler Resektion eine sehr unscharfe Entscheidung abverlangt.
Eine zytostatische Therapie kommt bei Grad-II-Tumoren nur beim inoperablen, schon vorbestrahlten, weiter progressivem Rezidiv-Tumor in Betracht.

Nachsorge:

Routinemäßig sollten klinische Nachuntersuchungen und MR-Kontrollen nach einem, drei, sechs, neun und zwölf Monaten zur Erkennung von ungewöhnlich raschen Verläufen oder sekundären Komplikationen durchgeführt werden.

Oligodendrogliom WHO-Grad II

Auf einen Blick

Vorwiegend im Marklager der Großhirnhemisphären diffus infiltrierend wachsender Tumor, der zu charakteristischen Verkalkungen neigt, die die Diagnose bereits aus dem CT nahelegen. Nach WHO als Grad II eingestuft rezidiviert er zwar regelmäßig, doch werden auch ohne Therapie jahrelange Latenzen zwischen den neurologischen Erstsymptomen – überwiegend epileptischen Anfällen – Diagnose und weiterer Progression beobachtet. Oligodendrogliome zeigen ein breites Altersspektrum bei Erwachsenen mit einem Median in der vierten Dekade.

Epidemiologie und Prognose:

5–18% aller Gliome, 4,2% aller hirneignen Tumoren, 2/MPJ.
Breite Verteilung im mittleren Erwachsenenalter mit einem Median und Mittelwert um 40–45 Jahre. Nur 6% treten vor dem 20. Lebensjahr auf. Männer sind mit 2 : 1 bis 3 : 2 etwas häufiger betroffen. Obwohl auch Oligodendrogliome stets rezidivieren und die Tendenz zur Malignisierung zeigen, ist die Prognose mit einer medianen Überlebenszeit von fast 10 Jahren ab Operation bzw. einer 5-Jahres-Rate zwischen 47 und 75% [198, 518, 878, 1194, 1280] günstiger als die der Astrozytome.

Pathologie:

Makroskopie:
Großhirnhemisphären, besonders frontal, vorwiegend subkortikal gelegen. Gelegentliches Einwachsen in Kortex und Subarachnoidalraum. Meist makroskopisch relativ gut abgegrenzt, grau-bräunliche Schnittfläche. Verkalkungen.

Mikroskopie:
Monomorph, mäßige Zelldichte, „Wasserhelles Zytoplasma", „Honigwabenarchitektur" (Artefakt – nur im fixierten Präparat!), ausgeprägtes Kapillarnetz. Mikroverkalkungen im Tumor wie im angrenzenden Hirngewebe. Gelegentlich treten Minigemistozyten mit schmalem eosinen Zytoplasma und GFAP-Expression auf, die jedoch nicht als astrozytärer Tumoranteil im Sinne eines Mischglioms zu interpretieren sind.

Immunhistochemie:
Kein zuverlässiger Marker!

Molekularpathologie:
Die Entwicklung eines Oligodendrogliomes scheint mit der Inaktivierung eines noch nicht identifizierten Tumorsuppressorgenes auf 1p34-pter, aber Veränderungen auf auch 19q13 – i.d.R. TP53-Mutationen angestossen zu werden [1057]. Überexpression von EGFR.

Bildgebung/Diagnostik:

Nativ im CT hypodens, seltener iso- oder hyperdens, in 50% sind Verkalkungen erkennbar, meist besteht keine wesentliche perifokale Marklagerschwellung. Im MRT ist der solide, aber unscharf begrenzte Tumor in der T1 Wichtung hypo- bis isointens, im T2 hyperintens zum Kortex und ist so in der MRT bildmorphologisch kaum vom Astrozytom zu unterscheiden. Er bevorzugt die Frontallappen und liegt typischerweise oberflächlich unter Einbeziehung des Kortex. Einblutungen sind häufig [722, 878, 1101]. Areale mit Enhancement kommen auch bei niedriggradigen Oligodendrogliomen gelegentlich vor.

Klinik:

Epileptische Anfälle sind beim Oligodendrogliom – bedingt durch das kortexnahe Wachstum noch häufiger (ca. 75%) als bei astrozytären Tumoren, Hirndruckzeichen, fokale neurologische Defizite oder ein Psychosyndrom treten als initiale Leitsymptome dagegen deutlich zurück.

Therapie:

Oligodendrogliome sind durch die oberflächliche, häufig frontale Ausbreitung einer operativen Intervention besser zugänglich als Astrozytome, die dort (Kap. 7.1.2.) genannten Therapieprinzipien gelten grundsätzlich auch für Oligodendrogliome. Die Sensitivität der Oligodendrogliome für Radiatio und Chemotherapie ist nach unkontrollierten und heterogenen Studien höher. Von daher werden zunehmend progrediente Oligodendrogliome chemotherapeutisch behandelt, auch ohne Nachweis einer Anaplasie. In kleinen Serien wird – sogar beim Grad-II-Tumor – eine adjuvante Chemotherapie diskutiert [442, 816]. Eine solche Strategie sollte aber einer Evaluation im Rahmen prospektiver Studien vorbehalten bleiben.

Mischgliom (Oligoastrozytom) (WHO-Grad II und III)

Auf einen Blick

Dieser aus zwei neoplastischen Zelltypen zusammengesetzte Tumor ist selten und die Kriterien für die Zuordnung variieren. Prognostisch liegt er zwischen Astrozytom und Oligodendrogliom, rezidiviert regelmäßig mit der Tendenz zur Malignisierung. Die therapeutischen Prinzipien entsprechen ebenfalls denen der übrigen glialen Grad-II-Tumoren, bzw. bei Vorliegen von anaplastischen Merkmalen denen maligner Gliome (siehe 7.1.4) Molekulargenetische Befunde sprechen dafür, dass die Mischgliome eine heterogene Ätiologie haben.

Epidemiologie und Prognose:

Wegen der erheblichen Variabilität der morphologischen Kriterien schwanken die Angaben zwischen 9 und 2% der intrakraniellen Tumoren [523, 586], die Inzidenz liegt etwa bei 1/MPJ, wie bei Astrozytomen ist das männliche Geschlecht etwas häufiger betroffen. Das mediane Erkrankungsalter liegt bei 35–40 Jahren [507, 1195]. Die mediane Überlebenszeit liegt bei etwa fünf Jahren [507, 586, 1195]. Auch bei diesem Tumor bestimmt meist die maligne Progression als anaplastische Variante oder zum Glioblastom den individuellen Verlauf.

Pathologie:
Makroskopie:
Großhirnhemisphären, besonders frontal [507, 1146]. Makroskopisch nicht vom Astrozytom unterscheidbar, gelegentlich kommen Areale unterschiedlicher Farbe und Konsistenz vor.
Mikroskopie:
Kennzeichnend ist der Nachweis sowohl astrozytärer als auch oligodendroglialer Tumorzellen. Es werden zwei Formen beschrieben – einmal sind oligodendrogliale und astrozytäre Tumorpartien abgrenzbar, bei der anderen mischen sich die Tumorzelltypen im gesamten Tumor. Tumorzelltypen-Anteile unter 15% begründen i.a. nicht die Diagnose eines Mischglioms.
Kasuistisch sind auch Mischgliome aus Oligodendrogliom und Ependymom beschrieben.

Immunhistochemie:
GFAP und Vimentin werden meist exprimiert. Die Proliferationsrate liegt bei 6% (Grad II).
Molekularpathologie:
Etwa 30% der Mischgliome stellen sich molekulargenetisch wie Astrozytome dar – TP53 oder 17p Verlust einerseits (wie bei Astrozytomen). Diese Veränderungen fehlen bei der Variante mit LOH auf 1p und 19q (wie bei Oligodendrogliomen!) und umgekehrt, so dass auf zwei unterschiedliche genetische Bahnen geschlossen werden kann [673, 797, 1058].

Diagnostik, Klinik und Therapie:

Diagnostik, Klinik und Therapie unterscheiden sich grundsätzlich nicht von Astrozytomen und Oligodendrogliomen. Der astrozytäre Anteil bestimmt die Prognose, bzgl. der Chemotherapie liegt ihre Sensitivität zwischen denen der Astrozytome und Oligodendrogliome [638].

Die histologische Zuordnung eines Mischglioms wechselte im Falle einer Rezidivoperation in über 50% der Fälle (häufiger in Richtung astrozytärer Tumor). Zur Therapie der Grad-II-Tumoren siehe bei Grad-II Astrozytomen, für Grad-III-Tumoren unter „Therapie maligner Gliome".

7.1.3 Sonstige neuroektodermale Tumoren

In diesem Abschnitt werden Tumoren zusammengefaßt, die entweder relativ selten sind – wie zB das pleomorphe Xanthoastrozytom, oder deren Gradierung oft nicht zuverlässig gelingt (zB Ependymom).

Subependymom (WHO-Grad I)

Auf einen Blick

Im Ventrikel gelegener, knolliger Tumor, der oft asymptomatisch bleibt und als Zufallsbefund aufgedeckt wird. Er kann die Liquorwege verlegen, proliferiert in der Regel nicht nennenswert. Resektion ist kurativ.

Epidemiologie und Prognose:

Da der Tumor häufig als Zufallsbefund bei der Bildgebung oder in der Autopsie gefunden wird, gibt es keine zuverlässigen Angaben zur Inzidenz.

Am häufigsten sind Männer mittleren Alters betroffen. Im neurochirurgischen Krankengut wurde er in 7 von 128 bzw. 1 von 67 Ependymomfällen diagnostiziert [351, 352], in Autopsieserien ist er mit gut 8% der Ependymome etwas häufiger [1145].

Pathologie:

Makroskopie und Lokalisation:
Häufigste Lokalisation ist der 4. Ventrikel, gefolgt von den Seitenventrikeln. Er kommt auch im 3. Ventrikel, Septum pellucidum, zervikal intramedullär, selten extramedullär vor.
Der Tumor grenzt sich als feste, weißlich knollige Formation von 1–2 cm Durchmesser im Ventrikel ab. Große Subependymome des 4. Ventrikels können den Hirnstamm komprimieren [76, 1145].

Mikroskopie:

Der Tumor ist gekennzeichnet durch Zellkernhaufen, die in ein dichtes Fasernetz glialer Zellfortsätze eingebettet sind. Die Zellkerne sind isomorph und gleichen denen normaler Ependymzellen. Weiteres Merkmal sind kleine, gelegentlich konfluierende Zysten, besonders bei Subependymomen des Seitenventrikels. Verkalkungen und Einblutungen kommen vor. Mitotische Aktivität ist sehr niedrig oder fehlt.
Selten sind die Zellfortsätze GFAP-positiv und um Gefäße zu ependymalen Pseudorosetten angeordnet. Treten auch typische Formationen eines Ependymoms bzw. Ependymomanteile auf, wird der Tumor nach diesem Anteil als Grad II eingestuft.
Spekulationen über die Histiogenese des Subependymoms reichen von der Abstammung von der subependymalen Glia, Ependymzellen oder einer Mischung mit Astrozyten bis zu einem Hamartom und einer Vorläufer-Läsion eines Ependymoms [649].

Bildgebung/Diagnostik:

Subependymome stellen sich in der CT und MRT als knollige, scharf abgegrenzte intraventrikuläre Masse dar. Kontrastmittelaufnahme und Verkalkungen kommen eher bei Lage im 4. Ventrikel vor [231, 1260].

Klinik:

Symptomatisch werden Subependymome u.U. durch die Verlegung der Liquorwege sowie durch Kompression des Hirnstamms. Der Durchmesser ist dann mit durchschnittlich 3 cm größer als bei zufällig diagnostizierten (1–2 cm).

Therapie:

Symptomatische Subependymome sind durch Resektion zu heilen [770], asymptomatische bedürfen keiner Therapie.

Ependymom

Auf einen Blick
Von den Ependymzellen ausgehender, infiltrierender Tumor, der ein breites klinisches Spektrum – lokalisatorisch, epidemiologisch und vom klinischen Verlauf – zeigt. Das histologische Grading ist noch wenig etabliert und korreliert nur lose mit dem Verlauf . Zwar sind Kindes- und Jugendalter bevorzugt, doch kommt das Ependymom in allen Altersklassen vor. Meist sitzt es ventrikelnah infra- oder supratentoriell. Therapieentscheidungen sind individueller – u.a. nach der Lokalisation – zu treffen als bei den übrigen Gliomen.

Epidemiologie und Prognose:

Die Inzidenz liegt für Kinder bei 2/MPJ, bei Erwachsenen um 3/MPJ. Die infratentorielle Lokalisation überwiegt im Schulalter, aber auch Säuglinge und Erwachsene sind betroffen Eine Geschlechtspräferenz ist nicht erkennbar [198].
Genetische Faktoren:
Auftreten von Ependymomen im Rahmen von genetisch determinierten Tumorleiden wird für das Turcot-Syndrom, die multiple endokrine Neoplasie, Typ 1 (MEN-I), und mit der Neurofibromatose Typ 2 diskutiert. Auch im Zusammenhang mit einer TP53-Keimbahnmutation wurde ein Fall beschrieben [1147].

Die ungünstigere Prognose der Ependymome bei Kindern ist teilweise auf die häufige Lokalisation in der hinteren Schädelgrube zurückzuführen [1113]. Mit einer Überlebensrate von einem Drittel nach drei Jahren bzw. einem Fünftel nach fünf Jahren liegt sie für Kinder deutlich schlechter als bei Medulloblastomen, insbesondere bei Säuglingen [424, 879], konnte aber durch multimodale Therapieansätze deutlich verbessert werden [351, 879, 1006, 1233].
Bei älteren Kindern und Erwachsenen ist in über 50% der Fälle ein rezidivfreies Überleben von mehr als 5 Jahren zu erreichen [517, 843, 1006, 1071, 1145].

Wesentlich günstiger ist die Prognose für spinale Ependymome [577, 879, 1031]. Das Grading ist für Ependymome weniger prognostisch relevant als bei Gliomen und als klinische Faktoren wie Lokalisation, postoperativer Resttumor und Symptomdauer [281, 1006]. Mit der Entfernung von der Mittellinie treten häufiger anaplastische Varianten auf, die aber chirurgisch besser beherrschbar sind als die meist als Grad II eingestuften mittelliniennahen Ependymome [351, 352]. Anaplastische Varianten machen nur ein Viertel aller intrakraniellen Ependymome aus.

Lokalisation:

Ependymome zeigen bei Kindern und Erwachsenen unterschiedliche lokalisatorische Präferenzen [29, 315, 386, 681, 1145, 1458]. Bei Erwachsenen dominiert die spinale Manifestation vor der supratentoriellen mit einem Altersgipfel in der 4. Dekade, während bei Kindern die infratentorielle Lokalisation überwiegt [29, 1145].
Supratentoriell imponieren sie intraventrikulär, intraparenchymatös oder transependymal [1260].
In der hinteren Schädelgrube geht der Tumor meist vom Dach des 4. Ventrikels aus, füllt diesen aus und kann bis in den Kleinhirnbrückenwinkel, die große Zisterne und das Foramen magnum vorwachsen [15, 1026, 1306]. Vom Seitenventrikel kann es in das Hirnparenchym eindringen.
Spinal wächst der Tumor oft über mehrere Segmente und breitet sich vorzugsweise dorsal aus [347, 727, 1147].

Pathologie:

Makroskopie:
Weicher, grau-rötlicher Tumor. Manchmal sind Zysten, nekrotische Herde oder kleine Einblutungen zu erkennen.

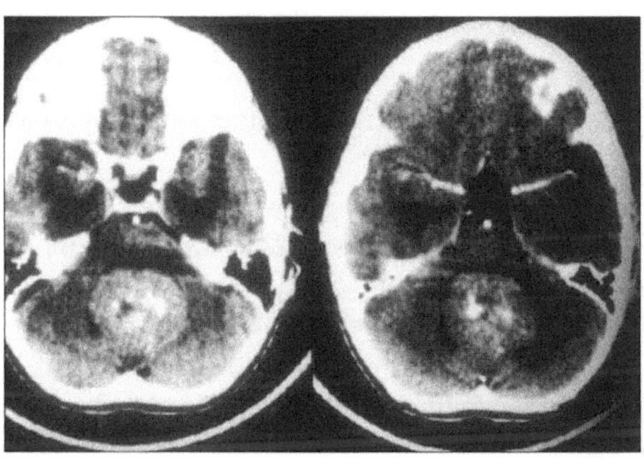

Abb. 51. Ependymom im 4. Ventrikel

Mikroskopie:
Grad II: Mäßige Zelldichte, monotones Bild mit einheitlicher Kernmorphologie. Typische Strukturen sind die perivaskulären Pseudorosetten, die aus radial um ein Gefäß angeordneten Tumorzellen bestehen und die ependymalen Rosetten und Kanäle, die durch säulenartige Anordnung der Zellen um ein zentrales Lumen entstehen.
Areale myxoider Degeneration, Verkalkungen, nekrotische Foci und Blutungen kommen vor, selten auch Knochen und Knorpel-Formationen. Ausgeprägte hyaline Veränderung der Tumorgefäße kann Verkalkungen vorausgehen.

Immunhistochemie:
Fokal wird GFAP exprimiert, insbesondere in den Pseudorosetten, während die Immunreaktivität der ependymalen Rosetten sehr variabel ist. Typisch für Ependymome ist die Expression von S100. Daneben können gelegentlich Zytokeratin-Reaktionen auftreten oder EMA (epitheliales Membranantigen) an der Innenfläche der ependymalen Rosetten nachgewiesen werden [386, 402, 1147].
Bei unbehandelten Ependymomen ist oft das Zelladhäsionsmolekül N-CAM nachweisbar [370].

Molekularpathologie:
Die bei Astrozytomen gefundenen molekulargenetischen Veränderungen fehlen üblicherweise bei Ependymomen. TP53-Mutationen wurden nur gelegentlich beobachtet, obwohl Allel-Verluste auf 17p häufig gefunden wurden; das betroffene Gen ist noch nicht identifiziert, jedoch verschieden von TP53. Auch Oligodendrogliome zeigen diesen Befund, ob das gleiche Gen involviert ist, steht noch nicht fest. Mutationen des NF2-Suppressorgens wurden ebenfalls beschrieben sowie EGFR-Amplifikation.

Varianten:

Zelluläres Ependymom:
Deutlich höhere Zelldichte, weniger pseudo- und ependymale Rosetten.

Papilläres Ependymom:
Seltene Variante, die an Plexuspapillome erinnert mit einem pseudoepithelialen Wachstum, bei dem die Gefäße von mehreren Lagen, GFAP-positiver Tumorzellen bedeckt werden. Dabei fehlt eine Basalmembran als Grenze zwischen Gefäßstroma und Tumorzellen.

Klarzelliges Ependymom:
Die Tumorzellen zeigen ähnlich wie bei Oligodendrogliomen einen hellen, perinukleären Hof. Diese Variante kommt typischerweise am Foramen Monroi vor.

Nadelzelliges (tanyzytisches) Ependymom:
Namensgebend sind Tumorzellen mit ungewöhnlich langen Fortsätzen, die sich in das Ventrikellumen ausdehnen. Sie sind deutlich GFAP-positiv. Die Differenzierung zu Astrozytomen kann schwierig sein.

Myxopapilläres Ependymom:
Variante, die fast ausschließlich in der Cauda equina vorkommt und dem Filum terminale entspringt. Histologisch ist sie gekennzeichnet durch kubische, längliche Zellen, angeordnet in einem papillären Muster, perivaskulär um einen Hof mit schleimigem oder hyalinem Stroma.

Anaplastisches Ependymom Grad III:
Die seltenere anaplastische Variante unterscheidet sich durch signifikante proliferative und mitotische Aktivität (ca. 7%), Zellpolymorphismus und Proliferation von Gefäßendothel. Mit zunehmender Anaplasie gehen die charakteristischen Mikrostrukturen – perivaskuläre und ependymale Rosetten – verloren. Eine typische Sequenz genetischer Veränderungen, die Grad II- und Grad III-Ependymome unterscheidet, ist bisher nicht bekannt. Klinisch werden die meisten anaplastischen Ependymome bereits bei der ersten Manifestation so graduiert, sie liegen häufig intraventrikulär und supratentoriell und neigen mehr zur Aussaat auf dem Liquorweg sowie zur Invasion des angrenzenden Hirngewebes. Malignisierungen sind bei Ependymomen selten.
Schwer abgrenzbar ist die anaplastische Variante gegenüber dem *Ependymomblastom* (s. 7.1.5), das als PNET zu den embryonalen Tumoren und nicht zu den Gliomen zählt.
Die Bedeutung der histopathologischen Anaplasie-Zeichen ist für die Prognose zwar nicht so entscheidend wie bei den astrozytären Tumoren, hat aber dennoch eine gewisse prognostische Relevanz – insbesondere hinsichtlich der Liquoraussaat [281, 352, 1006, 1145].

Bildgebung/Diagnostik:

Supratentoriell in der CT gut abgrenzbar hypo- bis isodens zum Hirngewebe, mit mäßigem bis deutlichem homogenem oder ringförmigem Enhancement, häufig zystisch und mit kleinen Verkalkungen [47, 197, 1284, 1450].
In der MRT gut abgegrenzt, T1 iso- bis hypointens, in T2 und protonengewichteten Aufnahmen hyperintens zum Parenchym. Zysten sind linearbegrenzt, der Inhalt verhält sich wie Liquor. Durch Blut und Hämosiderin kann der solide Tumor inhomogen imponieren [231, 417, 727, 923, 1026, 1029, 1260, 1306, 1342].

Klinik:

Die Klinik wird entscheidend von der Lokalisation beeinflusst [29]. Rasche Entwicklung eines Hydrozephalus bei Lage im 4. Ventrikel, eher allmähliche bei Lage im Seitenventrikel. Epileptische Anfälle wurden zwischen 10–30% der supratentoriellen Ependymome beobachtet [315, 517].
Wesentlich prognostisch bestimmend ist die Neigung der Ependymome zur Liquoraussaat [1006, 1026, 1059]. Disponierend sind Resttumor, Ventrikelnähe sowie vorangegangene Operation. Nach primär vollständiger Remission postoperativ scheint jedoch das Risiko eines Rezidivs in Form einer Meningeosis neoplastica relativ gering, dagegen sind lokale Rezidive häufig [843, 935, 1006, 1071].

Therapie:

Die Therapieempfehlungen beziehen sich auf intrakranielle Tumoren Jugendlicher und Erwachsener. Bei Säuglingen und Kleinkindern mit Ependymomen sind auch im Rahmen von Studien eigene Protokolle vorgesehen. Wegen der Heterogenität von Lage, Prognose und Klinik der Ependymome gibt es bisher keine etablierten Therapiestandards. Ausführlich dokumentierte, meist retrospektive Serien diskutieren den Wert der Modalitäten – Operation, Radiatio von Schädel und Neuraxis sowie Chemotherapie.

Chirurgie:

Resektion ist die Therapie der ersten Wahl bei Ependymomen. Wenn immer möglich, sollte Resektion und Wiederherstellen des Liquorabflusses in einer Sitzung erfolgen.
Die meist histologisch günstigeren Grad-II-Ependymome erweisen sich chirurgisch wegen ihrer mittelliniennahen Lokalisation als problematischer. Häufig sind sie fest mit dem Boden des 4. Ventrikels verwachsen, lassen sich deshalb oft nur unvollständig und mit erheblichem Risiko resezieren [351, 352].
Nach Anlage von Shuntsystemen wurden in Einzelfällen, nicht nur bei anaplastischen Formen, systemische Metastasen beschrieben [931].
Nach vollständiger Resektion mit Ausschluss einer primären Liquoraussaat ist bei supratentoriellen Grad-II-Ependymomen zunächst keine weitere Therapie erforderlich. Auch auf ein Liquormonitoring kann angesichts der sehr seltenen primären Liquorrezidive verzichtet werden.
Die Rezidivneigung der bei Erwachsenen seltenen infratentoriellen Ependymome scheint auch nach kompletter Resektion höher zu sein [351, 517, 669].

Strahlentherapie:
Bei verbliebenem Resttumor ist das Rezidivrisiko deutlich höher und steigt bei anaplastischen Merkmalen tendenziell an, auch wenn das Grading nicht so zuverlässig ist wie bei Gliomen.
Nach den vorliegenden Daten sollte in diesen Fällen (Resttumor und/oder erhöhte Mitoserate, Grad-III-Tumor) zumindest eine Radiatio des erweiterten Tumorbettes erfolgen [578, 842, 1345].
Da auch in diesen Fällen reine Meningeose-Rezidive, denen kein lokales Rezidiv vorausgeht, selten sind, kann auf eine prophylaktische Neuraxis-Radiatio auch hier verzichtet werden [517, 669, 842]. Verbindliche Therapieprotokolle gibt es allerdings nicht. Um im Bereich des kraniozervikalen Überganges exakte Dosisgrenzen zu erhalten, auch mit der Option einer später nötigen Bestrahlung der Neuraxis ist evtl. eine Radiatio nach dem sog. Pinkel-Schema unter Einschluss der oberen zervikalen Segmente, sinnvoll.
Bei manifester leptomeningealer Aussaat ist eine spinale Bestrahlung indiziert.

Chemotherapie:
Systemische Ergebnisse zur Chemotherapie bei Ependymomen liegen nur im Kindesalter vor [356]. Sie wird allerdings auch dort noch kontrovers diskutiert. Für Jugendliche und Erwachsene sind nur kasuistische Mitteilungen [669] vorhanden, wobei in einigen der Studien zu den malignen Gliomen Ependymome eingeschlossen waren.
Zumindest beim Rezidiv nach Radiatio oder deutlicher Aggressivität des Tumors ist der Einsatz der Chemotherapie analog zu anderen Gliomen gerechtfertigt.

Intrathekale Chemotherapie:
Manifeste Aussaat maligner Zellen im Liquor ist eine Indikation zur intrathekalen Chemotherapie entsprechend den Empfehlungen in Kap. 7.3.

Pleomorphes Xanthoastrozytom

Auf einen Blick
Seltener astrozytärer Tumor, vorwiegend bei Kindern und jungen Erwachsenen. Er liegt typischerweise oberflächlich in den Hemisphären und bezieht oft die Meningen ein. Trotz des mikroskopisch pleomorphen Bildes mit histologisch „malignen" Merkmalen wie Kernpolymorphie wird er wegen der relativ günstigen Prognose in der Regel als WHO-Grad II eingestuft. Aggressivere Varianten – als anaplastisches pleomorphes Xanthoastrozytom (WHO-Grad III) und Übergang in ein Glioblastom kommen vor.

Epidemiologie und Prognose:

Als Entität wurde das pleomorphe Xanthoastrozytom (PXA) 1979 von Kepes beschrieben [635]. Es macht weniger als 1% der astrozytären Neoplasien aus, insgesamt wurden bisher knapp 150 Fälle ohne Geschlechtspräferenz beschrieben. Zwei Drittel der Betroffenen waren jünger als 18 Jahre [428, 964]. Auch nach inkompletter Resektion sind jahrelange progressionsfreie Intervalle häufig [159, 635, 965, 966]. Verläufe von mehr als zwanzig Jahren kommen vor [407, 635]. Allerdings treten auch ungünstigere Verläufe auf, mit einer raschen Progression, bei der die Mitoserate zunimmt und sich die histologischen Kriterien in Richtung eines malignen Astrozytoms oder Glioblastoms wandeln [634, 981, 1305, 1341].

Pathologie:

Lage, Klinik, Histopathologie und die Beobachtung, dass das PXA häufiger auch Teil eines „Komposit-Tumors" mit neuronalen, gangliogliomatösen, [661, 662, 685, 693, 987, 1028, 1326] Anteilen ist, könnten Hinweise auf einen Ursprung in der subpialen Matrix sein, der auch für Gangliogliome und Gangliozytome diskutiert wird.
Makroskopie:
Der Tumor haftet den Meningen an, weshalb er früher als mesenchymaler Tumor eingeordnet wurde. Er infiltriert das Hirnparenchym, aber nur selten die Dura; ist oft scharf begrenzt [1303]. Häufig wird er von einer Zyste begleitet. Meist ist er supratentoriell, besonders im Temporallappen gelegen, aber auch infratentorielle und spinale Manifestation kommt vor [531, 1390].

Mikroskopie:
Buntes histologisches Bild mit Spindelzellen, ein- und mehrkernigen Riesenzellen, Schaumzellen mit xanthomatösem (lipidhaltigen) Zytoplasma, Regionen mit einem Netzwerk von Retikulinfasern (Silberfärbung), das sich teilweise ultrastrukturell als perizelluläre Basalmembran erweist [633, 635, 753, 982, 1325]. Die gelegentlich ausgeprägte lymphozytäre Infiltration soll prognostisch günstig sein [965].
Auftreten von Nekrosen zeigt den Übergang in ein anaplastisches pleomorphes Astrozytom an [79, 220], das dann als WHO-Grad III eingestuft wird.
Immunhistochemie:
Der Nachweis von GFAP in den Tumorzellen führte zur Identifikation dieser Entität als astrozytärer Tumor [635] und ist obligat. Auch Vimentin sowie Marker, die auf mono-histiozytäre Genese hinweisen, werden meist exprimiert [685, 982].
Das Faserwerk ist mit Retikulin-Markern darstellbar. Die Mitoserate liegt unter 1%, höhere Raten korrelieren mit ungünstiger Prognose [1325].
Molekularpathologie:
Einheitliche zyto- oder molekulargenetische Befunde liegen nicht vor. Alterationen auf Chr 3, 7 und 1 wurden berichtet [1092] sowie sporadisch TP53 Mutationen.

Bildgebung/Diagnostik:

Oberflächliche Lage, Bezug zu den Meningen, Bildung einer Zyste mit einem Tumornidus. In den soliden Anteilen nimmt der Tumor in der Regel Kontrastmittel auf, das Enhancement kann auf Kortex oder Leptomeningen übergreifen. Fokale Verkalkungen sind möglich. In der MRT stellt sich der solide Tumoranteil T1 iso-, T2 leicht hyperintens zum Kortex dar. Meist besteht nur ein geringes peritumorales Ödem [117, 199, 814, 1066, 1303, 1305]. Blutungen dieses nicht neo-vaskularisierten Tumors können selten durch die meningeale Infiltration entstehen [748]. Im FDG-PET erweist sich der Tumor als hypermetabol [103].

Klinik:

Bedingt durch die oberflächliche Lage oft im Temporallappen und die lange Latenz, bis raumfordernde Symptome auftreten, geht der histologischen Diagnose häufig eine längere Anfallsanamnese, besonders eine Temporallappenepilepsie, voraus [159, 964, 993].

Therapie:

Bisher existiert keine etablierte Therapie. Aus der Literatur werden anhand der publizierten Fälle mediane Überlebenszeiten um drei Jahre bei ausschließlich chirurgischer Behandlung, knapp fünf Jahre bei zusätzlicher Strahlentherapie berichtet [965]. Bei komplett reseziertem Tumor, der weder Nekrosen aufweist, noch eine nennenswerte Mitoserate, kann eine reine Nachbeobachtung mit regelmäßiger MRT-Kontrolle empfohlen werden, auch um Strahlenspätreaktionen zu vermeiden [407]. Anaplasiezeichen mit erhöhter Mitoserate und Nekrosen legen eine Strahlentherapie nahe. Bei klarer Einordnung als WHO-Grad III sollte das Vorgehen analog zu den sonstigen malignen Gliomen erfolgen (s. 7.1.4) [79, 964, 1305, 1341].

7.1.4 Maligne Gliome

Da Diagnoseweg und grundsätzliche Therapieentscheidungen sich bei anaplastischen Astrozytomen, Oligoastrozytomen, Oligodendrogliomen sowie Glioblastomen nur graduell aber nicht grundsätzlich unterscheiden, werden sie hier vor der Darstellung der einzelnen Entitäten gemeinsam besprochen. Auch beziehen sich die Ergebnisse der großen randomisierten Studien bisher fast ausschließlich auf die Gesamtgruppe der malignen (supratentoriellen) Gliome.

Therapie maligner Gliome

Auf einen Blick

Resektion, soweit ohne ein Risiko funktioneller Ausfälle möglich, Strahlentherapie mit 1, 8–2 Gy täglicher Fraktionierung über 6 Wochen (d.h. Zielvolumendosis um 60 Gy) auf das erweiterte Tumorbett sowie Chemotherapie mit einem etablierten, Nitrosoharnstoff-basierten Protokoll (zB ACNU mit VM26) ist die adäquate Primärbehandlung für die meisten Patienten mit malignen Gliomen. Sorgfältige Abstimmung der supportiven Therapie (zB Steroide, Antiepileptika, s. Kap. 6) kann die Verträglichkeit und Lebensqualität entscheidend verbessern. Die Therapieentscheidung hängt jedoch von individuellen Faktoren – Allgemeinzustand (Karnofsky), evtl. Vorbehandlung (zB bei malignisierten, vorbestrahlten Gliomen) ab.

Verlaufsbeurteilung:

Die Beurteilung von Remission, Progression und Rezidiv eines malignen Glioms ist trotz des Versuchs „operationaler" Kriterien (MacDonald [787]) mit einer erheblichen Varianz behaftet. Wichtiger als die Beurteilung globaler Volumina von Enhancement ist die korrekte Einordnung neu auftretender KM-Herde [322]. Differenzialdiagnostisch kommen neben dem Rezidiv/Progression auch eine Strahlenreaktion oder postoperative Veränderungen in Frage.

Reine Signaländerungen im T2-Bild werden in 50% erheblich als tumorbedingt über- oder unterschätzt [604]. Bei therapierelevanten Fragestellungen kann mittels PET/SPECT eine weitere Differenzierung angestrebt werden (s. Kap. 5), häufig wird erst der weitere Verlauf die Dignität der Befunde erweisen.

Operation:

Indikationsstellung:

Grundsätzlich ist bei der Indikationsstellung stets zu prüfen:

- Profitiert der Patient voraussichtlich direkt von der Operation?
- Sind Differentialdiagnosen, die das weitere Vorgehen beeinflussen, zu erwägen (Abszess, Metastase ...)?
- Ergeben sich aus der Sicherung der Diagnose weitere Optionen/Konsequenzen?

Histologische Sicherung und Reduktion der Raumforderung, Verminderung neurologischer Funktionsstörungen und Reduktion des Hirndrucks sind die Ziele der Resektion. Die meisten malignen Gliome sind in den Großhirnhemisphären gelegen, besonders temporal und frontal. Diese Lokalisation ist operativ meist gut zugänglich. Als funktionell „stumme" Areale gelten in der Regel Frontallappen und Schläfenlappen rechts, dort sind weitgehende Resektionen ohne erhebliche Defizite möglich. Dagegen kann bei enger Beziehung zu sogenannten eloquenten Arealen – motorische Zentralregion, Sprachregionen – der Tumor nicht ohne Risiko zusätzlicher Defizite reseziert werden, da auch innerhalb des in der Bildgebung tumorös veränderten Areals noch Hirnfunktionen erhalten sein können, denn der Tumor wächst invasiv aber zunächst nicht völlig destruierend.

Bei schon bestehenden Ausfällen kann eine präoperative Ödembehandlung mit Steroiden einen Hinweis darauf geben, ob durch eine Druckentlastung funktionelle Erholung zu erwarten ist.

Als „inoperabel" werden angesehen:

- Schmetterlingsgliome

- Hirnstammgliome
- Stammgangliengliome
- Multilokuläre Gliome

Hier wird sich die operative Intervention in der Regel auf die histologische Sicherung mittels stereotaktischer Biopsie beschränken.
Besondere Situationen ergeben sich bei malignen Gliomen in der hinteren Schädelgrube oder spinal. Hier bestimmt die Lage des Tumors das weitere Vorgehen, zumal die Verdachtsdiagnose bei dieser ungewöhnlichen Lokalisation (<< 1%) seltener präoperativ gestellt wird.
Eine strikte Altersgrenze für eine Resektion/Biopsie existiert nicht.

Operationsverfahren:
Der Zugang erfolgt über eine osteoplastische Trepanation, die Exstirpation unter dem Operationsmikroskop. Wenn möglich sollte der Prozess in toto an der Grenze zwischen Ödem und Tumor umgangen und exstirpiert werden. Wenn dies nicht möglich ist, erfolgt die Verkleinerung mit dem Ultraschallsaugzertrümmerer („CUSA"). Lasereinsatz spielt in der Gliomchirurgie keine wesentliche Rolle.

Neuronavigation:
Mittels präoperativ angefertigter CT/MRT Bilder werden die Beziehungen vom Resektionspunkt im Mikroskop zu den Schichten – auch in beliebig rekonstruierbaren Ebenen dargestellt und so intraoperativ die Lagebeziehungen zwischen Tumor und angrenzenden Strukturen bzw. die Tumorgrenzen visualisiert. Problem ist, dass durch Kraniotomie, Druckentlastung, Lageänderung sich intraoperativ die Beziehung von Tumor und Hirnstrukturen zu den (knöchernen) anatomischen Fixpunkten ändern kann (sog. „Shift"), de facto ist somit eine wesentlich bessere „Radi-

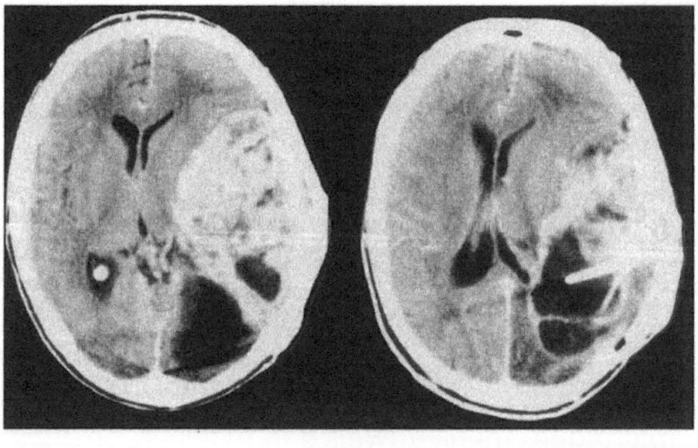

Abb. 52. Ausgedehnter Tumor (in ein Glioblastom übergegangenes Oligodendrogliom), der fast die gesamte linke Hemisphäre durchsetzt – dabei relativ wenig Klinik – Sprache: geringe Wortfindungsstörung, Hemiparese Patient konnte aber laufen und den Arm einsetzen, morgendlicher Kopfdruck

kalität" bei großen, infiltrativen hemisphäriellen Prozessen, wie sie maligne Gliome oft darstellen, kaum zu erreichen.
Bevorzugte Indikation für den Einsatz der Neuronavigation sind tiefgelegene Prozesse, um Risiken beim Zugangsweg zu umgehen [1137, 1244].

Offenes MRT:
Wenn das MRT außerhalb des eigentlichen OP eingesetzt wird, ist dadurch für die MRT-Diagnostik ein Umlagern und Unterbrechung der Operation erforderlich. Sinnvoll ist dieses Vorgehen bei Resektion „hart an der Grenze" eloquenter Areale.
MRT im OP erfordert einen sehr hohen technischen Aufwand (komplette magnetische Abschirmung, diamagnetisches OP-Gerät.)

Intraoperative B-Bildsonographie:
Sie ist zwar weniger gut reproduzierbar und von der Erfahrung des Untersuchers abhängig, dafür ohne großen Aufwand intraoperativ – auch wiederholt – einsetzbar, um Tumorreste zu lokalisieren [81].

Brain Mapping:
In ausführlichen Voruntersuchungen (PET, funktionelles MR) werden funktionell wichtige (in der Regel sprachrelevante oder motorische) Areale identifiziert und „kartographiert". Die Operation findet am wachen Patienten statt, unter ständiger Sprachkontrolle werden die Areale an der Hirnoberfläche identifiziert und nach Übertragung der „Karte" die Resektion geleitet. Die Methode wird eher bei niedriggradigen Gliomen eingesetzt, nur selten bei malignen.

Strahlentherapie:

Bestrahlungsvolumen:

Wegen der hohen Rezidivneigung und des infiltrativen Wachstums wurde in den ersten Studien in den siebziger und anfangs der achtziger Jahre die volle oder 2/3 der Dosis auf das gesamte Gehirn appliziert. Da aber nur bei etwa 5–10% der Patienten echtes multilokuläres Wachstum auftritt und Rezidive in über 90% im (Rand-)Bereich des ursprünglichen Tumors auftreten [536, 1384], wird heute auf eine Ganzhirnbestrahlung maligner Gliome verzichtet, um Spätschäden (endokrin, kognitiv, vaskulär) zu vermeiden. Das Bestrahlungvolumen umfasst den im CT/MRT sichtbaren Tumor mit einem Sicherheitssaum von 2–3 cm.

Fokussierte Bestrahlungsarten (Gamma-Knife, stereotaktische Konvergenzbestrahlung, Brachycurietherapie) sind grundsätzlich für die infiltrierend in teilweise noch funktionstüchtigem Hirngewebe wachsenden Tumoren kaum geeignet. Das Risiko einer resektionspflichtigen Strahlennekrose ist bei den erforderlichen hohen Dosen mit etwa einem Drittel hoch. Ausnahmen bilden u.U. kleine umschriebene Rezidive. Die publizierten Ergebnisse mit diesen Verfahren beziehen sich auf eine extrem selektionierte Patientengruppe (nur etwa 10% der Patienten mit malignen Gliomen). Unter Berücksichtigung dieser Selektion ist für die Primärbehandlung maligner Gliome kein genereller Vorteil einer (zusätzlichen) fokussierten Therapie gegenüber der Standardfraktionierung auszumachen [25, 138, 157, 158, 273, 298, 381, 581, 707, 766, 767, 815, 1124, 1201, 1338, 1417].

Dagegen kann der Einsatz bei Rezidiven, bei denen für das umliegende Hirngewebe die Strahlentoleranzgrenze erreicht ist, sinnvoll sein [97, 210, 495, 718, 1210, 1365].

Dosis und Fraktionierung:

Die grundlegende Analyse zur Effektivität und Dosis-Wirkungsbeziehung der Strahlentherapie maligner Gliome wurde bereits 1979 von Walker veröffentlicht [1382]. Nach wie vor sind die überzeugendsten Ergebnisse mit der konventionellen Fraktionierung mit 1, 8–2 Gy einmal täglich bis zu einer Gesamtdosis von 60 Gy, d.h. einer Bestrahlungsdauer von etwa sechs Wochen, zu erreichen.

Tab. 63. Konventionelle Strahlentherapie maligner Gliome – Dosiswirkungsbeziehung

Dosis (Gy):	n	m-ÜLZ	Ref.
0	194	18	[1382]
≤ 45	61	14	
50	56	28	
55	33	36	
60	270	42	
45	144	39	[837]
60	299	52	
60	148	41	[919]
60 + 10	105	36	

n: Anzahl Patienten
m-ÜLZ: mediane Überlebenszeit in Wochen

Strahlenbiologische Überlegungen waren Anlass, mit hyperfraktionierten Bestrahlungsschemata – d.h. mit häufigeren Einzeldosen (mehr als 1x am Tag) bessere Effizienz bei Schonung des gesunden Hirngewebes anzustreben. Teilweise wird dabei die Behandlungsdauer verkürzt („akzelerierte hyperfraktionierte Bestrahlung"). Die Ergebnisse waren sowohl mit Gesamtdosen zwischen 42 und 60 Gy (akzeleriert) bzw. 61 und 81 Gy nicht

Tab. 64. Evaluation adjuvanter Strahlen- und Chemotherapie bei malignen Gliomen nach Walker, 1978 [1380]

Therapie	n (e/r)	% GB	Alter	% Bps	m-ÜLZ	% 18M
OP+Steroide	31/42	89	57	3	17	0
OP+BCNU	51/68	92	57	10	25	4
OP+RT	68/93	92	56	3	38	4
OP+RT+BCNU	72/100	90	57	6	41	19

n: Anzahl, e: evaluierbar, r: randomisiert
% GB, % Bps: prozentualer Anteil GB bzw. Biopsie
m-ÜLZ: mediane Überlebenszeit in Wochen
% 18M: prozentualer Anteil der mehr als 18-Monate-Überlebenden

unterschiedlich und auch – bei insgesamt über 1000 Patienten in drei prospektiven Studien [408, 449, 1407] – nicht besser als mit der weniger aufwendigen, weil ambulant durchführbaren, konventionellen Bestrahlung. Hypofraktionierte Protokolle, zB mit 30 Gy in 6–10 Fraktionen binnen zwei Wochen, werden unter dem Aspekt, die Behandlungzeit zu verkürzen, bei Patienten mit ungünstiger prognostischer Konstellation

Tab. 65. Adjuvante Strahlen- und Chemotherapie bei neu diagostizierten malignen Gliomen (randomisierte Studien)

Therapie: Radiatio +	n (e/r)	% GB	Alter	% Bps	m-ÜLZ	% 18m	Ref.
BCNU 80mg/m^2 d1-3/6w	166/185	81	56	0	57	29	[1188]
BCNU 80mg/m^2 d1-3/6w	242/251	82	54	11	50	29	[677]
CCNU 100mg/m^2 d1/6w	94/?	41	47	?	52	?	[1309]
ACNU 100mg/m^2 – d1+d40	40/57	65	50	?	60	?	[1288]
PCZ 150mg/m^2/d1-d28/8w	128/153	89	56	?	47	29	[462]
BCNU 80mg/m^2 d1-3+ PCZ 150mg/m^2 d56–84 p.o./16w	176/196	79	56	0	49	32	[1188]
BCNU 80mg/m^2 d1-3 + HU 1g/m^2 d2-22 p.o. + PCZ 150mg/m^2 d56-84 p.o. VM26 130mg/m^2 d56, 63, 70, 77, 84, 91/16w	168/190	79	57	0	60	37	[1188]
BCNU 80mg/m^2 d1-3+ VM26 50mg/m^2 d2-3/6w	259/269	81	55	6	53	34	[677]
DBD 700mg/m^2 d1, 8, 15, 22, 29, 36 during RT	127/135	79	54	8	58		[542]
DBD 1000mg/m^2 d1 + BCNU 150mg/m^2 d2/6w							

(Rad: 55–60 Gy Tumordosis – Ganzhirndosis + Boost), übrige Legende s. vorige Tabelle

– fortgeschrittenes Alter, reduzierter Allgemeinzustand – palliativ eingesetzt. In offenen Studien wird damit aber allenfalls das Ergebnis für vergleichbare Patienten in Phase-III-Studien mit konventionellen Bestrahlungsprotokollen erreicht [158, 413, 1203], ausreichende Erfahrung zur Verträglichkeit ist noch nicht dokumentiert. Das mit Erhöhung der Einzeldosis über 2,0 Gy exponenziell ansteigende Risiko einer Strahlenschädigung macht die Anwendung bei „günstigerer" Prognose mit über 6 Monaten Überlebenszeit sehr problematisch.

Chemotherapie im multimodalen Therapieansatz:

Die erste Phase-III-Studie, die den Effekt einer kombinierten Radio- und Chemotherapie bei malignen Gliomen belegte, wurde von der amerikanischen Hirntumorgruppe vor 20 Jahren publiziert [1380].

Insgesamt ist der Stellenwert der Nitrosoharnstoff-basierten Chemotherapie bei malignen Gliomen durch Phase-III-Studien mit insgesamt über 2000 Patienten zuverlässig belegt.

Bedeutung prognostischer Faktoren für die Therapie maligner Gliome:

Die zitierten randomisierten Phase-III-Studien zur Therapie maligner Gliome führen zu relativ einheitlichen Ergebnissen. Dies beruht auf einer hinsichtlich der wesentlichen Merkmale vergleichbaren Population. Die Evaluation dieser prognostischen Faktoren konnte ebenfalls durch diese Studien belegt werden.
Konsistent erwiesen sich als prognostisch relevant:

- Histologische Untergruppe (Gradierung)
- Alter
- Karnofsky (bzw. ECOG Status)
- Postoperativer Resttumor/Ausmaß der Resektion:

Nicht immer war dieses Merkmal signifikant – allerdings war die Resektion der Biopsie in der Regel überlegen. Hier ist vermutlich die wenig konsistente operative Einschätzung des Resttumors für die mangelnde Signifikanz verantwortlich. In keiner der bisherigen Phase-III-Studien wurde eine unabhängige neuroradiologische Evaluation des Resttumors durchgeführt. Neuere neuroradiologische kontrollierte Publikationen streichen diesen Punkt jedoch deutlich heraus.

Daneben zeigten sich in kleineren Serien folgende Merkmale als prognostisch bedeutsam:

- Oligodendroglialer Anteil günstig [317]
- Primärer Response [621]
- Genetische Subtypen [723]

Die prognostischen Faktoren korrelieren untereinander. Die Stärke eines prognostischen Faktors sagt noch nichts über seinen Einfluss auf eine Therapieform aus. Zur Bestimmung solcher Interaktionen sind multivariate Verfahren notwendig, die auch die Wechselwirkung mit der applizierten Therapie untersuchen. Verlässliche Ergebnisse erfordern eine Fallzahl über 300 Patienten. Bereits in einer Meta-Analyse der Studien der amerikanischen BTSG weist FINE 1993 [372] darauf hin, dass trotz der schlechteren Prognose der relative Gewinn von einer Chemotherapie bei Glioblastom-Patienten mindestens so groß ist, wie bei Patienten mit anaplastischen Gliomen.

Auch die deutlich längeren Überlebenszeiten bei Oligodendrogliomen ziehen sich durch alle Studien. Diese Ergebnisse sind aber nicht *prinzipiell* anders als bei anderen malignen Gliomen.

Anders ist die Situation letzlich allein für die Kriterien „Allgemeinzustand" (Karnofsky) und – in deutlich geringerem Ausmaß – auch noch für das „Alter" – die mit der Therapie interagieren. Auf diesen Umstand wies auch DeAngelis kürzlich mit einer Übersichtsarbeit hin [291].

Exemplarisch konnte die Interaktion zwischen Therapie und prognostischen Faktoren in der DÖG (Deutsch-Österreichischen Gliomstudie) geprüft werden [1318]. Hier erwies sich der Karnofsky-Index bei weitem als wichtigster prognostischer Faktor hinsichtlich des Effektes der Therapie.

Obwohl als einzelnes Kriterium weniger bedeutend für die Prognose als zB das histologische Grading, führte er jedoch zu erheblichen Unterschieden im Effekt der applizierten Chemotherapie (s. Abb. 53).

Wie in anderen Studien auch, unterschied sich die Prognose der Patienten mit Grad-III- und Grad-IV-Tumoren – allerdings hatte dieser Unterschied keinen Einfluss auf den Effekt der beiden Therapien, d.h. es gab keine Wechselwirkung (s. Abb. 54).

Im multivariaten Ansatz wurden alle bekannten und vermuteten prognostischen Faktoren gegeneinander und hinsichtlich ihrer Interaktion mit der Therapie analysiert: Der Karnofsky-Index zeigte eine wesentlich deutlichere Interaktion mit der Therapie als alle anderen Faktoren (s. Abb. 55).

Konsequenz:

Als Konsequenz muss sich die Intensität der Therapie maligner Gliome vor allem am Allgemeinzustand orientieren. Dieser korreliert natürlich oft mit dem Alter, der Größe des Tumors, dem Grading.

Belege für die spezifische Wirksamkeit bestimmter Protokolle (zB PCV für Oligodendrogliome) fehlen. Vielmehr beruhen auch die guten Erfahrungen mit diesem Protokoll bei anaplastischen Oligodendrogliomen auf der generell besseren Prognose von Grad III und speziell der oligodendroglialenTumoren [903].

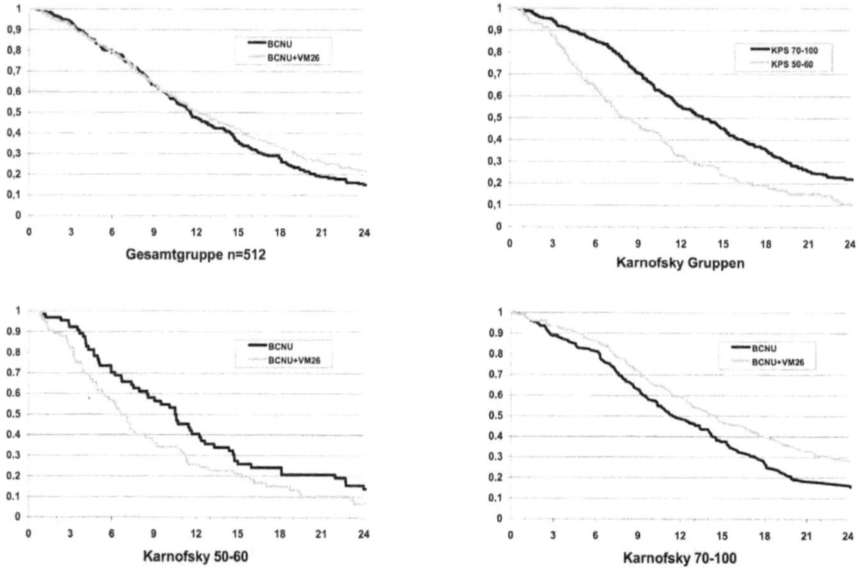

Abb. 53. Überlebenszeit ab Operation (Kaplan-Meier): DÖG – Wechselwirkung zwischen Therapiearm und Karnofsky [1318]

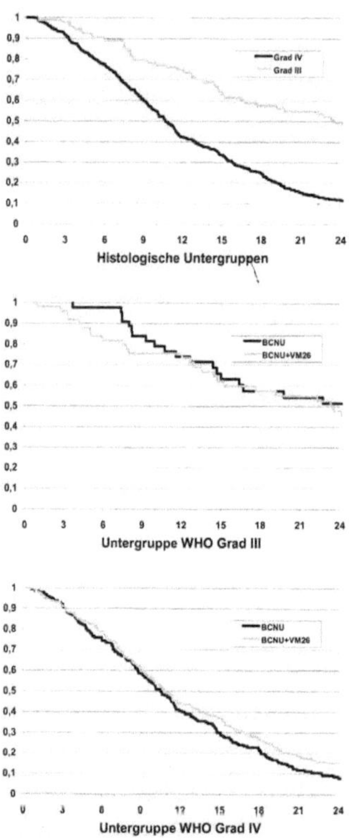

Abb. 54. Überlebenszeit ab Operation (Kaplan-Meier): DÖG – keine Wechselwirkung zwischen Therapiearm und Histologie

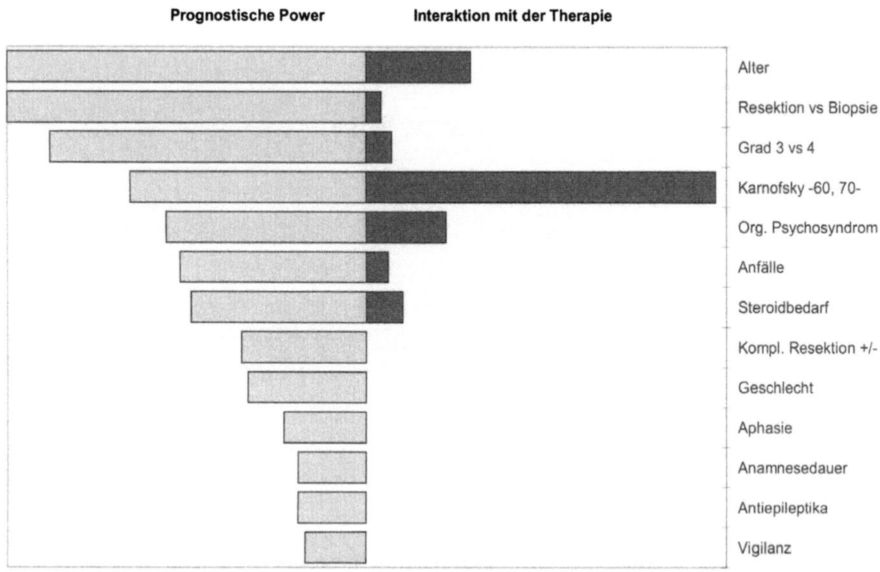

Abb. 55. Multivariate Analyse der prognostischen Faktoren und ihrer Wechselwirkung mit der Therapie: Nur der Karnofsky-Index zeigt eine relevante Interaktion mit der Therapie (BCNU versus BCNU und VM 26, prognostisch bedeutendere Faktoren (Histologie) dagegen nicht

Ergänzende Maßnahmen:

Bei malignen Gliomen kommen raumfordernde Pseudozysten spontan oder im Rahmen der Regression des Tumors vor, die ggf. einer Entleerung durch Punktion oder einer Reoperation bedürfen. Eine Reoperation ist u.U. auch nach erfolgreicher konservativer Therapie zur Entlastung des Gehirns von nekrotischem Material sinnvoll und kann den Patienten schlagartig von den mit einem chronischen Hirnödem verbundenen Problemen befreien.

Wichtig ist im Hinblick auf die Überlebensqualität auch der rechtzeitige Wechsel von einer aggressiven auf eine rein symptomorientierte Therapie, da schlecht ansprechende Patienten in erheblich reduziertem Allgemeinzustand von der Fortsetzung einer aggressiven Therapie eher Nachteile haben. Andererseits ist, insbesondere bei jüngeren Patienten bei gutem Allgemeinzustand, auch bei Versagen der Primärtherapie eine weitere aggressive Therapie nicht aussichtslos.

Zur Therapie von Rezidiven und zu experimentellen Therapieformen s. Kap. 6.

Anaplastisches Astrozytom WHO-Grad III

Auf einen Blick

Anaplastische Astrozytome zeigen zu den histopathologischen Merkmalen der diffusen Astrozytome Anaplasiezeichen wie Kernpolymorphie, höhere Zelldichte und Proliferationsrate. Anaplastische Astrozytome entstehen häufig aus niedriggradigen Astrozytomen, werden aber auch „de novo" diagnostiziert. Die Prognose ist wesentlich ungünstiger als die der WHO-Grad-II-Tumoren. Eine multimodale Behandlung mit Operation, Radiatio und Chemotherapie ist in der Regel angezeigt.

Epidemiologie und Prognose:

Mit einer Inzidenz von etwa 5/MPJ sind anaplastische Astrozytome mehr als doppelt so häufig wie die niedriggradigen. Männer sind 1, 5–2 x so häufig betroffen wie Frauen. Das mittlere Erkrankungsalter ist 41 Jahre, die Verteilung mit einem Gipfel in der 4.–5. Dekade liegt damit zwischen der der Grad II- und Grad IV-Gliome [1101, 1458]. Seit eine multimodale Therapie generell in den USA etabliert ist, hat sich die Prognose in nicht selektierten Serien [198] auf 45% 2-Jahres-Überleben und 30% 5-Jahres-Überleben verbessert.

Die unterschiedlichen Angaben zur Rate von Grad-II/III-Tumoren [198, 1410] zwischen 1 : 1 und 1 : 2,5 belegen die Probleme der eindeutigen Zuordnung. Diese ist einerseits vom verwendeten Gradierungsschema (s. Kap. 1) andererseits aber auch vom untersuchten Material abhängig. So finden sich im Resektionsmaterial sehr viel häufiger bei vermutetem Grad-II-Tumor anaplastische Herde, die dann das Grading bestimmen, als in reinen Biopsieserien (s. Bem NOA-2).

Pathologie:

Makroskopie:
Niedriggradige und anaplastische Astrozytome sind makroskopisch meist nicht zu unterscheiden. Grad-III-Tumoren heben sich gelegentlich deutlicher gegen das umgebende Hirngewebe ab und neigen zu deutlicher Raumforderung mit Ausbildung eines perifokalen Ödems. Die Lokalisation bei Erwachsenen ist fast immer in den Großhirnhemisphären. Die infiltrierten Hirnstrukturen wirken nicht destruiert, sondern aufgequollen.

Mikroskopie:
Hohe Zelldichte, markante nukleäre und zelluläre Polymorphie, erhöhte mitotische und proliferative Aktivität fokal oder im gesamten Tumor. Wenn Proliferation vaskulärer Endothelien, evtl, glomeruloid, mit Thrombosen und Nekrosen vorkommen, wird der Tumor nach WHO-Grading als Glioblastom (WHO-Grad IV) eingestuft [648], nach der St. Anne/Mayo Klassifikation firmiert er dann als Astrozytom Grad IV [282].

Immunhistochemie:
Regelmäßig Expression des S-100 Proteins und von Vimentin. Meist deutliche GFAP Anfärbung – kann lokal oder im gesamten Tumor fehlen, u.U. fokale Zytokeratinreaktion (Cave – Verwechslung mit Metastasen) MIB-1 5–10% Proliferation. Die Proliferationsrate kann mit Werten von Grad-II-Astrozytomen einerseits und Glioblastomen andrerseits überlappen.

Molekularpathologie:
Zusätzlich zu den wie beim diffusen Astrozytom (WHO-Grad II) in etwa der Hälfte der Fälle auftretenden Mutationen im p53-Gen und auf Chromosom 17p: Häufig LOH 19q und Läsion auf 9p in einer Genregion mit Schlüsselfunktion für die Zellregulation (CDK). Ein Viertel weist außerdem Veränderungen am sogenannten Retinoblastom-Gen auf [672, 1368, 1410].

Therapie:

Richtet sich nach den Grundsätzen im Abschnitt „maligne Gliome". Bei „malignisierten" Grad-II-Tumoren ist die Bestrahlung allerdings häufig schon ausgeschöpft.

Anaplastisches Oligodendrogliom WHO-Grad III

Auf einen Blick

Die relativ seltenen anaplastischen Oligodendrogliome entwickeln sich oft aus einem zunächst niedriggradigen Oligodendrogliom. Sie zeigen als zusätzliche histopathologischen Merkmale Anaplasiezeichen wie Kernpolymorphie, höhere Zelldichte und Proliferationsrate.
Eine multimodale Behandlung mit Operation, Radiatio und Chemotherapie ist in der Regel angezeigt, soweit noch nicht ausgeschöpft. Die Prognose und die Chemosensitivität der oligodendroglialen Tumoren ist deutlich günstiger als die der astrozytären.

Epidemiologie und Prognose:

Exakte Inzidenzangaben dieser seltenen Tumoren sind wegen der teilweise heterogenen Klassifikation schwierig. Oft wird nicht exakt zwischen niedriggradigen und malignen Oligodendrogliomen differenziert. Im amerikanischen Register [198] wird sie mit etwa 1/MPJ angegeben, die Düsseldorfer Arbeitsgruppe fand sie in 3,5% aller supratentoriellen Gliome bei Erwachsenen [1419]. Das Verhältnis von niedriggradigen zu malignen Oligodendrogliomen schwankt zwischen 5 : 1 [196, 198, 934] und 1 : 1 [1196, 1419]. Patienten mit anaplastischen Oligodendrogliomen sind im Durchschnitt mit etwa 49 Jahren älter [198, 684, 776, 1419], als solche mit Grad-II-Ausprägung; Männer überwiegen etwas.

Pathologie:

Makroskopie:
Ausbreitung (Großhirnhemisphären, subkortikal, vorwiegend frontal) und Tumorstruktur (relativ deutlich abgegrenzt, grau-bräunlich, Verkalkungen) wie die niedriggradigen Oligodendrogliome. Beim anaplastischen Typ können Einblutungen und Nekrosen bereits makroskopisch erkennbar sein.
Mikroskopie:
Oligodendroglialer Tumor mit fokaler oder diffuser Anaplasie, d.h. hoher Zelldichte, Kern- und Zellpolymorphie, lebhafter mitotischer Aktivität, Tumorgewebsnekrosen. Die typische Honigwabenstruktur im fixierten Präparat kann verlorengehen, dafür können zytoplasmareiche Zellformen vorherrschen sowie eine signifikante Beimischung neoplastischer Astrozyten beobachtet werden [648, 1410].
Immunhistochemie:
GFAP-Expression ist nicht typisch, kann aber fokal in sogenannten Minigemistozyten auftreten (DD: Mischgliom!). Die Proliferationsrate liegt oberhalb von 10%.
Molekularpathologie:
Zusätzlich zu den bei niedriggradigen Oligodendrogliomen auftretenden Veränderungen auf 19q und 1p und der Überexpression von EGFR werden genetische Verluste auf 9p und Chromosom 10 beschrieben [1057]. Amplifikationen der Gene für EGFR und CDK4 werden gelegentlich gefunden [649].

Therapie:

Eine Subgruppenanalyse der in der Deutsch-Österrreichischen Gliomstudie multimodal einheitlich behandelten Oligodendrogliome ergab, dass Patienten mit anaplastischen Oligodendrogliomen etwa ein Jahr längere mediane Überlebenszeit und deutlich bessere Langzeitüberlebenschancen hatten als anaplastische Astrozytome. Die Arbeitsgruppe um Cairncross hat als erste ins Bewusstsein gebracht, dass Oligodendrogliome deutlich chemosensibler sind, als die übrigen Gliome und nicht selten Vollremissionen erreicht werden können. Mehrere Studien konnten dies bestätigen, wobei hauptsächlich das PCV-Schema verwendet und so zu einer Art Standard wurde, ohne dass je eine Vergleichsstudie zu anderen Schemata erfolgte. Andere gängige Nitrosoharnstoff-haltige Schemata sind daher genausogut einsetzbar [175, 442, 991]. Die „reinen" Oligodendrogliome haben offensichtlich unabhängig von der Gradierung eine wesentlich bessere Prognose als Oligoastrozytome [638]. Eine Chemotherapie ist daher eindeutig indiziert. Welche Chemotherapie und wann sie eingesetzt werden sollte, wird derzeit in Studien weiter untersucht (Canada-USA, EORTC).

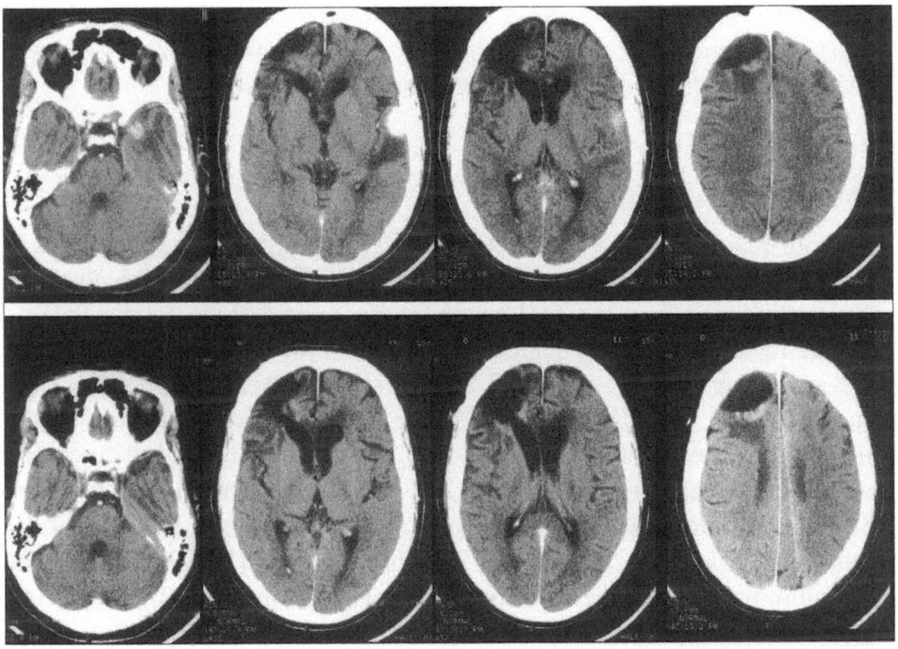

Abb. 56. Liquormetastasen eines Oligodendroglioms: Oben: Ursprungsherd re hochfrontal mit geringer Randanfärbung als Tumorresiduum und drei liquorgene Metastasen temporopolar li, am li Vorderhorn sehr klein und temporomedial kortikal. Unten: Zustand 4 Monate später nach 4 Zyklen ACNU + VM 26 und intrathekaler intensiver Ara-C-Therapie: komplette Remission der Metastasen, unverändertes primäres Tumorresiduum. Patientin führt weiter ihren 4-Personen-Haushalt

Glioblastom (WHO-Grad IV)

Auf einen Blick

Häufigster und zugleich bösartigster Hirntumor, der vorwiegend in der 5.–7. Dekade auftritt, überwiegend nach kurzer Anamnese von wenigen Wochen als „primäres Glioblastom", in ca. 15%–20% aus einem niedriggradigeren Tumor (Astrozytom) hervorgehend. Bei Diagnosestellung liegt oft schon ein ausgedehnter Tumor von mehreren Centiliter Volumen vor trotz der oft noch gering ausgeprägten klinischen Symptome. Standard ist ein multimodaler Therapieansatz, der je nach dem Zustand und Alter des Patienten Resektion, perkutane Strahlentherapie und Chemotherapie umfasst. Mit diesem Ansatz ließ sich die mediane Überlebenszeit im Rahmen kontrollierter Studien von 3–4 auf etwa 10–11 Monate steigern. Etwa 20% der Patienten überleben 18 Monate und ca. 4% fünf Jahre in einem über die längste Zeit befriedigenden Allgemeinzustand. Wesentlich aggressivere Therapieformen verbessern die Chancen nicht, riskieren aber erhebliche therapiebedingte Morbidität und Mortalität. Wesentlich ist die individuelle Anpassung antineoplastischer, supportiver und palliativer Therapie.

Epidemiologie und Prognose:

Mit einer Inzidenz von etwa 20–30/MPJ ist das Glioblastom so häufig wie ein Meningeom, und macht etwa 50% aller hirneigenen Tumoren aus. Das mittlere Erkrankungsalter liegt bei 53 Jahren, etwa 2/3 Drittel der Patienten sind zwischen 50 und 70 Jahre alt, Glioblastome treten aber auch schon im Kindesalter auf. Männer sind häufiger (M:F 3:2) betroffen und erkranken früher [198, 649, 704, 1458]. Die Prognose liegt unbehandelt im Bereich von wenigen Wochen. Lässt der Allgemeinzustand eine multimodale Therapie zu, so erreichen etwa 20% der Patienten ein Überleben von 18 Monaten, und auch fünf Jahre sind keine Rarität mehr: Selbst in unselektierten Registern werden über 3% dokumentiert [198, 291, 1065]. Bei Patienten mit deutlich reduziertem Allgemeinzustand beeinträchtigt eine aggressive Therapie sowohl Überlebenszeit als auch -qualität.

Pathologie:

Makroskopie:

Vorwiegend in den Großhirnhemisphären gelegen, „bunte Schnittfläche" durch Nekrosen, vitales Tumorgewebe, Einblutungen und zystische Nek-

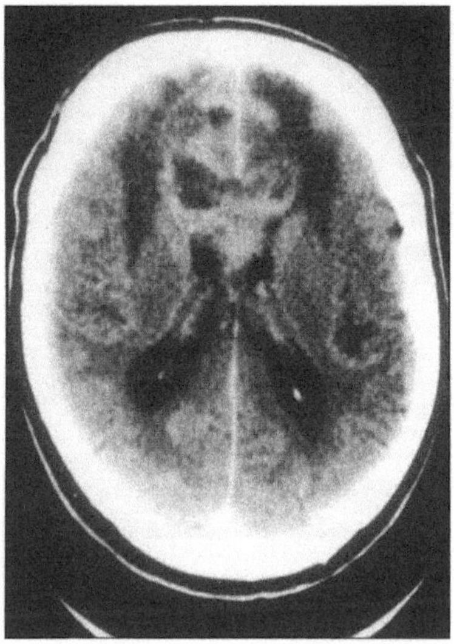

Abb. 57. Schmetterlingsgliom – Typische bifrontale Ausbreitung über den Balken

rosen, narbige Veränderungen, Bildung von Pseudostrukturen, die namensgebend für das „Glioblastoma multiforme" war.
Mikroskopie:
Hohe Zelldichte, markante nukleäre und zelluläre Polymorphie, erhöhte mitotische und proliferative Aktivität. Endothelproliferate, evtl. glomeruloid, mit Thrombosen, Tumorgewebsnekrosen.
Immunhistochemie:
Meist deutliche GFAP-Anfärbung, kann lokal oder im gesamten Tumor fehlen, u.U. fokale Zytokeratinreaktion (Cave – Verwechslung mit Mets), MIB-1 über 10% Proliferation.
Molekularpathologie:
Verlust von 10q, Mutationen in „Zellzyklusgenen", Abgrenzung von GBM Typ I und II nach Beteiligung des TP53-Tumorsuppressorgen wird evaluiert (s. Kap. 2) [723].
Varianten:
Riesenzellglioblastom (evtl. mit anderem genetischen Ursprung), kleinzelliges GB, GB mit sarkomatöser Komponente, Gliosarkom.

Bildgebung/Diagnostik:

Die Lokalisation ist vorzugsweise das Marklager der Großhirnhemisphären. Das Ödem folgt fingerförmig den Marklagerstrukturen, Tumor und Marklagerschwellung sind radiologisch (aber auch pathologisch!) oft nicht eindeutig gegeneinander abzugrenzen. So geht zB eine Auftreibung

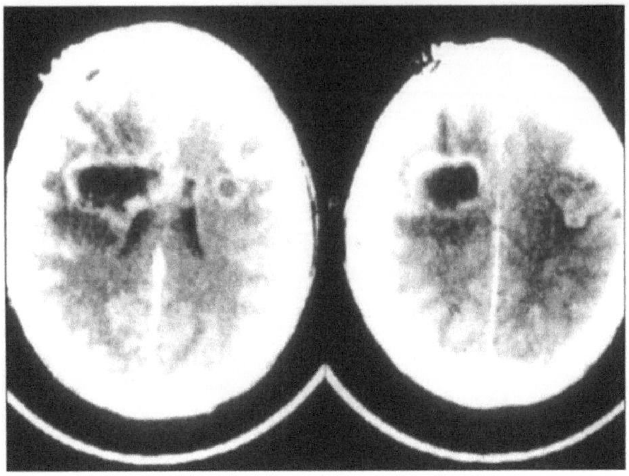

Abb. 58. Primär multilokuläres Gliom

des Balkens der typischen schmetterlingsförmigen Tumorausbreitung voraus. Infiltration von grauer Substanz und Meningen ist relativ selten. In der CT ist der eigentliche Tumor meist iso- bis hypodens, (pseudo-) zystische Strukturen sind schon nativ erkennbar. Das Kontrastmittelenhancement ist inhomogen, meist „girlandenförmig" entlang einer zystischen Struktur, die einer Tumornekrose oder Zyste entspricht. Im Gegensatz zum linearen Randenhancement bei zystischen Metastasen, Abszessen u.U. pilozytischen Astrozytomen geht dieser unregelmäßige Saum in noduläre Formationen über.

In der MRT zeigen Glioblastome typischerweise inhomogenes Signalverhalten. Zysten/Nekrosen stellen sich als T1 hypointens, T2 hyperintens dar, im T2 Bild sind solider Tumor und Marklagerschwellung als hyperintense Zonen nicht differenzierbar, im T1 Bild ist der Tumor meist ebenfalls hypointens. Kleinere Einblutungen sind wesentlich häufiger als bei Astrozytomen, sie lassen sich in der CT oder in der Gradienten-gewichteten T2-MRT identifizieren. Enhancement ist im MRT deutlich sensitiver nachweisbar als im CT.

Die Definition des Tumorareals als „Enhancement + 2cm" in der CT/MRT, die zB zur Festlegung des Zielvolumens bei der Radiatio dient, ist eine rein empirische Größe, da diese Grenze in der Mehrzahl der Tumoren die histologischen Grenzen umschließt. Dennoch werden Tumorzellen auch noch bis 3,5 cm außerhalb dieser Grenzen beschrieben [168, 169, 330, 604, 1294, 1412, 1456].

Nach therapeutischer Intervention – Resektion, Strahlentherapie, Chemotherapie, Steroidgabe – ergeben sich zusätzliche Veränderungen in der CT/MRT, die die Beurteilung erheblich erschweren. Spätestens nach 72 h postoperativ muss mit operationsbedingter Schrankenstörung gerechnet

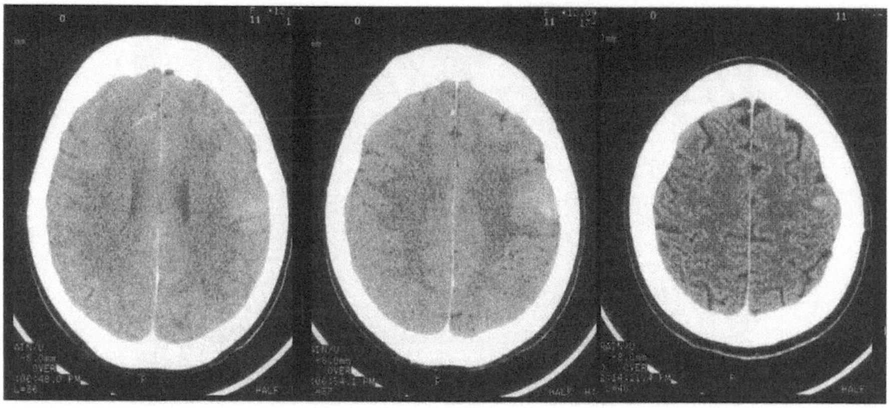

Abb. 59. Frühstadium eines Glioblastoms: CCT mit Kontrastmittel 6 Wochen nach dem Auftreten von Jackson-Anfällen im re. Arm und kurzfristigen Sprachstörungen: diffuse kortikale und geringer auch subkortikale Anfärbung. Nach Entwicklung einer Ringstruktur wenige Wochen später wurde eine Biopsie durchgeführt mit dem Ergebnis eines Glioblastoms. Vgl. Abb. 60

werden, die nicht von einem KM-aufnehmenden Tumor abzugrenzen ist. Deshalb wird heute zur Einschätzung des postoperativen Resttumors ein frühes (bis max. 72 h) postoperatives CT (besser MRT) nativ und mit Kontrastmittel empfohlen.

Klinik und Therapie:

Das Therapieziel kann nur in einer Verlängerung der Überlebenszeit bei guter Lebensqualität bestehen. Da – bevorzugt bei älteren Menschen, bei Lokalisation des Tumors im Balken oder frontal – u. U. sehr rasch Psychosyndrome auftreten, die den Wert einer weiteren Therapie in Frage stellen, ist ggf. eine rein symptomatische Behandlung die beste Therapie. Andererseits ist es mit einer aggressiven, multimodalen Therapie durchaus möglich, Jahre guten Überlebens zu erreichen.

Bei Patienten in ausreichendem Allgemeinzustand (Karnofsky ≥ 50%) und ohne schwerwiegende internistische Begleiterkrankungen ist mit den genannten Einschränkungen hinsichtlich eines Psychosyndroms die multimodale Kombinationstherapie aus Operation, Bestrahlung und adjuvanter Chemotherapie ebenfalls als Standard anzusehen.

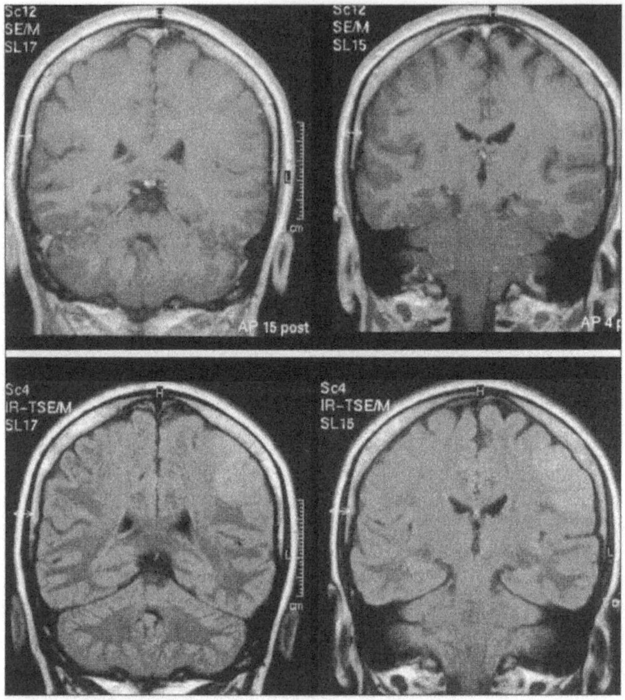

Abb. 60. 46-jähr. Frau. MR wegen Zuckungen der re. Hand und leichten Wortfindungsstörungen 3 Tage zuvor. Oben: Sehr diskrete gyrale Signalvermehrung frontal li. in den axialen T 2 Bildern (nicht dargestellt), in den koronaren T 1 Bildern fraglich geringe Kontrastmittelaufnahme. (CT s. Abb. 59); unten: 5 Wochen später: Keine Änderung im T 2 Bild (nicht dargestellt), jetzt diskrete fleckförmige Gadolinium-Aufnahme in den koronaren T1 Bildern, größte Ausdehnung des Prozesses im koronaren FLAIR-Bild (ohne Gadolinium!)

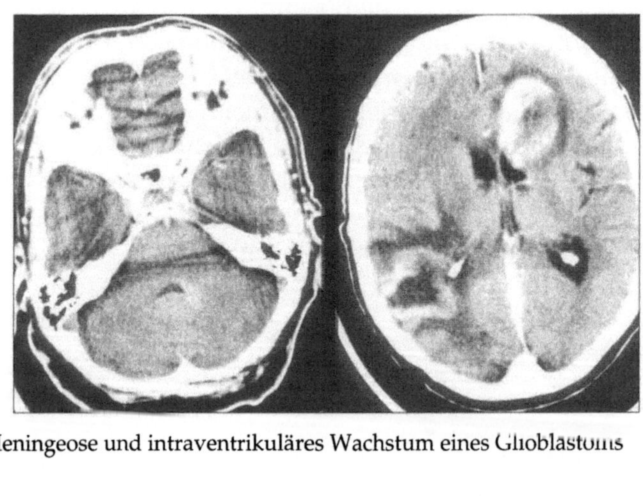

Abb. 61. Meningeose und intraventrikuläres Wachstum eines Glioblastoms

7.1.5 Embryonale Tumoren inkl. PNET – „primitive neuroektodermale Tumoren"

Auf einen Blick

PNET ist ein Sammelbegriff für stark entdifferenzierte neuroektodermale Tumoren von morphologisch, klinisch und biologischer großer Ähnlichkeit, die aus einer einheitlichen Stammzelle entspringen sollen. Hauptvertreter des PNET ist das Medulloblastom, andere Differenzierungen sind Ependymoblastom, Pineoblastom und zentrales Neuroblastom.

Pathologie:

Molekulargenetische Befunde und heterogene Differenzierung im gleichen Tumor führten zu dem Konzept des „PNET" das davon ausgeht, dass die (meisten) sogenannten embyronalen Hirntumoren sich aus einer pluripotenten neuroektodermalen Stammzellpopulation der periventrikulären Matrixzonen herleiten, die an verschiedenen Punkten der zytologischen Differenzierung maligne entarten kann und Tumoren von relativ ähnlichen morphologischen Merkmalen und biologischem Verhalten hervorbringt. Diese Hirntumoren sind mit extrazerebralen „blauen-kleinzelligen" undifferenzierten Tumoren verwandt, die auch vorwiegend das Kindesalter betreffen, wie das Neuroblastom, das Ewingsarkom und das Rhabdomyosarkom. Umstritten ist die Zuordnung des Olfaktorius-(Ästhesio-) neuroblastoms und des Medulloepithelioms zu den PNET, während die ebenfalls embryonalen rhabdoiden und atypischen teratoiden Tumoren sich genetisch different ableiten.

PNET treten überwiegend im Kindesalter in der hinteren Schädelgrube auf, kommen jedoch auch bei Erwachsenen und supratentoriell vor [649, 1410]. Sie werden dem WHO-Grad IV zugeordnet.

Tab. 66. Embryonale Hirntumoren – PNET

Embryonale Hirntumoren		
PNET	**fragl. PNET zuzuordnen**	**sonstige embryonale Tumoren**
Medulloblastom Ependymoblastom Pineoblastom zentrales Neuroblastom Ganglioneuroblastom supratentorielle PNET	Medulloepitheliom peripheres Neuroblastom (Ästhesio-, Olfaktorius-)	Atypisches Teratoid Rhabdoider Tumor

Klinik:

Bei Sitz im Bereich des 4.Ventrikels s. bei Medulloblastom, bei Pinealoblastom s. bei Pinealistumoren. Bei atypischer Lokalisation hängt die Symptomatik von Wachstumsgeschwindigkeit und den topographischen Gegebenheiten ab.

Klinik und Therapie:

Alle Tumoren kommen nur vereinzelt auch bei Erwachsenen vor. Gemeinsames biologisches Verhalten mit raschem, infiltrativem Wachstum, Infiltration des Subarachnoidalraumes, Neigung zu Liquormetastasen und – selten – auch anderen Fernmetastasen sowie einer hohen Strahlen- und zumindest in den Frühstadien auch Chemosensibilität. Daraus lässt sich auch ein gleichartiges therapeutisches Vorgehen ableiten.

Auch bei diesen hochmalignen Tumoren ist eine möglichst vollständige operative Entfernung wesentlich, wie in den großen Medulloblastomstudien gezeigt werden konnte. Von besonderer Bedeutung ist eine lückenlose Neuraxisbestrahlung ohne Feldüberschneidungen mit 55–60 Gray auf die Tumorregion, 45 Gray auf das übrige Gehirn, 35–40 Gray auf den Spinalkanal. Bei Pinealoblastomen bietet sich in frühen Stadien mit unter 3 cm Tumordurchmesser eine stereotaktische Biopsie mit interstitieller/hochfokussierter Bestrahlung (ca. 60 Gray) plus eine konventionelle Bestrahlung von nochmals 60 Gray an.

In den randomisierten pädiatrischen Studien zu den Medulloblastomen zeigte sich, dass trotz der hohen Responseraten bei Rezidiven, nur Hochrisikopatienten mit Tumorrest oder Infiltration des Hirnstamms von einer adjuvanten Chemotherapie profitierten. Andererseits bemüht man sich derzeit, wegen der Spätfolgen mit intellektueller Beeinträchtigung die Strahlendosen durch zusätzliche Chemotherapie zu senken ohne an Effizienz zu verlieren. Zunehmend erweist sich auch das Bemühen als erfolgreich, bei Kindern unter 3 Jahren die Strahlentherapie durch intensive Chemotherapie aufzuschieben oder ganz zu vermeiden. Kinder unter 3 Jahren neigen besonders zu Strahlenspätfolgen und verminderter intellektueller Entwicklung. Auch hier empfiehlt sich der Anschluss an Studien der pädiatrischen Hirntumorgruppe.

Bei Erwachsenen ist der Wert der Neuraxisbestrahlung nicht klar. Obwohl die Tumoren meist nicht im Hirnstamm sondern zerebellär sitzen, ist nach unserer Erfahrung die Rezidivneigung und Gefahr der Liquoraussaat sehr hoch, so dass wir für ein halbes Jahr eine i.v. Chemotherapie nach dem PNET-Schema (s. Kap. 6) und eine intrathekale Zytostatikaprophylaxe mit Cytosin-Arabinosid oder Methotrexat (s. Kap. 7.3) durchführen. Auch die Gliomschemata sind grundsätzlich wirksam.

Medulloblastom

Auf einen Blick

Bösartiger, meist im frühen Kindesalter auftretender Tumor des Kleinhirns. Die gelegentliche Differenzierung mit neuronalen und glialen Komponenten weist ihn als „PNET" aus. Klinisch ist der Verlauf wesentlich von der ausgeprägten Neigung zur leptomeningealen Aussaat bestimmt. Mit Strahlen- und Chemotherapie sind langfristige Remissionen und dauerhafte Heilungen in etwa 50% zu erreichen.

Epidemiologie und Prognose:

Medulloblastome machen bei Kindern und Jugendlichen etwa 20%, bei Erwachsenen nur etwa ein 1% der Hirntumoren aus, ab der 5. Dekade nur noch als Rarität. Bei Kindern liegt die Inzidenz bei 5/MPJ, für die Erwachsenen weit unter 1/MPJ. Die Verteilung zeigt eine leichte Knabenwendigkeit (2:1) [53, 191, 1069]. Vor der Einführung von Strahlen- und Chemotherapie lag die 5-Jahres-Überlebensrate 1960 um 3%, 20 Jahre später deutlich besser zwischen 40%–70% in kontrollierten Studien bei Kindern [98, 830]. Allerdings werden Rezidive auch noch nach langer Latenz von 10 Jahren beobachtet. Für Medulloblastome scheint eine genetische Disposition eine Rolle zu spielen. Die Assoziation mit einem nävoiden Basalzellkarzinom ist als Gorlin-Goltz-Syndrom beschrieben. Während bei Kindern überwiegend klassische Medulloblastome auftreten, erkranken Erwachsene häufiger an der desmoplastischen Variante, diese hat eine etwas günstigere Prognose, vermutlich wegen der liquorraumferneren Lokalisation in den Kleinhirnhemisphären [223, 992].

Pathologie:

Makroskopie:
Im Kindesalter liegt der Tumor in drei Viertel der Fälle im Kleinhirnwurm und dehnt sich in den 4. Ventrikel aus. Bei älteren Patienten sind häufiger die Kleinhirnhemisphären betroffen. Die Beschaffenheit reicht von fest und umschrieben – besonders bei der desmoplastischen Variante – bis zu weich und schlecht abgegrenzt. Einblutungen kommen vor.

Mikroskopie:
Pädiater ordnen das *klassische* Medulloblastom deskriptiv den „blauen, rundzelligen Tumoren" zu – dichtliegende runde Zellen mit hyperchromatinen Kernen und wenig Zytoplasma charakterisieren das Bild. Ringförmig angeordnete Zellkerne können neuroblastische Rosetten (Homer-Wright) bilden. Flächenhafte Nekrosen, hohe mitotische Aktivität, Einblutungen, pathologische Vaskularisation ist die Regel. Die Infiltration des Subarachnoidalraumes ist häufig, und imponiert oft schon makroskopisch.

Die *desmoplastische* Variante ist durch Inseln mit reichlich Retikulin- und Kollagenfasern und geringer Zelldichte gekennzeichnet. Seltene Varianten sind das *melanotische* und das *lipomatöse* Medulloblastom.

Das Medullomyoblastom zeigt eine zusätzliche myogene Differenzierung. Das Riesenzellmedulloblastom ist ein rhabdoider Tumor bzw. atypischer teratoider Tumor, trotz ähnlicher Klinik ist er nicht als PNET einzustufen. Mikroskopisch können Medulloblastome mit anderen kleinzelligen Neoplasmen verwechselt werden, zB SCLC, hämatopoetische Systemerkrankungen.

Immunhistochemie:
Entsprechend der pluripotenten Differenzierung variiert die immunhistochemische Charakterisierung. Häufig ist die neuronale Ausprägung, mit NSE, NCAM und fokaler Expression von Synaptophysin, seltener sind auch Neurofilamentproteine nachweisbar. Astrogliale Komponenten mit GFAP Expression sind selten. Desmin und Myoglobin finden sich beim Medullomyoblastom. Der MIB-Index liegt in der Regel über 10%, erreicht bis über 50%.

Molekularpathologie:
Das Muster der genetischen Veränderungen beim Medulloblastom unterscheidet sich wesentlich von dem anderer neuroektodermaler Tumoren. Aberrationen auf 17p sind zwar häufig, betreffen jedoch in der Regel nicht TP53. Gelegentlich treten auch bei sporadischen Fällen Mutationen im sogenannten PCTH-Tumorsuppressorgen auf, das eine Rolle beim Gorlin-Goltz-Syndrom spielt [1042].

Bildgebung/Diagnostik:

In der CT meist hyper-, gelegentlich, isodens, nimmt in über 90% kräftig und homogen Kontrastmittel auf, meist scharf begrenzt, oft mit geringem Ödemsaum. In der MRT gleiches Kontrastmittelverhalten, iso- bis hypointens in T1, deutlich hyperintens in T2 mit guter Abgrenzbarkeit gegen normales Hirngewebe, aber nicht gegen das Ödem. Kleinere Einblutungen und Nekrosen erzeugen in der Nativ-MRT typischerweise ein inhomogenes Bild. Selten Verkalkungen, die dann die Abgrenzung zum Ependymom erschweren. Trotz guter Abgrenzbarkeit des makroskopischen Tumors lässt sich die prognostisch wichtige mikroskopische Infiltration des Hirnstamms nicht eindeutig differenzieren. Sagittale Schnitte sind besonders aussagekräftig, auch für den Nachweis einer liquorgenen Aussaat.

Nach der Primärdiagnostik durch CT, bzw. besser MRT muss in der Regel zunächst die Raumforderung operativ beseitigt werden. Danach ist ein Tumorstaging mit Untersuchung des Liquors auf Tumorzellen und MRT des Rückenmarks zum Ausschluss okkulter spinaler Metastasen nötig. Die Untersuchung der Polyamine Putreszin und Spermidin im Liquor ist als Verlaufsparameter validiert, aber nicht in die klinische Praxis eingeführt. Die Suche nach extraneuralen Metastasen ist auch bei Rezidivtumoren nur bei entsprechender Symptomatik gerechtfertigt.

Klinik:

Kurze Anamnese von Wochen bis wenige Monate, Kopfschmerz und Gangstörung als Frühsymptom. Erbrechen, Doppelsehen und andere Hirnnervenstörungen folgen je nach Ausbreitung des Tumors. Wegen der Gefahr des Okklusionshydrozephalus ist rasche Diagnostik und Therapie erforderlich. Selten primäre Liquoraussaat, spinale Abtropfmetastasen schon bei Diagnosestellung, noch seltener extraneurale Metastasen. Im Verlauf stellt die Metastasierung bei Rezidiven ein großen Problem dar. Dann kommen auch Fernmetastasen, bevorzugt im Knochen häufiger vor.

Klinik:

Siehe oben unter PNET. Von besonderer Bedeutung ist eine lückenlose Neuraxisbestrahlung ohne Feldüberschneidungen mit 55–60 Gray auf die Tumorregion, 45 Gray auf das übrige Gehirn, 35–40 Gray auf den Spinalkanal. Die Tumoren sind meist außerordentlich chemosensibel, so dass im Rezidivfall ein rasches Ansprechen auf eines der üblichen Schemata auch mit nicht liquorgängigen Substanzen zu erreichen ist, zB mit Platinderivat in Kombination mit Cyclophosphamid oder Etoposid / Vincristin, auch übliche Gliomschemata haben nach eigenen Erfahrungen eine ähnlich hohe Effizienz. Sogar erfolgreiche Notfallbehandlung mit alleiniger Chemotherapie bei Medulloblastom bedingtem Querschnittssyndrom ist beschrieben. Leider halten die Remissionen meist nicht sehr lange an.

Pineoblastom

Auf einen Blick
Maligner, primitiver Tumor des Pinealis-Parenchyms, der als WHO-Grad IV eingeordnet wird. Haupterkrankungsalter sind die ersten beiden Lebensjahrzehnte. Die ungünstige Prognose wird besonders von der Neigung zur leptomeningealen Absiedelung bestimmt.

Epidemiologie und Prognose:

Etwa 1% der Hirntumoren betreffen die Zirbeldrüse, davon geht nur etwa ein Viertel vom eigentlichen Pinealisgewebe aus [1149]. Knapp die Hälfte dieser seltenen Tumoren sind dann Pineoblastome. Das mittlere Erkrankungsalter liegt bei 22 Jahren, sie kommen aber auch im gesamten Erwachsenenalter, etwas häufiger bei Männern, vor. Die mediane Überlebenszeit liegt bei 2 bis $2^1/_2$ Jahren, systematische Beobachtungen und Therapiestudien fehlen [131, 154, 217, 532, 649, 841]. Häufiger treten Pineoblastome bei Patienten mit familiärem (bitlateralem) Retinoblastom auf, dieses Syndrom wird auch trilaterales Retinoblastom Syndrom genannt [302, 777]. Vereinzelt sollen Pineoblastome auch im Rahmen einer Keimbahnmutation im TP53-Gen auftreten.

Pathologie:

Makroskopie:
Weicher, bröckeliger, schlecht abgegrenzter Tumor, der Einblutungen und Nekrosen, selten auch Verkalkungen aufweisen kann und oft die umgebenden Strukturen inkl. der Meningen infiltriert und sich entlang der Liquorräume ausbreitet.

Mikroskopie:
Hohe Zelldichte mit unregelmäßigen, kleinen, runden Zellen mit hoher Kern-Plasma-Relation. Die Zellanordnung ist meist diffus, dazwischen können Rosettenfiguren (Homer-Wright oder Flexner-Wintersteiner) liegen, die auf neuroblastische bzw. retinoblastische Differenzierung hinweisen. Die Mitoserate variiert erheblich, Nekrosen sind üblich. Selten liegt

eine Melanin-Produktion, myogene oder chondroide Differenzierung vor mit unklarem biologischen Verhalten, was zur Bezeichnung Pinealis-Anlage-Tumor führte [829].
Immunhistochemie:
Variable Synaptophysin-Expression, MIB-Index über 10% bis zu 50%.
Molekularpathologie:
Häufig Nachweis des retinalen S-Proteins sowie ein „Interphotorezeptor-Retinoid-bindendes Protein" und dessen mRNA: Auch dies weist auf die (ontogenetische) Verwandtschaft zum Retinoblastom hin.

Bildgebung, Diagnostik, Klinik und Therapie:

Siehe Tumoren der Pinealisregion Kap. 7.1.6 bzw. Kap. 7.1.5 PNET.

Ependymoblastom

Auf einen Blick

Im Gegensatz zum Ependymom zählt das Ependymoblastom zu den PNET und wird als WHO-Grad IV eingestuft. Allerdings ist die pathologische Abgrenzung weniger zuverlässig als bei glialen Tumoren, besonders bei der nur im Kindesalter auftretenden infratentoriellen Manifestation.

Prognose:

Zur Prognose des Ependymoblastoms gibt es kaum Daten, da sich die Angaben in der Regel auf alle Ependymome beziehen. Bei Kindern ist deren Prognose wesentlich schlechter als die der Medulloblastome mit 5-Jahresüberlebensraten in kontrollierten Studien zwischen 40 und 70%. In einer Serie mit 12 Ependymoblastomen, meist bei Kleinkindern, lag die mediane Überlebenszeit bei einem Jahr [880].

Pathologie:

Makroskopisch tendenziell gut abgegrenzt, mikroskopisch meist jedoch leptomeningeale Invasion. Neigung zur Absiedelung im Liquorraum. Für die Abgrenzung gegen Ependymome ist das Fehlen der dort typischen perivaskulären Pseudorosetten essentiell. Auch bei Ependymoblastomen finden sich zwar Rosetten-Konfigurationen, doch im Sinne von ependymalen Rosetten aus meist mehreren Reihen Tumorzellen mit zentrifugal gelegenen Kernen um ein Zentrum gruppiert.

Differentialdiagnostisch ist das Ependymoblastom noch gegen das Medulloepitheliom abzugrenzen, das ebenfalls ependymoblastische Rosetten zeigen kann, aber zusätzlich epitheliale Formationen (papillär, tubulär) begrenzt von einer inneren Membran aufweist.
Konsistente immunhistochemische Befunde sind nicht beschrieben [82].

Klinik/Therapie:

Die Abgrenzung der Ependymoblastome von den übrigen Ependymomen hat mehr semantische und wissenschaftliche Bedeutung als klinische. Sie werden im Rahmen von Studien wie Ependymome behandelt, wobei lokalisatorische Aspekte für die Klinik, Verlauf und Therapiewahl entscheidender sind als die pathologischen.

Zentrales Neuroblastom und Ganglioneuroblastom

Auf einen Blick
Reine Germinome sind die häufigsten Keimzelltumoren im Gehirn. Sie sind sehr strahlensensibel. Die Überlebensrate beträgt nach 10 Jahren über 70%.

Epidemiologie und Prognose:

Weniger als 1% der kindlichen Hirntumoren. 25% der Patienten sind unter zwei Jahre alt, 80% jünger als zehn Jahre. Angaben zur Prognose fehlen, sie dürfte ähnlich ungünstig sein wie bei den übrigen (supratentoriellen) PNET. Mit etwa einem Drittel ist die Neigung zur spinalen Aussaat wegen des hemisphäriellen Wachstums geringer als bei anderen PNET.

Pathologie:

Lokalisatorisch überwiegend frontal oder frontoparietal gelegen. Einzelfälle sind auch spinal und im Kleinhirnbrückenwinkel beschrieben. Neben den typischen Merkmalen der PNET – hohe Zelldichte mit runden Kernen und hoher Kern-Zytoplasmarelation – finden sich Merkmale neuronaler Differenzierung wie Neurofibrillen, evtl. Nissl-Substanz, Expression neuronaler Marker (S100-Protein, Synaptophysin, Neurofilament-Protein).

Differentialdiagnostisch kaum abgrenzbar ist das Ganglioneuroblastom, das zusätzlich Ganglienzellen enthält [834].

Klinik/Therapie:

Die Klinik hängt ab von der Größe und Lokalisation. Die Therapie richtet sich nach den PNET-Protokollen.

Atypische teratoide/rhabdoide Tumoren

Auf einen Blick

Ebenfalls in der Regel im Kleinkindesalter auftretende, maligne (WHO-Grad IV) Tumoren. Parallelen bestehen sowohl zu den Teratomen als auch zu den PNET. Je etwa ein Drittel sind im Groß- und im Kleinhirn gelegen, andere Lokalisationen (spinal, Pinealisloge) kommen vor. Wesentliche klinische Implikationen hat die Abgrenzung dieser Entität nicht, bringt aber neue pathogenetische Einsichten.

Epidemiologie und Prognose:

Bei den 97 in der Literatur beschriebenen Fällen lag das Alter im Median unter zwei Jahren. Nur zwei Patienten waren älter als 18 Jahre. Das Verhältnis Jungen : Mädchen ist 3 : 2. Die Prognose ist mit einem Median von 6 Monaten Überleben ungünstig, besonders für die Säuglinge und Kleinkinder. Interessanterweise scheint eine Assoziation zu dem pathologisch ähnlichen malignen Rhabdoidtumor der Niere (Wilms-Tumor) zu bestehen.

Pathologie:

Kennzeichen des Tumors sind epitheliale Gewebeanteile und neoplastisches Mesenchym. Daneben können auch Areale mit typischen Merkmalen eines PNET vorkommen. Im Gegensatz zu Teratomen finden sich keine Merkmale für Keimzelltumoren. EMA, Vimentin und SMA werden von den rhabdoiden Tumoranteilen regelmäßig exprimiert, daneben u.U. auch GFAP und NFP [1081].

Therapie:

Die Therapie sollte sich nach Alter des Patienten und Lokalisation des Tumors, spinaler Beteiligung richten und an den „PNET"-Protokollen orientieren.

Medulloepitheliom

Auf einen Blick
Seltener, hochmaligner Tumor (WHO-Grad IV) des Neugeborenen-, Säuglings- und Kleinkindesalters, der von allen Strukturen der Neuralleiste ausgehen kann.

Epidemiologie und Prognose:

Die Prognose ist ähnlich ungünstig wie bei den PNET im Kleinkindesalter, die meisten Patienten versterben binnen eines Jahres. Mit intensiver, multimodaler Therapie wurde jedoch auch längeres Überleben erreicht.

Pathologie:

Kennzeichen des Tumors sind Pseudoschichten neuroepithelialer Zellen, die an das embryonale Neuralrohr erinnern. Eine neuroektodermale Differenzierung kommt vor. Nestin ist regelmäßig nachweisbar, weitere Marker korrelieren mit evtl. histomorphologischen Zeichen der Differenzierung (neuronal, glial). Bei ependymaler Differenzierung mit Rosetten kann die Abgrenzung gegen ein Ependymoblastom schwierig sein. Der Tumor entwickelt sich auf einem früheren embryonalen Zellniveau – nämlich dem Neuroepithel des Neuralrohres, deshalb wird er gegen die PNET – deren Entwicklung von den bereits migrierten pluripotenten Stammzellen ausgeht – abgegrenzt. Klinisch kommt dies in der breiten Verteilung der Lokalisation – supra-, infratentoriell, intraokulär und entlang der Nervenwurzeln zum Tragen.

Therapie:

Die Therapie sollte sich unter Berücksichtigung von Alter, Tumorlokalisation, spinaler Beteiligung an den „PNET"-Protokollen orientieren-intensive Therapie kann in Einzelfällen die Prognose deutlich verbessern.

7.1.6 Diagnostik, Klinik und Procedere bei Tumoren der Pinealisregion

Tab. 67. Tumoren der Pinealisregion

Pinealiszelltumoren

Pineozytome
gemischte Pineozytome/Pineoblastome
Pineoblastome

Tumoren anderen neuroektodermalen Ursprungs

PNET
Astrozytome (vorwiegend pilozytisch)
Oligodendrogliome
Glioblastome

Keimzelltumoren

Germinome
Tumoren des extraembryonalen Gewebes:

- endodermaler Sinustumor (Dottersacktumor)
- embryonales Karzinom
- Chorionkarzinom

Tumoren der Keimblattgewebe:

- Reifes Teratom
- Teratom mit maligner Transformation
- Unreifes Teratom

Sonstige

- Metastasen
- Meningeom, Hämangioperizytom, Melanome, Dermoid/ Epidermoid, Lipom, u.a.

Nicht neoplastische Raumforderungen

Arachnoidal-, Kolloid-, Pinealiszysten
Gefäßmissbildungen – Ektasie der V. magna Galeni, Kavernom, venöses Angiom
Granulome (Sarkoidose, Tuberkulose)

Tab. 68. Verteilung der raumfordernden Prozesse der Pinealisregion nach Schindler [1150]

Verteilung der Pinealisprozesse	%
Pinealiszelltumoren	54
Germinome	36
Teratome	17
Gliome/PNET	16
sonstige Prozesse	15

Alters-, aber auch Rassenabhängigkeit der Entitäten erklären erhebliche Unterschiede in verschiedenen operativen Serien mit einem Anteil an Germinomen zwischen 20 und über 50% [596, 613, 1148].

Klinik [1148–1150]

Entwicklung eines Verschlusshydrozephalus durch Verlegung des Aquäduktes und Störung der Optokinetik sind die häufigen, meist rasch progredienten Initialsymptome. Andere fokale neurologische Störungen wie Mittelhirnsyndrome und endokrine Störungen stehen seltener im Vordergrund [154]. Da sich die Entitäten klinisch kaum unterscheiden, ist die sorgfältige Erfassung der klinischen Befunde für die initiale Differentialdiagnose nicht wichtig, wohl aber für die Nachsorge und Verlaufsbeobachtung. Auch die Anamnesedauer korreliert weniger mit der Dignität als mit der Lage des Pinealistumors. So können Zysten mit einem akuten Verschlusshydrozephalus dekompensieren, Keimzelltumoren aber durchaus ein Jahr relativ unspezifische Prodromi erzeugen.

Je nach Ausbreitung können weitere fokale Zeichen einer Kleinhirnaffektion (Ataxie, Nystagmus), Hörstörungen (tegmentaler Anteil der Hörbahn im Lemniscus lateralis), (druckbedingte) Trochlearisparesen oder Mittelhirnaffektionen mit Hypersomnie und Antriebsschwäche auftreten.

Selten sind endokrine Störungen durch Schädigung des Hypothalamus oder des Hypophysenstiels. Bei Knaben mit Germinom ist eine neoplastisch induzierte Pubertas praecox durch β-HCG vermittelte Stimulation der Androgenproduktion beschrieben worden [596].

Manifestation des Hydrozephalus/Hirndruckzeichen:

Fast alle Patienten klagen über Kopfschmerzen, bei zwei Drittel tritt Erbrechen auf. Stauungspapillen evtl. mit Gesichtsfelddefekt ebenfalls bei zwei Drittel – sie sind aber gerade beim rasch entstehenden Hydrozephalus occlusus nicht obligat. Gut zehn Prozent weisen als Folge chronischer Drucksteigerung bereits eine Optikusatrophie auf.

Okuläre Symptome:

Das bereits 1879 beschriebene Parinaud-Syndrom mit der Störung der vertikalen Blickbewegung und verminderter Licht-, aber normaler Akkomodationsreaktion der Pupillen kommt durch eine Affektion der oberen Vierhügelplatte und der Westphal-Edinger-Kerne zustande. Internukleäre Ophthalmoplegien, bei denen die für horizontale Blickbewegungen nötige gekreuzte Koordination zwischen den lateralen und medialen Augenmuskeln gestört ist, weisen auf eine Affektion des medialen Längsbündels hin. Prozesse, die ins Tegmentum reichen, führen zu Paresen des N. oculomotorius und N. trochlearis.

Die Pupillomotorik ist mit gestörter Lichtreaktion bei gut der Hälfte und gestörter Akkomodation bei knapp einem Viertel der Patienten betroffen. Da die anatomischen Strukturen auf wenige mm gedrängt beieinander liegen, rufen Pinealisprozesse häufig (in etwa 60% [154, 1150]) okulo- und pupillomotorische Störungen hervor. Sehr umschriebene okulomotorische Syndrome (zB reines Parinaudsyndrom) finden sich eher bei vaskulären Prozessen als bei Raumforderungen der Zirbeldrüsenregion.

Zerebelläre Symptome:

In variabler Ausprägung – vom Intentionstremor bis zur schweren Ataxie – finden sie sich bei etwa der Hälfte der Patienten [1150].

Hörstörungen:

Gut 20% der Patienten weisen, meist einseitig, Hörstörungen auf, die allerdings in der Regel erst durch audiometrische Prüfung, bzw. AEP, aufgedeckt werden.

Pyramidenbahnläsion:

Sie findet sich bei gut einem Drittel der Patienten durch eine Kompression der Hirnschenkel.
Weitere Symptome: Sensibilitätsstörungen, extrapyramidale Symptome sind selten.

Endokrine Störungen:

Diabetes insipidus ist die häufigste Störung besonders bei Germinomen. Störungen der gonadalen Funktion beruhen bei Erwachsenen in der Regel auf einer Störung der Hypothalamus/Hypophysenachse (u.a Pfortaderkompression mit Folge eines Prolaktinanstieges). Bei Kindern ist in weniger als 5% der Fälle eine Pubertas praecox beschrieben, wobei hier eher die Hormonaktivität des Tumors (zB bei Chorionkarzinomen) eine Rolle spielen kann. [1150].

Diagnostik

Bildgebung:

Die Pinealis stellt sich beim gesunden Erwachsenen (ab 12. Lebensjahr) als verkalkte Struktur dar. Verkalkungen über 1, 5 cm sind für einen Tumor verdächtig, insbesondere für ein Teratom. Auch inhomogene „Kalkspritzer" sind suspekt. Fast immer besteht bereits bei Diagnosestellung ein Hydrozephalus occlusus. Sowohl Germinome als auch Pinealistumoren sind in der CCT primär iso- bis leicht hyperdens, in der MRT im T1-Bild hypo- bis isodens, im T2-Bild hyperintens. Sie zeigen Kontrastmittelenhancement, besonders kräftig das Germinom. Teratome sind radiologisch in CT und MRT inhomogen, meist multinodulär.

Für die Planung des operativen Vorgehens in der Pinealisloge ist zudem eine Information über Drainagebehinderungen der tiefen Venensysteme wichtig, wozu das MRT in der Regel ausreicht.

Die bildmorphologischen Unterschiede der neoplastischen Tumorentitäten der Pinealisloge sind insgesamt gering, weshalb eine neuroradiologische Differenzierung kaum möglich ist [218, 380, 637, 1029]. Charakteristische Bilder sind bei Dermoiden und Epidermoid zu erwarten. Zystische Befunde werden leicht übersehen.

Liquoruntersuchung und Serumchemie:

Wegen der hohen differenzialdiagnostischen Potenz ist eine Untersuchung des Liquors auf Tumorzellen und -marker wünschenswert, da letztere im Liquor früher positiv sein können. In der Primärdiagnostik ist wegen des Verschlusshydrozephalus eine Lumbalpunktion aber oft nicht möglich. Bei Tumoren mit positiven Markern ist die Liquoruntersuchung eine wesentliche Hilfe in der Verlaufsuntersuchung.

Serumuntersuchungen für die Marker von Keimzelltumoren (AFP, β-HCG, PLAP) können bei positivem Befund die Differentialdiagnose erhärten, negative Befunde sind wegen des Gefälles zwischen Blut- und Liquorspiegeln nicht beweiskräftig [644, 1205, 1329].

Verzicht auf primäre Operation bei sezernierenden Tumoren:

Bei typischer Bildgebung und Klinik und Nachweis von Tumormarkern wird auf die Operation verzichtet und mit Chemotherapie (zB wie im Kindesalter PEI = Platin, Etoposid, Ifosfamid) begonnen. Dadurch wird einerseits ohne eine exakte histopathologische Zuordnung therapiert. Gerade in der Pinealis sind speziell bei Keimzelltumoren oft Mischentitäten anzutreffen, die nach Radio- oder Chemotherapie nicht mehr sicher differenziert werden können. Andererseits unterscheidet sich das therapeutische Vorgehen beim Nachweis nicht-germinaler Keimzell-Anteile (Tumormarker!) nicht, so dass auf diese Information zugunsten einer zügigen Therapieeinleitung unter Vermeidung einer OP-bedingten Morbidität und Tumorzellaussaat bei typischer Konstellation verzichtet werden kann. In großen Serien ist bereits heute nur ein Teil der Pinealistumoren primär histologisch gesichert [948, 1148].

Verbleibt nach der Chemotherapie ein Tumorrest, so wird dieser operativ entfernt. Danach erfolgt die Bestrahlung des gesamten Liquorraumes und Aufsättigung der Tumorregion. Dieses kombinierte Vorgehen führte zu einer Anhebung der tumorfreien 2-Jahres-Überlebensraten von 6% auf 67% [178a].

Procedere

1. *Bildgebende Diagnostik:*

Lage und Ausdehnung des Pinealisprozesses
Ausprägung und Akuität der Störung der Liquorpassage.

2. *Klinik:*

Akuität der Hirndrucksymptomatik! Hinweis auf krisenhaften Hirndruckanstieg?
Labordiagnostik: AFP, β-HCG, PLAP [543].

3. *Operative Maßnahmen:*

Bei kritischem Hirndruck durch einen Hydrozephalus muss dieser rasch beseitigt werden, da sonst irreversible Schäden drohen. Der Wiederherstellung der Passage ist der Vorzug vor einer Ableitung – sei es vorübergehend nach extern, sei es als Shunt – zu geben. Bei Keimzelltumoren

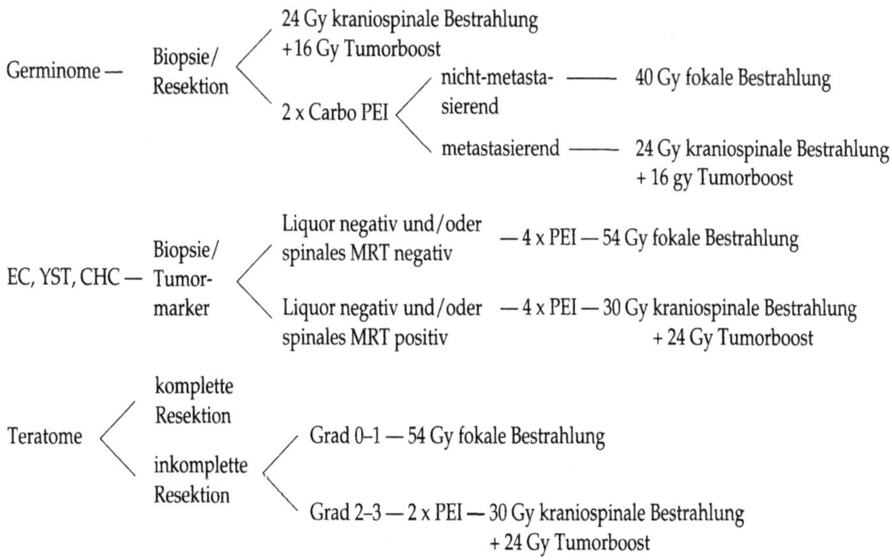

Abb. 62. Therapiekonzept bei intrakranialen Keimzelltumoren im Kindesalter
EC = Embryonales Carcinom, YST = Yolk sac tumor, CHC = Chorioncarcinom. Zur Chemotherapie PEI und Carbo PEI s. Abb. 63 (Aus: Schmoll et al. Kompendium Internistische Onkologie. Springer 1999)

sollte eine Shuntanlage wegen der Gefahr der Tumorzelldissemination vermieden werden, ggf. vorübergehend eine externe Ventrikeldrainage erfolgen.

Tumorresektionen im Bereich der Pinealis bargen früher ein hohes Risiko operativer Morbidität, das durch Entwicklung mikrochirurgischer Techniken (Mikroskop, Endoskopie, Monitoring) in der Hand erfahrener Operateure deutlich gesenkt werden konnte [337, 453, 534, 613, 1148, 1180]. Endoskopische Verfahren sind auch für benigne zystische Prozesse geeignet.

Sofern eine Resektion nicht angezeigt ist, kann die nötige histologische Sicherung auch durch eine stereotaktische Biopsie erfolgen, u.U. in einer Sitzung mit der interstitiellen Implantation eines Radioisotopes [758, 804, 823, 1054, 1055].

Im Kindesalter:

PEI				
Cisplatin	20 mg/m²	i.v.	1-h-Infusion	Tag 1, 2, 3, 4, 5
Etoposid	100 mg/m²	i.v.	2-4-h-Infusion	Tag 1, 2, 3
Ifosfamid	1500 mg/m²	i.v.	20-h-Infusion	Tag 1, 2, 3, 4, 5
Wiederholung Tag 22, 3–4 Zyklen				

Carbo PEI				
Carboplatin	600 mg/m²	i.v.	1-h-Infusion	Tag 1
Etoposid	100 mg/m²	i.v.	2-4-h-Infusion	Tag 1, 2, 3; 22, 23, 24
Ifosfamid	1800 mg/m²	i.v.	3-h-Infusion	Tag 22, 23, 24, 25, 26
Wiederholung Tag 43				

Bei Erwachsenen oder Seminommetastasen:

PVB				
Cisplatin	20 mg/m²	i.v.	6-h-Infusion	Tag 4, 5, 6, 7, 8
Vinblastin	3 mg/m²	i.v.	Bolus	Tag 1, 2
Bleomycin	15 mg/m²	i.v.	24-h-Infusion	Tag 1, 2, 3
Wiederholung Tag 22, 3–4 Zyklen				

BEP oder PEB				
Bleomycin	15 mg/m²	i.v.	24-h-Infusion	Tag 1, 2, 3
Etoposid	80 mg/m²	i.v.	30-min-Infusion	Tag 1, 2, 3
Cisplatin	20 mg/m²	i.v.	6-h-Infusion	Tag 4, 5, 6, 7, 8
Wiederholung Tag 22, 3–4 Zyklen				

Abb. 63. Chemotherapieschemata bei Keimzelltumoren

4. Strahlentherapie:

Auf eine Gewebsdiagnostik kann bei typischer Konstellation (Bildgebung, Tumorlage, Tumormarkerprofil, Alter) für strahlensensitive Tumoren verzichtet und rasch die Strahlentherapie eingeleitet werden [613, 948], deren Erfolg (Tumorreduktion, Verlauf der Tumormarker) auch differenzialdiagnostisch wertbar ist. Auch eindeutig identifizierbare Tumorzellenim Liquor können die Biopsie ersetzen. Weiteres siehe bei den Entitäten.

5. Chemotherapie:

Alternativ zur primären Bestrahlung ist bei der typischen Keimzelltumor-Konstellation (außer Germinomen) auch eine neoadjuvante Chemotherapie sinnvoll, mit der ebenfalls eine rasche Tumorreduktion erzielt werden kann und die weniger nachteilig (Wundheilung!) für eine anschließende Operation ist. Weiteres siehe bei den Entitäten und Abb. 62 und 63.

7.1.7 Keimzelltumoren

Auf einen Blick

Die primären Keimzelltumoren des Gehirns gleichen morphologisch denen der Gonaden. Sie manifestieren sich fast immer in der Mittellinie, meist der Pinealisregion, betreffen vorwiegend jugendliche Männer. Wegen der hohen Strahlenempfindlichkeit haben Germinome eine über 70%ige Heilungschance, während die Prognose der übrigen malignen Tumoren erheblich ungünstiger ist. Intensive Chemotherapie (s.Abb.63) hat in den letzten Jahren die Ergebnisse auch hier deutlich verbessert.

Lokalisation:

Alle primären Keimzelltumoren des Gehirns sind wie bei anderen extragonadalen Manifestationen (präsakral, mediastinal) in der Mittellinie angesiedelt, über 80% um den 3. Ventrikel herum. Umgekehrt kommen in dieser Lokalisation praktisch nie Metastasen extrazerebraler Keimzelltumoren vor deshalb ist eine Primärtumorsuche bei dieser typischen Lokalisation nicht nötig.

Epidemiologie:

Zwei Drittel der zerebralen Tumoren treten in der zweiten Dekade auf, nur ausnahmsweise sind die Patienten älter als zwanzig Jahre [596]. Besonders

Teratome können auch angeboren sein. Knaben sind bei Germinomen knapp doppelt so oft, bei den übrigen Keimzelltumoren sogar dreimal so häufig betroffen wie Mädchen.

Die Epidemiologie der Keimzelltumoren zeigt erhebliche Rassenunterschiede. Germinome sind in Japan häufiger und treten auch bei älteren Patienten auf [948] als in Europa und Nordamerika.

Tumormarker:

Alpha-Fötoprotein (AFP) wird physiologisch vom Dottersackendoderm, fetalen Hepatozyten und embryonalem Darmepithel sezerniert, β-Human-Choriongonadotropin (β-HCG) und plazentare alkalische Phosphatase (PLAP) vom Synzytiotrophoblasten, letzteres auch von primordialen Keimzellen. Der Nachweis dieser Marker im Serum ist sowohl für das initiale Vorgehen mit einer evtl. neoadjuvanten Bestrahlung und Chemotherapie, als auch zur Verlaufskontrolle entscheidend.

Tab. 69. Markerprofile von Keimzelltumoren – zytologisch/histologisch und serologisch nachweisbar

	Zytologie und Serum			nur Zytologie	
	AFP	**ß-HCG**	**PLAP**	**HPL**	**Zytokeratin**
Germinom	–	–	+	–	–
Dottersacktumor	+	–	±	–	+
Embryonales Karzinom	–	–	+	–	+
Chorionkarzinom	–	+	±	–	+
unreife Teratome	+	–	–	–	+

AFP: Alphafötoprotein
β-HCG. Beta-Human-Choriogonadotropin
PLAP: plazentare alkalische Phosphatase
HPL: Human-Plazentalaktogen

Germinom

Auf einen Blick

Reine Germinome sind die häufigsten Keimzelltumoren im Gehirn. Sie sind sehr strahlensensibel. Die Überlebensrate beträgt nach 10 Jahren über 70%.

Pathologie:

Makroskopie:

Bevorzugt suprasellär und in der Pinealisregion. Infiltratives Wachstum mit Neigung zur Invasion des Ventrikelsystems und des Subarachnoidalraumes.

Mikroskopie:

Histopathologisch entspricht das Germinom dem Seminom, bzw. dem Dysgerminom des Ovars.

Immunhistochemie:

Keiner der endokrinen Marker ist beim reinen Germinom positiv.

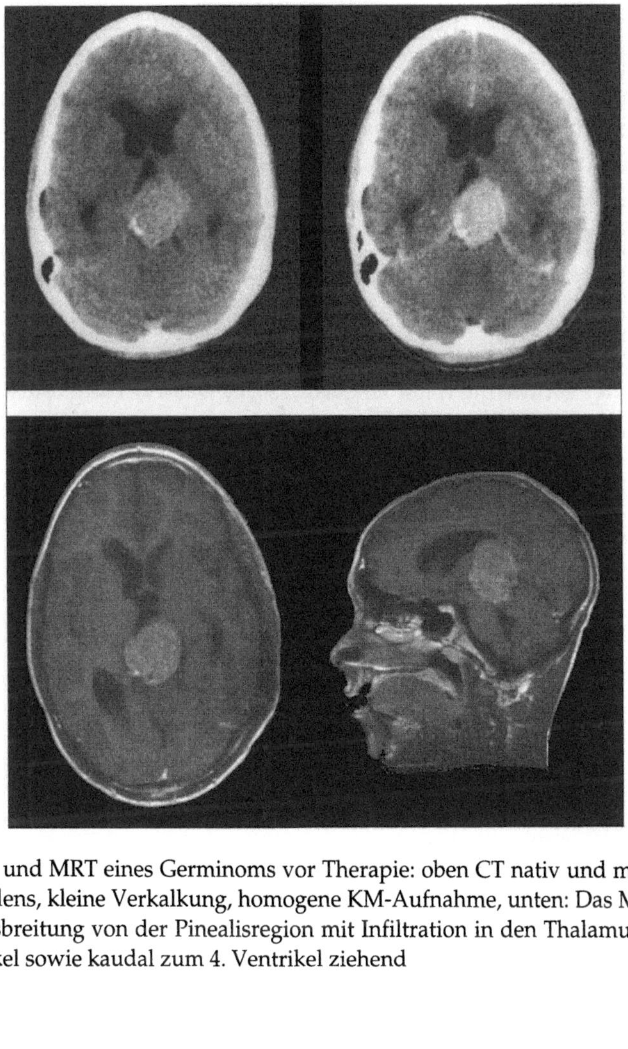

Abb. 64. CT und MRT eines Germinoms vor Therapie: oben CT nativ und mit KM: Nativ leicht hyperdens, kleine Verkalkung, homogene KM-Aufnahme, unten: Das MRT zeigt die typische Ausbreitung von der Pinealisregion mit Infiltration in den Thalamus und in den Seitenventrikel sowie kaudal zum 4. Ventrikel ziehend

Diagnostik:

CT iso- bis hyperdens, homogen Kontrastmittel aufnehmend.
Wegen des infiltrativen Wachstums und der hohen Strahlensensibilität des Tumors ist die bioptische Sicherung der Diagnose ausreichend (s. Pinealistumoren Kap. 7.1.6).

Klinik:

Hängt ab von Lokalisation, Größe und Wachstumsgeschwindigkeit. Vorzugssitz im Mittellinienbereich – Pinealis und Hypothalamus – mit entsprechender Symptomatik.

Therapie:

Therapie der Wahl ist bei lokal begrenzten Tumoren mit regelrechtem Liquorbefund und fehlenden embryonalen Tumormarkern die Bestrahlung des gesamten Schädels mit 40 Gy und Aufsättigung der Tumorregion mit 10 Gy in Einzelfraktionen von 1,8 Gy/Tag. Rezidivfreie 5-Jahresüberlebenszeiten von ca. 80% werden hiermit erreicht.

Chemotherapie wird bei therapieresistenten und den metastasierenden Fällen – dann auch intrathekal eingesetzt. Eine systemische Chemotherapie richtet sich an den in der allgemeinen Onkologie erprobten Schemata für Seminome (PEB) aus, auch spezielle Schemata für Kinder in Studien.

Nachsorge:

CT- oder MRT-Kontrolle nach Abschluss der Bestrahlung, dann alle 3 Monate. Liquorkontrollen im 1. Jahr.

Teratome

Auf einen Blick

Teratome sind Tumoren, die sich aus den embryonalen Keimblättern entwickeln.
Sie kommen selten als gutartige Anlagetumoren – reife Teratome, wesentlich häufiger als unreife Teratome, sowie als Teratome mit maligner Transformation vor.

Epidemiologie und Prognose:

18% der Pinealistumoren sind Teratome (USA und Westeuropa) [948], dabei überwiegen die unreifen [1148]. Die Prognose der reifen Teratome ist bei kompletter Resektion günstig mit 86% 5 Jahresheilung, obwohl auch diese rezidivieren können. Maligne Varianten haben auch unter aggressiver Therapie eine ungünstigere Prognose (5-Jahresüberleben 67%) [1148].

Pathologie:

Reife Teratome enthalten ausschließlich adulte Gewebeformationen (Haut, Knochen, Muskeln, Knorpel, Fett), die allen drei Keimblättern entspringen können (entodermale Komponenten sind rar). Dieses Gewebe neigt allerdings zur malignen Entartung. Die entstehenden Neoplasien entsprechen den üblichen somatischen Tumoren – Karzinomen oder Sarkomen, besonders oft treten Rhabdomyosarkome auf.

Unreife Teratome hingegen enthalten zumindest teilweise fötales Gewebe und sezernieren typischerweise AFP. Eine „Nachreifung" dieser fötalen Gewebe zu normaler somatischer Gewebestruktur wurde beschrieben [1185].

Therapie:

Bei den reifen Formen ist die Totalresektion anzustreben mit guter Aussicht auf Heilung. Bei den unreifen Formen handelt es sich hingegen in der Regel um maligne Mischtumoren (s. dort), die eine aggressive multimodale Therapie erfordern.

Tumoren des extraembryonalen Gewebes

Auf einen Blick

Endodermaler Sinustumor (Dottersack-Tumor), Chorionkarzinom und embryonales Karzinom sind die Neoplasien, die vom extraembryonalen Keimzellgewebe ausgehen. Trotz erheblicher histomorphologischer Unterschiede werden sie hier wegen ihrer biologischen Ähnlichkeit zusammengefasst, zumal sie meist auch als gemischte Keimzelltumoren auftreten. Die Prognose ist ungünstiger als die der strahlensensitiven Germinome, ließ sich jedoch mit konsequentem Einsatz der Chemotherapie deutlich verbessern.

Epidemiologie und Prognose:

Noch ausgeprägter als beim Germinom überwiegen die Männer bei diesen Tumoren mit 3:1 gegenüber Frauen. Die Altersverteilung entspricht mit Überwiegen der zweiten Dekade dem der übrigen Keimzelltumoren. Mit optimaler multimodaler Therapie wird etwa zu 70% 5-Jahresheilung erzielt.

Therapie:

Siehe hierzu die Spezialliteratur. Beim Chorionkarzinom ist β-HCG ein sensibler Tumormarker, der im Serum und Liquor bestimmt werden kann und sehr hilfreich in der Verlaufskontrolle ist.

7.1.8 Primäres ZNS-Lymphom (PCL)

Auf einen Blick

Primäre ZNS-Lymphome nehmen weltweit zu. Grundsätzlich muss zwischen PCL bei immunkompetenten Patienten und denen, die im Zusammenhang mit Immunsuppression (AIDS, Transplantation) entstehen, unterschieden werden. Im Gegensatz zu den Erfolgen bei den systemischen Lymphomen sind Heilungen bei den PCL noch immer selten, obwohl sie wesentlich chemo- und strahlensensibler sind, als die malignen neuroektodermalen Tumoren. Generalisierung außerhalb des ZNS ist beim PCL selten, doch besteht ein hohes Risiko einer Ausbreitung über den Liquorweg und eine Assoziation mit okulärer Manifestation. Der Verdacht auf ein PCL sollte rasch bioptisch geklärt werden, bis dahin sind Steroide, die beim PCL tumorlytisch wirken, zu vermeiden.

Epidemiologie und Prognose:

Primäre ZNS-Lymphome werden wie alle Lymphome weltweit häufiger, auch wenn nur immunkompetente Patienten betrachtet und das vermehrte publizistische Interesse berücksichtigt werden [332]. Eine neuere gründliche Erfassung der Inzidenz der letzten 20 Jahre in der Region Alberta/Kanada fand allerdings keine Zunahme [500]. Die Inzidenz unter Immunkompetenten beträgt 3/MPJ [1406], sie liegt bei AIDS-Kranken mit

4700/MPJ um weit mehr als das tausendfache höher. Von diesen erkranken 2–12%, meist im Spätstadium [256, 1406]. Etwa ein Fünftel aller Transplantierten entwickelt ein Lymphom, davon gut die Hälfte als PCL [986].

Auch bei spontanen Lymphomen erkranken Männer häufiger als Frauen, die Peak-Inzidenz liegt in der 4.–5. Dekade. Hinsichtlich Prognose und Therapie muss ebenfalls zwischen den spontanen PCL und denen, die mit Immunsuppression assoziiert auftreten, unterschieden werden.

Lokalisation:

52% supratentoriell, 34% multipel, 12% zerebellär, 2% Hirnstamm, 0,5% Rückenmark [476, 893].

Diagnostik:

Wegen des häufig raschen Tumorwachstums und der hohen Gefahr irreversibler neuro-psychiatrischer Ausfälle ist eine sehr schnelle und exakte Diagnostik erforderlich, um die notwendige aggressive Therapie unverzüglich beginnen zu können. Der frühere Ansatz einer probatorischen Glucocorticoid-Therapie ist nicht mehr vertretbar, da nur ca. 50% der Tumoren wirklich ansprechen [143, 290] und die bioptische Diagnostik sehr erschwert oder vorübergehend unmöglich gemacht wird. Es ist aus diesem Grunde vielmehr wichtig, schon aus den klinischen und neuroradiologischen Befunden die Verdachtsdiagnose primär zerebrales Lymphom zu stellen, um die Kortisongabe gerade zu vermeiden. Vor den Therapieempfehlungen sollen daher die klinischen und neuroradiologischen Verdachtsmomente genannt werden, die allerdings sämtlich nicht spezifisch sind und nur hinweisenden Charakter haben.

Klinische Verdachtsmomente:

Typisches Alter 50 bis 60 Jahre, unter Umständen aber schon im Jugendalter. Kurze Anamnese. Anfangs häufig geringe psychiatrische Auffällig keiten, Kombination mit Hirndruckzeichen, ca. 50% fokal neurologische Ausfälle, 50% allgemeine Hirndruckzeichen. Die Spaltlampenuntersuchung ist nach Literaturangaben in ca. 20% der Fälle positiv für Lymphom-Zellen im Glaskörper, auch ohne begleitende Sehstörungen [290, 990].

Generelle klinische Merkmale:

Unspezifisch entsprechend der Präsentation anderer intrakranieller Tumoren. Durchnittliche Dauer vom Beginn der Erkrankung zu den ersten Symptomen 1–2 Monate. Symptome: Erhöhter ICP, kognitive und Persönlichkeitsstörungen, fokale neurologische Defizite [143, 290, 295] Hirnnervenfunktionsstörungen [295] und Anfälle [143, 290, 295]. Bei diffuser Infiltration des Hypothalamus können neuroendokrine Störungen auftreten.

Wegen der der häufigen Beteiligung der hinteren Augenabschnitte [295] ist auf eine Visusminderung zu achten und ophthalmologisch eine Beteiligung des Lymphoms auszuschließen.

Neuroradiologische Verdachtsmomente:

CT- und MR-Untersuchungen sind stets ohne und mit Kontrastmittel durchzuführen.
CT: Multiple oder singuläre (stark wechselnde Angaben), meist iso- oder hyperdense, mittelliniennahe oder periventrikulär gelegene, meist homogen kontrastmittelaufnehmende Herde supratentoriell oder supra- und infratentoriell, sehr selten nur infratentoriell. Die Herde sind scharf begrenzt, zeigen ein geringes bis mäßiges Ödem und sind meist nur wenig raumfordernd. Charakteristisch ist, dass ein Herd Kontakt zum Liquor hat, sei es am Ventrikel oder an der Hirnoberfläche.
Kernspin-Tomogramm/MR: Auf Grund der höheren Sensitivität werden mehr multiple Herde dargestellt. Im T1-Bild sind nach den Literaturangaben 100% der Fälle hypo- bis isointens.

Im T2-Bild ist etwa die Hälfte hyperintens, dies scheint mit später gesicherten nekrotischen Anteilen zu korrelieren. T2 iso- bis hypointense

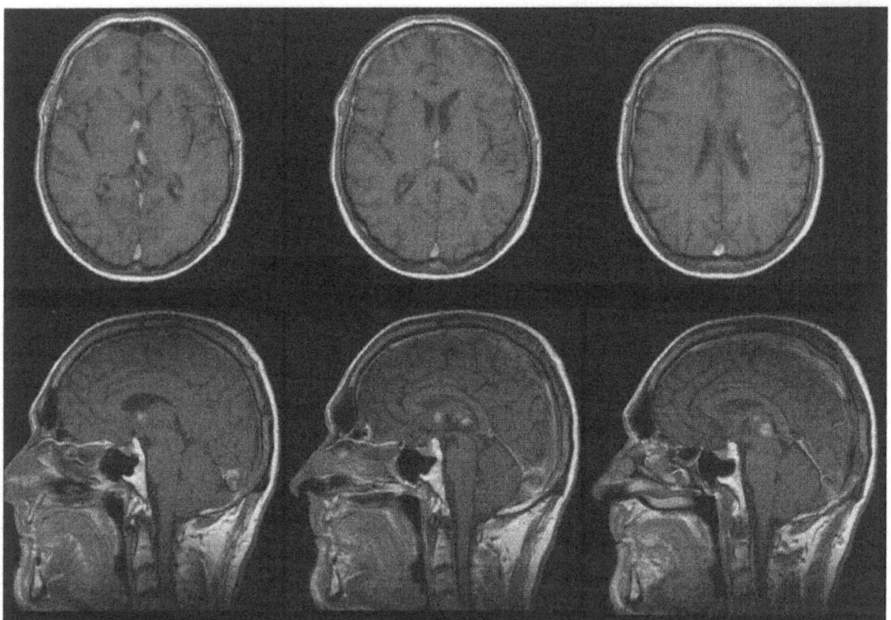

Abb. 65. Primär multiples PCL mit den typischen intra- und paraventrikulären Herden

Darstellung ist aber nicht selten. Bei nicht mit Steroiden Vorbehandelten ist stets ein KM-Enhancement zu beobachten. Im Übrigen gelten die gleichen Aussagen wie beim CT [509, 582, 600, 1170, 1393].

AIDS-assoziierte PCL stellen sich u.U. weniger typisch mit nur geringem Enhancement dar, so dass gerade in diesem Fall die radiologische Abgrenzung (gegen Toxoplasmose!) nicht möglich ist.

Therapeutische Konsequenzen bei Verdacht auf PCL:

Sofern aus klinischen und neuroradiologischen Befunden die Verdachtsdiagnose PCL zu stützen ist, sollte bis zur histologischen Sicherung auf Glucocorticoid-Gabe verzichtet werden und die ggf. nötige antiödematöse Behandlung mit Glyzerin 3 x 20 bis 40 ml 85%ig DAB oral oder 5 bis 10 x 100 ml Glycerosteril 10%ig i.v., bzw. 3–6 x 125 ml Mannit 20% durchgeführt werden. Empfehlenswert ist eine vorläufige prophylaktische antiepileptische Behandlung.

Bioptische Diagnosesicherung:

Die stereotaktische Serien-Biopsie gilt als „Goldstandard" zur definitiven Diagnose eines PCL.

Sie sollte schnellstmöglich angestrebt werden, wobei eine unmittelbare neuropathologische Begutachtung der Präparate während des Eingriffs zu fordern ist. Zusammen mit der Durchführung einer Serienbiopsie wird hierdurch und die inzwischen routinemäßig zu fordernde immunmorphologische Aufarbeitung die diagnostische Treffsicherheit wesentlich erhöht [365, 943, 1171]. Nur bei akuter lebensbedrohlicher Raumforderung, insbesondere in der hinteren Schädelgrube, muss eine offene operative Resektion durchgeführt werden. Im Regelfall ist eine Verbesserung der Prognose bei diesem radio- und chemosensiblen Tumor durch die operative Entfernung nicht zu erreichen, vielmehr besteht bei tiefliegenden Läsionen die Gefahr zusätzlicher neurologischer Defizite.

Vorgehen bei schon erfolgter Glukokortikoidgabe:

Einzelne Kortisongaben ändern die Situation in der Regel nicht. Bei tagelanger Vorbehandlung ist unbedingt ein erneutes CT/MR erforderlich und bei deutlich vermindertem oder verschwundenem Herd sollte Kortison abgesetzt und ca. 10 Tage später erneut ein CT/MR durchgeführt werden, da sich erfahrungsgemäß der Herd dann wieder darstellt, bzw. wieder vergrößert hat und die für eine treffsichere stereotaktische Diagnostik wünschenswerte Größe von mindestens 1 cm Durchmesser vorliegt. Ist der Herd nach der Kortison-Therapie zu diesem Zeitpunkt noch anhaltend nicht nachweisbar, empfiehlt sich zunächst eine engmaschige Kontrolle alle 2 Wochen, bis nach 6 Wochen auf vierteljährliche Kontrollen bei den seltenen Kortison-Langzeit-Respondern übergegangen werden kann.

Pathologie:

Histologisch finden sich in über 90% der Fälle hochmaligne B-Zell-Lymphome, wobei ein Überwiegen reaktiver T-Zellen das Vorliegen der eigentlich neoplastischen B-Zellen unter Umständen verschleiern kann, so dass differenzierte Untersuchungen notwendig sind.

Liquor-Immunzytologie:

Die qualitative Liquorzytologie (Zytozentrifugenpräparation) kann bei Patienten, bei denen eine Lumbalpunktion möglich ist (s. unten), durchgeführt werden. Bei Nachweis lymphoider Blasten sollte der immunzytochemische Beweis, dass es sich bei diesen Blasten um B-Zell-Abkömmlinge handelt, geführt werden.

Bei eindeutigem liquorzytologischen Nachweis lymphoider Blasten der B-Zell-Reihe kann ggf. auf eine weitere histologische Sicherung verzichtet werden, falls neuroradiologisch eine eindeutige intrazerebrale Raumforderung vorliegt, welche die oben genannten Kriterien erfüllt.

Achtung: lymphomähnliche B-Blasten reaktiver Natur können auch bei floriden Meningoradikulitiden, zB Bannwarth-Neuroborreliose auftreten und zur Fehldiagnose eines PCL führen. In Zweifelsfällen kann per FACS-Analyse oder mit molekulargenetischen Methoden (PCR) der Nachweis der Monoklonalität der B-Zellen geführt werden, um die Diagnose eines PCL zu stellen.

Eine negative Liquorzytologie schließt ein PCL, bzw. eine leptomeningeale Beteiligung keineswegs aus [65]. Wegen der häufiger bei PCL auftretenden Reaktion in Form von T-Lymphozyten-Infiltraten auch im Leptomeningealraum kann das Liquorzellpräparat lediglich durch eine unspezifische Pleozytose kleiner reaktiver T-Lymphozyten gekennzeichnet sein, welche diagnostisch nicht weiterhilft.

Da der Liquor eine bevorzugte Lokalisation für Rezidive darstellt, ist eine routinemäßige liquorzytologische Diagnostik insbesondere in der Nachsorgephase dringend zu empfehlen. Nicht selten stellt der Liquor zunächst die einzige Rezidivmanifestation dar.

Eine lumbale Liquorentnahme darf selbstverständlich nur erfolgen, wenn akuter Hirndruck oder zerebrale Massenverschiebung nicht vorliegt.

Staging-Untersuchungen:

Da PCL sich nur sehr selten in anderen Organen manifestieren (3,9% im Verlauf [941]) – im Frühstadium noch seltener – und umgekehrt Manifestationen von okkulten Non-Hodgkin-Lymphomen anderer Körperregionen im Gehirn sehr selten vorkommen, sind ausgedehnte Staging-Untersuchungen nicht sinnvoll [266] und dürfen vor allem die primäre Diagnostik des Hirntumors und den Beginn der Therapie nicht verzögern.

Obligat sind Liquoruntersuchung (sofern möglich) und Spaltlampenuntersuchung beim Augenarzt neben der Basisdiagnostik mit sorgfältiger klinischer Untersuchung (insbesondere Lymphknotenstatus), Thoraxaufnahme, Abdominalsonographie und Routine-Labor.

Nur bei klinischen oder apparativen Hinweisen sind zusätzlich sinnvoll: HNO-ärztliche Untersuchung, Knochenmarksuntersuchung, CT-Abdomen, CT-Thorax. Tumormarker im Serum sind für die Diagnostik eines PCL nicht hilfreich.

Leider wird derzeit noch viel zu häufig wertvolle Zeit mit Staging-Untersuchungen verloren, anstatt durch rasche stereotaktische Biopsie/Liquorzytologie die Diagnose zu sichern. Bei Diagnose eines zerebralen Lymphoms und negativer Basisdiagnostik ist sofort mit der ZNS-Therapie zu beginnen!

Therapie:

Operation:

Es herrscht Konsensus in der internationalen Literatur, dass auf Grund der Effektivität der strahlen- und chemotherapeutischen Behandlung, der stereotaktischen Biopsie und Probengewinnung der Vorzug vor der offenen Resektion zu geben ist. Die offene Biopsie ist nur dort gerechtfertigt, wo keine stereotaktischen Möglichkeiten zur Diagnosesicherung in angemessener Zeit zur Verfügung stehen, da die Prognose der Erkrankung vom raschen Beginn einer adäquaten Therapie abhängt. In Einzelfällen kann jedoch das klinische und das weitere radiologische Bild einen anderen Tumor vortäuschen oder eine lebensbedrohliche Raumforderung, insbesondere in der hinteren Schädelgrube, zur raschen Entlastung zwingen.

Strahlentherapie:

Die Strahlentherapie wird als Standardbehandlung angesehen und erreicht mediane Überlebenszeiten von 10–15 Monaten [549, 920]. Eine Gesamtdosis unter 40 Gy im Bereich der primären Tumorregion ist gegenüber 50 Gy mit einer klinisch relevant verminderten lokalen Tumorkontrolle verbunden [100, 852]. Eine Erhöhung der Dosis im Bereich des makroskopischen Tumors erreicht keine weitere Verbesserung der Überlebensraten [920]. Obwohl keine gesicherten Erkenntnisse über die optimale Dosis vorliegen, empfehlen die meisten Autoren derzeit eine lokale Tumordosis zwischen 50 und 54 Gy bei einer Einzeldosis von 1,8–2,0 Gy. Wegen häufig multipler intrakranieller Tumormanifestationen und der Tendenz zur meningealen Mitbeteiligung empfiehlt sich eine Strahlenbehandlung des Ganzhirns unter Einschluß der Meningen. Liegt ein okulärer Befall vor, so sollte der Bulbus beider Augen unter Schonung der Linsen auch bei klinisch nur einseitig nachweisbarem Befall mitbestrahlt werden.

Wegen der hohen Tendenz zur Liquordissemination sollte bei positiver Liquorzytologie eine Strahlenbehandlung der gesamten Neuraxis erfolgen, **sofern** es der Allgemeinzustand des Patienten zuläßt **und** keine zusätzliche Chemotherapie durchgeführt wird [667].

Bei Anwendung zusätzlicher Chemotherapie sollte auch bei positiver Liquorzytologie auf die spinale Bestrahlung verzichtet werden, da hierdurch eine deutliche Beeinträchtigung der Knochenmarksreserve verursacht wird.

Neuere Studien [203, 295, 410] sprechen dafür, eine zusätzliche Chemotherapie durchzuführen. Kombinierte Radiochemotherapien sollten aber wegen des nicht unerheblichen Potentials für Spätfolgen (Leukenzephalopathien) [10, 290, 295] nach Möglichkeit innerhalb kontrollierter Studien erfolgen.

Wird eine Chemotherapie mit Methotrexat durchgeführt, so sollte die Effektivität dieser Behandlung nur neoadjuvant **vor** der Strahlentherapie genutzt werden, da die Methotrexatgabe nach einer Radiatio des Gehirns mit einem hohen Risiko einer Leukenzephalopathie einhergeht.

Chemotherapie:

Intrathekale Chemoprophylaxe:

Wegen der starken und frühen Neigung zur Liquoraussaat und dem autoptisch fast in 100% der Fälle nachweisbaren leptomeningealem Befall wird eine intrathekale Chemoprophylaxe empfohlen. Diese Therapie führt zumindest zu einem längeren tumorfreien Intervall [65]. In idealer Weise wird diese Prophylaxe ventrikulär über ein subkutan gelegenes Ommaya- oder Rickham-Reservoir mit angeschlossenem Ventrikelkatheter durchgeführt. Die pharmakokinetischen Vorzüge und die für den Patienten weniger belastenden späteren Applikationen rechtfertigen den risikoarmen Eingriff. Bei engem Ventrikelsystem sollte die Anlage stereotaktisch geführt erfolgen, um Fehlpunktionen zu vermeiden.

Nicht simultan sondern vor der Bestrahlungstherapie werden 2 x pro Woche 12 mg Methotrexat oder 20 mg Cytosinarabinosid gegeben. Nach der Bestrahlung sollte noch einmal in der Woche die gleiche Dosis Cytosinarabinosid verabreicht werden, Methotrexat birgt nach der Bestrahlung ein höheres Risiko einer Leukenzephalopathie. Ein Ausweichen auf lumbale Zytostatikagabe erscheint möglich, ist aber pharmakokinetisch ungünstiger. Hierfür werden Dosen von 20 mg Methotrexat bzw. 40 mg Cytosinarabinosid empfohlen. Wegen möglicher haematologischer Nebenwirkungen und zur Vermeidung einer Stomatitis wird nach der intrathekalen Methotrexat-Gabe ein Leucovorinschutz mit 10 mg alle 12 Stunden für 72 Stunden (USA), bzw. beginnend 24 h nach der Injektion 1 Tabl. 15 mg alle 6 h für 48 h (Europa) empfohlen. Treten im Verlauf der Nachsorge maligne Zellen im Liquor auf, sind neuerlich die intrathekale Chemotherapie mit Cytosinarabinosid 2 bis 3 Mal pro Woche mit 20 mg ventrikulär oder 40 mg lumbal und eine gleichzeitige systemische Chemotherapie notwendig.

Systemische Chemotherapie:

Auch hier kann mangels vergleichender Studien keine Standardtherapie angegeben werden. Auf Grund der deutlich besseren Überlebensdaten bei Durchführung einer (neo-) adjuvanten Chemotherapie zusätzlich zur Bestrahlung besteht trotz des Fehlens randomisierter Studien heute kein Zweifel mehr, dass generell eine kombinierte Radiochemotherapie durchgeführt werden sollte. Mediane Überlebenszeiten von 2 bis 4 Jahren wurden in Serien mit neoadjuvanter, d.h. prästrahlentherapeutischer hochdosierter Methotrexat-Therapie [401, 444] mit adjuvanter PCV (Procarbazin, CCNU und Vincristin) [203] und kombinierter prästrahlentherapeutischer mittelhochdosierter Methotrexat-Therapie und anschließender hochdosierter Cytosinarabinosid-Therapie [295], aber auch in Serien mit gemischten Chemotherapie-Schemata erzielt.

Die derzeit besten Ergebnisse wurden mit der Kombination aus mittelhochdosiertem Methotrexat vor und hochdosiertem Cytosinarabinosid nach der Bestrahlung berichtet [295], doch stellt hier möglicherweise die Langzeit-Neurotoxizität ein Problem dar [10]. Dies gilt besonders für die Technik der Blut-Hirn-Schranken-Öffnung mit Mannit gefolgt von intraarterieller Methotrexat- und systemischer Cyclophosphamid, Procarbazin und Dexamethason-Gabe [924], mit der ebenfalls eine mediane Überlebenszeit von fast 4 Jahren erreicht wurde. 6 von 16 Patienten hatten eine langdauernde Remission mit der Chemotherapie allein.

In den letzten Jahren wird das Konzept einer primären hochdosierten Chemotherapie mit Methotrexat, z.T. unter Hinzufügung anderer liquorgängiger Zytostatika verfolgt, um die Neurotoxizität der Bestrahlung, bzw. einer kombinierten Radio-Chemotherapie zu vermeiden, bzw. möglichst lange aufzuschieben [119, 1153]. In konsequentester Form wird die MTX-Dosis auf 8 Gramm/qm KOF gesteigert (Hochberg-Gruppe), da damit theoretisch ausreichend lange wirksame Liquorspiegel erreicht werden, um auch auf die nebenwirkungsbelastete intrathekale/intraventrikuläre MTX-Therapie verzichten zu können [479]. In den vorgelegten Serien werden übereinstimmend ca. 65% Vollremissionen und ein progressionsfreies Intervall von ca. 15 Monaten sowie ein teilweise erneutes Ansprechen auf die Chemotherapie im Rezidiv beschrieben. Dieses erfolgversprechende Konzept wird auch in der laufenden Studie (NOA-03) der Neuroonkologischen Arbeitsgemeinschaft verfolgt.

Zusammenfassend muss eine adjuvante Chemotherapie mit **liquorgängigen** Substanzen empfohlen werden, wobei eine Überlegenheit eines der genannten Schemata bislang nicht erwiesen ist. Andere Nitrosoharnstoff-Kombinationen erwiesen sich in Einzelfällen auch als hochwirksam. Schemata aus der allgemeinen Onkologie mit nicht liquorgängigen Substanzen wie CHOP, CHOD oder MACOP-B können zwar ebenfalls zu Remissionen führen (Kortikoide sind enthalten!), aber frühzeitige Hirn- und Liquorrezidive sind häufig [290]. Einzelfallstudien zeigen, dass die anfangs gestörte Blut-Hirn-Schranke sich innerhalb weniger Wochen normalisiert.

Chemotherapie bei Rezidiven:
Die Therapieempfehlung entspricht der der adjuvanten Behandlung mit der Ausnahme, dass Methotrexat nach einer Ganzhirnbestrahlung wegen des Risikos einer Leukenzephalopathie nicht mehr verabreicht werden sollte. Als Besonderheit ist zu nennen, dass nach einem Intervall von mehreren Monaten eine ursprünglich effiziente Behandlung durchaus erneut wirksam sein kann.
Erfahrungen mit einer Hochdosisbehandlung mit Stammzell-Support wurden noch nicht in nennenswertem Umfang mitgeteilt.

Nachsorge:

Wegen der hohen Rezidivneigung sind in den ersten 2 Jahren routinemäßige 1/4-jährliche klinische Kontrollen, jeweils mit kranialer CT- oder MR-Untersuchung und Liquorzytologie zu empfehlen. Bei ursprünglichem okulären Befall oder auch nur geringen ophthalmologischen Beschwerden ist auch eine augenärztliche Kontrolluntersuchung erforderlich. Für weitere 3 Jahre sind sodann halbjährliche klinische Untersuchungen und kraniales CT/MR ohne routinemässige Liquorzytologie zu empfehlen, ggf. zusätzliche augenärztliche Untersuchung.

Im Hinblick auf die Erfassung neurotoxischer Erscheinungen sind zusätzliche EEG-Untersuchungen bei diesen Nachsorgeterminen wünschenswert.

Primär zerebrale Lymphome bei immunsupprimierten Patienten
(s. auch Kap. AIDS in 7.3):

Bei den wenigen Nicht-AIDS-Patienten, zB Transplantat-Empfängern, sollte eine immunsuppressive Behandlung abgesetzt werden, da Spontanremissionen möglich sind. Im Übrigen kann die Therapie nach den obengenannten Richtlinien durchgeführt werden.

Bei Aids-Patienten ist das differenzialdiagnostische Spektrum breiter und umfasst vor allem die ZNS-Toxoplasmose, die sich in den bildgebenden Verfahren nicht von einem PCL unterscheidet und auch serologisch nur schwer zu diagnostizieren ist. Da Toxoplasmoseherde wesentlich häufiger sind, ist – falls nicht im Liquor der Nachweis von Lymphomzellen gelingt – zunächst eine entsprechende Antibiose zu empfehlen. Sofern sich innerhalb von 2 Wochen der Herd nicht zurückbildet, sollte unverzüglich eine stereotaktische Biopsie erfolgen.

Bei Sicherung eines PCL beim Aids-Patienten ist wegen der schlechten Prognose mit medianen Überlebenszeiten von wenigen Monaten eine rasch einsetzende Therapie noch bedeutsamer. Der Einsatz von Kortikosteroiden muss wegen des zusätzlichen immunsuppressiven Effektes sparsam erfolgen. Eine Radiotherapie sollte auch im Hinblick darauf unverzüglich eingeleitet werden [78]. Die Durchführung einer systemischen Chemotherapie ist bei diesen Patienten problematisch, aber verschiedene Fallberichte zeigen, dass es offenbar eine kleine Gruppe von Patienten gibt, die hiervon profitiert. Diese Gruppe ist noch unzureichend definiert, so dass eine Einzelfallentscheidung nötig ist. Während somit die systemische Chemotherapie als anfänglicher Bestandteil des Therapiekonzeptes nur in prospektiven Studien eingesetzt werden sollte, ist bei positiver Liquorzytologie auch bei diesen Patienten eine palliative intrathekale Chemotherapie mit Methotrexat oder Cytosinarabinosid zu empfehlen.

7.1.9 Weitere Tumoren WHO-Grad I (benigne)

Angioblastom, Cholesteatom, Dermoid, Epidermoid, Gangliozytom, Gangliogliom, Glomustumoren, Hypophysenadenom, Kraniopharyngeom, Lipom, Meningeom, Neurinom, Neurozytom (früher: Ependymom des Foramen Monroi), Pineozytom, Plexuspapillom.

Auf einen Blick

Es handelt sich hier um sehr langsam wachsende Tumoren verschiedener Ursprungszellen, bzw. um gutartige Missbildungstumoren (Dermoid, Epidermoid, Gangliozytom, -gliom, Kraniopharyngeom, Lipom, Subependymom). Diese Tumoren sind auch durchweg durch einen Vorzugssitz charakterisiert, der sich teils schon am Namen erkennbar aus den Ursprungszellen oder aus ihrem Charakter als Missbildungstumoren ergibt, wobei letztere ganz überwiegend im Bereich der Mittellinie vorkommen. Einige Vorzugslokalisationen seien speziell erwähnt: Angioblastom hintere Schädelgrube, Epidermoide als Cholesteatom im Kleinhirnbrückenwinkelbereich, Gangliozytom, -gliom im Temporallappen, Lipom im Balken oder spinal, Subependymom fast ausschließlich im Rahmen der tuberösen Sklerose entlang der Ventrikel. Manifestationsalter dieser Tumoren ist überwiegend die Adoleszenz und das frühe Erwachsenenalter im 3. und 4. Lebensjahrzehnt, wobei insbesondere Meningeome, Neurinome und Hämangioblastome auch später und bis ins hohe Alter erste klinische Erscheinungen verursachen können.

Die neuroradiologische Diagnostik ist sehr treffsicher und vermittelt häufig schon Handlungsanweisungen. Die Angiographie kann bei Angioblastomen, Glomustumoren und einem Teil der Meningeome diagnosespezifische Befunde liefern.

Nicht ganz selten handelt es sich um Zufallsbefunde, die keiner Therapie bedürfen, wie zB ein kleines Meningeom im hohen Lebensalter, kleine Balkenlipome etc. Therapieziel ist in Fällen, die einer Behandlung bedürfen, die Heilung durch Operation. Entsprechend der gutartigen Natur der genannten Tumoren kann der Patient nach totaler Tumorentfernung als geheilt betrachtet werden. Wegen des langsamen Tumorwachstums ist bei schwer zugänglichen Lokalisationen auch eine Teilresektion des Tumors sinnvoll oder – nach histologischer Sicherung – auch eine hochdosierte, streng auf den Tumor begrenzte Strahlentherapie. Neuerdings wird zB bei kleinen Akustikusneurinomen die hochfokussierte Bestrahlung/Gamma-Knife als Alternative zur Operation erprobt. Diese hat sich auch bei Gefäßtumoren, die häufig nicht radikal operiert werden können, bewährt. Latenz des Wirkungseintritts allerdings ca. $^1/_2$–1 Jahr!

Bei den seltenen Rezidiven muss Reoperation und erneute neuropathologische Klassifikation erfolgen.

Zusatztherapie: Häufig antiepileptische Behandlung nötig.

Prognose: Gut bis sehr gut.

Hypophysenadenome

Auf einen Blick

Entsprechend der therapeutischen Bedeutung werden die Adenome der sekretorischen Zellen des Hypophysenvorderlappens heute nicht mehr nach der histologischen Anfärbbarkeit, sondern nach ihrer Hormonproduktion in Prolaktinome, STH- oder ACTH- bzw. die sehr seltenen TSH- oder LH/FSH-produzierenden und die nicht sezernierenden (ca. 30%) eingeteilt. Außerdem wird aus pragmatischen Gründen zwischen Mikro- und Makroadenomen (>10 mm Durchmesser) unterschieden. Klinisch treten diese Tumoren durch die entsprechende Hormonstörung, durch Visuseinschränkung oder – am häufigsten – gar nicht in Erscheinung, da sie als Zufallsbefund bei cranialem CT oder MR aus anderem Anlass entdeckt werden.

Im Hypophysenhinterlappen entstehen keine Tumoren, dort kommen nur Metastasen vor.

Extrem selten kommen anaplastische, maligne Tumoren und hormonaktive Metastasen inner- und außerhalb des Nervensystems vor.

Epidemiologie und Inzidenz:

Die klinische Inzidenz liegt bei 13 bis 20 MPJ [198, 385]. In der Autopsie finden sich bei ca. 1% inspektorisch und bei bis zu 25% mikroskopisch Hypophysenadenome als Zufallsbefunde [1158]. Die Häufigkeit ist bei Frauen und Männern gleich. Auftreten typischerweise im mittleren und höheren Lebensalter, selten auch bei Kindern (s. Kap. 1).

Die Zahlenangaben zu den Unterformen schwanken etwas:

- Prolaktinome ca. 35–40%
- STH-produzierend/Akromegalie ca. 18%

- ACTH-produzierend/Cushing ca. 12%
- Nicht sezernierend ca. 30%
- Seltene Formen ca. 1–2%

Pathologie:

Neben den häufigsten benignen Läsionen mit langsamem Wachstum gibt es aggressive Formen, die diffus infiltrierend auch Dura und Knochen befallen können trotz weiterhin gut ausgeprägter Gewebedifferenzierung. Anaplastische Varianten sind extrem selten. Die Klassifikation erfolgt an Hand des immunhistochemischen und ultrastrukturellen Nachweises der sekretorischen Granula. Sehr selten wird nicht nur ein sondern zwei Hormone (fast stets STH und Prolaktin) produziert. Die Prognose wird nicht vom histologischen Bild, sondern von Hormonproduktion, Größe und Invasivität bestimmt.

Veränderungen des p16-Gen-Produkts auf Chromosom 9p finden sich in einem hohen Prozentsatz. Die Expression von p53 scheint mit der biologischen Aggressivität zu korrelieren (zit. n. [1158]). Untersuchungen mit vergleichender Genom Hybridisation ergaben multiple genetische Aberrationen –, vermehrt bei endokrin aktiven Tumoren. Auffallend war auch in dieser Serie ein Rearrangement auf Chromosom 11q13 [846].

Klinik:

Je nach Hormonproduktion entsteht bei Frauen Amenorrhoe/Galaktorrhoe und Sexualstörungen, bzw. Libido- und Potenzverlust beim Mann (Prolaktinom), Cushing-Syndrom (bei ACTH-Produktion) eine Akromegalie (bei STH-Produktion) oder ganz selten eine Hyperthyreose (bei TSH-Produktion). Lokale Raumforderungszeichen treten erst spät auf und machen sich mit Visusstörungen, zB der typischen bitemporalen Hemianopsie, oder auch durch langsam zunehmende Kopfschmerzen, selten durch Irritation der parasellär verlaufenden Hirnnerven bemerkbar. Bei Makroadenomen entwickelt sich häufig auch eine meist partielle Hypophyseninsuffizienz, die nach operativer Entlastung eine gute Rückbildungstendenz hat. Selten tritt ein „Hypophysenapoplex" durch eine Einblutung mit akuten Kopfschmerzen, Visusverlust und evtl. hypophysärer Insuffizienz auf, der einen Notfalleingriff erforderlich machen kann. Während der Schwangerschaft tritt diese Komplikation bevorzugt auf (bis zu 25%). Auch das Absetzen der medikamentösen Behandlung von Prolaktinomen kann zu Infarkten/Blutungskomplikationen führen.

Bildgebung:

Das MRT ist der CT vor allem in der Darstellung sehr kleiner Adenome und der topographischen Beziehungen in den koronaren und sagittalen

Ebenen überlegen. Im CT ist zur Darstellung kleiner Herde die Anfertigung von Dünnschichten der Sellaregion erforderlich. Ca. 95% der Adenome nehmen im CT-Kontrast auf. Im MRT stellen sich die Adenome in T1 hypo-, gelgt. isointens dar, in T2 hyperintens. Kleinere Einblutungen sind häufig und beim Signalverhalten zu berücksichtigen. Da die Hypophyse normalerweise ebenfalls kräftig Kontrast aufnimmt, stellen sich die Adenome im Gegensatz zu den meisten anderen Tumoren durch eine relative Kontrastaussparung dar, grenzen sich aber vom normalen Hirngewebe deutlich ab. Die Nativ-Schädelaufnahme zur Darstellung der erweiterten Sella spielt heute keine Rolle mehr. Auch eine Karotisangiographie ist heute entbehrlich, wenn nicht Verdacht auf ein intraselläres Aneurysma oder einen intrasellären Karotisverlauf besteht.

Endokrine Diagnostik:

Bei der Bestimmung der Basalwerte der Hypophysenvorderlappenhormone müssen Störfaktoren beachtet werden. Bei Prolaktin ist die leichte bis mäßige medikamentöse Anhebung durch Neuroleptika, trizyklische Antidepressiva, Reserpin, alpha-Methyldopa und durch Begleitkrankheiten (Hepatopathie, Niereninsuffizienz), aber auch Schwangerschaft und Laktation zu beachten. Stress und falsche Abnahmebedingungen sind ebenfalls häufige Fehlerquellen bei leicht erhöhten Hypophysenhormonwerten. Wegen der pulsatilen Ausschüttung sind einzelne Hormonwerte bei ACTH- und STH-Bestimmungen wenig hilfreich und können darüber hinaus auch bei Adenomen im Normbereich liegen. Bei Cushing-Verdacht ist die Kortisol-Ausscheidung im 24-h-Urin hilfreich als Screening-Verfahren. Fehlende Unterdrückung der Kortisolproduktion im 2-mg-Dexamethason-Hemmtest ist typisch für das Cushing-Syndrom. Bei Akromegalie

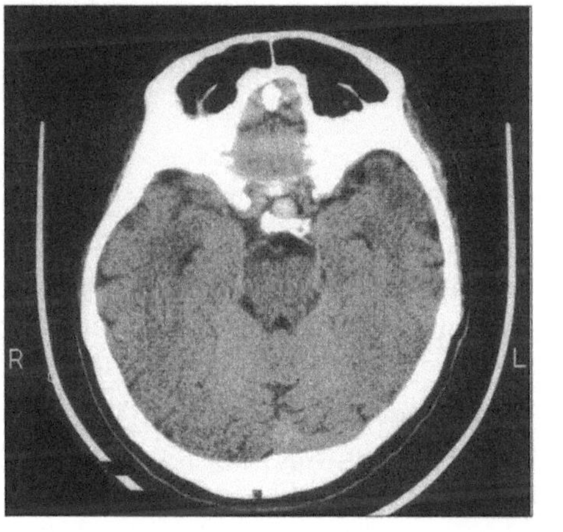

Abb. 66. Asymptomatisches Mikroadenom der Hypophyse mit stabilem Verlauf über Jahre

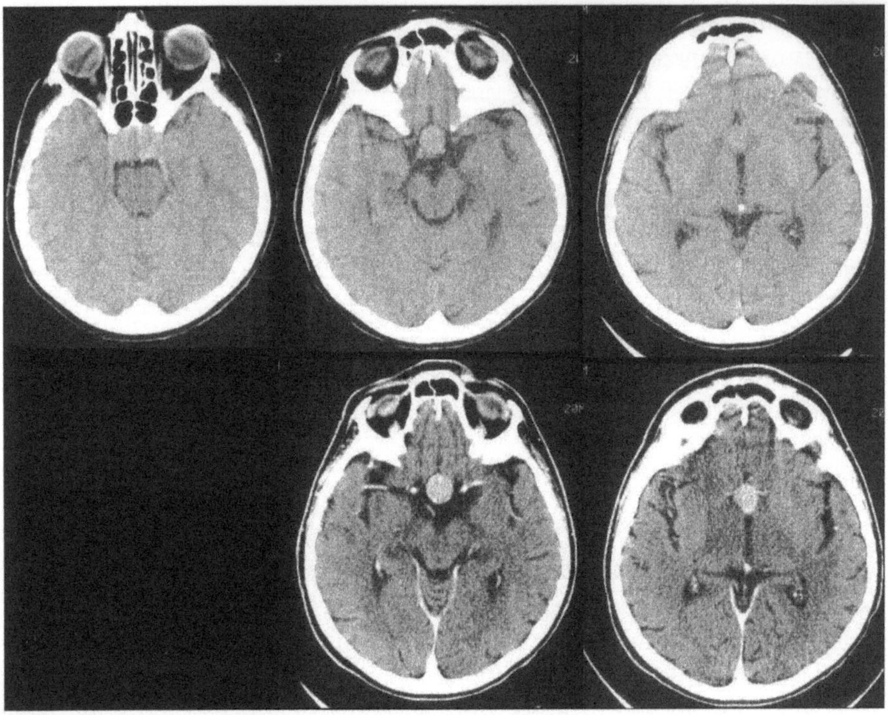

Abb. 67. Makroadenom der Hypophyse mit Auswalzung und kompletter Ausfüllung der Sella, sowie scharf begrenztem, weitgehend homogenem Wachstum suprasellär mit Anhebung des Bodens des 3. Ventrikels. Kräftige, homogene KM-Aufnahme

fehlt die Unterdrückung der STH-Ausschüttung durch den oralen Glukosetoleranztest. Der Insulin-like-Growth-Factor I (IGF-I, früher Somatomedin C) wird durch STH stimuliert und ist wegen der längeren Halbwertszeit ein besserer Krankheitsmarker als STH.

Die komplexe Diagnostik und Bewertung in Zweifelsfällen muss in endokrinologisch erfahrenen Händen liegen.

Prolaktinome:

Die klinischen Symptome (s. oben) entwickeln sich über Jahre. Makroadenome sind häufig mit der Gefahr von bleibenden Visusstörungen und Einblutungen verbunden. Die Prognose ist fast stets gut, allerdings kann postoperativ eine adäquate Hormonsubstitution gelegentlich schwierig sein.

Leicht erhöhte Prolaktin-Werte von 30–100 ng/ml sind häufig medikamentös bedingt (speziell Neuroleptika), Ausdruck einer anderweitigen Raumforderung im Bereich des Hypophysenstiels oder kommen auch nach Schädelbestrahlung als Folge einer leichten hypothalamischen Insuffizienz vor. Prolaktinome haben üblicherweise Werte über 150 ng/ml bis zu vielen Tausend ng/ml.

STH-produzierende Adenome:

Diese führen in der Regel erst nach vielen Jahren zu einer klinisch erkennbaren Akromegalie. Ein kleiner Teil der Tumoren produziert gleichzeitig Prolaktin mit entsprechenden klinischen Symptomen. Wegen der vielfältigen Langzeitkomplikationen der Akromegalie ist eine konsequente Behandlung erforderlich mit Operation als 1. Wahl. Ca. zwei Drittel der Patienten können hormonell durch die Operation normalisiert werden. Ca. jeder 6. Patient erleidet ein Rezidiv. Die bei anhaltend erhöhtem STH lebenslang erforderliche subkutane Octreotid-Behandlung führt bei ca. der Hälfte der Patienten zur Normalisierung der Hormonspiegel und einem Rückgang der Tumorgröße. Auch wegen der Nebenwirkungen und Kosten wird daher in diesen Fällen eine Bestrahlung angestrebt, deren voller Wirkungseintritt allerdings erst nach etlichen Jahren einsetzt. Ein wichtiger neuer biochemischer Parameter ist der Insulin-like-Growth-Faktor-I (IGF-I), der sich bei Akromegalie erhöht findet und auch als Verlaufsparameter gut geeignet ist.

ACTH-produzierende Adenome:

Häufigste Ursache des Cushing-Syndroms, das sich meist schleichend entwickelt. Frauen sind bevorzugt betroffen. In ca. 30% sind die Adenome so klein, dass sie auch im MRT nicht nachgewiesen werden können. In klinischen Zweifelsfällen kann die selektive Katheterisierung des Sinus petrosus inferior beidseits mit Bestimmung des ACTH-Spiegels zur Sicherung des hypophysären Ursprungs und zur Seitenlokalisation weiterhelfen. Wegen der schlechten Prognose des Cushing-Syndroms mit einer Mortalität ohne Behandlung von 50% in 5 Jahren ist auch bei fehlendem Adenom-Nachweis eine operative transsphenoidale Exploration gerechtfertigt. Diese führt meist zur Identifikation des Adenoms und erlaubt ggf. auch eine „blinde" Teilresektion der Hypophyse.

Beim Nelson-Syndrom kommt es nach beidseitiger Adrenalektomie wegen Cushing-Syndroms zu einem ACTH-produzierenden Hypophysenadenom (in ca. 15% der Fälle). Wohl wegen der dann fehlenden endokrinen Rückkopplung kommt es zu rasch und infiltrativ wachsenden Makroadenomen, die klinisch mit einer ausgeprägten Hyperpigmentierung der Haut einhergehen und operativ nur in einem kleinen Teil der Fälle saniert werden können. Hier ist daher eine frühzeitige Bestrahlung indiziert.

Nicht sezernierende Adenome:

Da die hormonell bedingten frühen Symptome fehlen, werden diese meist als Makroadenome an Hand der klinischen Symptome der Raumforderung mit Chiasma-Syndrom oder Hypopituitarismus diagnostiziert. Dementsprechend ist ein operatives Vorgehen in der Regel indiziert, obwohl wegen der Größe der Tumoren die völlige Entfernung oft nicht möglich ist. Je nach Lage des Resttumors und Wachstumstendenz erfolgt postoperativ nur Nachbeobachtung oder sofortige Bestrahlung. Rezidive sind nicht selten, so dass Reoperationen nötig werden.

Therapiestrategie:

Mikroadenome erfordern endokrinologische Testung und ggf. hormonelle Therapie sowie anfangs halbjährliche ophthalmologische und neuroradiologische Kontrollen, da Mikroadenome nur eine geringe Wachstumstendenz haben. Zum Beispiel kann bei kleinen Prolaktinomen mit gering erhöhten Prolaktinspiegeln bei fehlendem Kinderwunsch durchaus auf eine Therapie verzichtet werden, wenn die notwendigen Kontrollen gewährleistet sind.

Für eine Operation spricht andererseits, dass bei rein intrasellär wachsenden Tumoren fast stets eine Normalisierung der Hormonproduktion durch komplette Resektion auf dem schonenden transsphenoidalen Weg anhand der deutlich verbesserten Bildgebung gelingt (88% bei Mikroadenomen und 53% bei Makroadenomen in einer neuen Serie von 115 Akromegalie-Patienten [400]). Für STH- und ACTH-produzierende Tumoren ist wegen der schlechteren Effizienz der medikamentösen Therapie [529] die transsphenoidale Operation daher erste Therapieoption.

Makroadenome werden in der Regel operiert (s. unten). Bei Makroprolaktinomen mit sehr hohen Prolaktinwerten über 750–1000 ng/ml ist die Chance einer operativen Heilung gering und daher eine endokrine Therapie mit Dopaminagonisten angezeigt. Diese führt regelhaft zu einer Schrumpfung des Tumors und Absinken des Prolaktins, muss aber lebenslang durchgeführt werden, da bei Absetzen schon nach wenigen Tagen Rezidive auftreten. Bei großen Prolaktinomen wird z.T. eine Vorbehandlung für 6–8 Wochen empfohlen, um die Operation zu erleichtern. STH-produzierende Tumoren können auch auf Dopaminagonisten oder Somatostatin oder Analoga (Octreotid) ansprechen. Die Bestrahlung ist bei diesen Tumoren generell wirksam, aber wegen verzögertem Ansprechen (Hormonwerte sinken erst nach Jahren in den Normbereich) und der Nebenwirkungen an den eng benachbarten Strukturen eine Reservetherapie (s. unten).

Rezidive stellen bei Makroadenomen ein Problem dar und müssen einer individuellen Therapie zugeführt werden.

Operation:

Der para- oder transnasale transsphenoidale Zugang ist Methode der Wahl mit direktem und schonendem Zugang zur Hypophyse und entsprechend deutlich geringerer Komplikationsrate (6,9% bei [400]). Während intra- und supraselläre Tumoranteile gut entfernt werden können, ist bei tief retro-, para- und präsellärem Tumorwachstum ein (evtl. zusätzlicher) subfrontaler oder subtemporaler Zugang nötig.

Endokrine Therapie:

Bei Prolaktinomen und STH – produzierenden Tumoren Bromocriptin (zB Pravidel®) oder Lisurid (zB Dopergin®) einschleichend dosieren mit 1 Tablette beginnen und alle 2 Tage um 1 Tab. steigern bis zu einer Erhaltungsdosis von 3 x 2, 5 bis 4 x 5,0 mg Bromocriptin bzw. 3 x 0,2 bis 4 x 0,4 mg Lisurid. Noch weniger erprobt ist die Therapie mit Octreotid (3 x 100 µg s.c. pro Tag) oder Somatostatin bei Akromegalie.

Bei inoperablen oder unzureichend supprimierten ACTH-produzierenden Tumoren kann mit Ketoconazol (Nizoral®) die Steroidproduktion der Nebennieren gebremst werden.

Substitution bei Hypopituitarismus erfolgt als Basistherapie mit 20–30 mg Hydrocortison und 50–100 µg L-Thyroxin sowie Sexualhormon individuell. Regelmäßige Vorstellung bei einem erfahrenen Endokrinologen ist ratsam – in der Praxis häufig unzureichende Substitutionstherapie!

Strahlentherapie:

Sie wird in der Regel nur bei Rezidiven, inkomplett resezierten oder inoperablen Tumoren und bei fortbestehender Hormonüberproduktion eingesetzt in einer Dosis von 45–50 Gray mit 1,8 Gray Einzeldosis. Früher war nach RT eine hypothalamische Unterfunktion häufig und auch Optikus-/Chiasmaschädigungen und andere Spätfolgen nicht selten, was heute durch die bessere Planung und Bestrahlungstechnik weitgehend zu vermeiden ist. Die hochfokussierten neuen Strahlentechniken stellen eine weitereVerbesserung dar, deren Wert noch nicht ausreichend zu beurteilen ist. Besonders für Akromegalie- und Cushing-Patienten mit fortbestehender Hormonproduktion stellt die hauptsächlich in Schweden entwickelte Protonenbestrahlung mit 80–90% Remissionen eine gute Möglichkeit oder in ausgewählten Fällen eine primäre Alternative zur Operation dar. Die lange Dauer bis zur Normalisierung der Hormonproduktion von mehreren – bis zu 10 – Jahren ist aber nachteilig [72].

Kraniopharyngeome

Epidemiologie und Inzidenz:

Diese gutartigen Missbildungstumoren der Sellaregion treten bevorzugt im 1. Lebensjahrzehnt auf, haben eine weitere Häufung in der 5.–7. Dekade, können sich aber in jedem Lebensalter manifestieren. Männer und Frauen sind gleich betroffen. Die Häufigkeit liegt bei 2 MPJ, davon die Hälfte bei Kindern.

Pathologie:

Epithelialer, wohl aus der Rathkeschen Tasche stammender, teils zystischer, benigner Tumor der Sella-Region mit seltener ektopischer Lage im N. opticus, Keilbein, Pharynx und Kleinhirnbrückenwinkel. Es werden heute 2 Typen unterschieden:

1. adamantinomatöses, das klassische Kraniopharyngeom mit Verkalkungen, suprasellärem Sitz und mit dunkler, motorölartiger Zystenflüssigkeit, in allen Altersstufen vorkommend
2. papilläres Kraniopharyngeom, ebenfalls mit Zysten, solide Struktur ohne Kalzifikationen, meist im 3. Ventrikel lokalisiert und praktisch nur bei Erwachsenen vorkommend.
   Molekulargenetische Befunde fehlen noch weitgehend.

Klinik:

Mit Ausnahme der Hormonbildung entsprechen klinische Symptomatik und Komplikationen der der Hypophysenadenome mit Visusstörungen, Hirndrucksymptomen und häufig druckbedingter Hypophyseninsuffizienz. Eine Besonderheit ist die Ausbildung von u.U. rasch wachsenden Zysten, die eine palliative Operation erfordern können. Ein Diabetes insipidus findet sich in ca. 20–25%, in bis zu 50% sind Persönlichkeitsveränderungen beschrieben [649]. Frühdiagnose ist wichtig, um eine in der Regel kurative Totalresektion des Tumors durchführen zu können.

Bildgebung:

In der CT meist gemischtes Bild mit hypodens erscheinenden zystischen Arealen, isodensen soliden Tumoranteilen und stark hyperdensen Verkalkungen. Die soliden Strukturen nehmen in 70% Kontrastmittel auf. Wegen schlechter Differenzierung von Liquor und Zyste ist die Abgrenzung von einer empty sella und den basalen Zisternen u.U. schwierig. Im MRT deutliche Abgrenzung vom Hirnparenchym nur im T2-Bild (hyperintens), in T1 öfter isointens durch den hohen Protein- und Cholesteringehalt der Zysten, die gelegentlich gekammert sind. Die Diagnose ist durch den typischen Sitz und das charakteristische bunte Bild meist zuverlässig zu stellen.

Therapie:

Entscheidend ist die komplette chirurgische Entfernung, da bis zu 25% Rezidive auch bei makroskopisch kompletter Entfernung auftreten. Tumoren mit einem Durchmesser über 5 cm haben eine wesentlich schlechtere Prognose. Es wird eine generelle Nachbestrahlung diskutiert, zumindest bei Tumorrest, deren Wert aber noch nicht etabliert ist. Standardtherapie ist die primäre Operation und erst beim Rezidiv Entscheidung über Reoperation oder Bestrahlung. Die Einbringung von Radionukliden ist weitgehend verlassen. Außer Ödemtherapie ist keine medikamentöse Therapie verfügbar.

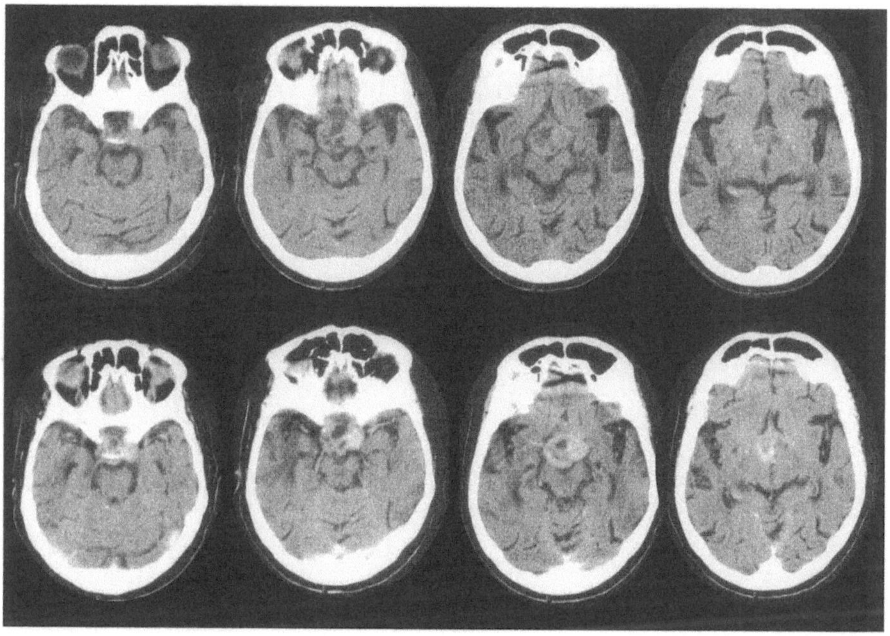

Abb. 68. 75-jährige Frau mit suprasellär wachsendem, polyzystischen Kraniopharyngeom mit Einwachsen in den Hypothalamus. Ausgeprägte Vigilanzstörungen, psychomotorische Verlangsamung und ein SIADH prägten das klinische Bild. Keine endokrinen Ausfälle. Obere Reihe nativ, untere Reihe nach Kontrastmittelgabe

Meningeome, Hämangioperizytome

Auf einen Blick

Meningeome sind gutartige, gelegentlich multiple Tumoren, die aus den Arachnoidalzellen der Hirnhäute entstehen. Typisch ist das Anhaften an der Dura und die scharfe Abgrenzung zum Gehirn, aber Neigung, den Knochen zu infiltrieren. Sie machen ca. ein Sechstel der Hirngeschwülste aus und bevorzugen das weibliche Geschlecht mit einer Rate von ca. 9:5. In Autopsieserien haben ca. 2% der Bevölkerung Meningeome, klinisch treten nur 20–60 MPJ in Erscheinung [1158, 649], so dass die Mehrzahl asymptomatisch bleibt. Auftreten bevorzugt im mittleren und höheren Lebensalter. Die Lokalisation ist extrazerebral mit den Vorzugslokalisationen:

- Konvexität
- Keilbeinflügel
- Suprasellär
- Kleinhirnbrückenwinkel
- Tentorium
- Falx.

Selten kommen auch intraventrikuläre und als Rarität auch intraparenchymatöse Meningeome vor, die von perivaskulären Arachnoidalzellen abgeleitet werden.

Pathologie:

In der WHO-Klassifikation werden 11 unterschiedliche histologische Typen Grad I unterschieden, welche für den biologischen Verlauf und die Therapie dieser Tumoren keine wesentliche Rolle spielen. Lediglich die klarzellige und die chordoide Variante zeigen ein etwas aggressiveres biologisches Verhalten.

Tab. 70. Varianten des Meningeoms

gutartig – Grad I	aggressiv – Grad II–III
meningotheliales	atypisch (viele Mitosen, zellreich) Grad II
fibrös/fibroblastisches	papillär (Mitosen , sehr zellreich) Grad II-III
transitionales (Mischung aus 1 + 2)	anaplastisch (maligne Zytologie, reichlich Mitosen, Nekrosen) Grad III
psammomatöses	
angiomatöses	(Haemangioperizytom-variable Mitosen, Neigung zu Rezidiv und Metastasen – Grad II-III)
mikrozystisches	
sekretorisches	
klarzelliges	
chordoides	
lymphoplasmazytenreiches	
metaplastisches	

Sonderform: Meningeom en plaque: rasen- oder beetartiges Wachstum an der Hirnoberfläche oder um den Hirnstamm – kaum operabel

Prognostisch ungünstiger ist allerdings das sogenannte atypische Meningeom (Grad II) mit stärkerer Wachstums- und Rezidivneigung, sowie das papilläre Meningeom und das Hämangioperizytom (früheres hämangioperizytisches Meningeom), das jetzt als eigene Entität von den Meningeomen abgetrennt wird. Dies sind aggressiv wachsende Tumoren mit Neigung zur Invasion auch des Hirnparenchyms und zur (späteren) Metastasenbildung, die nach WHO als Grad II oder III eingestuft werden. Eine klare Abtrennung dieser Formen ist histologisch problematisch, insbesondere gibt es keine scharfe Begriffsbestimmung der atypischen Meningeome. Anaplastische Varianten der Meningeome (Grad III) kommen vor. Zusammen mit den Hämangioperizytomen bilden diese bösartigen Varianten ca. 10% der Meningeome.

Molekulargenetik:

Häufig Deletionen auf Chromosom 22 im Bereich des NF 2-Gens. Bei Männern häufig Verluste auf dem Y-Chromosom. Bei malignen Formen auch Veränderungen auf Chromosom 1,3 und 6.

Klinik:

Wegen des langsamen Wachstums erst spät Symptome: Kopfschmerz, Anfälle, Hirnnervenausfälle. Depression und/oder organisches Psychosyndrom bei frontalem Sitz.

Bildgebung:

Im Nativbild selten Verkalkungen oder Auftreibungen der Kalotte. In der CT iso- bis hyperdense, typischerweise scharf begrenzte, meist homogene

Tumoren, die auch homogen Kontrastmittel aufnehmen (in 75%). Gelegentlich Infiltration des Knochens mit typischen reaktiven Hyperostosen. Im MRT meist isointens, sowohl in T1 als auch in T2. Oft kaum vom Hirngewebe abgrenzbar, aber ebenfalls kräftig und homogen Kontrastmittel aufnehmend, charakteristischer Weise auch ein Stück weit in der angrenzenden Dura, wobei dieser „Duraschwanz" infiltrativ oder nur reaktiv entstehen kann. Die verschiedenen histologischen Subtypen sind mit Ausnahme der angiomatösen Variante, die ein höheres T2-Signal besitzt, nicht zu unterscheiden. In 50% findet sich ein perifokales Ödem [538, 1158]. Angiographisch typisch meningeale Versorgung, so dass von daher gute Voraussetzungen für eine präoperative Embolisierung gegeben sind.

Therapie:

Die Mehrzahl der heutzutage diagnostizierten Meningeome sind meist kleine Tumoren als Zufallsbefunde und bedürfen keiner Therapie, sofern nicht eindeutig auf den Tumor zu beziehende Symptome vorliegen. Die meisten Meningeome wachsen sehr langsam mit einer Volumenvermehrung von jährlich unter 5% [1158].

Operation:

Anzustreben ist die vollständige Entfernung allen Geschwulstgewebes samt der Duraanhaftungsstelle und gegebenenfalls des infiltrierten Knochens. Eine präoperative Embolisierung (1–3 Tage vor dem Eingriff – cave Schwellung!) erleichtert die Operation dieser meist blutreichen Tumoren. Mindestens 80% der komplett entfernten Meningeome bleiben für über 20 Jahre rezidivfrei. Heute wird bei Grad II und III generell eine postoperative Nachbestrahlung empfohlen, auch ohne Tumorrest.

Eine Nachbestrahlung mit 50 bis 60 Gray auf die Tumorregion ist bei Grad I dann indiziert, wenn an operativ unzugänglichen, hinsichtlich einer zerebralen Funktionsbeeinträchtigung kritischen Stellen Tumorgewebe belassen werden musste oder bei einer Rezidivoperation das Meningeom nicht vollständig entfernt werden konnte. Auch bei inoperablen Tumoren, zB einem Meningeom en plaque im Hirnstammbereich, ist bei progredienter Symptomatik eine Bestrahlung indiziert. Bei kleineren im Hirnstammbereich, bzw. an der Schädelbasis gelegenen Tumoren ist auch die Radiochirurgie/Gamma-Knife eine Option. Größere Serien liegen noch nicht vor.

Eine Chemotherapie ist nur bei nach Bestrahlung rezidivierenden anaplastischen oder bei metastasierenden Tumoren indiziert (Sarkom-Schema).

Hinweis: Bei inoperablen Tumoren kann eine Hormontherapie mit zB Mifepriston (RU486) diskutiert werden, da Meningeome Hormonrezeptoren (Gestagen-, keine Östrogenrezeptoren, evtl. Dopaminrezeptoren) besitzen können. Diese Therapieform befindet sich aber noch immer im experimentellen Stadium. Eine geringe Wirksamkeit wurde berichtet (s. [1158]).

Neuerdings wurden auch mit einer oralen Dauertherapie mit Hydroxyharnstoff 500–1000 mg/d oder 20 mg/kg/KG in einigen Fällen Remissionen erreicht (s. Kap 6.3 Chemotherapie).

Prognose:

Sehr variabel, je nach Wachstumsgeschwindigkeit. Jahrzehntelange a- oder oligosymptomatische Verläufe sind nicht selten. Dementsprechend Therapie nur bei progredientem Verlauf. Nach vollständiger Tumorentfernung normale Lebenserwartung. Bei anaplastischen Tumoren kann bei Erreichen einer Remission mit jahrelangem Überleben gerechnet werden.

Nachsorge:

Nachuntersuchungen nach kompletter Resektion: CT-Kontrollen nach 3, 6 und 12 Monaten, danach nur bei neuen Beschwerden. Bei anaplastischen Varianten und bei inkompletter Tumorentfernung im ersten Jahr vierteljährliche CT-Kontrollen, dann halbjährlich, nach dem 3. postoperativen Jahr jährlich.

Schwannome/Neurinome (zB Akustikusneurinome)

Auf einen Blick

Tumoren der Schwannzellen des peripheren Nervengewebes, die sich bevorzugt an den Dorsalwurzeln der spinalen Nerven und eben am Nervus acusticus im inneren Gehörgang bzw. Kleinhirnbrückenwinkel entwickeln und meist im mittleren Lebensalter auftreten. Es handelt sich um gutartige Tumoren WHO-Grad I. Sie machen etwa 8% der Hirntumoren aus und können in der Regel, insbesondere bei früher Diagnose, operativ geheilt werden.

Anaplastische Neurinome sind selten. Sie treten in der Regel bei Patienten mit einer Neurofibromatosis auf.

Klinik:

Hörstörungen, Tinnitus, Hörsturz, Schwindel können Frühsymptome eines Akustikusneurinoms sein. Heute selten Spätsymptome als Trigeminus- und Fazialisparese. Frühdiagnostik durch auditorisch evozierte Potentiale und MR.

Spinale Neurinome können neben der lokalen radikulären oder myelogenen Symptomatik sich auch durch einen Hydrocephalus communicans bemerkbar machen. Wahrscheinlich entsteht er auf Grund einer Resorptionsstörung bei der vom Neurinom induzierten deutlichen Erhöhung des Liquoreiweißgehaltes.

Bildgebung:

Im CT sehr oft isodens und daher leicht zu übersehen. Allerdings in ca. 90% Kontrastmittelanreicherung mit dann klarer Abgrenzung. Im Nativ-CT Aufweitung des Meatus acusticus internus, bzw. deutliche Asymmetrie der inneren Gehörgänge als Hinweis auf Akustikusneurinom. Im MRT hypo-isointens in T1, hyperintens in T2 mit dennoch öfter schlechter Abgrenzbarkeit. Kräftige Kontrastaufnahme [623].

Therapieziel:

Ist die Heilung durch operative Tumorentfernung unter bestmöglicher Schonung des Nervus facialis und auch des Nervus statoacusticus. Bei großen Tumoren u.U. zweizeitige oder kombinierte neurochirurgische HNO-Operation nötig, um eine vollständige Entfernung beider Anteile (intrakraniell und intrameatal) zu gewährleisten. Kann der Nervus facialis nicht erhalten werden, sind rekonstruktive Maßnahmen, wie zB die Hypoglossus-Nervus-facialis-Anastomose angezeigt.

Eine konventionelle Strahlentherapie kommt nur bei den sehr seltenen Fällen einer unvollständigen Entfernung eines anaplastischen Tumors in Betracht. Ansonsten ist die hochfokussierte Bestrahlung eine noch wenig erprobte Alternative zur Operation, auch beim Rezidiv, wobei die bisher publizierten Serien einer Operation gleichwertig zu sein scheinen.

Bei spinalen Tumoren ist die Operation in der Regel kurativ. Im Thorakalbereich kann auf die Erhaltung der Wurzel meist verzichtet werden. Bei großen Sanduhrtumoren kann eine zweizeitige, bzw. interdisziplinäre Operation notwendig werden.

Chemotherapie:
Nur sofern als Rarität ein metastasierendes oder „ausbehandeltes“ malignes Neurinom oder Schwannom vorliegt, kommt die Anwendung eines Sarkomschemas in Betracht.

Prognose:

Lebensbedrohliche Komplikationen sind nur bei sehr großen, weit in den Kleinhirnbrückenwinkel hineingewachsenen Tumoren zu befürchten, wie sie heute kaum noch angetroffen werden. Nach kompletter Tumorentfernung besteht normale Lebenserwartung. Hinsichtlich Rückbildung und Auftreten einer Fazialisparese postoperativ sind intraoperative Gegebenheiten und die Erfahrung des Operateurs von größter Bedeutung, so dass nur individuell prognostische Vorhersagen gegeben werden können. Maligne Formen haben – mit Ausnahmen – nur wenige Jahre Lebenserwartung.

Neurofibromatose Typ 1 und 2

Neurofibromatose Typ 1 (NF 1, M. Recklinghausen)

Auf einen Blick

Autosomal dominante Erkrankung mit multiplen Neurofibromen, malignen peripheren Nervenscheidentumoren, Optikusgliomen, evtl. auch anderen astrozytären Tumoren, Café-au-lait Flecken, inguinaler und axillärer Tüpfelung, Iris-Hamartome (Lisch'sche Knötchen), evtl. verschiedenen knöchernen Läsionen (Skoliose etc.), selten fibromuskuläre Dysplasie. Die Hautveränderungen sind regelmäßig zu finden und manifestieren sich früh. Der Verlauf ist sehr variabel, auch innerhalb einer Familie. Die Neurofibrome des Morbus Recklinghausen unterscheiden sich von den Neurinomen durch einen zusätzlichen aus Fibroblasten aufgebauten Tumoranteil und neigen in den anaplastischen Varianten daher stärker zu einem Übergang ins Sarkom, verhalten sich ansonsten aber gleichartig wie die Neurinome. Die genetische Aberration findet sich in dem großen NF 1 Gen auf Chromosom 17q12 und ist außerordentlich variabel [649, 1388].

Inzidenz:
1 : 3000 bis 1 : 4000. Hiervon entstehen ca. die Hälfte über Neumutationen, meist aus der väterlichen Abstammung.

Diagnostische Kriterien:

Im internationalen Konsens werden mindestens 2 der folgenden Kriterien für die Diagnose gefordert:

- mindestens 6 Café-au-Lait-Flecken mit ≥ 5mm Durchmesser vor der Pubertät, bzw. ≥ 15mm nach der Pubertät
- ≥ 2 Neurofibrome oder 1 plexiformes Neurofibrom
- axilläre oder inguinale Tüpfelung
- Opticusgliom
- ≥ 2 Lisch'sche Knötchen
- typische Knochenläsion wie Keilbeinflügeldysplasie, Verschmälerung der Kortikalis langer Röhrenknochen
- ein Verwandter 1. Grades, bei dem nach diesen Kriterien die Diagnose gestellt wurde.

Es gibt genetische Varianten, die nicht auf dem NF 1-Gen lokalisiert sind. Eine autosomale Störung mit isolierten Café-au-Lait Flecken findet sich sowohl mit als auch ohne Assoziation mit dem NF 1-Gen, auch Kombinationsformen von NF1 und NF 2 sind beschrieben, so dass der genetische Hintergrund noch weiterer Klärung bedarf. Bei Betroffenen empfiehlt sich neben umfangreicher und exakter Diagnostik eine genetische Beratung der Familie.

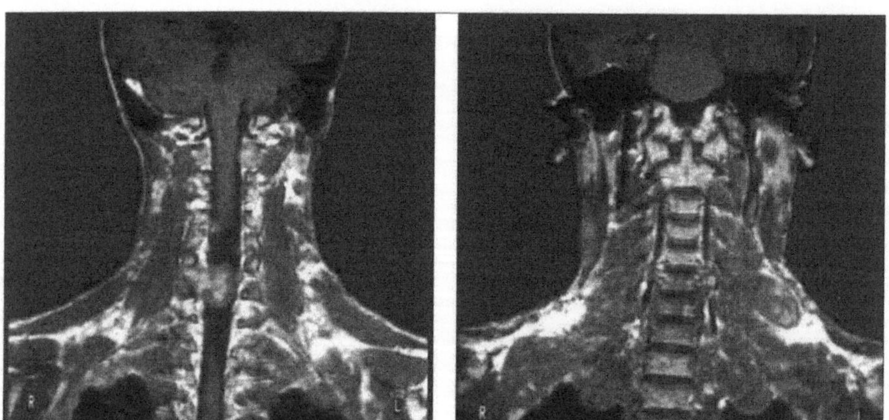

Abb. 69. NF I: (Morbus Recklinghausen): Neurofibrome wie Perlen auf der Schnur. Massive Beteiligung des Plexus brachialis (Lungenspitzen)

Neurofibromatosis II (NF 2)

Auf einen Blick

Ebenfalls autosomal dominante Erkrankung mit hoher Penetranz mit dem klinischen Charakteristikum bilateraler Akustikusneurinome. Es beruht auf dys-/neoplastischen Veränderungen der Schwann- und Meningeal-Zellen, so dass Schwannome und Meningeome häufig sind. Gelegentlich kommt auch eine Meningoangiomatose vor. Es finden sich aber auch Anomalien der Glia-Zellen und dementsprechend auch Gliome und gliale Hamartome sowie spinale Ependymome. Häufig multiple Neurinome der Spinalwurzeln, Katarakt mit hinterer Linsentrübung und zerebrale Verkalkungen sind weitere typische Befunde. Das NF2-Gen befindet sich auf Chromosom 22q12 [649, 1388].

Inzidenz:
1 : 40.000 bis 1 : 50.000, also ca. 10 x seltener als NF1. Auch hier sind ca. die Hälfte der Fälle Neumutationen.
Die Krankheit wird diagnostiziert, wenn eines der folgenden Kriterien erfüllt ist:

1. Bilaterale Schwannome des 8. Hirnnerven im CT oder MRT.
2. Einseitiges Schwannom des 8. Hirnnerven *und* ein Verwandter 1. Grades mit NF 2.
3. Zwei der folgenden Erkrankungen: Neurofibrom, Meningeom, Gliom, Schwannom, praesenile Katarakt, zerebrale Verkalkungen *und* ein Verwandter 1. Grades mit NF 2.
4. Einseitiges Schwannom des 8. Hirnnerven *und* multiple Meningeome.
5. Eine der unter 4. *und* eine der unter 3. genannten Erkrankungen.

Verlauf:
Zwischen verschiedenen Familien ist eine ebenso erhebliche Varianz zu beobachten wie bei NF2, während innerhalb einer Familie geringere Schwankungen bestehen. Bei einigen Familien finden sich frühe Manifestationen mit multiplen verschiedenen Tumoren (Wishart-Typ), beim Gardner-Typ treten erst spät nur Akustikus-Neurinome auf. Es gibt aber auch „Misch"-Familien mit beiden Manifestationsarten.
Bei NF2 besteht bei allen Familien eine Gen-Aberration auf Chromosom 22, so dass trotz der klinischen Variabilität ein einzelnes Gen verantwortlich scheint. Auch hier ist stets umfangreiche Diagnostik und genetische Beratung erforderlich.

Pineozytom

Auf einen Blick
Seltener, im Gegensatz zum Pinealoblastom meist im (frühen) Erwachsenenalter auftretender, gut differenzierter und langsam wachsender Tumor der Pinealis. Da gutartige Zysten der Pinealis verhältnismäßig häufig sind, ist bei kleinen Tumoren die Ausschöpfung aller differenzialdiagnostischen Möglichkeiten geboten. Da die gutartigen Tumoren zwar eher Verkalkungen aufweisen, aber ebenfalls intensiv Kontrastmittel aufnehmen und darüber hinaus histologisch oft Übergangsformen zu finden sind, empfiehlt sich im Zweifelsfall eine Biopsie/operative Entfernung, um der bei bösartigen Formen häufigen Metastasierung vorzubeugen. Bei malignen Formen Nachbestrahlung und Chemotherapie (s. PNET).

7.1.10 Weitere Tumoren WHO-GRAD II („semibenigne")

Gangliogliome (s. auch bei 7.1.9), Chordome, Haemangioperizytome (s. Meningeome – Grad I), Pineozytom (s. Grad I).

Gangliogliom Grad II

Auf einen Blick
Mischtumor aus ganglionären und gliösen Zellformationen. Im Gegensatz zum Grad I, bei dem die Operation in der Regel kurativ ist, besteht bei Grad II eine ausgesprochene Rezidivneigung, da der gliöse Anteil die Prognose bestimmt. Das Procedere ist daher analog zu den übrigen glialen Tumoren Grad II (diffuses Astrozytom, Oligodendrogliom), s. dort.

Chordome

Auf einen Blick

Diese Knochentumoren gehen auf primitive Zellen der Chordomleiste zurück und finden sich in 50% im Sacrum, 35% in der Schädelbasis/Clivus und nur 15% in den Wirbeln. Sie sind etwas häufiger als Osteo- und Chondrosarkome. Manifestationsalter bevorzugt zwischen dem 20. und 50. Lebensjahr. Eine Metastasierung findet sich selten – nur bei Sitz im Clivus. Trotz ihres langsamen aber infiltrativen und destruktiven Wachstums sind sie praktisch nicht heilbar. Bei Zusammenfassung aller Lokalisationen mediane Überlebenszeit von 5 Jahren. Bei sakralem Tumorsitz werden in 40% 10 Jahre überlebt.

Bildgebung:

Im CT knöcherne Destruktion mit fleckiger Kontrastmittelaufnahme. Auch im Nativ-Röntgen relativ charakteristisches Bild. Differenzialdiagnostisch sind neben Kraniopharyngeom und Hypophysenadenom Chondrome und Chondrosarkome zu erwägen.

Operation:

Therapeutisch steht die Operation an erster Stelle, eine Totalresektion ist wegen des infiltrativen Wachstums nur bei kleinen sacro-coccygealen Tumoren oder bei Sitz im Wirbelkörper möglich, so dass subtotale Entfernung die Regel ist. Ist nur eine Teilresektion möglich, ist bioptische Diagnosesicherung und Bestrahlung möglicherweise vorzuziehen, da es nicht ausgeschlossen ist, dass die Operation einen Wachstumsschub auslöst.

Strahlentherapie:

Die Strahlentherapie wird heute stets postoperativ durchgeführt. Mit der Strahlendosis muss man bis an die Toleranzgrenze des umgebenden Gewebes herangehen. Die Ergebnisse der Protonenbestrahlung scheinen besser zu sein, bei Rezidiven wurde sie mit gutem palliativen Effekt durchgeführt [568]. Zusätzliche hochfokussierte Bestrahlung ist zu erwägen.

Chemotherapie:

Verschiedene Schemata, speziell Sarkomschemata wie Adriamycin/Cyclophosphamid wurden versucht. Teilerfolge sind erzielt worden [125].

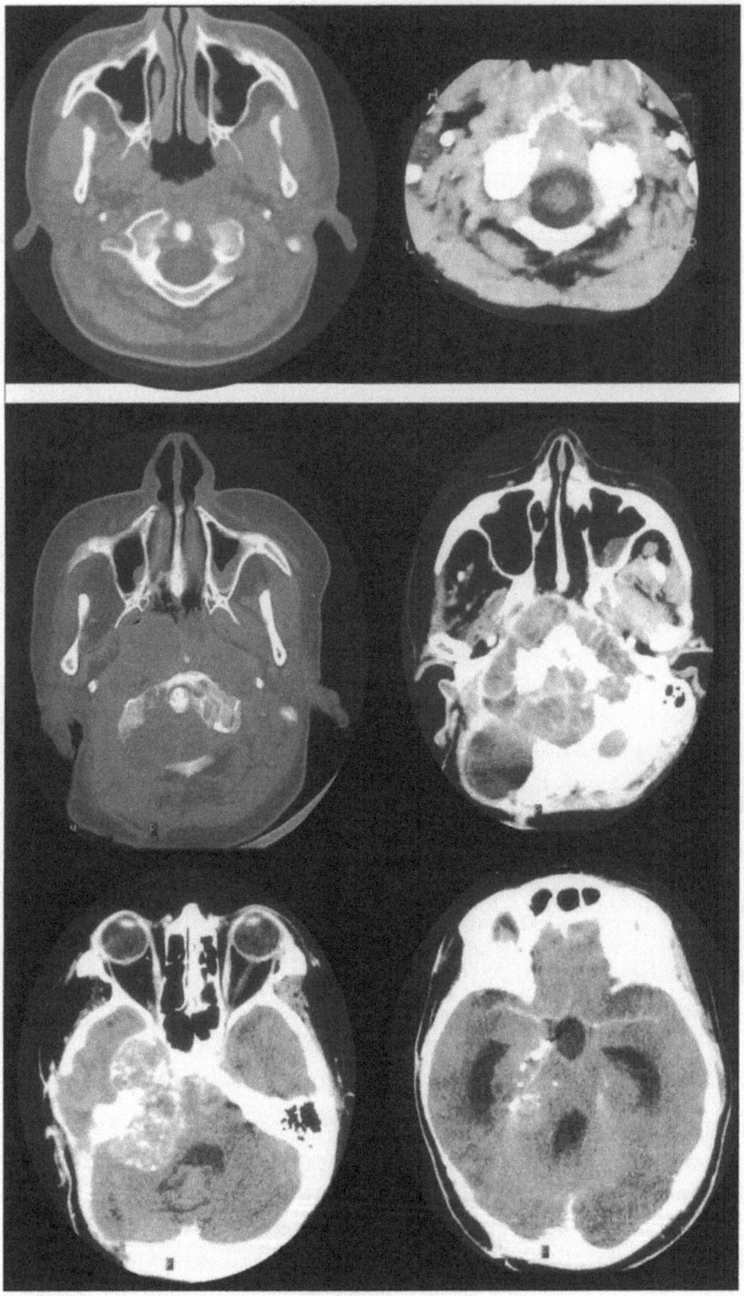

Abb. 70. Chordom: Oben: Erstdiagnose bei Hypoglossusparese. Destruktion des vorderen Atlasbogens und Einwachsen in den Epipharynx. Unten: Progredienz nach 6 Jahren trotz Operation und Nachbestrahlung mit Ausbildung eines Hydrozephalus – gebessert nach Shuntanlage. Beachte auch die komplette Atrophie der Kiefermuskeln rechts

7.1.11 Seltene maligne Tumoren WHO-Grad III und IV

Anaplastische Form des Meningeoms (s. Grad I), Neurinom (s. Grad I), anaplastisches Plexuspapillom.

Anaplastische Plexuspapillome

Die sehr seltene anaplastische Variante („Plexus-Karzinom", WHO-Grad III) zeigt rasches Wachstum und Infiltration der Umgebung sowie eine ausgeprägte Tendenz zu Liquormetastasen/Meningeosis. Die Prognose ist besonders im Kindesalter schlecht, wobei aber eine strenge Korrelation zur Histologie nicht zu bestehen scheint. Eine aggressive, multimodale Therapie erscheint sinnvoll: bestmögliche Resektion, Neuraxis-Bestrahlung und bei Liquoraussaat/Metastasen auch i.v. und i.th. Chemotherapie.

Sarkome

Als Bindegewebstumoren, zB Neurofibrosarkom, sarkomatös entartetes Meningeom oder den übrigen Weichteilsarkomen, zB Rhabdomyosarkom entsprechende, im Gehirn sehr seltene Tumoren streng von den früheren Retikulumzellsarkomen (= Lymphome) zu trennen. Metastasen sind selten. Die Prognose ist wegen der hohen Malignität und Rezidivneigung schlecht, so dass eine aggressive Therapie mit dem Versuch einer radikalen Operation und stets durchzuführender Nachbestrahlung mit hohen Dosen von 55–65 Gy lokal zu empfehlen ist. Chemotherapieerfahrungen liegen kaum vor. Zu empfehlen sind wegen der fehlenden Blut-Hirn-Schranke die in der allgemeinen Onkologie angewendeten Schemata, wie zB AC (Adriamycin + Cyclophosphamid oder Ifosfamid). Auch ACNU + Ifosfamid kommt in Betracht. Gliosarkome nehmen eine Zwischenstellung ein und werden primär wie die Glioblastome behandelt, da sie sich im Verlauf nicht von diesen unterscheiden.

7.1.12 Spinale Neoplasmen – primäre ZNS-Tumoren

Auf einen Blick

Wegen der erheblichen therapeutischen Implikationen werden die spinalen Tumoren primär nach der Lokalisation innerhalb der Wirbelsäule eingeteilt. Der zur Verfügung stehende Raum ist extrem eng und die funktionelle Dichte hoch. Daher besteht eine Neigung zu rascher Dekompensation und dementsprechend das Erfordernis einer raschen Diagnostik, engmaschiger Kontrollen und häufig einer sofortigen Therapie. Prognostisch unterscheiden sich die spinalen Tumoren wenig von den zerebralen, obwohl nur selten eine direkte Beeinträchtigung vitaler Zentren erfolgt. Neben den auch im Gehirn vorkommenden Entitäten kommen noch häufig gutartige, selten bösartige primäre Tumoren der Wirbelsäule vor. Bei spinalen Metastasen muss man an das häufig multiple Vorkommen denken.

Einteilung und Inzidenz

Nach der Lokalisation werden extradurale, d.h. überwiegend im Wirbelkörper, selten auch intraspinal gelegene von intraduralen Tumoren unterschieden. Wachstum in beiden Kompartimenten ist gerade bei malignen Tumoren nicht selten. Bei den extraduralen Tumoren handelt es sich ganz überwiegend um Metastasen, die im Kap. 7.3.7 besprochen werden.

Bei den intraduralen Tumoren ist zwischen intramedullären (zB Astrozytome, Ependymome) und extramedullären (zB Meningeome, Neurinome) zu unterscheiden. Auf diese Kompartimente beschränkte Metastasen sind sehr selten mit Ausnahme der Herde im Rahmen einer leptomeningealen Tumorzellaussaat.

Spinale Tumoren machen zwischen 10 und 20% aller ZNS-Tumoren aus. Die jährliche Inzidenz liegt bei 3 pro 100.000 [198, 385]. 5–10% aller Krebspatienten haben spinale Metastasen bei der Autopsie [765], eine metastatische Beteiligung der Wirbelsäule wird in bis zu 40% beschrieben (s. [521]).

Histologie und Klassifikation

Prinzipiell kommen die gleichen histologischen Typen wie im Gehirn vor. Der Anteil der Ependymome (ca. 40% der nicht-metastatischen Tumoren) ist deutlich höher als im Gehirn. Die Metastasen stellen mit Abstand die größte Untergruppe dar.

Die Klassifikation und auch das Grading der intraspinalen Tumoren erfolgen analog zu den Hirntumoren nach WHO. Entsprechendes gilt für die primären Knochentumoren.

Klinik und Diagnostik (s. auch Kap. 4 und 5)

Neben dem Hauptsymptom Schmerzen stehen radikuläre Beschwerden, meist symmetrische Paresen der Extremitäten, dermatombezogene sensible Störungen – sensibler Querschnitt, bei hoch sitzenden zervikalen Tumoren auch vegetative Krisen am Anfang der klinischen Entwicklung. Die Geschwindigkeit des Auftretens hängt von der Histologie und der Lokalisation des Tumors ab: Bei benignen Tumoren sind jahrelange Anamnesen häufig, bei malignen meist nur Zeiträume von Wochen. Plötzliche Verschlechterungen können durch Einblutungen oder Dekompensation der Durchblutungssituation hervorgerufen werden und zwingen wie das Auftreten von Miktionsstörungen zu raschem Handeln. Beeinträchtigung des Rückenmarks durch Knochenmetastasen kündigt sich in ca. 95% der Fälle durch Schmerzen, lokal, radikulär oder gürtelförmig an, so dass bei bekannten Primärtumoren, insbesondere Bronchial-, Mamma- und Prostata-Karzinomen bei solchen Schmerzen frühzeitig entsprechende Diagnostik durchzuführen ist [521, 1013].

Diagnostische Methode der Wahl ist das MRT, das sensibler und genauer als CT und Knochenszintigramm sowohl für intraspinale als auch Knochenprozesse ist [1330]. Selten ergibt sich – außer wegen rascherer Verfügbarkeit – bei unklaren MRT-Befunden noch eine Indikation zur Myelographie mit Post-Myelo-CT, insbesondere im zervikalen Bereich gelingt damit u.U. eine bessere Darstellung des Subduralraums und der Wurzeln. Das Nativ-Röntgen wird erst im fortgeschrittenen Stadium des Knochenbefalls positiv [28].

Bei komplett unterbrochenem Liquorfluss (Stoppliquor mit extrem hohem Eiweißwert!) besteht – selten vorkommend – die Gefahr einer spinalen Einklemmung nach einer Liquorentnahme unterhalb des Stopps. Diese ist durch drastische Verschlechterung der neurologischen Symptomatik und u.U. spinale Krämpfe gekennzeichnet und erzwingt häufig neben einer hochdosierten antiödematösen Therapie, Gabe von (ggf. hochdosiertem) Diazepam/Clonazepam eine rasche neurochirurgische Intervention.

Generell muss bei Metastasen an intraspinale Ausbreitung und die Möglichkeit weiterer, entfernter, spinaler Manifestationen gedacht werden!

Prognose

Die Prognose quoad restitutionem hängt entscheidend von Schwere und Dauer der neurologischen Ausfälle ab, so dass frühzeitige Diagnosestellung und sofortige Therapie angestrebt werden müssen. Ein bereits mehrere Stunden bestehender kompletter Querschnitt hat praktisch keine Erholungschancen, so dass jenseits der 6-(12)Stundengrenze nicht mehr operiert wird. Quod vitam bestimmt die Histologie die Prognose. Die Überlebenszeiten sind bei spinalen Metastasen erstaunlicherweise kaum besser als bei Hirnmetastasen, da ebenfalls ein Großteil der Patienten an der Progredienz des Grundleidens stirbt.

Autochthone spinale Tumoren haben hingegen eine relativ gute Prognose mit sehr guten Heilungschancen bei den gutartigen Formen und einer Lebenserwartung von mehreren Jahren bei den Malignomen. Maligne Gliome haben neben der u.U. raschen Infiltration großer Areale, auch des Hirnstamms, ein hohes Risiko einer Zellaussaat und auch der Besiedlung des Gehirns, was die Prognose auf 1–2 Jahre Überlebenszeit verschlechtert.

Behandlungsstrategie

Die häufigen gutartigen Wirbelsäulen-Tumoren wie die Hämangiome, Osteome und Osteoblastome führen nur gelegentlich zu Wurzelkompressionssyndromen und bedürfen im Ausnahmefall einer operativen Therapie. Bei Hämangiomen kommt auch Embolisation in Betracht. Gutartige intraspinale extramedulläre Tumoren sind operativ kurabel, so dass bei symptomatischen Tumoren die Operation die Therapie der Wahl ist.

Bei noch gutartigen intramedullären Tumoren, die überwiegend von Ependymomen und Astrozytomen repräsentiert werden, sind die Verläufe sehr variabel. Der Wert der Strahlentherapie ist unklar, so dass bei umschriebenen Prozessen zunehmend operiert wird, wobei Ependymome sich oft gut abgrenzen und komplett entfernen lassen [1343].

Bei malignen Tumoren wird idealerweise die Notwendigkeit einer Operation durch frühzeitige Diagnose vermieden, so dass genügend Zeit für die Durchführung einer Strahlentherapie bleibt. Diese ist bei etwa gleicher Effizienz bezüglich Symptomlinderung angesichts der begrenzten Lebenserwartung dieser Patienten in der Regel die Therapie der Wahl, sofern nicht ein kurativer Ansatz noch möglich ist. Andererseits sind auch im spinalen Bereich bedeutende operative Fortschritte erzielt worden, so dass bei akuter Rückenmarkskompression und/oder bei progredienter neurologischer Symptomatik, die nicht auf medikamentöse Therapie anspricht, stets eine rasche operative Dekompression, ggf. mit rekonstruktiven Maßnahmen/Knochenersatz angestrebt werden sollte. Ausnahmen bilden einerseits Lymphome und Chlorome, die sehr strahlensensibel sind, und andererseits multiple Wirbelsäulenmetastasen oder generalisierte Metastasierung sowie ausgedehnte Infiltrationen ohne Chance auf wirksame Tumorentlastung. Maligne Prozesse werden nachbestrahlt und ggf. chemotherapiert (s.unten).

Operative Therapie:

Die klassische Laminektomie mit Wegnahme des Wirbelbogens und Zugang zum Rückenmark von hinten ist nur für rein intraspinale Raumforderungen sowie dorsale und dorsolaterale Raumforderungen geeignet. *Bei anterioren Raumforderungen – meist vom Wirbelkörper aus – ist zur Erzielung guter Ergebnisse auch ein anteriorer, bzw. ventrolateraler/retroperitonealer Zugang, ggf. mit Knochenersatzplastik/Stabilisierung erforderlich.* Bei großen Sanduhr-Tumoren oder ausgedehntem paravertebralem Wachstum kann eine zweiseitige Operation von dorsal und ventrolateral erforderlich werden [369].

Die „berührungsfreie" Mikrochirurgie mit Laser und Ultraschall sowie Operationsmikroskop ermöglichen heute auch bei intramedullären Tumoren oft eine (fast) vollständige Entfernung [265, 1343].

Eine Operationsindikation besteht in der Regel bei:
- Rückenmarkskompression als Erstsymptom eines Tumorleidens
- Knöcherner Kompression des Rückenmarks
- Spinale Instabilität, d.h. Knickbildung der Wirbelsäule oder mehr als 50% Destruktion des Wirbelkörpers
- Neurologische Verschlechterung unter der RT
- Tumorrezidiv in einem vorbestrahltem Feld.

Strahlentherapie:

Sie wird bei asymptomatischen und Patienten mit geringen Symptomen ohne Progredienz sowie bei den sehr radiosensiblen Lymphomen und leukämischen Infiltraten oder sehr ausgedehnten Karzinomen primär eingesetzt, sofern die Wirbelsäule noch stabil ist (d.h. keine Knickbildung der Wirbelsäule, noch 50% des Wirbelkörpers erhalten). Bei malignen Tumoren sollte postoperativ eine Bestrahlung erfolgen.

Die Strahlentoleranz des Rückenmarks ist niedriger als die des Gehirns und die Dosis-Wirkungskurve ist steil. Es ist daher sehr wichtig, die genauen Tumorgrenzen zu bestimmen (gutes MR!) und Überschneidungen von Strahlenfeldern zu vermeiden. Die empfohlenen Dosen variieren zwischen 35–50 (bis 55 Gray), wobei oberhalb 50 Gy bei einer Fraktionierung von 2 (1,8) Gy/d das Risiko einer Strahlenläsion rasch ansteigt. Bei kompletten Querschnittsbildern sind auch noch höhere Dosen möglich. Speziell bei Chordomen kommt eine Spickung mit radioaktiven Seeds in Betracht. Die „Radiochirurgie" hat noch keinen Eingang gefunden [139, 174, 724].

Chemotherapie:

Systematische, kontrollierte Studien zur Chemotherapie spinaler Malignome wurden bisher nicht publiziert. Ausgedehntere Erfahrungsberichte liegen nur für Metastasen vor (s. dort). Die Behandlungsstrategie und Indikation entspricht der bei Hirntumoren mit der Anwendung liquorgängiger Substanzen bei intramedullären Tumoren, eines Sarkomschemas für anaplastische Bindegewebstumoren und einer Primärtumor-adaptierten Behandlung von Metastasen. Ergänzend kommt je nach Liquorbefund (maligne Zellen!) und exakter Lage des Tumors eine i.th. Therapie mit MTX oder ARA-C in Betracht. Eine alleinige Chemotherapie wird nur im Ausnahmefall in Betracht kommen, obwohl bei einer Reihe von Tumoren erfolgreiche Behandlungen beschrieben sind. Übersicht bei [125].
Einzelheiten zu Indikation und Durchführung s. bei Hirntumoren, spinalen Metastasen in Kap. 7.3.7 bzw. Meningeosis.

Supportive Maßnahmen:

Auch bei spinalen Tumoren stellt die gut gesteuerte antiödematöse Therapie die Grundlage des Erfolges dar. Frühzeitige Kortisongabe ist noch wichtiger als bei Hirntumoren, um funktionelle Ausfälle zu verhüten/zu minimieren und eine rasche Schmerzerleichterung zu erzielen. Die hochdosierte initiale Kortisonstoßtherapie (500–1000 mg Prednisonäquivalent) hat sich in der einzigen randomisierten Studie bei spinalen Metastasen der konventionellen Dosierung von 80–100 mg nicht als überlegen erwiesen [1349]. Auch hier kann orales Glyzerin erfolgreich zur Osmotherapie eingesetzt werden. Einzelheiten (s. oben bei Hirntumoren!).

Nachsorge:

Spezielle Richtlinien existieren nicht. In Analogie zu den Hirntumoren ist bei Malignomen im 1. Jahr alle 3 Monate eine suffiziente bildgebende Diagnostik und Liquorkontrolle zu empfehlen, danach halbjährlich. Tumormarker im Liquor können hilfreich sein.

Besonderheiten bei einzelnen Tumorentitäten

Knochentumoren:

Aneurysmatische Knochenzysten:
Diese hoch vaskularisierten, zystenartigen Tumoren sind selten, expandieren aber osteolytisch relativ schnell, können mehrere Wirbel betreffen und schwere neurologische Ausfälle erzeugen. In der Angiographie stellen sich in der Regel zuführende Gefäße dar, die zunächst embolisiert wer-

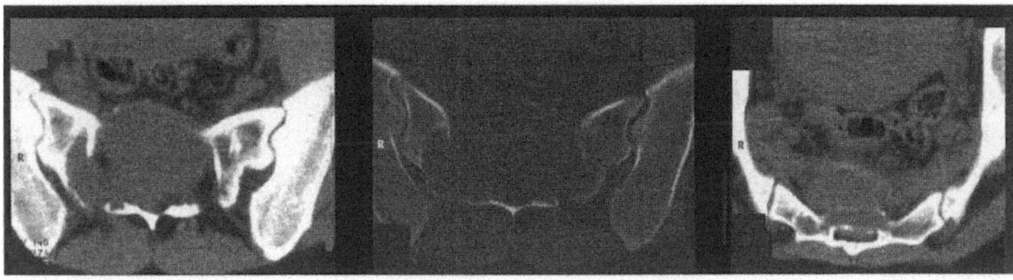

Abb. 71. Riesenzelltumor: Ausgedehnter, destruierender Tumor vom Os sacrum ins kleine Becken vorwachsend bei 30-jähriger Frau

den sollten. Dann erfolgt Diagnosesicherung durch Biopsie. Häufig kommt es bei diesem Vorgehen zur Regression und Ossifikation. Bei Versagen dieser Maßnahmen oder bei drohendem neurologischen Defizit ist operatives Vorgehen indiziert, dessen Radikalität von der Tumorausdehnung bestimmt wird. Da auch Rezidive (treten in ca. 25% auf) noch erfolgreich operiert werden können, wird zur Begrenzung des Eingriffs beschränkte Radikalität empfohlen [369].

Eosinophiles Granulom:

Seltener Tumor bei Kindern und gelegentlich jungen Erwachsenen, verursacht Schmerzen und gelegentlich neurologische Ausfälle durch extraossäres Wachstum oder Wirbelkollaps. Niedrige Strahlendosen um 12 Gy oder Operation ist nur bei den seltenen progredienten Tumoren indiziert [369, 521].

Riesenzelltumoren:

Variieren im Wachstum von gutartig bis sarkomatös, sind selten multifokal, kommen in ca. 70% bei Frauen vor, metastasieren selten, rezidivieren aber häufig lokal. Resektion im Gesunden ist anzustreben, aber oft technisch nicht möglich. Dann ist bestmögliche Tumorentfernung und Nachbestrahlung mit einer guten Heilungschance zu empfehlen, obwohl in älteren – aber nicht in neuen – Serien 10% dieser Tumoren ein radiogenes Sarkom entwickelten [369, 696].

Sarkome:

Osteosarkome der Wirbelsäule werden wie an den Extremitäten mit prae- und postoperativer Chemotherapie behandelt und wegen der nur begrenzt möglichen Resektion nachbestrahlt.

Bei *Ewing-Sarkomen* sind Metastasen in der Wirbelsäule häufiger als die primäre Lokalisation, die nur 10% der Manifestationen ausmacht. Therapeutisch stehen RT und Chemotherapie im Vordergrund. Anschluss an die bestehenden pädiatrischen multimodalen Therapieprotokolle wird empfohlen.

Chondrosarkome kommen im Gegensatz zu den vorgenannten Formen erst im späteren Erwachsenenalter ab 30 J. vor. Patienten nach kompletter Resektion leben deutlich länger als nach subtotaler Entfernung. Sie sprechen schlecht auf Chemotherapie an und werden nachbestrahlt, obwohl die Daten hierzu nicht eindeutig sind [1438]. Protonenbestrahlung wurde vorgeschlagen [568].

Chordome:
Finden sich in 50% im Sacrum, 35% in der Schädelbasis und nur 15% in den Wirbeln. Sie sind dennoch etwas häufiger als Osteo- und Chondrosarkome. Trotz ihres langsamen aber infiltrativen Wachstums ohne Metastasierung sind sie praktisch nicht heilbar bei medianer Überlebenszeit von 5 Jahren bei Zusammenfassung aller Lokalisationen. Bei sakralem Tumorsitz werden in 40% 10 Jahre überlebt.Therapeutisch steht die Operation an erster Stelle gefolgt von der RT bei der regelhaft inkompletten Resektion. Protonenbestrahlung bei Rezidiven wurde mit gutem palliativen Effekt durchgeführt [568]. Chemotherapie wurde immer wieder versucht mit nur vereinzeltem Ansprechen [125].

Intradurale, extramedulläre Tumoren:

Meningeome:

Sie bilden 25–40% aller spinalen Tumoren. In 10% ist der Sitz epidural, oft mit einem rascheren Wachstum. Selten kommen auch spinal ein Meningeom en plaque mit Umkleidung der Medulla oder eine intramedulläre Lokalisation ohne Verbindung zu den Meningen, sowie multiple spinale Meningeome vor. Frauen (ca. 80%) sind deutlich häufiger als Männer betroffen. Typisch sind psammomatöse Meningeome der Thorakalregion bei ca. 50-jährigen Frauen. Obwohl in allen spinalen Bereichen vorkommend, sind sie thorakal deutlich häufiger – vor allem bei Frauen, lumbal (nur ca. 3%) hingegen selten. Anamnesedauer üblicherweise über Jahre, selten plötzlich, zB nach Trauma. Charakteristisch sind Rückenschmerzen und beidseitige radikuläre Schmerzen im Gegensatz zu den einseitigen bei Neurinomen. Blasen- Mastdarmprobleme treten selten und spät auf, wenn der Tumor nicht im Konus-/Kaudabereich lokalisiert ist.

Eine Heilung gelingt fast stets durch die vollständige operative Entfernung einschließlich Koagulation der Anheftungsstelle. Eine Rückbildung auch erheblicher neurologischer Ausfälle darf erwartet werden, die Restitution ist umso besser je weniger Ausfälle vorlagen. Bei subtotaler Resektion sind regelmäßige Verlaufskontrollen, anfangs mit adäquater Bildgebung (MRT) indiziert. Nur bei malignen Formen ist eine postoperative RT indiziert. Bei Meningeom en plaque kommen multiple Operationen und eine RT in Frage. Bei Beachtung der operationstechnischen Vorgaben sind Komplikationen selten und bestehen vor allem in postoperativen Blutungen, so dass eine postoperative Verschlechterung zu sofortiger bildgebender Diagnostik, bzw. zu sofortiger Re-Exploration Anlass sein muss.

Neurinome/Schwannome/Neurilemmome – Neurofibrome:

Vor oder nach den Meningeomen – je nach Serie – mit ca. 25% häufigste Form aller spinalen Tumoren. Sie gehen von den Nervenscheiden aus und treten in den mittleren Lebensjahren in Erscheinung, im Rahmen des M. Recklinghausen deutlich früher. Neurinome/Schwanome/Neurilemmome (Synonyme) entstehen aus den Schwann'schen Zellen und bilden meist solitäre, umkapselte Tumoren der Nervenwurzeln oder peripherer Nerven. Neurofibrome bestehen aus Nervenfasern und bindegewebigen

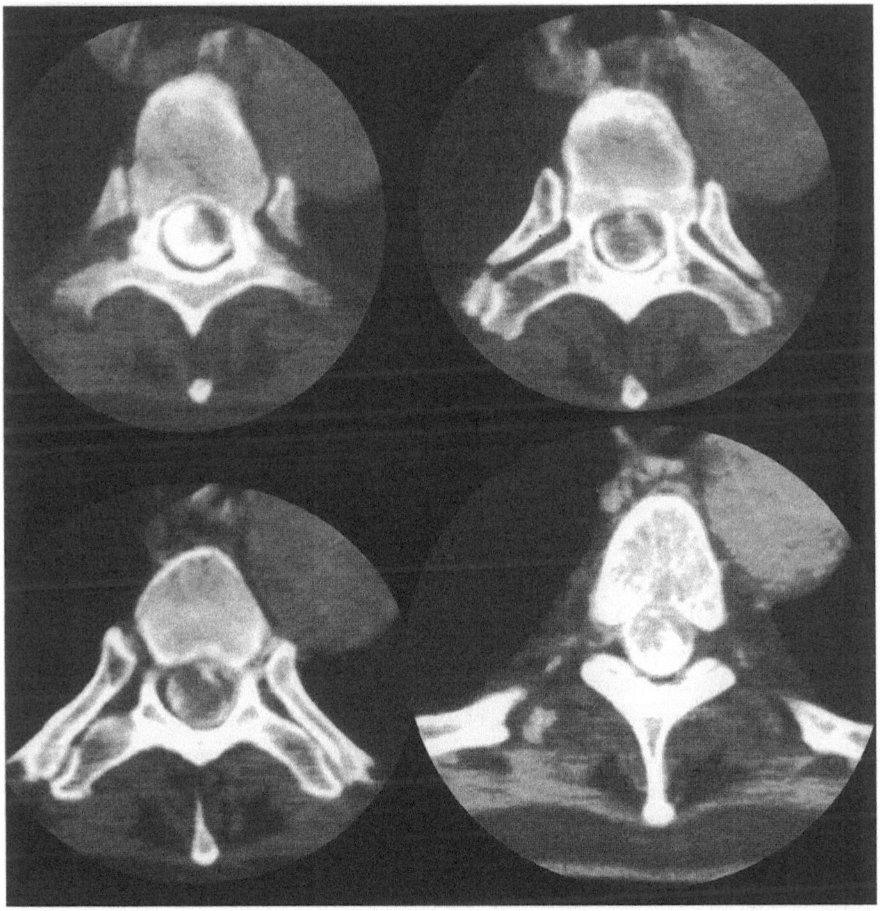

Abb. 72. Typisches Post-Myelo-CT bei spinalem Meningeom: noch normaler Befund bei CT 1 mit kräftiger KM-Füllung . Darstellung des Tumors und der Obergrenze durch Kontrastmittelaussparung in den nächsten Schnittebenen (Scanrichtung von kaudal nach kranial)

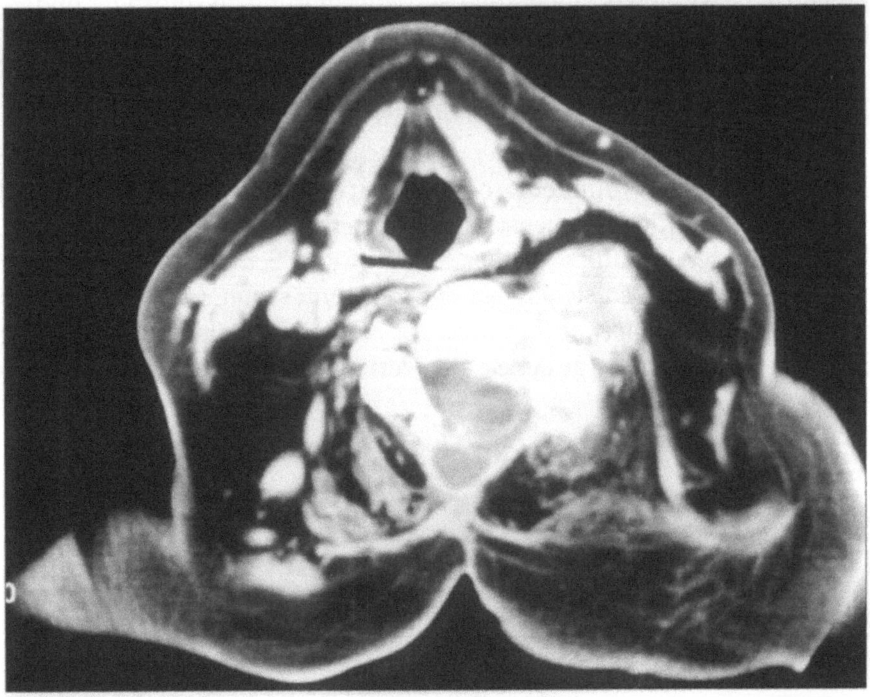

Abb. 73. Ausgedehntes Sanduhrneurinom mit intraspinal/intraforaminalem Anteil (HWK 5) und teilweise nekrotischem extraspinalem Tumor, Zst. nach Laminektomie. Außerdem bestand ein Hydrozephalus, als dessen Ätiologie die Liquoreiweißerhöhung durch das spinale Neurinom anzusehen ist

Elementen und kommen isoliert als einzelne Tumoren oder im Rahmen des M. Recklinghausen als Neurofibromatose I und II, dann fast immer multipel vor. Im letzteren Falle sind sie meist mit weiteren ZNS-Tumoren assoziiert, und es besteht bei den hier anzutreffenden plexiformen Neurofibromen ein Risiko von 5% einer malignen Entartung, während dies bei anderen Neurofibromen selten ist. Typisch für Neurofibromatose I sind maligne periphere Nervenscheidentumoren mit rhabdomyoblastischen und anderen heterologen Elementen [649]. Sanduhrtumoren mit einem intra- und extraspinalen Anteil treten bei allen Histologien auf.

Klinisch herrschen wie bei den Meningeomen lange Anamnese, Rückenschmerzen und allmählich sich entwickelnde neurologische Ausfälle vor, wobei hier einseitige radikuläre Symptome im Vordergrund stehen. In 50% ist die Blasen-Mastdarmfunktion gestört [1343].

Die Therapie ist operativ, wobei häufig zumindest ein Teil der Nervenwurzel oder des Nerven nicht geschont werden kann und daher lokale postoperative Reizerscheinungen oder Ausfälle bestehen. Bei multiplen Neurofibromen sollen daher nur die symptomatischen Läsionen operiert werden, auch wenn bildgebende Kontrollen eine Größenzunahme asymp-

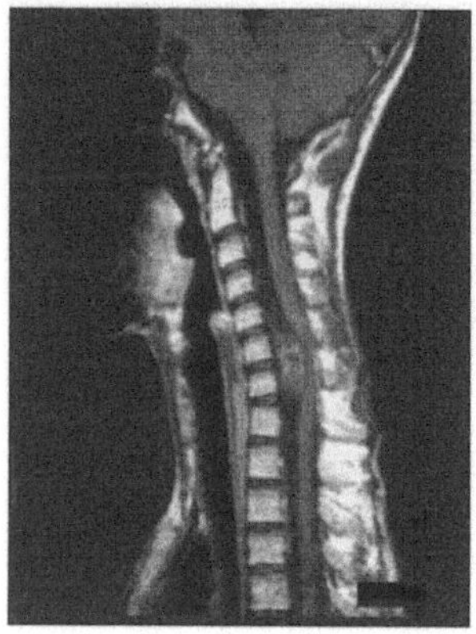

Abb. 74. Intraspinaler, extraduraler Tumor bei Neurofibromatose. Beachte auch die perlschnurartigen Wurzelauftreibungen im koronaren Bild (s. Abb. 69)

tomatischer Herde zeigen. Eine intradurale Inspektion ist wegen des häufigen Einwachsens der überwiegend extradural gelegenen Tumoren erforderlich. Rezidive sind bei benignen Tumoren selten. Eine Nachbestrahlung kommt bei den malignen Formen in Betracht.
Zur Chemotherapie liegen kaum Erfahrungen vor.

Missbildungstumoren:

- (Epi-) Dermoidzysten:
  Machen 1–2% der spinalen Tumoren aus und gehen meist mit knöchernen Defekten und auch mit Hautveränderungen als Zeichen der Entwicklungsstörung einher. Spinal überwiegen die Dermoidzysten und sind meist lumbosakral lokalisiert. Männer sind jeweils etwas häufiger betroffen. Symptome treten bis zum 20. Lebensjahr, bei Epidermoiden auch bis zum 50. Lj. auf, wobei meist Konus-Kauda-Syndrome auftreten. Rezidivierende Meningitiden treten bei Liquorfisteln auf, selten auch aseptische Meningitiden bei Ruptur einer Zyste. MRT ist auch hier diagnostische Methode der Wahl.
- Teratome:
  Sind mit Ausnahme der sacrococcygealen Form im Spinalkanal sehr selten und können auch extradural und intramedullär wachsen. Es handelt sich in der Regel um immature Formen [649].
- Lipome:

Bilden ca. 1% der spinalen Tumoren und stellen ebenfalls Entwicklungsanomalien dar. Taubheitsgefühl und Ataxie rangieren vor Rücken- und radikulären Schmerzen. Bei Progress-Symptome der Rückenmarkskompression. Jahrelange Anamnesen bevor sich in zwei Drittel der Fälle der Tumor bis zum 30. Lj. manifestiert. In immerhin 50% der Fälle ist bei diesem Tumor das Nativ-Röntgen auffällig.

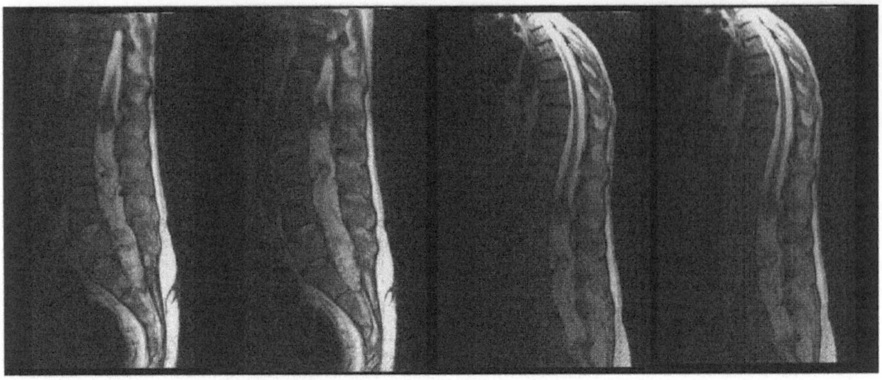

Abb. 75. Spinales Epidermoid. Auftreten einer distalen, schlaffen Paraparese und Gangstörung. Postoperativ gutes Ansprechen und Erlangung der Gehfähigkeit

Therapeutisch ist bei allen diesen Tumoren eine möglichst vollständige Resektion anzustreben, die aber wegen enger Beziehung zur Kauda häufig nicht ohne Risiko möglich ist. Wegen der langsamen Rezidiventwicklung über Jahrzehnte sollte kein operatives Risiko eingegangen werden [1343].

Leptomeningeale Metastasen: (s. Kap. 7c)

Intramedulläre Tumoren:

Stellen etwa 2–4% aller ZNS-Tumoren dar, wobei Gliome etwa 20% der intraspinalen Tumoren ausmachen. Bei Kindern überwiegen Astrozytome, bei Erwachsenen die Ependymome. Speziell bei Kindern durchwachsen Astrozytome oft große Bereiche oder das gesamte Rückenmark.
Klinik und Diagnostik:
Im Gegensatz zum radikulären Schmerz der extramedullären Tumoren findet sich hier meist ein zentrales Schmerzsyndrom mit beidseitigem, dumpfem, schwer definierbarem Schmerz und Dysästhesien ohne sicheren lokalen Bezug zum Tumorsitz, was höhenlokalisatorische Schlüsse schwierig macht. Dissoziierte Empfindungsstörungen weisen auf den intramedullären Sitz hin. Pyramidenbahnzeichen treten im Gegensatz zu extramedullären Raumforderungen früh auf. Paresen manifestieren sich zunächst proximal und schreiten nach distal fort. Bei zervikalem Tumorsitz können zunächst nur die Arme paretisch sein, während Beinschwäche erst später hinzutritt.

Erhalt der Hinterstrangfunktion bei Schädigung der spinothalamischen Funktion ist charakteristisch für intramedulläre Läsionen [174].

Diese Tumoren sind die Domäne der MRT. Bei Kindern leiden 15% an einem Hydrozephalus mit erhöhtem intrakraniellen Druck, wofür Infiltration der Medulla oblongata oder maligne Zellaussaat in den Subarachnoidalraum verantwortlich gemacht werden [521]. Eine liquorzytologische Diagnostik ist bei malignen Formen sinnvoll. Somatosensorisch evozierte Potentiale korrelieren gut mit den MRT-Befunden und sind auch zum perioperativen Monitoring geeignet.

Ependymome:

50% der spinalen Ependymome entwickeln sich in der Cauda equina und Filum terminale, der Rest verteilt sich gleichmäßig. Männer sind häufiger betroffen. Hauptmanifestation ist um das 40. Lj. Wegen der Ausbreitungstendenz via Liquor muss auch nach kranialen Herden gesucht werden.

Myxopapilläre Ependymome der Cauda equina (WHO-Grad I oder seltener II) haben generell eine gute Prognose mit progressionsfreiem Überleben nach 5 J. von 70–80% [724], obwohl sie häufig (in ca. 50%) nicht komplett entfernt werden können und gelegtlich sogar Fernmetastasen auch außerhalb des Nervensystems setzen. Ependymome lassen sich intraoperativ in der Regel gut vom Rückenmark angrenzen. Rezidiv-, bzw. Metastasenoperation ist sinnvoll. Dementsprechend empfehlen Neurochirurgen eine Strahlentherapie nur bei **symptomatischem** Tumorrest, Strahlentherapeuten generell bei verbliebenen Tumoranteilen. Chemotherapie nur als ultima ratio. Die zellulären Ependymome haben zwar eine schlechtere Prognose, müssen aber mangels Alternativen in gleicher Weise behandelt werden. Die Überlebensraten waren deutlich schlechter und Abtropfmetastasen häufiger, wenn keine en bloc Resektion möglich war, sondern eine stückweise Tumorentfernung erfolgen musste [724]. Das funktionelle Ergebnis hängt stark vom präoperativen Zustand ab. Hier ist Rückbildung schwerer Ausfälle nicht zu erwarten. Eine meist flüchtige postoperative Verschlechterung ist häufig. Die operative Morbidität hängt noch sehr von der Höhe des Tumors ab. Konusläsionen gehen mit besonderer Vulnerabilität einher, während zervikale Operationen weniger Risiko bergen [1343].

Die Strahlentherapie wird heute auf die Tumorregion beschränkt, da die Rezidive fast ausschließlich lokal auftreten. Nur bei den seltenen anaplastischen Formen wird wegen der hohen Ausbreitungsgefahr sowohl nach kranial als auch mit Abtropfmetastasen in den Cauda-Bereich eine Neuraxisbestrahlung befürwortet. Die empfohlene Dosierung beträgt 50 Gy in Einzeldosen von 1,8 bis 1,5 Gy und gilt auch für spinale Astrozytome [724].

In Analogie zu den malignen Gliomen kann für diese Patienten auch eine übliche Gliom-Chemotherapie durchgeführt werden mit zumindest einzelnen Remissionen (eigene Erfahrungen).

Astrozytome:

Spinale Astrozytome machen nur ca. 3% aller Astrozytome aus. Bei Kindern sind ca. 30% pilozytisch mit entsprechend guter Prognose (Operation bei Progredienz!) – maligne Formen sind selten. Bei Erwachsenen kommt fast ausschließlich der fibrilläre Subtyp vor mit ausgedehntem infiltrativem Wachstum und entsprechend schlechteren Chancen für eine komplette oder auch nur ausgedehnte Resektion. In 10–30% sind die Tumoren anaplastisch. Die publizierten Behandlungsserien sind alle klein und nicht randomisiert, so dass die therapeutische Datenbasis unsicher ist. Bei den niedriggradigen Formen werden 10-Jahresüberlebensraten von über 50% berichtet [567], in gemischten Serien progressionsfreies Überleben nach 5 J. in ca. 40%, nach 10 J. in ca. 25% (s. [570, 724]). In einigen Serien war die Überlebenszeit nach mikrochirurgischer Resektion deutlich besser, in anderen bestand kein Unterschied zwischen Resektion und Biopsie. Gute Operateure operieren heute risikoarm mit gutem symptomatischem Erfolg, so dass bei Progredienz eine operative Intervention angezeigt ist [1343]. Der Nutzen einer Bestrahlung ist bei diesen Tumoren unklar. Anaplastische Tumoren haben eine miserable Prognose mit Überlebenserwartung von 1–(2) Jahren, wozu Liquoraussaat maligner Zellen mit Ausbildung eines Hydrozephalus, diffuse Infiltration des gesamten Rückenmarks und Besiedlung des Gehirns beitragen. Dementsprechend bietet sich eine multimodale Behandlung mit Operation, Nachbestrahlung und i.v.-Chemotherapie wie bei den zerebralen Gliomen an, die durch eine i.th.-Chemoprophylaxe ergänzt werden sollte.

Oligodendrogliome des Rückenmarks sind außerordentlich selten und werden in Analogie zu den Astrozytomen behandelt.

7.1.13 Primäre Tumoren des peripheren Nervensystems

Da die primären Tumoren des peripheren Nervensystems, sofern sie nicht intrakraniell oder intraspinal liegen, oder im Rahmen von genetischen Syndromen (Neurofibromatose) auftreten, nur ausnahmsweise primär neurologisch/neurochirurgisch diagnostiziert werden, erfolgt ihre Abhandlung überwiegend nach der Klinik und Differentialdiagnose bei den systemischen Tumoren nach dem Gesichtspunkt der Organtopographie (Kap. 7.2).

Als Ausnahme und Beispiel für die Synopse von Topographie, Klinik, Pathogenese und Epidemiologie in der differenzierten Beurteilung von Tumorentitäten erfolgt die Darstellung des Ästhesioneuroblastoms und seine Beziehung zu den Neuroblastomen.

Neuroblastom

Auf einen Blick

Das Neuroblastom gehört – wie Wilms-Tumor, Rhabdomyosarkom und Ewing-Sarkom, peripherer neuroektodermaler Tumor – zu den malignen „kleinen blauen rundzelligen" Tumoren, die eng verwandt mit dem peripheren neuroektodermalen Tumor aber auch den ZNS-PNET sind. Es ist oft angeboren oder tritt bevorzugt im Säuglingsalter auf, bei Erwachsenen ist es eine Rarität, scheint aber auch einen anderen Verlauf zu nehmen [399].

Epidemiologie und Prognose:

Vierthäufigster Tumor des Kindesalters, Inzidenz im 1. Lebensjahr 64 MPJ, in der gesamten Kindheit 10 MPJ, wobei offenbar genetische (Rassenunterschiede) und Umweltfaktoren (Alkohol in der Schwangerschaft, Medikamente) eine Rolle spielen [808]. Spontanheilungen sind bei diesem Tumor beschrieben [151, 190]. Die Prognose ist bei den im ersten Lebensjahr auftretenden Tumoren wesentlich besser als bei älteren Kindern, bei denen Spätrezidive nach Jahren auftreten [190]. Bei Erwachsenen sind weltweit unter 100 Fälle von Neuroblastomen publiziert (außer Ästhesioneuroblastomen), die Prognose scheint wie bei älteren Kindern von Spätrezidiven gekennzeichnet zu sein.

Pathogenese:

Es wird angenommen, dass der Tumor des Säuglingsalters aus der embryonalen Neuralleiste entspringt. Topograhisch dominieren Nebenniere oder paraspinale Ganglien. Manifestation im Bereich des thorakalen Grenzstranges oder im Becken sind bei Säuglingen seltener.

Charakteristisch ist die Sekretion von Katecholaminen – worauf auch das Neuroblastom-Screening beim Neugeborenen beruht.

Das „primitive" Neuroblastom des Erwachsenen und wohl auch älterer Kinder ist pathogenetisch verwandt mit den reiferen Tumoren der Neuralleiste – Ganglioneuroblastome, Ganglioneurome, Phäochromozytomen und Paragangliome, aber auch sogenannten Apudomen. In etwas reiferen Varianten des Neuroblastoms finden sich auch ganglionäre Strukturen.

Nach der Literatur ist deshalb zu vermuten, dass die sehr seltenen Neuroblastome beim Erwachsenen – eher maligne Varianten von Gangliogliomen und Paragangliomen – anderen pathogenetischen Ursprungs sind; hierfür spricht auch das topographisch andere Verteilungsmuster [43, 185, 399, 544, 546, 552, 687, 838, 915, 1094, 1215] sowie die häufigere Assoziation mit anderen endokrinen Syndromen [43, 49, 822, 913, 1166].

Bildgebung:

MRT [1215] MIBG [656, 1212], FDG-PET, C11-Hydroxyephedrin [1212].

Therapie:

Für die kindlichen Neuroblastome existieren mehrere pathologisch ausgerichtete Gradierungssysteme, zB INSS mit einer mäßigen klinischen Relevanz (Hauptfaktor bleibt prognostisch das Alter). Im günstigsten Stadium 1 hält Kushner eine ausschließlich chirurgische Therapie für ausreichend [691], sonst ist kombinierte Radio- oder Radiochemotherapie zumindest für die Kinder gängige Praxis.

Ästhesioneuroblastom

Auf einen Blick
Vom Riechepithel ausgehender, maligner Tumor bei Erwachsenen, der vorwiegend lokal destruierend wächst und zu Spätrezidiven auch nach vielen Jahren neigt.

Epidemiologie und Prognose:

Sehr seltener Tumor, der klinisch als Tumor der Nasennebenhöhlen imponiert. Unter 500 publizierten Fälle weltweit, darunter weniger als 20 im Kindes- und Jugendalter, keines bei einem Säugling unter einem Jahr [480, 1448]. 5–8% der Tumoren des Nasenraumes [172, 1169]. Der Tumor wächst lokal destruierend [774]. Auch nach „in sano"-Operation treten mitunter nach langem Intervall – in der Regel lokoregionale – Rezidive auf [333, 580]. Die Überlebensraten fielen von 78% nach 5 Jahren auf 65% nach 15 Jahren, 40% der Rezidive hatten ein Intervall von 5 Jahren und länger [333, 828].

Pathogenese:

Die Immunhistochemie weist darauf hin, dass der Tumor anderen Ursprungs ist, als die Gruppe der peripheren „PNET" [921]. Nicht selten kommen mehrere Differenzierungen (neural, neuroendokrin, ganglionär, sogar mit Kraniopharyngeom [917]) in einem Tumor vor, die Verwandtschaft scheint – wie bei den systemischen Neuroblastomen des Erwachsenen – eher zu Ganglioneuroblastom und Paragangliom zu bestehen [304, 545, 921].

Klinik:

Überwiegend zunächst lokal „verstopfte Nase, chronische Sinusitis", aber gelegentlich auch primär neuroendokrine Syndrome wie SIADH oder Cushing, die nicht allein von der Tumorausdehnung erklärt werden. [20, 49, 913]. Gelegentlich, aber nicht immer wird eine Katecholaminproduktion gefunden.

Die Rezidive treten vorwiegend lokoregionär auf, infiltrieren dann gerne die Dura und breiten sich entlang des Liquorweges aus. Systemische Metastasen sind seltener.

Bildgebung/Diagnostik:

MRT: [303, 752] – unspezifisch, zeigt die destruierende Komponente, das Signalverhalten reicht von leicht iso- bis hyperintens in T1, sehr variabel in T2. Der Tumor kann homogen oder inhomogen sein, auch das Kontrastmittelverhalten variiert.

Nuklearmedizinisch wurde ^{111}IN-Somatostatin [1046] zur Markierung eingesetzt, ob die bei (kindlichen) Neuroblastomen effizienten Marker (zB MIBG) zuverlässig sind, ist nicht definitiv evaluiert [610].

Die Diagnose sollte mittels Feinnadelbiopsie gestellt werden [250, 768], da eine radiologisch zuverlässige Differenzierung des Tumors schwierig ist und nach der Histologie unterschiedliche therapeutische Optionen bestehen – neben den häufigeren Karzinomen kommen auch Lymphome vor, die etwa so häufig sind wie die Ästhesioneuroblastome [1169].

Therapie:

Es gibt bisher keine „Standardtherapie" – alle Serien zeigten praktisch Spätrezidive. Dennoch scheint für die Prognose die initiale lokale Kontrolle essenziell.

Die Ergebnisse der (offenen) Serien belegen die Wirksamkeit einer Strahlentherapie, mit der teilweise lokale Kontrolle auch bei fortgeschrittenem Stadium [591] erreicht wurde. Andererseits ist die lokale Kontrolle durch Radiatio allein ohne weitgeh. Resektion [1235] unbefriedigend, so dass bei ausgedehnterem Tumor eine Operation – als en bloc Resektion- und Radiatio [580, 632, 689] zu empfehlen ist.

Angesichts der langen Remissionszeiten und über 50% dauerhaften

Heilungen ist bei chirurgisch sicher entferntem Tumor eine initiale Radiatio nicht als obligat anzusehen.
Mit neoadjuvanter Chemotherapie [1005] konnten signifikante präoperative Tumorverkleinerungen erzielt werden.
Bei ausgedehntem Tumor wird „multimodal" [333] – initial kombiniertes Vorgehen empfohlen.

7.2 Systemische Tumoren und Nervensystem

7.2.1 Hämatologische Systemerkrankungen

Auf einen Blick

Neurologische Komplikationen sind in jedem Stadium möglich. Das ZNS wird durch meningeale Beteiligung bei Hirnnervenausfällen, spinalen Symptomen von soliden intrakraniellen Absiedelungen (vorwiegend PCNSL) befallen. Periphere nervöse Strukturen (Plexus, periphere Nerven) sind in unterschiedlicher Frequenz betroffen.

Tab. 71. Auswirkungen von hämatologischen Erkrankungen auf das Nervensystem

	Neoplastisch	Metabolisch-endokrin	Vaskulär	Infektion	Paraneoplastisch	Therapiebedingt
Akute Leukämie	++		++	+		++
Chronische Leukämie			++	+		+
NHL	+		+	+	+	++
M. Hodgkin	+			+	+	+
PCNSL	+++					+
Plasmozytome	(+)	+		+	+	+

Leukämien

Akute Leukämien:

FAB-Subtypen der Myeloblasten-Leukämien (AML):

M0
M1
M2
M3 Promyelozyten
M 4 Myelomonozytär
M 5 Monozytär
M 6 Erythrozytär
M 7 Megakaryozytär.

FAB Subtypen der Lymphoblasten-Leukämien (ALL):
L1
L2
L3 (Burkitt-like).

Neoplastisch:
Meningitis mit oder ohne Hirnnervenbefall

Die meningeale Beteiligung kann das Erstsymptom sein, mit dem systemischen Befall gleichzeitig auftretend, oder auch bei hämatologischer Remission der Ort eines Rezidives sein. Bei der Diagnose von ALL sind bei ca. 5–10% symptomatische ZNS-Beteiligungen vorhanden.
HN: VII, VI, V, III (Reihung der Häufigkeit, auch andere HN möglich).
Nervenwurzelbefall und Cauda equina [116].
Obstruktion des Liquorflusses mit ICP-Erhöhung.
Polyradikuläre Ausfälle: M4/5
Beteiligung einzelner Nervenwurzeln, asymmetrisch, ähnelt multiplex Neuropathie [473, 679].
Zwischenhirninfiltration: Mit endokrinen Störungen (siehe „endokrin").
Durch Beteiligung der Hypophyse und des Hypothalamus: Kopfschmerz, Gewichtszunahme, Somnolenz, Verhaltensanomalien, Diabetes, hypothalamische Adipositas, „hypothalamische Leukämie" [1012].

Spinale Kompression (selten): Rückenmarkkompression durch epidurale leukämische Auflagerungen bei ALL ist selten und eher bei myeloischen Formen anzutreffen [1217, 1414]. Lokalisierte extramedulläre Tumorformationen (Chlorome, granulozytische Sarkome), kommen bei 3% der chronischen myeloproliferativen Prozesse vor [895]. Spinale Raumforderungen sind selten das Erstsymptom der Leukämie. Bei akuten lymphoblastischen Leukämien sind spinale Absiedelungen noch seltener, im Verlauf auftretend, gelten sie als Hinweis auf fehlendes Ansprechen der Therapie [1038].

Chlorom und granulozytisches Sarkom: Solide Tumoren (grüne Farbe) von nicht-lymphatischen Leukämien können der Leukämie auch vorausgehen.
Lokalisation: subperiostal, Gesichts- und Schädelknochen, paranasale Sinus, Mastoid, Orbitae [284]. Vorkommen: intrakraniell, intraspinal.
Weichteiltumoren: Lokalisierte leukämische Ablagerungen [284].
Symptome: Hirnnervenausfall, Hemiplegie, Hemianopsie, Ataxie, Anfälle, kortikale Blindheit (auch Blindheit durch N. opticus-Infiltration). Läsion des Nervus mentalis, mit Ulzeration der bukkalen Schleimhaut.
Periphere Nerven: Selten direkter Befall [21, 105, 425, 478, 489].
Muskel: Diffuse Infiltration bei akuten Leukosen in Autopsieserien [595].
ZNS-Rezidive: Häufigste Form des Rezidives der ALL (10–50%). Etwa 20% der Erwachsenen entwickeln eine meningeale Aussaat.

Metabolisch:

Hyperammonämie (mit Enzephalopathie).
Wernicke-Enzephalopathie (Thiaminmangel).

Vaskulär:

Blutungsneigung (besonders FAB-Typ M 3):

Intrazerebrale Blutungen:

Erstsymptom oder Rezidiv [284]. Begünstigend: Thrombozytopenie (selten bei Thrombozytenzahl über 20.000).
Blutungen im ZNS treten als solide intraparenchymatöse Hämatome, meningeale Blutungen und spinoradikuläre Blutungen auf, von Petechien bis zu großen, konfluierenden Hemisphärenblutungen.
Letale intrazerebrale Blutungen sind bei Blastenkrisen möglich.
Bei Thrombopenien kann es zu SAB und SDH (akut und chronisch) [487] sowie Sinusvenenthrombosen kommen.

Akute spinale Blutungen:

Spinal: Durch LP verursacht bei thrombozytopenischen Patienten [284].
Hyperviskositätssyndrome (alle Leukosen):

Visuelle und auditive Störungen, Kopfschmerz, Ataxie, Lethargie. TIA-artige Bilder. DIC (siehe vaskuläre Komplikationen).
Infektion: Bakterielle Infekte mit Sepsis, Abszessen und mykotischen Aneurysmen.
Virale Infektionen: Mumps, Masern, Varicellen, CMV, H. zoster.
JC 40 Virus (PML).
Pilzbefall.

Paraneoplastisch:

Selten bei akuten Leukämien.
Demyelinsierende Polyneuropathie [1073, 1292].

Therapiebedingt:

Chemotherapie: siehe Toxizität

Besonders zu erwähnen: L-Asparaginase, IT MTX, Ara C (HD), 6-Thioguanin, Mercaptopurin, Cyclophosphamid, Doxorubicin, Etoposid.
Komplikationen durch ZNS-Reservoir.

Strahlentherapie:

ALL : ZNS-Prophylaxe [1011].
Ganzhirnbestrahlung: 18–24 Gy.
Nekrotisierende Leukenzephalopathie (besonders Kinder).

ZNS-Prophylaxe:

Entwicklung der ZNS-Behandlungsschemen aus der Pädiatrie. Früherer "Gold Standard" 24 Gy plus 5–6 Dosen einer intrathekalen Chemotherapie (MTX) [58]. Neurotoxizität wird dadurch verstärkt.
Erwachsene sind auf Grund des Lebensalters bereits eine Risikogruppe [487].
Die Ganzhirnbestrahlung der adulten AL mit 24 Gy ist umstritten [1155], möglicherweise bei AL-hochdosierte Chemotherapie (MTX, Cytosin-Arabinosid, Dexamethason) ebenso erfolgreich wie gleichzeitige RT [553, 614].
ALL: mit konventioneller Prophylaxe: 0–10,7% ZNS-Rezidiv [48]. Kurzzeit IT-Therapie [418] 11,1%, Langzeitprophylaxe [1413] 4,3%. Optimale Dauer der IT-Prophylaxe ist unbekannt.
AML: Initiale ZNS-Beteiligung 20%, während kompletter Remission: 16% [1038]. ZNS-Rezidiv häufig zusammen mit Knochenmarksrezidiv [263]. Die Rolle der prophylaktischen Therapie ist noch nicht geklärt [487].

Chronische Leukämien

Allgemein:

Bisher wenig über Beteiligung des Nervensystems bekannt. Große Untersuchung an 962 Patienten mit CLL [135] zeigt eine Komplikationsrate von 11,3%.

Einteilung:

Myeloproliferative Erkrankungen (CML, Polycythämia vera, Osteomyelofibrose).
Chronisch lymphatische Leukämie.

Neoplastisch:

Meningeale Beteiligung: selten als Initialsymptom, nach jahrelanger Behandlung möglich [127, 188, 415].
Chlorom der Calvaria.
Plexopathie der Nervenplexus.
Befall multipler Spinalnerven.
Spinale Symptome mit: Rückenschmerz, Quadru- oder Paraparese.
Neuromuskuläre infiltrative Prozesse.
Selten infiltrative Nervenläsionen [71, 835].
Leukämische Infiltration der Skelettmuskulatur, sehr selten als Initialsymptom, nach jahrelanger Behandlung möglich [127, 188, 415].

Vaskulär:

Intrakranielle Blutung:
Seltene Komplikation (0,1%) bei CLL.
Einblutung in periphere Nerven [835].
Infektion:

CLL: Herpes zoster (7,2%) [135].

Tab. 72. Herpes zoster bei CLL (nach Bower 1997 [135])

Einzelne Dermatome	59
V1	8
Zervikal	3
Thorakal	20
LWS	8
nicht dokum.	20
Hautdissemination	6
Meningoenzeph .	2
LS polyradikulär	2

Andere opportunistische Infekte (1,8%): PML, Kryptokokken, Pneumokokken, Candida, Aspergillus.

Paraneoplastisch und immunologisch:

Entmarkende Polyneuropathie [1222, 1279, 1301].
Myositis, Dermatomyositis, vaskulitische Mononeuropathie, entzündliche, entmarkende Polyneuropathie) [261, 321].

Therapiebedingt:

Behandlungsbedingt (1,5%)
Chemotherapie: siehe Toxikologie.
CML: IFN Therapie (Grippebeschwerden, Myalgie).
Haarzellleukämie: Interferon-alpha, Pentostatin.

Lymphom

Auf einen Blick

Neurologische Komplikationen sind in jedem Stadium möglich. Das ZNS wird durch meningeale Beteiligung bei Hirnnervenausfällen, spinalen Symptomen von soliden intrakraniellen Absiedelungen (vorwiegend PCNSL) befallen. Periphere nervöse Strukturen (Plexus, periphere Nerven) sind in unterschiedlicher Frequenz betroffen.

Tab. 73. Wahrscheinlichkeit der Beteiligung des Nervensystems bei NHL und M. Hodgkin (modifiziert nach Wiley 1995 [1411])

Meningeose	NHL	>	HD
Solide intrazerebrale Absiedelung	NHL	>	HD
Epidurale Absiedelung	NHL	=	HD
Infekte	HD	=	NHL
Behandlung	NHL	>	HD
Paraneoplastisch	NHL	=	HD
GBS	NHL	=	HD

Tab. 74. NHL: Einteilung und Klassifikation: REAL-Klassifikation [504]

Niedrigmaligne Lymphome (LG-NHL)	Immunphenotyp/Grad
CLL	B-zellig
Lymphoplasmozytoides Lymphom	
Immunozytom (M. Waldenström)	B-zellig
Mantelzelllymphom	B-zellig
Keimzentrumszelllymphom	B-zellig Grad 1 und 2
Haarzellleukämie	B-zellig
Plasmozytom, multiples Myelom	B-zellig
Marginalzonenlymphom	B-zellig
Mycosis fungoides /Sezary-Syndrom	T-zellig
Peripheres T-Zell-Lymphom	T-zellig
Hochmaligne Lymphome (HG-NHL)	
Keimzentrumszelllymphom	B-zellig Grad 3

Tab. 74 *(Fortsetzung)*

Niedrigmaligne Lymphome (LG-NHL)	Immunphenotyp/Grad
Diffuses großzelliges B-Zell-Lymphom	B-zellig
Burkitt-Lymphom	
Burkitt-ähnliches Lymphom	B-zellig
Vorläufer B-lymphoblastisches Lymphom	B-zellig

Aus Aktualitäts-Gründen wird die REAL-Klassifikation der häufigsten Lymphom-Entitäten angeführt. Vergleichende Gegenüberstellungen zwischen "Updated Kiel Klassifikation" (1988), "Revised European American Lymphoma Classification" (1994) und der "Working Formulation" (1982) sind im Schrifttum zu finden [1266].

Non-Hodgkin-Lymphom (NHL)

Auf einen Blick

Neurologische Komplikationen bei 5–17% der Patienten mit nicht primären ZNS-Lymphomen [528, 747, 1050]. Die meningeale Beteiligung ist am häufigsten, gefolgt von spinaler Kompression. Unter den NHL vorwiegend diffuse, hochmaligne Lymphome vom lymphoblastischen Typ [528, 627, 747]. Bei ZNS-Befall auch fast immer gleichzeitig ausgedehnte systemische Erkrankung, extranodale Tumormanifestation und KNM-Befall [528, 627, 747, 791].

Neoplastisch:

Meningen: Häufigste Form der ZNS-Beteiligung.

Klinisch: Kopfschmerz, HN Ausfälle (bes. HN VII) Enzephalopathie, OPS; spinale und radikuläre Symptome [487].
Leptomeningeale Metastasen (MN) von NHL sind die häufigsten ZNS Komplikationen, und machen etwa 22–43% aller intrazerebralen Lymphome aus. MN kommt bei insgesamt 4–15% aller Patienten mit NHL vor [203, 475, 1052]. Als ungünstige Prädiktoren erwiesen sich bisher die Histologie [203, 206], raumfordernde ZNS-Metastasen [204], und durch Radioisotopen-Ventrikulographie nachgewiesene Kompartmentalisierung. Palliation mit mittlerer ÜLZ-Dauer von 10 Monaten ist möglich [212].

Meningeales Rezidiv:
Etwa 50% beginnen mit meningealer Beteiligung nach Chemotherapie induzierter Remission [528, 1440].

Intrakranielle Raumforderung:

Lokale Raumforderung sind bei systemischen Lymphomen seltener. Etwa 25% entwickeln eine oder mehrere intraparenchymatöse Läsionen (in den Meningen oder hämatogene Aussaat) [528, 747, 1050, 1423].
Einige Formen wie Mycosis fungoides haben eine überproportional hohe ZNS-Beteiligung [496].
Einzelne oder *periventrikuläre Läsionen* weisen auf eine neoplastische Ursache hin. Bei unklaren Abgrenzungen zu anderen Ursachen (zB Infektionen) ist die Biopsie notwendig.
Diagnostisch zusätzlich zur Bildgebung LP, wenn keine Kontraindikationen vorliegen (Fragestellung: MN?).

Spinale Läsion:

Epidurale Absiedelung. Häufigkeit der spinalen Kompression durch Lymphome ist in einzelnen Serien unterschiedlich [1217]. Bei M. Hodgkin etwa bei 4%, bei NHL 2,5%. Bei NHL ist die spinale Kompression eher das Erstsymptom des Lymphoms, bei M. Hodgkin hingegen ist es eher eine Spätkomplikation.
Lokalisation: vorwiegend thorakale und lumbale Segmente [404, 747]. Epidurale und subdurale Absiedelung bei NHL ca 3%. Knöcherner Befall bei Lymphomen in ca. 10–15%, davon 60% Wirbelsäule [925].

Lymphome breiten sich auf 3 unterschiedlichen Wegen aus:

1. Ausbreitung von den betroffenen paravertebralen Lymphknoten durch die Foramina intervertebralia.
2. Ausdehnung von einer WK-Metastase.
3. Isolierte epidurale Auflagerungen oder Absiedelungen im Fettgewebe.

Andere neoplastische Läsionen:

Mediastinales Lymphom: Läsion des N. laryng. recurrens, N phrenicus, Sympathicus, andere Mononeuropathien [1335].

Vaskulär:

DIC, NBTE, septische Emboli, venöse Verschlüsse, intrazerebrale Blutungen (bei Koagulopathien) [458, 1076].

Infektionen: Aspergillus (13–20%).

Viral: Masern, Mumps, Varicella, Herpes,
PML, CMV.
Toxoplasmose.

Paraneoplastisch und immunologisch:

Sinusvenenthrombose [620].
Neuritis n. optici [918].
PNP: sensorimotorisch, GBS artig, CIDP.
LEMS: [44].
Subakute motorische Neuropathie [1411].
MND: [450, 1096, 1157, 1443].
Cauda equina-Syndrom [388].

Therapiebedingt:

Effekt der Steroide, Chemo- u. Strahlentherapie.
Komplikationen der intrathekalen Therapie.

Lymphoplasmozytisches Lymphom Immunozytom (Makroglobulinämie, M. Waldenström)

Auf einen Blick
25% aller Patienten mit Makroglobulinämie haben PNS- oder ZNS-Komplikationen.

Vaskulär:

Hyperviskositätssyndrom, oder Blutungstendenz. Schlaganfälle, hirnlokale Syndrome, Enzephalopathien, SAB, oder vaskuläre spinale Symptome.

Klinisch:

Lethargie, Kopfschmerz, fokale Zeichen: Verwirrtheit, Delir, Stupor, Koma, Anfälle. Sehstörungen, Hörstörungen, Hirnnervenausfälle [772].

Paraneoplastisch/immunologisch:

Polyneuropathien bis zu 40% der Patienten, ein Teil durch Bindung von monoklonalem IgM (anti MAG) an die Nervenstrukturen [301, 338, 712, 713].
DD: andere Mechanismen: lymphozytäre Infiltration, Amyloidose. Einblutungsneigung [443].
Motor-Neuron Erkrankungen [1096].

Plasmozytom (Multiples Myelom [MM])

Auf einen Blick
Erkrankung des Erwachsenenalters, 20–30 MPJ [443, 692, 1115]. Geschlechtsverteilung ausgeglichen. Durchschnittliches Alter: 62 Jahre. Häufigster Knochentumor des Erwachsenenalters. Befall der Wirbelsäule fast immer vorhanden, aber nicht immer symptomatisch. Komplikation Plasmozytom mit Osteolyse, spinale Kompression oft Erstsymptom des Tumorleidens [180]. Seltener intrakranielles Myelom, PNP (5%) oder meningeale Beteiligung.

Neoplastisch:

Intrakraniales Plasmozytom:

Tritt selten durch neurologische Zeichen (OPS, Hemiparese, Hirnnervenausfälle, epileptische Anfälle) in Erscheinung. Hauptlokalisationsort: Sella, Sinus cavernosus [83], Os sphenoidale, orbitale Raumforderung. Auch Invasion vom Oropharynx oder Nasopharynx möglich.
Strahlensensibler Tumor [147, 1115].

Meningeose (MN):

Äußerst selten vorkommendes Ereignis [945], prinzipiell bei allen Typen IgA, G, D möglich.
Symptome: OPS, Hirnnervenausfälle, Schwäche der UE.
DD: Bei Bewusstseinsstörung und bekanntem Plasmozytom sollte in erster Linie an eine Hyperkalziämie gedacht werden.

Hirnnervenausfälle:

Multiple HN Ausfälle durch lokale Destruktion möglich: Sinus cavernosus mit Störungen der Optomotorik und Sensibilitätsstörungen [698]. Os temporale [1209] mit Facialisparese. Mandibel ("Numb chin syndrome"), auch als Hinweis für Rezidiv [853]. Untere Hirnnervengruppe ("Collet Siccard-Syndrom") [1291].

Epidurale spinale Kompression [180, 248, 1228, 1254]:

Kann sowohl Erstsymptom oder Rezidiv sein.
Pathologische Fraktur oder Befall des Wirbelkörpers, seltener epidurale Absiedelung ohne Knochenaffektion. Vorkommen bei 10–15% aller Patienten. BWS häufiger als LWS betroffen, HWS selten. Wirbelsäulenschmerzen können das Erstsymptom des Leidens sein [599].

Symptome:

1. Rückenschmerz und Symptome der Querschnittsläsion: Paraparese, Sphinkterstörung.
2. Nervenwurzelkompression (Kompression durch Tumormasse, Wirbelkörperkollaps).

Therapie:

Chemotherapie, Strahlentherapie, neurochirurgische Eingriffe selten.

Metabolisch-endokrin:

Hyperkalziämie mit akuter Enzephalopathie (Risiko nach Immobilisation), Hyperviskositätssyndrom, Urämie.

Vaskulär:

Hyperviskositätssyndrom: [1115, 1304]

5% der MM, hingegen 50% bei Waldenström.
Auftreten von Blutungen und Purpura.

Klinisch:

Visusstörung: Dilatation der retinalen Venen, Segmentation "Boxcar-Sign", Papillenödem, Sehschärfe [92].
Zerebrovaskuläre Symptome: TIA; Sensibilitätsstörungen, Kopfschmerz, Nystagmus, Vertigo, Verwirrtheit bis Koma.
Infektion:
Hypogammaglobuliämie, verminderte Migration von neutrophilen Leukozyten. Infekte: Meningitis.

Paraneoplastisch und Immunologisch:

- PCD [1035]
- PNP
- Arthralgie, Myalgie
- LEMS [1010].

Therapiebedingt (siehe Toxikologie):

Anderes

Amyloidose:

PNP:

Ischämische PNP (Amyloidablagerungen).
Amyloidose der peripheren Nerven [630].
Amyloidose der Muskulatur [374, 1324].
Mononeuropathien: CTS.
Ophthalmoplegie durch Amyloidose [1043].
Rhabdomyolyse: assoziiert mit MM [367].

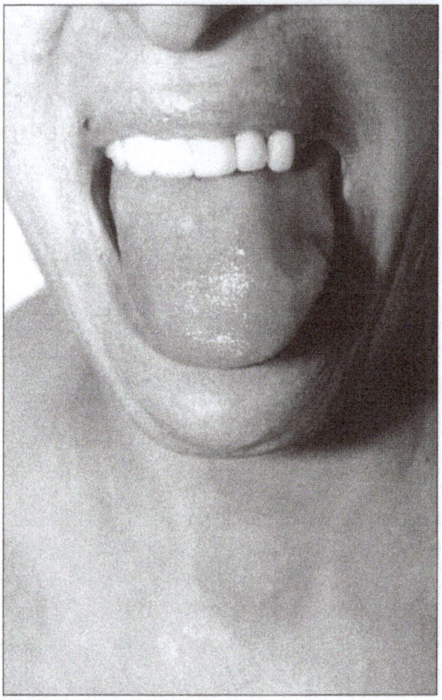

Abb. 76. Amyloid Zunge – „Schluckschwierigkeiten" (eigentlich Schwierigkeiten beim Speisetransport und der subjektive Eindruck „die Zunge sei zu groß") bestanden. Gleichzeitig lag eine Paraproteinämie vor. Die Biopsie bestätigte den Verdacht einer Amyloidzunge

Immunsekretorische Erkrankungen (nicht REAL klassifiziert)

Benigne monoklonale Gammopathie (MGUS) [692, 712, 713, 1213]:

Bei der MGUS sind die IgM Leichtketten die häufigste Form, einige davon haben auch MAG AK assoziiert und die Mehrzahl hat einen benignen Verlauf [62]. Allerdings entwickeln 14% später ein Myelom.
Klinisch: Chronisch demyelinisierende Polyneuropathie. Im Verlauf weniger ausgeprägt als CIDP. Rein sensible und autonome Symptome sind möglich; Ataxie kann auftreten.
Antikörper: Anti-MAG-AK in 65% (entmarkende Polyneuropathie), anti-SGPG-AK in 82,5% [222, 1225].
POEMS-Syndrom: (Paraproteinämie, Organomegalie, Endokrinopathie, Makroglobulinämie, Hautveränderungen ([Skin]).
Neurologisch: Vorwiegend axonale Polyneuropathie [133, 645, 796, 861, 1226, 1313, 1357], seltener entmarkende, CIDP-artige Manifestationen.
Begleitsymptome von anderen Organen, Haut und Endokrinium [433] können inkomplett ausgebildet sein und Diagnose erschweren. In der Ätiologie möglicherweise TNF wichtig [426].

Burkitt Lymphom

Neoplastisch:

Häufiger Befall des Nervensystems (60%).
HN-Ausfälle auch durch perineurale Ausbreitung, meningeale Beteiligung, lokale Tumorausbreitung im Kopf- und Gesichtsschädel, an der Schädelbasis, Orbita.
Epidurale Absiedelung.

Vaskulär:

Ischämische Myelopathie durch Kompression der Spinalarterien.

Andere Lymphome nicht in NHL-REAL klassizifiert

AIDS assoziiertes Lymphom: s. spezielle Tumoren/AIDS

PCNSL: Primäres ZNS-Lymphom

Auf einen Blick
Das primäre ZNS-Lymphom kommt in den USA ca. in 1000 Fällen pro Jahr vor. Bekannte Assoziation mit AIDS [1140].

Assoziation:
Organtransplantationen, Immunosuppression; AIDS; Ebstein Barr Virus.

Pathologie:

Histologisch kein signifikanter Unterschied zwischen viszeralem und ZNS-Lymphom. Diffuse hochmaligne Lymphom-Formen sind am häufigsten (Schaumburg). T-Zell-Lymphom ungewöhnlich [74, 550].

Neoplastisch:

Gehirn: Subakut auftretende Raumforderung, Männer sind häufiger als Frauen betroffen, 6. Dekade.
Obwohl es oft eine einzelne Läsion ist, kommen in einem Viertel der Patienten multiple Läsionen, und einem Viertel Ausdehnung in den Subarachnoidalraum und im Ventrikelsystem auf.
AIDS Patienten sind im Allgemeinen jünger (kommt etwa bei 3% vor).
Prophylaxe:
Neuraxisprophylaxe dürfte ÜLZ nicht begünstigen [89].

Castlemansche Erkrankung:

Angiofollikuläre Lymphknotenhyperplasievariante eines Lymphoms. Infiltration von Kapillaren.
Neurologische Komplikation: Motorische Neuropathie, CIDP [1362].

Maligne Angioendotheliomatose (Malignant endovascular lymphomatosis, Neoplastische Angioendotheliomatose, angiotrophes großzelliges Lymphom [6, 240]:

Intravaskuläres Lymphom, Organbefall, Beteiligung des gesamten Nervensystems:
Gehirn: Ausfälle, organische Psychosyndrome, Demenzen [323, 762].
Spinale Symptome.
Störung des peripheren Nervensystems.
Diagnose nur durch Biopsie oder post mortem.

Neurolymphomatose:

Sehr selten, ätologisch nicht homogen.
Klinisch: Rasch entwickelnde Neuropathie (DD: chemotherapiebedingt) entweder als sensorische Neuropathie [471], oder GBS artig [478, 1001, 1208, 1335].

M. Hodgkin

Neoplastisch:

ZNS-Parenchymbefall ist selten.
HN-Befall, (Schädelbasisausdehnung, Halsweichteile).
Befall der Nervenplexus [284].
Epidurale Raumforderung:
Knochenbeteiligung bei M. Hodgkin liegt bei ca 10% vor, davon 60% mit WS-Beteiligung [925], ebenso epidurale Auflagerung ohne Knochenbeteiligung.
Infektion:
Nicht septische Endokarditis, Thrombophlebitis.
CSF: Eosinophile Meningitis.

Paraneoplastisch und Immunologisch:

PCD [498, 1152]
Plexopathie (brachialis)
PNP: CIDP [37]
Polyradikulitis [761]
Subakute motorische Neuropathie, MND [262]
MG [1039]
Myopathie [659].

Therapiebedingt:
Chirurgie: Lokale Nervenläsionen, Hals, Thorax, vorwiegend bei Biopsie. Chemo- und Strahlentherapie: s. Toxikologie.

Begleitphänomene: Kryoglobulinämie

Vorkommen:
Monoklonale Gammopathie bei soliden Tumoren.
Monoklonale Gammopathie bei benigner Lymphknotenhyperplasie.

Pathogenese:
Sludging in den distalen Gefäßen.
Vaskulitis und Veränderungen der endoneuralen Gefäße [1363].

Klinisch:
Sensomotorische oder multifokal. Akrale Betonung. Symptome nehmen bei Kälte zu. PNP kommt insgesamt ca. bei 7–19% vor [421].
Begleitphänomene: Purpura, Arthralgie, Hepatosplenomegalie [1263].

Tab. 75. NHL: Polyneuropathie bei multiplem Myelom und Paraproteinämie - modifiziert nach Wiley [1411]

Krankheitsbild	Protein	Symptome	Zeichen	Therapie
MM mit Amyloidose 2	Ig Leichtketten M-Protein	Gangstörung	Tiefensensibilitätsstörung, Lagesinn, sensorische Ataxie	siehe Amyloidose
MM	M-Protein	Schwäche, Gangstörung, CIDP artig	Areflexie, NLG verlangsamt, Liquoreiweiß erhöht	Chemotherapie, Steroide
M. Waldenström mit Amyloidose	IgM	siehe Amyloidose	siehe Amyloidose	Chemotherapie, Plasmapherese
M. Waldenström mit Makroglobulinämie	IgM Anti MAG	Distale Gefühlsstörungen, geringe Schwäche, Gangstörung	Verminderte Schmerz-/ Temperaturwahrnehmung, Areflexie, Schwäche, Liquoreiweiß erhöht, Areflexie	Chemotherapie, Plasmapherese
Osteosklerotisches Myelom (Plasmozytom)	Lambda Leichtketten und oder IgG oder IgA Schwerketten	POEMS	Distal betonte Schwäche. Axonale oder demyelinisierende PNP Liquoreiweiß erhöht	RT, Chirurgie, Chemotherapie, Prednison
MGUS	IgM kappa (anti MAG)	Sensibilitätsstörung, Gangstörung	Areflexie, Hinsterstrangsqualitäten, Ataxie, verlangsamte NLGs	Plasmapherese, Chemotherapie, Steroide

Tab. 75 *(Fortsetzung)*

Krankheitsbild	Protein	Symptome	Zeichen	Therapie
MGUS	Ig, IgA	Schwäche, Gefühlsstörung	siehe oben	siehe oben
Amyloidose	Ig Leichtketten	"Burning Feet", Impotenz, Orthostase, distale Schwäche	Schmerz/Temp. Empfindung	Carbamazepin. Amitryptilin, Steroide
Amyloidose		Distale Sensibilitätsstörung-Finger 1-3	CTS, NLG	Dekompression bei „Entrupment"

7.2.2 Hauttumoren

Melanom

Auf einen Blick

Melanome sind die dritthäufigste Ursache von Hirnmetastasen (nach Lunge und Mamma). Vorwiegend metastatische Läsionen; besondere Affinität zur grauen Substanz. Nicht-metastatische Komplikationen sind selten.

Neoplastisch:

Hirnmetastasen:

Hirnmetastasen kommen oft zusammen mit Lungenmetastasen und generalisierter Metastasierung vor. Lediglich bei 1% sind sie das Erstsymptom des Tumorleidens.
Lokalisation: supratentoriell ca. 56%, infratentoriell 10%.
Solitäre Metastasen liegen in 46%, multiple in 54% vor. Bevorzugung der grauen Substanz (Rinde/Markgrenze, Stammganglien), oft Einblutungen.
Medianes Intervall zwischen Melanomdiagnose und ZNS-Metastasen etwa 37 Monate.
Die ÜLZ bei diagnostizierten ZNS-Metastasen beträgt im Median 4 Monate [525].
Multiple Metastasen können ein ähnliches Bild wie metabolische Enzephalopathien verursachen.

Spinale Metastasen:

Spinale Absiedelung, spinale Kompression kommt in verschiedenen Serien zwischen 3–9% vor [525].
MN: Sie wird in unterschiedlichen Serien zwischen 6–12% [474, 525] angegeben. Autoptisch kommt die MN zwischen 24–36% vor [288, 978]. Die MN kann auch gleichzeitig mit Parenchymmetastasen vorkommen [30]. Liquorzytologisch ist das Melaninpigment diagnostisch hilfreich, bei amelanotischen Formen stehen spezifische Antikörper zur Verfügung (s. Kap. 5).
Therapie: Es liegen wenig gesicherte Informationen über das Ansprechen vor: Lokale Bestrahlung der symptomatischen Abschnitte [525] kann die Symptome bessern. In der Serie von Wasserstrom profitierten 18% durch eine Kombination aus intrathekalem MTX und Radiotherapie [206, 1163, 1391].

PNS: HN-Ausfälle durch lokale Destruktion, Metastasen oder MN.
Lokale Destruktionen oder Infiltrationen können zu Plexusläsionen oder peripheren Nervenläsionen führen.
Eine Besonderheit der Melanome ist das fakultativ vorkommende perineurale Wachstum, welches besonders im HN-Bereich zu lokaler Ausbreitung des Tumors führen kann [789].

Vaskulär:

Einblutungen in Metastasen kann primär vaskuläre Läsion vortäuschen.

Paraneoplastisch und immunologisch:

Paraneoplastische neurologische Syndrome sind bei Melanompatienten selten.
Retinopathien [148, 628, 639].
Klinisch: langsamer Visusverlust, Photosensibilität.
Nach SCLC zweithäufigste Ursache [307]. Degeneration der äußeren Retinaschichten, Degeneration der Stäbe und Zapfen und Ganglienzellen. Lymphozytäre Infiltration.
Befunde: CSF und VEP normal, ER abnormal.
Autoantikörper (CAR) inkonsistent.
Therapie: Steroide gelegentlich wirksam.
CIDP [108].

Therapiebedingt:

Chemotherapie: Alpha Interferon: siehe Toxizität.
Nichtkutanes Melanom: Nichtkutane Melanome können von anderen Geweben wie zB Auge oder Meningen ausgehen.
Neurokutane Melanose:
Okulodermale Melanose:

Conjunktiva, Ota, Naevus, Uvea [269].
Melanose der Meningen [346, 594, 1420].

Neurologische Komplikationen von kutanen T-Zell Lymphomen:

Ca. 25% aller NHL metastasieren in extranoduläre Regionen. Kutane T-Zell-Lymphome, Mycosis fungoides, Sezary-Syndrom. Bei diesen kommt es zu einer Infiltration der Epidermis und Dermis durch T-Zellen. Diese Infiltrate sind zunächst diskret, entwickeln sich aber zu tumorösen Knötchen. Zu Beginn fast immer disseminiert, extrakutane Manifestation eher in den späten Abschnitten der Krankheit.
Autoptisch:
- Hirnparenchymbeteiligung 11%
- MN 9%
- PNS-Infiltration 5%.

Zusätzlich können intrazerebrale Massenblutungen, Läsionen der weißen Substanz vorkommen.

7.2.3 Tumoren mit endokrinen Eigenschaften

Tab. 76. Tumoren mit endokrinen Eigenschaften

Tumoren der endokrinen Organe
Hypophyse (s. Kap. 7.1)
Schilddrüse
Nebenschilddrüse
Nebennierenrinde
Nebennierenmark
Multiple endokrine Neoplasien
Andere Tumoren mit endokrinen Eigenschaften
Lungenkarzinome (Kulchitsky Zelle)
Karzinoide
Inselzelltumoren (Insulinome)
Fibrosarkome
Gastrointestinale Tumoren

Hypophysenadenome (siehe primäre Hirntumoren).

Schilddrüse

Auf einen Blick
Durch reichliche Blutversorgung ist die SD sowohl Siedlungsort anderer Neoplasmen (Melanom, Lunge, Mamma), lymphoproliferativer Erkrankungen (thyroidales Lymphom), als auch Ausgangspunkt primärer Schilddrüsenkarzinome. Letztere gehen von follikulären oder parafollikulären (medullären) Anteilen aus. Ein Teil der medullären (C-Zell-)Karzinome tritt im Rahmen der MEN (Multiple Endokrine Neoplasie) auf. Endokrine Aktivität der C-Zell-Karzinome ist häufig [8]; auch durch Metastasen möglich [1389].

Histologisch:

Follikulär: eher ältere Patienten; bereits bei erster Konsultation: Fernmetastasen in der Lunge, Knochen (osteolytisch) und ZNS.
Parafollikulär (medullär): (bimodal: 2.–3. Lebensjahrzehnt und hohes Alter).

Klinik:

Neoplastisch: Seltene Quelle von Metastasen in das ZNS (bei den SD-Karzinomen etwa in 14% [526].

Paraneoplastisch:

Selten: Opsoklonus-Myoklonus [324], Optikomyelopathie [690], Myelopathie [526]. Hirnstammenzephalitis und Ophthalmoplegie [264].

Nebenschilddrüse (Parathyroidea)

In der Regel nicht aggressiv, Fernmetastasen aber möglich (Leber, Lunge, Knochen). Ein karzinomatös ausgelöster Hyperparathyroidismus kann vom primären Hyperparathyroidismus nicht unterschieden werden [1025].
ZNS: Selten liegt eine hyperkalziämische Krise vor, welche sich durch Bewusstseinsstörung, Dehydratation und neuromuskuläre Symptome [394] äußert.

PNS: Lokale Invasion, Läsion des N. laryngeus recurrens und der lokalen Muskulatur.

Erkrankungen der Nebennierenrinde

Nebennierenhyperplasie:

Bei ACTH-Überproduktion in der Hypophyse.
Hypophysär-hypothalamisch.
Hypophysäre ACTH bildende Mikroadenome.

Adenome:

Sekundär durch ACTH, CRH produzierende Hypophysentumoren oder durch ACTH bildende nicht-endokrine Tumoren: Bronchial-, Thymus-, Pankreaskarzinom. Bronchialadenome.

Nebennierenkarzinom:

Tod fast immer innerhalb von 3 Jahren. Leber- und Lungenmetastasen.

Nebenniereninsuffizienz/Addisonsyndrom:

Exogen und iatrogen: Langzeitgebrauch von Glukokortikoiden (siehe Toxikologie).
Langzeitgebrauch ACTH.
Nebennierenkrise: Oft vorausbestehende NNR-Insuffizienz: Auslösung durch Sepsis, Traumen, Verbrennung. Akute Zerstörung der Nebennieren (Sepsis, Blutung bei gerinnungshemmender Therapie). Akutes Absetzen einer Langzeitsteroidtherapie.

Tumoren des Nebennierenmarkes/Phäochromozytome

Phäochromozytome können spontan, oder als Teil eines MEN-Syndromes auftreten:

Klinisch:
Paroxysmale Hypertension, episodische Kopfschmerzen, Palpitationen, Hyperhydrose. Anfälle kommen bei bis zu 5% der Patienten vor . Selten maligne Transformation: Rezidive im Retroperitoneum, Metastasen in Lungen und Knochen. Nur begrenzte Erfolge mit Chemotherapie zu erwarten [701].

Erkrankungen multipler endokriner Systeme [136]

MEN 1 (Multiple Endokrine Neoplasie Typ 1):

Neoplastische Transformation von Nebenschilddrüse, Hypophyse, Inselzellen des Pankreas. Autosomal dominant vererbt.
Häufigste Präsentation: Hyperparathyroidismus (zB mit neuromuskulären Störungen).

MEN 2 (multiple endokrine Neoplasie Typ 2):
Schilddrüsenkarzinom und Phäochromozytom.
Typ 2 A, 2 B.

Andere Tumoren mit endokrinen Eigenschaften

Sehr selten produzieren Malignome Hormone oder hormonähnliche Substanzen mit endokriner Wirkung.

Tab. 77. Paraneoplastische Hormonproduktion

Neuroendokrin/Gastrointestinaltrakt	
Hormonproduktion	**Tumoren**
Adrenokortikotropin	Bronchial-, Plattenepithelkarzinom/Lunge
Vasopressin	Bronchial-, Pankreaskarzinom
Kortikotropin releasing Hormon	Bronchialkarzinom, Gangliozytom
GRH	Karzinoid, Nebennierenrindenkarzinom
Somatostatin	Bronchialkarzinom
Kalzitonin	Medulläres (C-Zell-)Schilddrüsenkarzinom, Bronchialkarzinom
Gastrin	Bronchialkarzinom
Insulin	Pankreaskarzinom
Fetoplazentar	
Choriongonadotropin	Bronchialkarzinom, Hodenkarzinom
Plazenta Laktogen	Bronchialkarzinom, Lymphom
Katecholamine	Neuroblastom
Andere	
Wachstumfaktoren	Mesenchymale Tumoren
Erythropoetin	Hämangioblastom v. Hippel-Lindau

7.2.4 Sarkome, primäre und sekundäre Knochentumoren

Auf einen Blick

Vorwiegend kindliche Tumoren, 15–20% der pädiatrischen soliden Tumoren, davon 10–15% aller Malignome bei Kindern. Bei Erwachsenen seltener. Osteosarkome kommen auch in der 4.–5. Dekade vor. Mehrere Faktoren haben zur Zunahme neurologischer Komplikationen bei Sarkomen geführt: einerseits bedingen verlängerte ÜLZ vermehrtes Auftreten von ZNS-Metastasen, andererseits haben neue Therapien ausgeprägtere Neurotoxizität. Durch bildgebende Verfahren ist verbesserte Diagnostik möglich. Etwa 27% der Kinder mit Weichteilsarkomen und Knochensarkomen haben neurologische Komplikationen [68, 460, 651, 671, 751].

Klinisch:

Tab. 78. Neurologische Komplikationen bei Kindern mit Sarkomen nach [671, 868]

RM-Kompression	11%
Symptomatische PNP	10%
Intrakranielle Metastasen	7,5%
Anfälle	6%
Akute/chronische MTX bedingte Komplikationen	2,5%

Rhabdomyosarkome

Häufigster Weichteiltumor des Kindesalters, insgesamt 5–15% aller Kindertumoren. Altersgruppe: 2 bis 5 J., ca. 70% vor dem 10. Lj. Rhabdomyosarkome nach dem 20. Lj. sind sehr selten [825, 868].

Tab. 79. Lokalisation von Rhabdomyosarkomen

Lokalisation	Befunde
Orbita, Kopf und Hals	Proptose
Mittelohr Nasopharyngeal	Lokale Symptome
Schädel/parameningeal	HN-Ausfälle Meningeale Zeichen

Tab. 79 *(Fortsetzung)*

Lokalisation	Befunde
Urogenital Stamm Extremitäten Becken Retroperitoneum	

Neoplastisch:

Hirnmetastasen:

Vorkommen: 7,5–14% [460, 671]. Bei 26% liegen Hirnmetastasen als präterminales Geschehen vor, zusätzliche Einblutung ins Tumorbett möglich. Bei Patienten mit Hirnmetastasen liegen in einem hohen Prozentsatz (58%) gleichzeitig pulmonale Metastasen vor.
ÜLZ: Mediane ÜLZ 4 Monate bei Patienten mit Schädelbestrahlung.
Symptome: Kopfschmerz, ICP-Erhöhung, HN-Ausfälle, Anfälle, OPS.
Intrakranielle Ausbreitung:
Vorkommen: 13–27% [354, 671]. Neben hämatogener Parenchymmetastasierung (s.o.) direkte Infiltration der Schädelhöhle, besonders der hinteren Schädelgrube.

Primär intrakraniales Rhabdomyosarkom:

Selten; insgesamt 15 Fälle in der Literatur (11 Zerebellum, 4 Großhirn) [858].
Epidurale spinale Kompression:
Vorkommen: bei 2,7–5% der Kinder und 5–10% der Erwachsenen [232, 651].
Ausbreitung: direkt, Extension durch die Foramina intervertebralia, epidurale Rückenmarkkompression, Kompression oder Invasion der A. spinalis.
Symptome: Rückenschmerz, Gliedmaßenschwäche, Blasen- u. Mastdarmstörung erst spät im Krankheitsverlauf.
Leptomeningeale Ausbreitung bei parameningealem Rhabdomyosarkom (MN):
Prädisponierende Faktoren: Sarkom in der Nähe der Meningen (Mittelohr, Mastoid, Sinus, Nasenhöhle, Nasopharynx, Fossa pterygopalatina, Fossa infratemporalis). Parameningeale Lokalisation führt in 35–55% zu einer meningealen Beteiligung [99, 1293]. Die Entwicklung einer MN ist ein negativer prognostischer Faktor [1293].

Klinisch:

Hinweise: HN Paresen, lytische Knochendestruktion von knöchernen Strukturen (in Nähe der Meningen), Ausdehnung des Tumors in den intrakraniellen Raum (CT, MRT), CSF-Tumorzytologie (siehe MN).

Orbitales Rhabdomyosarkom:

Häufigster intraorbitaler Tumor der Kindheit.

Symptome: Progressive Proptose. Entwicklung über Tage und Wochen.
Lokalisation: superomedialer Aspekt der Orbita, oder paranasale Sinus.
Invasion parameningealer Strukturen hat ungünstige prognostische Bedeutung [9].
Therapie: Biopsie, Rad: 40–50 Gy. Orbitaenukleation : nur bei Rezidiv.
ÜLZ: ca. 90%, weite Dissemination selten.
Folge: strahlenbedingte Augenveränderungen, ca. 80% entwickeln Katarakte [537].
Hirnnervenbefall:
Lokalisationsabhängig: Orbita, Sinus cavernosus, Parotis, Fossa pterygoidea.
Therapiefolgen:
Chirurgie: Lokale Nervenläsionen.
Strahlentherapie:
zB Katarakte bei Bestrahlung der Orbita.
Chemotherapie:
MTX, Ifosfamid, Vincristin – siehe Toxizität.

Knochensarkome (Osteosarkome)

Auf einen Blick

Vorkommen: Ca. 20% aller bösartigen, primären Knochentumoren. Erkrankungsalter vorwiegend zw. 10 und 25 J. (Wachstumsphase). Eine zweite Häufung bei Erwachsenen über 40 J.; tritt bei vorausbestrahlten Knochen, M. Paget und polyostotischer fibröser Dysplasie auf [1416].
Symptome: Schmerzhafte Raumforderung im Knochen. Eher in den langen Röhrenknochen als im axialen Skelett.

Neoplastisch:

Hirnmetastasen:
Intrazerebrale Metastasen nur in Spätstadien [68, 275].
Häufiger seit Einführung potenter Chemotherapien und Verlängerung der ÜLZ [68, 831]. Sie treten vorwiegend zusammen mit ausgedehnter Metastasierung und Lungenbeteiligung auf.

Primäres intrazerebrales Osteosarkom:

Sehr seltener Tumor [1062], ausgedehnte Suche nach Primärtumor im Skelettsystem muss vorher negativ verlaufen sein.
Epidurale spinale Kompression: Die Wirbelsäule ist ein seltener Ausgangspunkt von Osteosarkomen, im Rahmen von Metastasierung eher möglich [868, 1281].
Therapie:
Chemotherapie: Cyclophosphamid, Bleomycin, Dactinomycin, Adriamycin, Cisplatinum Platinum, HD-MTX(siehe Toxizität).

Ewingsarkom

Vorkommen: Zweithäufigster Knochentumor bei Kindern.
Lokalisation: Charakteristischerweise in den mittleren Abschnitten der langen Röhrenknochen (zB Femur).
Klinisch: Vorkommen in den 1.–3. Lebensjahrzehnten, Maximum: 2. Lebensdekade [868].
Symptome: Lokaler Schmerz, Schwellung, Müdigkeit, Fieber, Gewichtsverlust (Metastasen). Seltener ist das Erstsymptom neurologisch. Nur in 10–30% Metastasen zum Diagnosezeitpunkt: Lunge, Skelett, Knochenmark, spinale Kompression.
ZNS-Beteiligung kommt in weniger als 1% vor [809].
Selten Gehirn-Parenchymmetastasen, häufiger direkte Extension des Tumors und sekundäre Kompression des Parenchyms.
Selten:
Meningeale Beteiligung [809, 1444].
Durale Metastasen [845].
Rückenmark:
Querschnittsläsion; häufigste neurologische Komplikation.
Selten Erstsymptom des Tumorleidens [232]. Lokales oder als zirkumferentes Wachstum.
Therapie: Laminektomie, Chemotherapie [651].
Weiters: Nervenwurzelkompression. Bei sakraler Lokalisation Blasenstörung oder Symptome der epiduralen spinalen (Cauda-) Kompression.

Therapie:
Chemotherapie: Vincristin, Dactinomycin, Cyclosphosphamid, Doxorubicin, Cisplatin, Bleomycin (siehe Toxizität).
Strahlentherapie: Boost im Tumorbett bis 50–55 Gy.

Chondrosarkome

Chondrosarkome sind seltene Tumoren, welche an der Schädelbasis (Os petrosum, Os occipitale, Clivus, Os sphenoidale und weniger oft in anderen Schädelknochen) lokalisiert sind. Metastasierung bei Grad II ca. 10%, bei Grad III bis zu 70%.
Histologisch können sie in Grad I, Grad II mesenchymal und myxoid eingeteilt werden [665].
Klinisch: Kopfschmerz, Hirnnervenausfälle, Hemiparesen.
Therapie: Chirurgie, Strahlentherapie, selten stereotaktische Strahlentherapie. Häufige Rezidive (mehr als 50%).
Perioperative Komplikationen: Dura- und Liquorfisteln.

Andere Sarkome

Ösophagus- und Leimyosarkome sind die häufigsten Formen.
Andere: Fibrosarkome, Osteosarkome (s. oben), Synovial- und Weichteilsarkome, Hämangioperizytome, Lipopsarkome, Mesenchymome.

Kaposi's Sarkom (s. AIDS).

Andere Neoplasien des Knochens

Auf einen Blick

Sekundäre Absiedelung in die Knochen (Plasmozytome, Knochenmetastasen) sind häufiger als primäre Knochentumoren.
Symptome sind neben lokalen Schmerzen, Folgen der Immobilisation, lokale neurologische Ausfälle durch Nerven- oder Nervenwurzelkompression oder ZNS-Kompression. Bei malignen Querschnittsläsionen ist der lokale Schmerz der Wirbelsäule das häufigste Symptom. Metabolische Störungen sind vorwiegend durch Hyperkalziämien bedingt.

Plasmozytom:

Häufigster maligner Tumor im Knochen.
Lokalisation: Intrakranielles Myelom selten; Meningeales Myelom extrem selten.

Vertebrale Knochen-RM Kompression: wichtigste Komplikation.

Lymphom:

Selten primär im Knochen.

Tumoren mit Skelettmetastasen

Symptome: Lokale Schmerzen, Schwellung, Deformität, Bewegungseinschränkung bis Immobilisierung. Spinale Kompression.

Häufigste Primärtumoren:

Prostata-, Mamma-, Lungen-, SD-, Nieren- u. Blasenkarzinome, hämatologische Tumoren (zB Plasmozytom).
Osteolytische Metastasen: SD, Nierenkarzinom, unterer Darmtrakt.
Osteoplastische Metastasen: Prostata-, Mammakarzinome, Karzinome aus Vorder- oder Enddarm, M. Hodgkin.
Therapie: Palliation.
Neurochirurgische Maßnahmen: Entlastung neurologischer Strukturen (Myelon, Cauda), Wirbelkörperersatz bei Destruktion.
Radiatio: Tumortherapie und Schmerzbehandlung.
Prostata: Kastration, Hormontherapie.
Biphosphonattherapie bei osteolytischen Metastasen.

Tab. 80. Schädelbasismetastasen und andere Affektionen am Kranium mit Vorzugssitz

Metastasen an der Schädelkonvexität	Multiple Myelome, Plasmozytom, Prostatakarzinom	oft asymptomatisch
Schädelbasisprozesse	Mamma-, Lungen-, Prostatakarzinom	HN-Ausfälle, Schmerzen
	Lokale Karzinome: Gehörgang, Mastoid HNO Osteosarkome (M. Paget) Chondrosarkome Rhabdomyosarkome Tube, Orbita, Pharynx, NNH Skalp, Parotis	HN-Ausfälle, Schmerzen
Andere, seltene Tumoren	Chordom (Clivus) Paragangliom Knochenriesenzelltumoren (Sella turcica, Felsenbein) Lipome	HN-Paresen, Cephalea

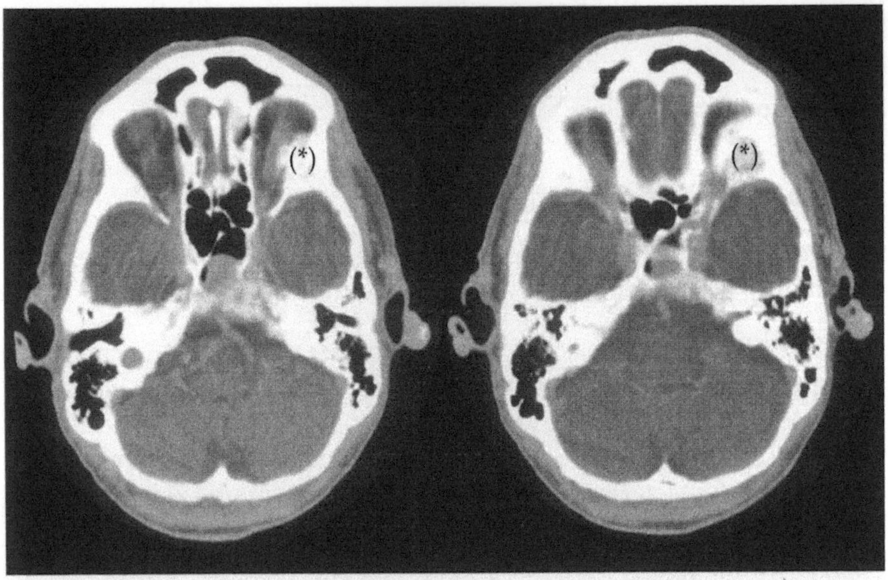

Abb. 77. Patient mit vermeintlicher „Abduzensparese“ – es handelt sich um eine osteoplastische Metastase (*) der linken lateralen Orbitawand bei Prostatakarzinom, die die Bulbusabduktion hemmt und zu einem Exophthalmus führt

Andere ossäre Komplikationen

Hyperkalziämie: siehe Pathophysiologie: Hyperkalzämie.

Paraneoplastisch: Osteogene Osteomalazie und Myopathie.

Rheumatologische Komplikationen: Hypertrophe pulmonale Osteopathie (Clubbing, Periostitis, Synovitis an den Handgelenken und Knöchel). Karzinomatöse Polyarthritis und „Neuromyopathie“ [1321]; Dermatomyositis.

Anderes:

Lokaler Schmerz bei Myelom; Proliferationsschmerz bei Leukämie; Lymphom und Leukämie bei Kindern, „Still'sche Erkrankung“.
Klassifikation: Knochen, Gelenke.
Ischämischer Muskelschmerz.

Hyperostosen:

Bestrahlungsosteitis.
Osteosklerose bei CA-Metastasen; maligne Lymphome; Myoproliferative Erkrankungen (Leukämie, Plasmozytom, Mastozytose).

7.2.5 Tumoren der Hals-Nasen-Ohren-Region

Auf einen Blick
Lokale Prozesse im Hals und Mundbereich. Infiltratives Wachstum, lokale Destruktion und Kompression, vorwiegend peripherer Nervenstrukturen. Nebenwirkungen bei lokalen Operationen ("Neck dissection") und Bestrahlung. Selten Fernmetastasen.

Tumoren

Plattenepithelkarzinome:

(Mund, Unterlippe, Zunge, Mundboden)
Nasale Tumoren, paranasale Sinus, Nasopharynx, oral und oropharyngeal, Larynx, Naso- und Oropharynx.

Adenokarzinome:

Paranasaler Sinus, obere Nasenwege, Speicheldrüse.
Speicheldrüsentumoren: Xerostomie, Einwachsen in Nervenscheiden.

Ästhesioneuroblastome: (s. primäre Hirntumoren)

Fernmetastasen anderer Tumoren:

Lokale Metastasen: Unterkiefer, Kiefer: Infiltrate

Lymphome:

Zahnfleisch, Gaumen, Zunge, Mundboden, Tonsillen.

Lokal destruierende Tumoren:

Juveniles Nasenrachenfibrom, Paragangliome (Glomustumoren):
Tinnitus, Fazialisparesen, Irritation der Hirnnerven X und XII [574, 1182, 1372].

Tumor- und therapiebedingte Auswirkungen nach topischen Gesichtspunkten

Tumorbedingt:

Nasale Tumoren:

Orbitabefall mit Doppelbildern, mit oder ohne Schmerz-Exophthalmus. Verschluss der Öffnungen der paranasalen Sinus: persistierende Kopf- oder Gesichtsschmerzen.

Selten: Ausdehnung in vordere Schädelgrube – Kopfschmerz, Anosmie, Frontallappensyndrome.

Paranasale Sinus:

Lokaler Schmerz, Diplopie durch Befall des Sinus cavernosus oder Orbitabefall. Tumoren des Sinus maxillaris: perineurale Ausbreitung bis in die mittlere Schädelgrube (Gesichtsschmerz, Sensibilitätsstörung und andere fokale Ausfälle).

Nasopharynx:

Lokale RF im Rachen, Hörstörungen, Tinnitus, chronische Otitis media durch Obstruktion der Tuben, Ohrschmerz. Ausdehnung über Schädelbasis, Lymphknoten. Variable HN-Ausfälle (auch kontinuierliche Ausdehnung möglich).

Oral und oropharyngeal:

Lokaler Schmerz, Blutung, Dysphagie. Neurologische Symptome erst bei fortgeschrittenem Tumorwachstum.

Zungenbasistumoren:

"Referred pain" ins Ohr. Schluck-, Sprechstörungen. Perineurales Einwachsen in den N. glossopharyngeus, Pharynxwand, Hypopharynx: Ohrenschmerz durch Läsion der Vagusäste. Odynophagie, Dysphagie, Dysarthrie.

Larynx:

Supraglottische und glottische Primärtumoren: Stimmbandstörung, vorwiegend Heiserkeit.

Anatomisch betroffene Strukturen:

Lokale Tumorausbreitung: Pharynxmuskel, Zunge. Befall der Sinus frontalis, maxillaris, ethmoidalis und des Os sphenoidale.
Orbita: siehe HN
Sinus cavernosus: siehe HN.
Sinusverschluss: Kopfschmerz, Infekte.
HN V (Kompression, perineurale Invasion).
HN VII (Parotistumoren).
HN IX, X: Heiserkeit, Schluckstörungen; seltener: paroxysmale Hypotension, Synkopen, Neuralgie.

Andere Ursachen:

MN: selten, vermutlich durch Invasion und perineurale Ausbreitung [1053]. Neoplastischer Befall des Plexus cervicalis und brachialis in fortgeschrittenem Tumorstadium, zusammen mit Befall zervikaler Lymphknoten [187].

Spinale epidurale Ausbreitung ist selten [432]. In 85% zusammen mit ossärer Destruktion.
Hirnmetastasen: Hämatogen, vorwiegend in Assoziation mit Lungenmetastasen [1019].

Therapiebedingt:

Chirurgie:

Nervenläsionen: HN V, VII, IX, X, XII, obere zervikale Wurzeln C2, 3, sensible Äste des N. supraclavicularis und infraclavicularis, Hornersyndrom.
Folge: Ausfälle oder neuropathische Schmerzsyndrome.
Gefäßläsionen : A. Carotisruptur oder A. Carotisinvasion (bei Rezidiven), Ligation mit perioperativen zerebrovaskulären Komplikationen verbunden.
Beidseitige Vena jugularis-Obstruktion kann mit Hirndruckerhöhung einhergehen.
"Neck dissection": [1271] Läsion von kaudalen Hirnnerven [1285], besonders des N. accessorius, ausgedehnte radikale Entfernung des M. sternocleidomastoideus kann chronische Armschmerzen verursachen [451]. Durchtrennung des M. digastricus und M. stylohyoideus, Läsion der inneren und äußeren Vv. jugulares.

Chemotherapie:

Substanzen: MTX, Cisplatin, 5 FU, Bleomycin [872] – siehe Toxikologie.
Strahlentherapie: Strahlendosen: 50–70 Gy.
Akute Strahlenschäden: selten [872]. Evtl. Lhermitte Zeichen.
Spätschäden ("late delayed"): zerebrale Strahlennekrose ("Delayed cerebral radionecrosis"): mit lokalen frontalen und temporalen Nekrosen (DD: Hirntumoren) [1093].
HN: Läsion der kaudalen HN selten. Latenz 2 J. HN: X, XII, noch seltener andere HN [1271].
Strahlenmyelopathie: Nekrose kleiner Gefäße (6 Monate bis 1 Jahr) [597] Klinisch langsam progressiver Verlauf mit Schmerzen, motorischen und sensiblen Ausfällen. Brown-Squard-Verteilung ist möglich.
A. carotis- Strahlenschaden (s. Gefäßläsionen-Pathophysiologie).

Infektionen:

Lokale Tumorausbreitung bewirkt Tubenkompression, Sekretstau, Otitis.

Paraneoplastisch: selten [1411].

Differentialdiagnose von Schmerzsyndromen im HNO-Bereich (nicht neoplastisch bedingt)

- Arteriitis temporalis
- Myofaszialer Schmerz
- Gesichtsschmerzen (unterschiedlicher Ursache)
- Bruxismus
- Arthralgien: Osteoarthritis, rheumatoide Arthritis
- Zosterneuralgie
- Trigeminusneuralgien (DD Läsion obere Zervikalnerven).

Tab. 81. Neurologische Symptome und Befunde bei neoplastischen Prozessen im HNO-Bereich

Anosmie	Frontale Sinus, Tumoren des olfaktorischen Epithels (Ästhesioneuroblastom)
Diplopie	Frontale, maxilläre, ethmoidale Sinus, Sinus cavernosus, Orbitabefall, Os sphenoidale
Otalgie	HN: V, VII, IX, X Tubenverschluss
Trismus	Metastase in der Fossa pterygoidea, Kaumuskelinvasion
Kopfschmerz	Sinusverschluss, Schädelbasisinvasion, Kopfschmerz durch Hirndruckerhöhung bei venösem Verschluss, Hirnmetastasen
Heiserkeit, Gesichtsschmerz und Paraesthesie	Larynx, Pharynx und Vagusbefall, Schädelbasisbefall, perineurale Ausdehnung (HN V)
Schwäche der mimischen Muskulatur	Schädelbasisprozesse Parotis- und Nasopharynxtumoren
Dysarthrie	Parotis, Nasopharynx, Zunge, Lippe, Gaumen, N. recurrens
Dysphagie	Pharynx, Schädelbasis, Zungenbasis, Tonsille
Odynophagie	Pharynxmuskel

7.2.6 Brustkrebs

Auf einen Blick

Häufigster maligner Tumor bei Frauen. Durch verbesserte Behandlung und verlängerte ÜLZ kommen neurologische Komplikationen vermehrt vor. Neurologische Beteiligung tritt eher im späten Krankheitsverlauf auf; oft liegen dann bereits ausgedehnte generalisierte Metastasierungen vor. In Autopsieserien wurden Hirnmetastasen in 31–57% festgestellt [1146, 1311].

Neoplastisch

Schädel (Calvaria):

Durainvasion, Sinusvenenthrombose:

Metastasen im knöchernen Schädel sind häufig und kommen zusammen mit anderen Knochenmetastasen vor. Symptomatisch können sie Kopfschmerz und lokalisierte Schwellungen am Skalp verursachen. Selten sind: Durametastasen, MN, Invasion oder Kompression des Sinus sagittalis superior.

Schädelbasismetastasen:

Verursachen Kopfschmerzen und Hirnnervenausfälle [35, 463, 470]. Klinische Symptome hängen von der Lokalisation der Metastase ab.

Tab. 82. Schädelbasismetastasen beim Mammakarzinom

Lokalisation	Symptome	Zeichen
Orbita	Supraorbitaler Kopfschmerz Doppelbilder	Proptose, Ophthalmoplegie Gefühlsstörung (V1) Visusstörung Periorbitale Schwellung
Parasellär (Sella turcica, Felsenbeinspitze)	Frontaler Kopfschmerz Diplopie	Ophthalmoplegie Gefühlsstörung V 1 Periorbitale Schwellung
Infiltration des Ganglion Gasseri	Gefühlsstörung, neuralgischer Schmerz	Gefühlsstörung V2,V3

Tab. 82 *(Fortsetzung)*

Lokalisation	Symptome	Zeichen
Felsenbeinkante	Atypischer Gesichtsschmerz Parästhesien	
Foramen jugulare	Occipitaler Schmerz Heiserkeit Dysphagie	HN: IX, X, XI

Dura:

Durametastasen liegen in 16–20% von Autopsiestudien vor, davon etwa in der Hälfte als alleinige Metastase im ZNS:
Epidural: assoziiert mit Schädel- (Knochen-)Metastase.
Subdural: durch hämatogene Aussaat.
Klinisch: oft asymptomatisch, jedoch Invasion von Hirnparenchym, HN, Hypophyse, Venensinus möglich.

Leptomeningen (MN):

2–5% der Mammakarzinome (aber 50% aller MN bei soliden Tumoren) [123, 1436] verursachen eine MN.
Klinisch: subakuter Beginn, multilokuläre Symptome (Gehirn, HN, RM). HN Läsionen bei ca. 80% als Erstsymptom der MN. Spinal: Rücken- oder radikulärer Schmerz: Parästhesien, Schwäche, Blasen-, Mastdarmfunktionsstörungen, Sensibilitätsstörungen. Mononeuritisartige Bilder (s. auch Kap. 7.3.6).

Gehirn:

Parenchymmetastasen:
Liegen bei 18–22% [237, 494] vor. Von allen Hirnmetastasen werden etwa 15–20% durch Brustkrebs verursacht. Vorkommen als Einzelmetastase (56–58%), oder multipel (42–44%).
Metastasen entwickeln sich häufiger und früher bei prämenopausalen Patientinnen. Menopausaler Status beeinflusst aber nicht das Überleben nach der Diagnose von Hirnmetastasen.
Klinisch: Entwicklung der Symptome über 1–3 Monate, Kopfschmerz, OPS, Verhaltensänderungen, Epileptische Anfälle und Gangstörungen sind die wichtigsten Erstsymptome. Die Ausprägung der neurologischen Symptome hängt von Zahl, Größe, und strategischer Lage der Metastasen und vom Ödem ab.
Prognose: ÜLZ: 41% > 6 Monate, 22% > 1 Jahr.

Hypophysenmetastasen:
Kommen bei ca. 9% der Obduktionen vor. Klinisch fast immer asymptomatisch. Wenn symptomatisch, am häufigsten mit Diabetes insipidus verbunden [1435].
Ursache: hämatogene Ausbreitung, Metastasen in die Sella, MN oder in die suprasellären Zysternen [1435].
Symptome: Kopfschmerz, Diabetes insipidus, Visusverlust und Hypophysendysfunktion sind selten.
Externe Ophthalmoplegie (durch Infiltration des Sinus cavernosus).

Rückenmark:

Im onkologischen Krankengut häufigste Ursache der epiduralen spinalen Kompression. Ca. 60% der Patienten haben WK-Metastasen (BWS: 75–89%, HWS 15%, LWS/Sacrum: 6–7%). Kompression auch in mehreren Etagen möglich [430, 1216, 1262].
Symptome: Spinale Kompression ist fast nie das Erstsymptom des Tumorleidens bei Mammakarzinomen, sondern tritt erst im Verlauf auf.
Klinisch: Schmerz, seltener Ataxie, Schwäche, Sensibilitätsstörung (s. spinale Kompression). Die Schmerzlokalisation in der Wirbelsäule ist ein verlässlicher Hinweis für die Läsionshöhe.

Intramedulläre Metastasen: Sehr selten [379].

Plexus brachialis:

Infiltration kommt bei 2,5% der Patientinnen mit Brustkrebs vor. Umgekehrt ist Brustkrebs in 32–56% die Ursache maligner Plexus brachialis-Infiltrationen. Gesamter Plexus, unterer Plexus und seltener der obere Plexus brachialis können befallen sein [470, 663].
Symptome: Schmerzen in Arm und Schulter können den Lähmungen monatelang vorausgehen. Sensible Störungen, Schwäche und Atrophien folgen erst später. Andere Befunde hängen von der Lokalisation ab: dorsale, paravertebrale Ausdehnung verursacht selten Horner-Syndrom, Induration und Schwellung in der Fossa supraclavicularis, Lymphödem, trophische Veränderungen in der Haut und Nägel. Einwachsen durch Infiltration der Thoraxwand möglich.
Gleichzeitiges Einwachsen per continuitatem durch die Foramina intervertebralia kann zur Ausbildung epiduraler Auflagerung mit sekundären spinalen Symptomen führen [663].

Nachweis: MRT, CT.
Elektrophysiologie: siehe Kap. Diagnose und Klinik
Differentialdiagnose:
Akute Neuritis des Plexus brachialis,
Postmastektomie-Syndrom,

Strahlenschaden (Zeitverlauf, s. auch DD) [503],
Perioperatives Trauma.

Plexus lumbosacralis:

Selten betroffen. Gleichzeitig mit ausgedehnter Metastasierung in Becken und Hüftknochen.
Symptome: Langsamer Beginn mit Lokalschmerz im LWS/Sacrum-Bereich, Gesäßbacken und Oberschenkel. Entwicklung einer einseitigen Schwäche, Gefühlsstörung, Reflexverlust. Sphinkterstörungen selten und fast nur in Kombination mit epiduraler Tumorausbreitung.
Differentialdiagnose: Cauda equina-Kompression, MN.

Hirnnervenausfälle:

N. opticus und Choroideametastasen [166]:

N. Opticusmetastasen: sind selten, aber bei den soliden Tumoren am häufigsten durch Mammatumoren verursacht. Akuter oder subakuter Verlust der Sehfähigkeit, in einem Auge, Ödem der Sehnervenpapille.
Choroideametastasen: Oft asymptomatisch werden in ca 10% bei asymptomatischem, fortgeschrittenem Brustkrebs entdeckt. Symptome: Verlust der Sehschärfe, Skotom.
Nervus mentalis (V 3): Metastatische ossäre Absiedelung in die Mandibel. Einseitige Taubheit in der Unterlippe, Kinn, Schleimhaut (siehe HN). Im Unterschied zu früheren Auffassungen am ehesten metastatische Ursache zu vermuten.
Multiple HN-Ausfälle: siehe Schädelbasisprozesse, MN.

Metabolisch /Endokrin

Metabolische Enzephalopathien treten in den Endstadien des Leidens auf. Sie sind durch mentale Störungen, Verhaltensauffälligkeiten, Tremor und Asterixis gekennzeichnet und oft durch Hyperkalziämie ausgelöst. Auffällig sind starke Fluktuationen und fehlende Lokalzeichen.

Vaskulär

Intrazerebrale Hämatome:

Nur bei 1% der Metastasen mit hämorrhagischer Einblutung.

Parenchymblutungen:

Bei Thrombopenie (KM Infiltration, Chemotherapie).

Subduralhämatom:

Seltene Komplikation.
Ursache: durale Metastasen, Kopfverletzung, Antikoagulation oder Che-

motherapie. Entsteht entweder durch neoplastische Invasion der Hirnvenen und Obstruktion des venösen Stromes, oder Blutung in eine maligne Effusion, oder Blutung in eine durale Metastase.

Disseminierte intravaskuläre Koagulation (DIC):

Bei Brustkrebs besonders häufig, insgesamt ca. 1% der Patientinnen [35]. Klinisch: akute Enzephalopathie, oft begleitende Anfälle, fokale neurologische Zeichen und systemische Blutungsneigung. Im Verlauf fluktuierend, Tod in wenigen Wochen. CT-und MRT-Untersuchungen sind unauffällig. DD: andere, behandelbare Ursachen für Enzephalopathien. Therapie: unklar, Antikoagulation ohne Verbesserung der Situation.

Non-Bakterielle-Thromboembolie:

NBTE kann durch kardiogene Emboli oder DIC verursacht werden. Klinisch: akutes neurologisches Defizit mit fokalen Symptomen, vergleichbar einer TIA, diffuse Enzephalopathie oder beides. Hinweise: systemische Embolisierung, venöse Thromboplebitis oder Herzgeräusch. Valvuläre Vegetationen werden im Allgemeinen nicht im Herzecho erfasst. Therapie: Heparin, aber im Allgemeinen keine Beeinflussung des Krankheitgeschehens möglich.

Tumorembolie:

Seltene Ursache von Hirnembolien bei Patienten mit Brustkrebs.

Zerebrale Venenthrombose:

Koagulopathien, Meningitis oder Kompression des Sinus sagittalis. Klinisch: Kopfschmerz, Papillenödem, Anfälle, oder fokale neurologische Ausfälle oder diffuse Enzephalopathie. Behandlung: kontroversiell, da Risiko des Hirninfarktes erhöht.

Intravaskuläres Mucin:

Embolisation von Mucin und Fett in Kapillaren und kleine Hirnarterien kommt selten bei Mammakarzinomen vor. Verlauf rapid und progressiv. Tod innerhalb weniger Wochen.

Therapiefolgen

Chirurgie:

Postmastektomiesyndrom kommt zwischen 4–6% vor (siehe Schmerz).
Phantomsensationen treten bei ca. 30% nach Mastektomie auf.
Symptome: Schmerzen, Missempfindungen um die OP-Narbe. CTS kann im Rahmen eines ausgedehnten Lymphödems vorkommen.
Läsion des N. thoracicus longus nach radikaler Mastektomie.
Folgen der Strahlen- und Chemotherapie: s. Kap. 6: Toxikologie.

Infektion

Infektionen selten, möglicherweise im Rahmen von Immunsuppression nach Chemo- und Strahlentherapie. Myelosuppression durch Chemotherapie, Sepsis.

Paraneoplastisch und immunologisch

Tab. 83. Paraneoplastische Syndrome beim Mammakarzinom

Krankheitsbild	Antineuraler AK	Autor
Paraneoplastische embelläre Degeneration	anti-Yo	
Opsoklonus-Myoklonus Syndrom	anti-Ri	[163, 780]
Paraneoplastische limbische Enzephalitis		[695]
anti-Ri-Syndrom ohne Opsoklonus		[353]
"Stiff man (person) syndrome"	anti-GAD AK	[387, 1086]
Dermatomyositis		[969]
Neuromyotonie		
Sensomotorische Polyneuropathie		[989]

7.2.7 Tumoren im Brustraum

Auf einen Blick

Tumoren im Thorax sind primäre lokale Tumoren oder Absiedelungen anderer Geschwülste. Sowohl bei Primärtumoren als auch bei Metastasen ist der Befall der Lunge eine begünstigende Situation für die Entwicklung von Hirnmetastasen. Lokale und Nachbarschaftsprozesse im Brustraum können periphere Nervenstrukturen, zB N. laryngeus recurrens, Interkostalnerven, N. phrenicus, Pl. brachialis, sympathisches Nervengeflecht befallen und verursachen primär-diagnostisch hinweisende oder im Verlauf hinzutretende Schäden. Die enge Nachbarschaft mit der Wirbelsäule kann zu osteolytischen Läsionen oder direktem Einwachsen von Tumoren durch die Foramina intervertebralia führen. Prozesse im Brustraum, besonders Lungenkarzinome und Thymome, weisen auch zahlreiche Wechselwirkungen mit dem Nervensystem auf, die als metabolische, endokrine und immunologische Prozesse in Erscheinung treten.

Lungenkarzinom

Auf einen Blick
Eine der häufigsten Krebsarten. Hauptursache von Hirnmetastasen. Auch andere Metastasierung in Strukturen des Nervensystems möglich: MN, spinale Kompression, Pancoast-Tumor. Bei kleinzelligen Lungenkarzinomen neben metabolischen (zB SIADH), endokrinen (ACTH-Produktion) Syndromen, auffällige Häufung von paraneoplastisch-neurologischen Syndromen.

Epidemiologie:

In den USA erkranken ca. 180.000 Patienten pro Jahr (60% SCLC, 30–40% NSCLC). Auftreten vorwiegend im 55.–65. Lj. Tod im Median ein Jahr nach Diagnosestellung. Zum Diagnosezeitpunkt liegen oft schon Fernmetastasen und besonders Hirnmetastasen vor [862].

Tumorarten:

Non-Small Cell Lung Cancer (NSCLC):

Plattenepithelkarzinom:

Ca. 30% aller Lungenkarzinome. Gute Nachweisbarkeit durch Zytologie (Exfoliation). Invasion oder Kompression der Bronchien verursacht Atelektasen und Pneumonien. Langsames Wachstum, vom in situ-Tumor bis zur klinischen Manifestation: 3–4 Jahre.

Adenokarzinom:

In den USA mit ca. 40% häufigster Lungenkrebs. Häufig peripherer Ursprung, ausgehend von dem Alveolarepithel oder bronchialen Mukosadrüsen. Histologisch nach WHO-Klassifikation: 4 Subtypen. Außer im Stadium T1, N 0 haben die Adenokarzinome eine schlechtere Prognose als die Plattenepithelkarzinome.

Großzelliges Lungenkarzinom: Seltenster der NSCLC-Tumoren.

Kleinzelliges Lungenkarzinom (Small Cell Lung Cancer-SCLC):

Kleinzelliges Lungenkarzinom. Intervall von den ersten Symptomen bis zur Diagnose ist kürzer als bei anderen Lungenkarzinomen [307], ebenso der Zeitraum von der Diagnose bis zum Tod, wenn keine Behandlung erfolgt. Bei der Diagnose oft schon disseminierte Metastasen, wobei die

Tab. 84. Neurologische Komplikationen bei Lungenkarzinomen, Tumorarten

Neurologische Veränderungen	**Zeichen**	**Tumorart**	**Therapie**
Gehirn			
Solitäre Metastase	Fokale Zeichen, Anfälle	Adeno>PL>SCLC	Chirurgie/RT
Multiple Metastasen	Enzephalopathie, OPS, multifokale Zeichen, Anfälle	SCLC > Adeno > PL	RT, Gamma-Knife, Chemotherapie
Spinal			
Spinale Kompression			
Epidurale Kompression	Rückenschmerz, spinale Symptome	PL > SCLC > Adeno	Steroide, Strahlentherapie Operation
Intramedulläre Metastase	Gangstörung, dissoziierte Sensibilitätsstörung	selten	Strahlentherapie
Periphere Nerven			
N. laryngeus recurrens	Heiserkeit		
MN	Multiple HN Ausfälle, multiple Funktionsstörungen der Neuraxis		
N. phrenicus	Zwerchfellähmung		
Plexus brachialis	Pancoast-Tumor Schmerz	Lungenspitzenprozesse, vor allem Adenoca.	Strahlentherapie
Paraneoplastische Syndrome			
Enzephalomyelitis, PEM, limbische Enzephalitis		SCLC	Immuntherapie?
Paraneoplastische Ataxie, zerebelläre Degeneration		SCLC	
Subakute sensorische Neuronopathie (SSN)		SCLC	
LEMS	Schwäche	SCLC	Tumortherapie, Immuntherapie, 3'4'Diaminopyridin

ZNS-Metastasen vorwiegend symptomatisch sind. ZNS-Metastasen liegen bei ca. 30% der Patienten vor [307]. Keine Hinweise, dass ZNS-Screening bei asymptomatischen Patienten Einfluss auf ÜLZ hat. Langzeitüberlebende selten, Rezidive nach Schädelbestrahlung häufig [307]. Beim Nachweis einer ZNS-Metastasierung kann man rechnen, dass auch an anderen Orten bereits Metastasen aufgetreten sind (20% beim Nachweis der ZNS-Metastasen und in ca. 70% der Fälle bei der Autopsie). Prophylaktische Schädelbestrahlung wurde einige Zeit durchgeführt, und ist weiter kontroversiell [1377].

Mischtumoren:

Histologisch sind mehrere verschiedene Kombinationen möglich.

Neoplastische Auswirkungen:

Hirnmetastasen:

Solitäre Metastasen:

Solitäre Hirnmetastasen bei Lungenkarzinomen müssen sorgfältig evaluiert werden. In etwa 10% finden sich andere Tumoren oder nicht metas-

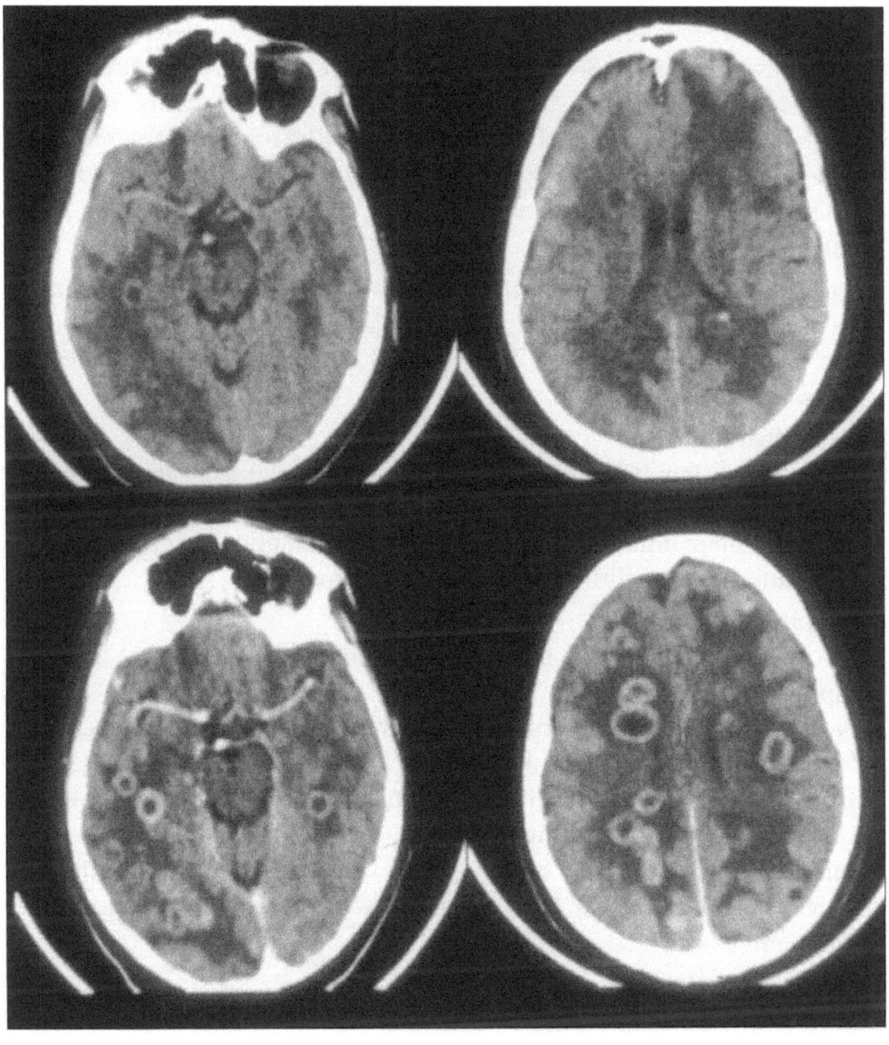

Abb. 78. Multiple Hirnmetastasen beim kleinzelligen Bronchialkarzinom

tatische Prozesse wie Blutungen oder Abszesse [971]. Umgekehrt müssen Hirnblutungen bei Patienten mit Lungenkarzinomen in erster Linie als Einblutungen in Metastasen angesehen werden.
Multiple Metastasen: Multiple zerebrale Metastasen sind bei SCLC Patienten häufiger als bei anderen Lungentumoren (68% SCLC, 48% Plattenepithel-, 42% Adenokarzinom) [434, 862].

Therapie der Hirnmetastasen:

Neurochirurgie:
Primäre Zielgruppe: Patient mit NSCLC und solitärer Hirnmetastase, wobei zusätzliche RT weitere Vorteile verspricht [1178, 1348]. Neurochirurgische Metastasenoperation nur bei solitären oder singulären Metastasen. Eine Serie ergab eine längere ÜLZ bei der Kombination von Chirurgie mit Strahlentherapie (18 Monate), versus 4 Monate im Vergleich zum Bestrahlungsarm [307]. Patchell [971] erreichte ähnliche Ergebnisse: 40 gegenüber 15 Wochen bzw. funktionelle Unabhängigkeit 38 versus 8 Wochen. Radiochirurgie (zB Gamma-Knife) sind eine interessante Alternative zur Chirurgie, deren genaue Wertigkeit noch nicht festgestellt ist.

Kleinzellige Lungenkarzinome werden aus zweierlei Gründen weniger operiert:

1. liegen zum Diagnosezeitpunkt bereits häufiger multiple Metastasen vor
2. ist das Ansprechen dieser Tumoren auf Strahlen- und Chemotherapie besser.

Strahlentherapie:
Oft angewandt bei NSCLC. Standardtherapie: Ganzhirnbestrahlung. Zusätzlich Steroidtherapie. Antikonvulsiva nur bei Anfällen. Kürzere Behandlungszeiten ergaben raschere Besserung. Palliation kann in etwa 50% beobachtet werden. Mittlere ÜLZ: 15–18 Wochen [307].

Chemotherapie:
Ohne wesentlichen Effekt bei Plattenepithelkarzinomen [862], besseres Ansprechen bei SCLC [721].
MN: Bis zu 10% der Lungenkarzinompatienten entwickeln klinisch eine MN [824], autoptisch liegen weit höhere Zahlen vor. In der Serie von Misulis waren MN in 6% aufzufinden, vornehmlich bei SCLC [18], weniger bei Adeno- oder Plattenepithelkarzinom.
Klinisch liegen multifokale Störungen an verschiedenen Abschnitten des ZNS vor. Die systemische Ausbreitung des Tumorleidens ist fast immer ausgedehnt (s. Kap. 7.3.4 und 7.5).

Isoliertes ZNS-Rezidiv:
Hirnmetastasen können auch als solitärer ZNS-Rückfall nach versuchter kurativer Resektion vorkommen [307, 1411].

Spinale Kompression:

Spinale Kompression wird durch epidurale Absiedlungen, oder lokale Wirbelkörperdestruktion verursacht. Selten ist die spinale Kompression das Erstsymptom des Tumorleidens – insgesamt bei ca. 10% der Patienten zu erwarten [985, 1175, 1411]. Die spinale Kompression entwickelt sich oft aus einem oder mehreren metastatisch befallenen Wirbelkörpern, seltener durch Einwachsen in das Foramen intervertebrale [454] ohne ossäre Beteiligung. Lokalisatorisch ist vorwiegend die BWS (70%) betroffen. Multiple Lokalisationen sind bei Lungentumoren ungewöhnlich. Intramedulläre Metastasen sind selten [1172].

Klinisch sind progressive Rückenschmerzen ein wichtiger Hinweis, besonders wenn sie in Kombination mit Gangstörungen oder anderen spinalen Symptomen auftreten. Therapeutisch wird vor allem Strahlentherapie bei allen histologischen Typen angewendet, während die neurochirurgische Therapie in der Regel nur bei unbekanntem Primärtumor angebracht ist, da meist ausgedehnte systemische Metastasierungen vorliegen und dann die Chirurgie das Outcome nicht verbessert.

Peripheres Nervensystem:

Läsionen des Plexus brachialis und Pancoastsyndrom kommen vorwiegend bei Lungentumoren des Oberlappens vor (1%) [584]. Beim Pancoastsyndrom und der spät auftretenden Plexus brachialis-Neuropathie kommt es oft gleichzeitig zu N. recurrens-Parese mit Heiserkeit und Dysphagie. Klinisch: kontinuierlicher Schmerz in der Schulter und Scapula. Ausstrahlung der Schmerzen in das Dermatom C8, Entwicklung neurologischer Ausfälle in der Verteilung C8/Th1. Horner-Syndrom. Ausbreitung des Tumors in den Epiduralraum möglich.
Die erst später im Krankheitsverlauf auftretende Pl. brachialis Neuropathie ist weniger stereotyp. Schmerzen liegen hier bei ca. 70% vor [663], auch hier vorwiegend Symptome vom unteren oder medianen Trunkus (Lymphknoten). Zu Beginn oft wenig objektivierbare Zeichen nachweisbar.
Nachweis: MRI Plexus brachialis, zusätzlich auch spinales MRT (epidurale Ausdehnung) empfohlen. Gelegentlich explorative chirurgische Inspektion notwendig.

Andere periphere Nervenläsionen:

N. recurrens-Parese mit Heiserkeit und Dysphagie (Stimmbandlähmung: 71% der Fälle von Stimmbandlähmung sind durch Neoplasmen, davon 34% Lungentumoren, verursacht).
N. phrenicus-Parese (Zwerchfellhochstand), *Sympathikuslähmung* (Läsion der sympathischen Ganglien); Einwachsen in die Thoraxwand mit lokalen

Schmerzsyndromen (Läsion der Interkostalnerven) sind weitere mögliche periphere Symptome.

Multiple HN-Läsionen:

Hinweis für MN (besonders in Kombination mit anderen Neuraxis-Läsionen); bei gleichzeitigen Kopfschmerzen als Hinweis für die seltenen Schädelbasismetastasen.

Anderes:

Unilateraler Kopfschmerz [121] ohne Ausfälle. Möglicherweise "Referred Pain" über den N. vagus im Brustraum.

Metabolische und endokrine Störungen:

Endokrine Störungen:

Nebenniereninsuffizienz durch Metastasen.
Produktion von ACTH oder ähnlichen Substanzen.
Andere: siehe „Endokrin", siehe „Pathophysiologie".
SIADH: Syndrom der inappropriaten antidiuretischen Hormon (Vasopressin) Ausschüttung.
Cushing-Syndrom: Ektopes Cushing-Syndrom mit klinisch nachweisbarem Hyperkortizismus lag bei 2,4% vor und wies auf kurze ÜLZ hin [1202].

Vaskulär:

Einblutungen in Metastasen.
Metastase kann auch als primäre Hirnblutung imponieren.
NBTE (s. o. Kap. 7.2.6 „vaskuläre Läsionen").

Infektiös:

Multiple Hirnabszesse (DD-Metastasen) mit oder ohne Endokarditis.
Meningitis.
Sepsis.

Paraneoplastisch (Vorwiegend SCLC):

Mit Antikörperassoziation:

Anti-Hu-Syndrom [1367]: SSN, zerebelläre Ataxie.
Retinale Degeneration (CAR).
AK gegen spezifische Antigene: zB LEMS (P/Q Kalzium Kanäle).

Pathophysiologie der antikörperbedingten paraneoplastischen Syndrome: (siehe Pathophysiologie).
Syndrome: PEM, Paraneoplastische retinale Degeneration, PCD, LEMS, SSN, Andere: Vaskulitis [1442].

Therapieeffekte:

Chirurgie [1271]:
Verletzung der Nn. intercostales, des Plexus brachialis, N. phrenicus, N. vagus und N. recurrens und sympathicus.
Post-Thorakotomiesyndrom.

Chemotherapien: siehe Toxikologie

CAV Cyclophosphamid, Doxorubicin, Vincristin;
CAVP-16 + VP 16;
VP-16 Etoposid und Cisplatin;
Cisplatin;
Toxizität: siehe Toxikologie.

Bestrahlung:

Durch die prophylaktische Schädelbestrahlung bei SCLC soll die Entstehung von Hirnmetastasen innerhalb von 2 J. vermindert werden. Mögliche kognitive Defekte als Nebenwirkung [1377].
Randomisierte Studien mit prophylaktischer Schädelbestrahlung (mit oder ohne Chemotherapie) bei Patienten mit SCLC haben keine verlängerte ÜLZ erkennen lassen [51, 258, 329, 499, 826, 984, 1082].

Radiochirurgie:
Lokale Bestrahlung mit oder ohne Operation von Nervenstrukturen bei Pancoast-Tumoren [539, 1186, 1198].

Bronchialadenome

Histologisch:
90% sind Karzinoide.
Adenozystische Tumoren.
Mukoepidermoide.
Karzinoide und SCLC stammen von der APUD (Kulchitsky)-Zelle ab.

Endokrin:
ACTH oder ADH Produktion.

Klinische Syndrome des Karzinoids:
Flush, Bronchokonstriktion, Diarrhoen, Herzklappenfibrose.
Siehe: paraneoplastische Syndrome → Auswirkungen der Tumorentfernung → siehe auch Karzinoid.

Andere Tumoraffektionen/arten im Brustraum

Mediastinales Ganglioneurom (benigne):

Hinteres Mediastinum, [Kinder > 4 J., Adulte 3. bis 4. Dekade], Gelegentlich Reifung in ein Ganglioneurom [12].

Klinisch:
Horner-Syndrom;
Paravertebrale Lokalisation: Sympathicusläsion;
Vasoaktive intestinale Polypeptide.

Neuroblastome:

Maligner Tumor der frühen Kindheit: (ca. 2. Lj.):
Lokalisation: Entlang des sympathischen Grenzstranges und paravertebraler Sulkus.
Ursprung: Nebenniere, sympathischer Plexus im Hals, Abdomen, Becken [12].
Symptome: Lokale Kompression von Nervenstrukturen; Horner-Syndrom; Heterochromie der Iris; Enzephalopathie; Ausbreitung bis in den Spinalkanal; Cushing-Syndrom.
Hinweisend: Hormonausschüttung: Katecholamine, Vanillinmandelsäure.
Differentialdiagnose: Lymphom, Ewing-, Rhabdomyosarkom.

Granularzelltumor (auch Myoblastom)

Lokalisation: hinteres Mediastinum.
Differentialdiagnose: Schilddrüsentumoren, Leiomyom, Ösophagustumoren, Zysten.
Komplikationen: intraspinale Extension, Metastasierung.

Thymome

Auf einen Blick
Häufigste Tumoren im vorderen Mediastinum (ektope Lokalisation möglich). Histologisch ist die Klassifikation kontrovers. Tendenz zur lokalen Invasion und Assoziation mit anderen Autoimmunkrankheiten, vorwiegend der Myasthenia gravis, die bei 30–50% von Thymompatienten vorkommt.

Vorkommen, Inzidenz, Prognose:

Unterscheidung erfolgt nicht zwischen malignen und benignen, sondern nach invasiven oder nicht invasiven. Staging nach Maskova [813].

5 Jahre Überlebensrate für Stadium I-Thymome 90%, bei Stadium IV 50%. Histologie nach Mueller-Hermelink [912].

Behandlungsbedingt:
Chirurgie: N. phrenicus-Läsionen [1271].

Paraneoplastisch:

Außer der Myasthenia gravis sind noch einige andere „paraneoplastische Syndrome“ (Syndrom der kontinuierlichen Muskelfaseraktivität (CMFA) [520], Polyneuropathien und limbische Enzephalitis [38]) beschrieben.

Andere assoziierte Autoimmun-Krankheiten:

SLE, Polymyositis, Colitis ulcerosa, Thyroiditis, rheumatoide Arthritis, Sarkoidose, Sklerodermie.
Hämatologische Erkrankung "Pure red cell aplasia", Hypogammaglobulinämie, perniziöse Anämie.
Endokrine Krankheiten: Hyperthyreose.
Diagnose: CT und MRT des Mediastinums.

Primäres mediastinales großzelliges B-Zell-Lymphom

Vorwiegend im Bereich des Thymus auftretend [754, 1274]. Weibliche Patienten, tumoröse RF im vorderen Mediastinum. Kompression der Luftwege, Vena cava superior-Syndrom. Rezidive sind extranodal: u.a. Leber, GI und ZNS.

Herztumoren

Primärtumoren:

Myxom, Lipom, Fibroelastom, Rhabdomyom, Fibrom, Teratome, Mesotheliom, andere benigne Tumoren. Myxom ist ein echtes Neoplasma.

Tumormetastasen ins Herz:

Melanom > Leukosen > Lymphome.
Sarkome und Leukämien: auch infiltrativ.
Nur 10% klinische Manifestation.

Tumorembolien intrakraniell: speziell von Myxomen.

7.2.8 Tumoren des Gastrointestinaltraktes

Auf einen Blick

Neurologische Komplikationen bei GI-Tumoren treten vorwiegend in Spätstadien des Tumorleidens auf. Neben lokalen Affektionen des autonomen Nervensystems treten ZNS-Metastasen auf, denen fast immer Lungenmetastasen (Pfortadersystem, Leber, Lunge) vorausgehen. Metabolische (vorwiegend Leber), endokrine und ernährungsbedingte Erscheinungen kommen tumorabhängig vor. Paraneoplastische Phänomene sind selten.

Epidemiologie:

Gastrointestinale Krebsformen machen ca. 20% aller Tumordiagnosen aus und sind für etwa 25% aller Krebstode in den US verantwortlich. ZNS-Metastasen sind fast ausnahmslos hämatogen und eher singulär. Davon 90% in den Hemisphären und 10% in der hinteren Schädelgrube.

Ösophaguskarzinome

Auf einen Blick

Neurologische Manifestationen treten selten in späten Stadien auf und sind durch lokales Wachstum oder Ernährungsstörung bedingt.

Neoplastisch:

Lokales Tumorwachstum: Klinische Symptome von der Lokalisation abhängig: (15% oberes; 50% mittleres; 35% unteres Drittel).
Symptome: Dysphagie (besonders feste Nahrung), Gewichtsverlust Horner-Syndrom, Schmerz, Ododynie, Dysphonie (Invasion des li. N. recurrens). Parese des N. phrenicus – Zwerchfelllähmung.
Lokaler Rückenschmerz: Epidurale Invasion oder Abszess.
Fernmetastasen: ZNS in 2–7% [221] (seltene Spätkomplikation).
Andere Neuraxismetastasen sind selten und eher im späten Verlauf zu erwarten.

Metabolisch:

Malnutrition: Kachexie, Wernicke-Enzephalopathie.
Infektion: Fistelbildung: (15%): Bronchialsystem, Aorta (+) und Epiduralraum.

Paraneoplastisch: PCD [259].
Hyperkalziämie, ohne Knochenmetastasen. Polymyositis [784].

Therapiebedingt: Chirurgie.
Strahlentherapie: Fistelbildung.
Chemotherapie: Cisplatin siehe Toxizität.

Magenkarzinom

Auf einen Blick
Schmerzen im Abdomen; gelegentlich lokale Ausstrahlung und in Head'sche Zonen. Zerebrale Metastasen und spinale Kompression selten. Paraneoplastische Gerinnungsstörungen mit Hirninfarkten.

Neoplastisch:

ZNS-Metastasen sehr selten [1013, 1146].
MN selten [953, 1391].

Metabolisch:

Lebermetastasen bei 40–54% mit metabolischen Störungen einhergehend.
Thiamin- und Vitamin B12-Mangel.

Therapiebedingt:

Chirurgie: Vitamin B12-Resorptionsstörung. Postgastrektomie-Syndrom.

Chemotherapie: FU, Doxorubicin, Mitomycin C, Cisplatin, MTX (siehe Toxikologie).

Gastrinom

Auf einen Blick
Neurologische Komplikationen selten. Zerebrale Metastasen, spinale Kompression. Neuropsychiatrisch: depressive Verstimmungen, Metabolisch: Leberversagen – hepatische Enzephalopathie. Vorkommen: Risiko der Entwicklung eines hepatozellulären Karzinoms bei Hepatitis B, Alkoholmissbrauch, Hämochromatose. Mittlere ÜLZ: 4 Monate.

Klinisch: Zollinger-Ellison-Syndrom.

Neoplastisch: Knochenbefall, besonders Wirbelsäule, radikuläre Ausfälle [73].

Insulinome

Auf einen Blick
Inselzelltumor, ektope hormonelle Störungen. Hormone: ACTH, ADH, Glucagon, PTH, Melanozyten stimulierendes Hormon.

Symptome: Vorwiegend durch Insulinwirkungen gekennzeichnet.
Hypoglykämie, Besserung durch Glukosezufuhr (damit auch Gewichtszunahme).
TIA-artige Symptome, Synkopen.
Diplopie, Sehstörungen, vegetative Störungen [1181].
Anfälle.
Selten Assoziation mit PNP [587].

Pankreaskarzinom

Auf einen Blick
Schmerzen im Abdomen; gelegentlich lokale Ausstrahlung und in Head'sche Zonen. Zerebrale Metastasen und spinale Kompression selten. Paraneoplastische Gerinnungsstörungen mit Hirninfarkten.

Vorkommen: Häufige Krebstodesursache. Zum Zeitpunkt der Diagnose bereits in 40% Metastasen. Mediane Überlebenszeit wenige Monate.

Neoplastisch:

Vorwiegend lokale Ausbreitung im Abdomen; retroperitoneale Infiltration der Nn. splanchnici. Viszerale Schmerzen, Schmerzausstrahlung in den Rücken und Head'sche Zonen.
Hirnmetastasen oder spinale Kompression sind selten.

Metabolisch:

Malnutrition und Vitaminmangel verursachen Enzephalopathien (M. Wernicke) oder Polyneuropathien.

Paraneoplastisch:

Gerinnungsstörung, Hyperkoagulopathie mit Thromboseneigung und paraneoplastischen Hirninfarkten [1453];
Zentrale pontine Myelinolyse [526];
Polyneuropathie selten [86].

Therapie:

Symptomatisch; Schmerztherapie, evtl. Blockade des Plexus coeliacus durch perkutane chemische Neurolyse.

Hepatom (zelluläres Karzinom)

Auf einen Blick
Neurologische Komplikationen selten. Zerebrale Metastasen, spinale Kompression. Neuropsychiatrisch: depressive Verstimmungen, Metabolisch: Leberversagen – hepatische Enzephalopathie. Vorkommen: Risiko der Entwicklung eines hepatozellulären Karzinoms bei Hepatitis B, Alkoholmissbrauch, Hämochromatose. Mittlere ÜLZ: 4 Monate.

Neoplastisch:

Klinische Symptome: Lokales Schmerzsyndrom im re. oberen abdominalen Quadranten, Ausstrahlung in die rechte Schulter (Head'sche Zone). Hirnmetastasen: selten [720].

Metabolisch:

Hepatische Enzephalopathie.
Todesursache: Leberversagen ein Drittel, Blutung durch Gerinnungsstörung ein Drittel, fortgeschrittenes Tumorleiden [1287].

Paraneoplastisch:

Sensomotorische Neuropathie.
Proximale Muskelschwäche [788].

Biliäres Karzinom (Gallengangskarzinom)

Auf einen Blick
Neurologische Komplikationen selten.

Neoplastisch:

Extensives Einwachsen in lokale Strukturen; (Leber, Magen, Pankreas, Duodenum, Zwerchfell), Affektion von lokalen Nervengeflechten und Schmerzen. Ausstrahlung in Head'sche Zonen.
Wirbelsäulenmetastasen, selten Hirnmetastasen [1287].

Metabolisch:

Metabolische Enzephalopathie (Gelbsucht durch Obstruktion).

Paraneoplastisch:

Opsoklonus [255].

Karzinoide

Auf einen Blick
Enterochromaffine Zelle, vorwiegend in der Submukosa des Intestinums und der Bronchien (Ursprung: Neuralleiste). Vorkommen: Appendix, Rektum, Ileum, Bronchus, u.a. Endokrine Aktivität: 5-Hydroxytryptamin, 5-Hydroxytryptophan, Neurotensin, Substanz P, Bombesin, Insulin u.a.

Klinisch:

„Das Karzinoid Syndrom“ (Flush, Schwindel, Bronchospasmus), kommt nur bei ca. 10% aller malignen Karzinoide vor:

Neoplastisch:

Metastasen: Intrazerebral.
Spinale Kompression.
MN.
Plexopathie des Plexus brachialis.

Nicht-metastatisch:
Metabolische Enzephalopathie (Leberbeteiligung).
Herpes zoster.
Zerebrovaskulär (intrakranielle Venenthrombosen).

Paraneoplastisch:

Myopathie, Neuropathic; Anfälle.

Darmkarzinome

Auf einen Blick
Oft vorkommende Tumoren. Erst in fortgeschrittenen Phasen metastatische ZNS-Beteiligung. Metabolische Komplikationen.

Vorkommen:

Dünndarm:
Nur ca. 3–6% der intestinalen Tumoren. Histologisch: Adenokarzinom, in fortgeschrittenem Alter. Duodenum öfter als Jejunum betroffen. Wachstum mit lokalen Symptomen.
Lymphom des Dünndarmes:
20% der Dünndarmtumoren. 1,5% der Hodgkin-Erkrankungen entstehen im Dünndarm.

Dick- und Mastdarm (Kolon, Rektum):
Häufigster Tumor des GI. Neben ernährungsbedingten Faktoren, auch genetische Einflüsse (Gardner, Turcot, familiäre Adenomatose). Histologie: 90% Adenokarzinom, auch Karzinoide und Sarkome [821, 932]. 10% haben zum Zeitpunkt der Diagnose bereits Lebermetastasen.
Rektum: Bei fortgeschrittenem Prozess perinealer Schmerz, oder Symptome von sakralen Nervenwurzeln- oder Plexusläsionen [584, 585].

Neoplastisch:

Kolonkarzinom:

Hirnmetastasen in 6% [177]. Fast alle Patienten mit Hirnmetastasen haben extensive systemische Metastasierung mit schlechter Prognose.

Rektumkarzinom:
Unterschiedliche Metastasierungstypen:
Orale zwei Drittel des Rektums: obere Vena porta-Lebermetastasen.
Aborales ein Drittel des Rektums: Ableitung über paravertebrales venöses System – deshalb Neigung zu Kleinhirnmetastasen bei Fehlen von pulmonalen Metastasen.

MN:
Selten CEA als Marker in der Liquordiagnostik hilfreich, wenn vom Primärtumor sezerniert.

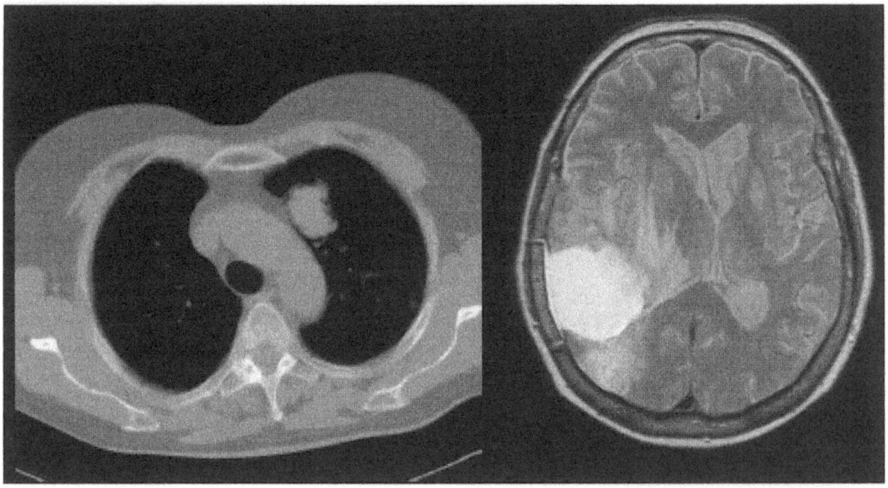

Abb. 79. Metastasen eines Kolonkarzinoms in der Lunge (Thorax-CT) und im Gehirn als Beispiel der üblichen, hämatogenen Metastasierungskaskade (Primärtumor ⇒ Lunge ⇒ Hirn)

Periphere Nervenläsion durch:
Lumbosakrale Plexopathie (Pl. lumbalis, sacralis) [584]. Befall retroperitonealer Nerven.

Therapie:

Chirurgie:
Rektosigmoidale Chirurgie:
Neurogene Blasenstörung.
Retrograde Ejakulation.
Impotenz.
Inkontinenz: Analsphinkterinsuffizienz.

Chemotherapie: 5 FU (siehe Toxizität) [393].

Bestrahlung: Lokale Bestrahlungsfolgen, Becken und kleines Becken.

Metabolisch:

Dünndarm: Resorptionsstörungen, Hepatopathie (Lebermetastasen), Lebermetastasen: Leberversagen erst sehr spät und bei fortgeschrittenem Tumor.

Paraneoplastisch:

PCD [1312];
"Lower motor neuron disease" [412, 1197];
MG [182].

7.2.9 Tumoren des Urogenitaltraktes

Auf einen Blick
Neurologische Komplikationen sind bei Tumoren des Urogenitaltraktes selten. Vorwiegend sind es lokale Infiltrationen oder Kompressionen, metastatische Komplikationen und Therapiekomplikationen.

Nierenkarzinome

Auf einen Blick
Hirnmetastasen und spinale epidurale Kompression sind die Hauptkomplikationen. Geringere Strahlenempfindlichkeit im Vergleich zu anderen Primärtumoren.

Neoplastisch:

Hirnmetastasen:

Inzidenz ca. 2–10% [1431]. Medianes Intervall zwischen Tumordiagnose und Hirnmetastasen 12 Monate. Fast immer bereits multiple systemische Metastasierungen vorhanden [358].

Klinisch: Symptome der ZNS-Metastasen.
Bildgebung: CT-Besonderheit: oft hyperdense Metastasen oder Einblutung durch Hypervaskularisation.
Schlechtere Prognose für infratentorielle Prozesse.
Hirnnervenläsionen sind selten Erstsymptom [886].
ÜLZ hängt von Therapie ab: ohne Therapie 2 Monate, durch chirurgische Maßnahmen bis 12 Monate [1431]. Strahlentherapie: geringe Empfindlichkeit.
Gleichzeitige Entfernung pulmonaler Metastasen kann mit potentieller Heilung einhergehen.
MN: selten [264].

Spinale Kompression:

Klinisch: siehe Rückenmarkskompression.
ÜLZ nach spinaler Kompression: ungefähr 4 Monate.
Chirurgie: anteriore Dekompression mit WK Resektion, hintere Dekompression mit Laminektomie. Postoperativ hohes Blutungsrisiko.
Strahlentherapie: im Unterschied zu anderen Primärtumoren schlecht strahlenempfindlich.

Metabolisch-endokrin:

Nierenzellkarzinome können hormonell aktiv sein: Parathormon, Prostaglandine, Hyperkalziämie, Renin, Prolaktin, Gonadotropine, Glukokortikoide können gebildet werden.

Vaskulär:

Metastasen können als primäre vaskuläre Läsionen (Einblutungen) imponieren. Einblutung in der hinteren Schädelgrube kaum unterscheidbar von Hämangioblastomen.

Paraneoplastisch und Immunologisch:

Selten. Myopathien [1249, 1433], MND [355] sind in Einzelfällen beschrieben.

Therapiebedingt:

Chirurgisch: Schmerzsyndrom nach Nephrektomie [358]. N. femoralis, N. ilioinguinalis, N.hypogastricus-Läsion. Schmerzausstrahlung in das Segment L 1.

Blasenkarzinom

Neoplastisch:

Hirnmetastasen:

Bei fortgeschrittenem Tumorleiden und ausgedehnter Metastasierung.
Vermehrtes Vorkommen durch verbesserte Überlebenszeit [609].
MN: sehr selten.

Hodentumoren

Auf einen Blick
Hirnmetastasen sind bei disseminierten Keimzelltumoren des Hodens in 12–15% zu finden. In Autopsieserien höherer Anteil von Hirnmetastasen. Als Spätmanifestation, oft gleichzeitig mit Lungenmetastasen.

Neoplastisch:

Hirnmetastasen:
Bei disseminiertem Krankheitsbild schlechte Prognose. AFP und HCG (CSF) in 60% erhöht. Auftreten spät im Krankheitsverlauf, bereits ausgedehnte systemische Metastasierung, besonders Lungenmetastasen.
Therapie: Chemotherapie [1044] und RT.

Epidurale spinale Kompression:

Befall retroperitonealer Lymphknoten anschließend direkte Invasion in den Spinalkanal. Selten Befall von Wirbelkörpern [254].
Plexus lumbosacralis:
Rückenschmerz kann auf retroperitoneale paraaortale Lymphknotenmetastasen hinweisen. Bei jungen Männern können Rückenschmerzen auch das Erstsymptom sein. Chronische Rückenschmerzen bei jungen Männern sollten an einen Hodentumor denken lassen [183].

Paraneoplastisch und immunologisch:

Seltenes Vorkommen, rezente Beschreibung von antineuronalen Antikörpern vom anti-Ta-Typ.
Limbische Enzephalitis.
Temporallappenepilepsie [16].

Prostatakarzinom

Auf einen Blick
Viele (ca. 80%) aller Patienten haben Knochenmetastasen bei der Autopsie (Becken, Knochen der WS). Hauptursache neurologischer Beschwerden sind Kompression nervöser Strukturen durch Knochenmetastasen: spinale Kompression. Plexus lumbalis-Läsion durch Beckenmetastasen, HN-Ausfälle durch Schädelbasismetastasen. Vorkommen, Prognose: als häufigster maligner Tumor bei Männern im Alter über 55 die zweithäufigste Todesursache [358].

Neoplastisch:

Intrakranielle Metastasen:

Intraparenchymatöse Metastasen sind selten und kommen fast immer spät im Krankheitsverlauf vor. Insgesamt liegen nur bei 1% intraparenchymatöse Metastasen [783] vor. Spätereignis (durchschnittlich 4 Jahre zwischen Diagnose des Tumors und Hirnmetastase), fast immer schlecht differenzierte Tumoren (Adenokarzinome).

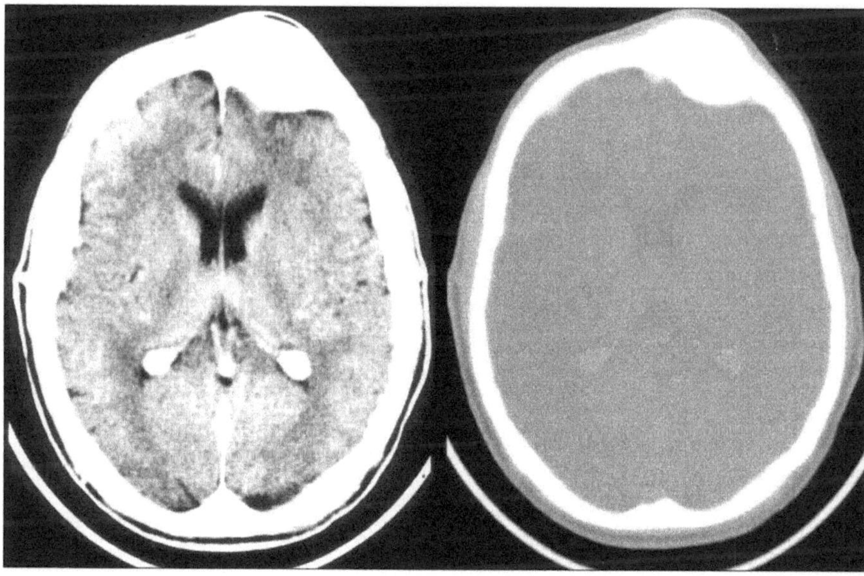

Abb. 80. Kalottenmetastasen bei Prostata-Ca.; ausgedehnte osteoplastische Metastase links frontal, die sich nach extra- und intrakraniell ausdehnt und das Hirngewebe verdrängt ohne das Parenchym zu infiltrieren. Kleinere ossäre Metastase auch rechts frontal

Bei operablen Patienten und solitärer Metastase: Operation, anschließend RT.

Subdurale Hämatome:

Schädel oder Durametastasen, auch Stürze, Antikoagulantien (häufigste SDH-Assoziation: Prostata- oder Mammakarzinom).
Bei chirurgischer Intervention sollte Knochen und Dura beurteilt werden.
Insgesamt ungünstige Prognose.

Hirnnervenparesen durch Schädelbasismetastasen:

Spät im Krankheitsverlauf, schlechte Prognose (mediane ÜLZ: 5 Monate) [271, 481, 1047].
Vorwiegend Schädelbasismetastasen (siehe Schädelbasisprozesse).
Gleichzeitig in der Hälfte der Fälle: andere neurologische Komplikationen (Wirbelsäule, Kompression der Nervenwurzeln).

Epidurale RM-Kompression:

Lediglich 7% der Patienten mit Rückenschmerzen und WS Metastasen entwickeln eine Querschnittssymptomatik [358]. In 30% ist die spinale Kompression das Erstsymptom des Tumorleidens [384]. Röntgenologisch nachgewiesene Knochenläsion der WS korreliert meist mit Läsionshöhe. Höheres Risiko bei schlechter Differenzierung des Tumors und multiplen Knochenmetastasen.
Lokalisation: LWS; untere BWS. Mittlere Zeit zwischen Tumordiagnose und WK-Metastasen: 24 Monate, mittlere Lebenserwartung nach Diagnose einer spinalen Kompression beträgt 6 Monate.
DG: Nativröntgen, MRT, Knochenscan.
Therapieziel: Erhaltung des Gehvernögens.

Plexus lumbalis:

Lymphknotenmetastasen in paraaortale Lymphknoten [715]. Lymphödem in einer unteren Extremität ist ein Hinweis, dass der Tumor bereits die Beckenwand erreicht hat [584].

Metabolisch endokrin:

Hyperkalziämie.

Paraneoplastisch:

Hirnstammsyndrom [67].
Spinozerebelläre Degeneration [1068].
MND [122].
LEMS bei kleinzelligen Prostatakarzinom [1296], Assoziation mit anti-Hu [279].

Therapiebedingt:

Strahlenplexopathie [470, 557].
Rad: 6–7000 cGy Impotenz, Proktitis [1110].

Uteruskarzinom

Auf einen Blick
Neurologische Komplikationen selten; vorwiegend lokale Ausbreitung, selten Hirnmetastasen oder MN. Das Zervixkarzinom hat mehr lokale neurologische Auswirkungen, als das Korpuskarzinom [358].

Neoplastisch:

Hirnmetastasen:
Selten (7%). Fast immer in Verbindung mit Lungenmetastasen (hämatogene Ausbreitung) und fortgeschrittenem Krankheitsstadium, vorwiegend Plattenepithelkarzinome.
Vorkommen bei Adenokarzinom des Corpus uteri noch seltener.
MN: Seltene Komplikation bei Zervixkarzinom (s. MN).

Plexus lumbosacralis:
Häufigste Komplikation bei Plattenepithelkarzinomen der Cervix uteri, kann auch das Erstsymptom bei fortgeschrittenem Tumorwachstum sein. Etwa 50% der Patienten mit retroperitonealen Metastasen haben einen Plexusbefall. Mediane Zeit zwischen Diagnose des Zervixkarzinoms und Plexopathie ca. 20 Monate (0–86 Monate) [1120].
Klinisch: asymmetrische Panplexopathie, unterer Plexus L4-S1 vorwiegend betroffen. Ipsilaterales Beinödem in 46% (Lymphknotenmetastasen). Bilateral: nur 4% [358].
Auch beim Corpus uteri-Karzinom ist lokales Tumorwachstum in den Plexus lumbosakralis möglich.
Differentialdiagnose: Folgen von Chirurgie oder lokaler Bestrahlung, spinale Läsion, Caudabefall.
Wichtige Begleitphänomene: gleichzeitige ossäre Destruktion, Hydronephrose durch Ureterobstruktion.
Prognostisch: ungünstig, mittlere ÜLZ: 5 Monate.

Metabolisch-endokrin:

Metabolische Enzephalopathie kann sich durch Nierenversagen entwickeln (bilaterale Ureterobstruktion).

Vaskulär:

Bei Uteruskarzinomen non-traumatische SDH, atriale Metastasen mit rezidivierenden Schlaganfällen [668].

Paraneoplastisch:

PCD [1112].
Motorische Polyneuropathie [1434].

Therapiebedingt:

Plexusläsion durch Strahlentherapie (siehe DD).
Motorische PNP [1434].

Ovarialkarzinom

Auf einen Blick
Seltene Beteiligung des Nervensystems. Auch bei diesem Tumortyp nimmt aber die Häufigkeit neurologischer Komplikationen durch verlängerte ÜLZ zu. Spätmetastasen bei Granulosazelltumoren.

Neoplastisch:

Hirnmetastasen: selten.

Mediane Zeit zwischen Tumordiagnose und Hirnmetastasen: 14,5 Monate (0–72 Monate) [358]. Intervall bei fortgeschrittener Krankheit noch kürzer. Hirnmetastasen können sogar auch nach „negativen", "Second Look"-Operationen auftreten. Das seröse Zystadenokarzinom hat die häufigste ZNS-Beteiligung.
Klinisches Stadium, einzelne oder multiple Hirnmetastasen und Ausmaß der extraperitonealen Metastasierung sind wichtige prognostische Indikatoren [734].
CT: Einzelne Läsionen, einige sind kalzifiziert oder zystisch.

MN: Einzelfälle sind beschrieben. Klinisch nicht von anderen Patienten mit MN zu unterscheiden. Bestimmung des Tumormarkers CA 125 aus dem Liquor kann hilfreich sein (s. Kap. Diagnostik CSF).

Paraneoplastisch und Immunologisch:

PCD: Selten, oft vor der Entdeckung des Ovarialtumors. Mehrere Antikörper festgestellt, wichtigste Assoziation anti-Yo. Entweder Erstmanifestation oder Hinweis für Rezidiv [1020].
Opso-Myoklonus.
Dermatomyositis.
Assoziation zwischen Dermatomyositis und okkultem Karzinom ungewiss. Cricopharyngeale Achalasie ist eine häufige Assoziation [988].

Therapiebedingt:

Cisplatin (s. Toxikologie).

Granulosazelltumoren

Maligne, Östrogen produzierend, späte Metastasierung.
ZNS-Metastasen sehr selten [1156].

Chorionkarzinom

Neoplastisch:

Hirnmetastasen:
Zwischen 9–18% haben ZNS-Metastasen [1397]. Gleichzeitige pulmonale Metastasen sind ein wichtiger Risikofaktor. CSF-HCG-Bestimmung kann auf unentdeckte Metastasen hinweisen.
CT: Einblutungstendenz, Metastasen können auch mit primären Hirnblutungen oder Aneurysmen verwechselt werden.
Neoplastische Embolien führen zu ein bis mehreren aneurysmatischen Ausweitungen intrakranieller Gefäße: intrazerebrale Blutungen und SAB sind die Folge [1179].

MN: selten [56, 358].

Tab. 85. Komplikationen der Therapie von urogenitalen Tumoren

Behandlung	Methode	Tumorart	Komplikation
Chirurgie	Radikale Beckenoperationen	Gynäkologische Tumoren	Mononeuropathien, Läsionen des Pl. lumbalis oder sakralis, Radikuläre Schmerzen S 1
Strahlentherapie	Becken	Uterus, Prostata	Plexus sacralis, weniger lumbalis,
	Paraaortale Lymphknoten	Hodentumoren	„Motor Neurone Disease"
Chemotherapie	Platin	Keimzelltumoren, Ovarialkarzinome, Blasenkarzinom	Polyneuropathie, Gehörstörungen, Anfälle, Lhermitte-Zeichen
	Taxol	Ovarialkarzinom	Polyneuropathie, Myalgie
Tumorembolisation im Becken	Plexopathie		

Tab. 86. Häufigkeit von Hirnmetastasen bei urogenitalen Tumoren

Tumor	
Niere	2,2%
Uterus	0,5%
Hoden	0,6%
Prostata	0,4%
Blase	0,4%
Ovar	0,1%

7.3 Besondere Problemfelder

7.3.1 AIDS und Tumoren

Auf einen Blick
Malignome entstehen bei HIV-infizierten Patienten einerseits durch den Immundefekt oder Störung der Immunüberwachung, andererseits können Viren und andere Kofaktoren direkt oder indirekt zu malignen Transformationen beitragen. 95% der Tumoren sind entweder Lymphome oder Kaposi-Sarkome. Das Risiko, an einem Lymphom zu erkranken, ist etwa 100 mal höher, das, an einem Kaposi-Sarkom zu erkranken, 40 000 mal höher als bei Immunkompetenten.

Primär zerebrale Lymphome (PCL)

Bei AIDS deutlich vermehrtes Vorkommen. Männer häufiger als Frauen. Gipfel in der 6. Dekade. Es wird geschätzt, dass die Inzidenz von PCL bereits häufiger als von niedriggradigen Lymphomen bei HIV-Patienten ist [78]. Inzidenz bei HIV-Patienten um 5% [391, 1243].
Oft solitäre Läsion, in 25% multiple Raumforderungen.
Die Prognose von AIDS-Patienten mit PCL ist ungünstig. Unbehandelt beträgt die ÜLZ ca. $1^1/_2$ Monate. Ganzhirnbestrahlung erhöht die ÜLZ auf 4 Monate. Niedrige CD-4 Zellzahl ist ein ungünstiger prognostischer Faktor.

Klinisch:

Zeichen der subakuten Raumforderung: Kopfschmerz, Verwirrtheit, Benommenheit, Lethargie, Gedächtnisstörung, neuropsychologische Ausfälle, Anfälle und HN-Ausfälle.

Histologisch:

Fast immer B-Zell-Lymphom. Sowohl immunoblastisch großzellige, als auch kleinzellige ("non-cleaved lymphoma") kommen vor [1242]. Das Epstein-Barr-Virus kann fast immer nachgewiesen werden.

Bildgebung:
Iso- oder hyperdense, runde oder ovale Raumforderung, nicht selten multipel, mit homogenem Kontrast. Periventrikuläre Ausbreitung spricht besonders für Lymphom und gegen Infektion (zB Toxoplasmose) [311].

Therapie:
Schädelbestrahlung, 40 Gy über 3 Wochen, Reaktion auf Chemotherapie im Allgemeinen schlechter als bei nicht mit HIV-assoziierten Lymphomen – nur bei relativ guter Prognose indiziert. Mittlere ÜLZ 4–7 Monate [615].

Differentialdiagnose:
Intrakranielle Raumforderung: Toxoplasmose, Infekte, Abszesse, Infarkte, Blutung, PML.
Spinale Kompression: Das spinale Lymphom selbst ist selten [1454].
DD: Abszess, Tuberkulom, virale Myelitis.

Systemisches Non-Hodgkin-Lymphom (NHL)

NHL kommt bei 4–10% der HIV-1 infizierten Patienten vor (Burkitt oder Non-Burkitt Lymphom). 74–98% haben extranodale Manifestationen bei der Diagnose. 12–33% haben eine positive CSF- Zytologie [611, 744, 1454]. Vorwiegend Befall der Meningen (DD-PCL). Bei AIDS-Patienten ist die leptomeningeale Beteiligung im Unterschied zu immunkompetenten NHL-Patienten unabhängig vom KNM-Befall.
Klinische Zeichen der leptomeningealen Beteiligung: HN-Ausfälle, radikuläre Schmerzen, Hydrozephalus internus.
Therapie: RT, IT-Therapie

Lymphomatöse Meningeose (LMN)

Lymphomatöse Meningeose ist die häufigste ZNS-Manifestation bei AIDS-assoziiertem Lymphom. Vorkommen der LMN bei AIDS-assoziiertem Lymphom in ca. 20% [745].

Klinisch:
Kopfschmerz, OPS, epileptische Anfälle, Hirnnervenausfälle. 5–10% haben auch zusätzlichen PNS-Befall oder paraspinale Raumforderungen [1454].

Bildgebung:
Enhancement der Meningen, der HN, oberflächliche zerebrale Parenchymläsionen und Hydrozephalus. 25% im subarachnoidalen Raum. Abgrenzung neoplastischer von infektiösen Veränderungen.

Therapie:
siehe MN, Bulk-disease.

Morbus Hodgkin

Obwohl in geringerem Maße als NHL scheint auch M. Hodgkin häufiger bei HIV-Infizierten, aber vorwiegend bei fortgeschrittener Krankheit, vorzukommen [505].
Wie beim NHL ist das Ansprechen auf Chemotherapie schlechter als bei nicht HIV-Patienten, die ÜLZ betragen ca. 1 Jahr. ZNS-Beteiligung wurde bisher noch nicht beschrieben.

Andere ZNS-Tumoren

Gliome, Meningeome, Hypophysenadenome scheinen keine vermehrte Inzidenz bei HIV-Patienten zu haben [505].

Tab. 87. Ursachen von intrakraniellen Prozessen bei HIV-Patienten

Opportunistische Infektionen
Parasiten:
Toxoplasmose
Zystizerkose
Viren: PML
Pilze:
Cryptococcus neoformans
Candida albicans
Aspergillose
Mucormycose
Coccidiomycose
Bakterien:
Mycobact. tuberculosis
Mycobact. avium intracellulare
Nocardiose
Listeria monocytogenes
Treponema pallidum
Neoplasmen:
PCL
Kaposi-Sarkom
Metastatisches Karzinom
Zerebrovaskulär
Ischämie
Blutung

Kaposi-Sarkom

Neuroonkologische Komplikationen sind selten.

Periphere Läsionen:
Periphere Nerven können durch direkte Infiltration oder Kompression geschädigt werden.

Hirnmetastasen:
Sind eine Rarität [749, 1104]. Vorausgehend pulmonale Beteiligung. Metastasen sind nekrotisch und hämorrhagisch und können mit intrakranieller Blutung verwechselt werden. Lokalisatorisch an der Rindenmarkgrenze [505].

Therapiebedingte Störungen:
RT; Chemotherapie (Vincristin).

7.3.2 Neurologische Komplikationen der Knochenmarkstransplantation

Auf einen Blick

Autologe, syngene und allogene Knochenmarkstransplantationen werden weltweit in onkologischen Zentren durchgeführt. Neurologische Komplikationen kommen bei 50 bis 70% der Patienten mit allogenen und in geringer Zahl bei autologen Transplantationen vor [972]. Der Großteil betrifft das ZNS, Komplikationen im peripheren Nervensystem liegen fast immer im Rahmen einer GVHD vor und können als GBS, CIDP, Polymyositis und MG in Erscheinung treten. Neurologische Komplikationen sind die Todesursache bei 5–10% der Patienten.

Einteilung in 5 Kategorien:

1. Komplikationen durch die Grundkrankheit
2. Komplikation bei der Transplantation, besonders Vorbereitung
3. Nebenwirkung der Immunsuppression
4. Posttransplantations-Erkrankungen, die nicht direkt mit der Immunsuppression zusammenhängen.
5. ZNS-Befall durch „de novo"-lymphoproliferative Erkrankungen

1. *Komplikationen durch die Grundkrankheit*

Grundkrankheiten, deretwegen die allogene KNM-Transplantationen durchgeführt werden, können selbst während der Transplantationszeit neurologische Probleme verursachen. ZNS-Rezidive kommen in mehr als 10% bei Patienten mit ALL vor und verursachen zB MN. Bei Patienten mit vorausgehender Strahlen- oder Chemotherapie können residuale oder verzögerte Schäden auftreten.

2. *Komplikationen bei der Transplantation, besonders Vorbereitung*

Der Transplantationsvorgang selbst ist im Allgemeinen problemlos. Probleme treten bei den myeloletalen Vorbereitungsschemata auf (Ganzkörperbestrahlung, hochdosierte alkylierende Substanzen; zB Cyclophosphamid) auf. Bei Kindern können auch relativ niedrige Dosen von Schädelbestrahlung zu permanenten kognitiven Dysfunktionen führen.

3. *Nebenwirkung der Immunsuppression*

Cyclosporin: (Neurotoxizität: 4–10%)

Haupttoxizität: renal.
Hypertension: a. renal
b. Aktivation des sympathischen Nervensystems.
Klinisch: Tremor, OPS bis Koma, Anfälle.
Visuelle Syndrome (ACP-Dysregulation) bis hin zur akuten kortikalen Blindheit.
Bildgebung: MRT: Befunde wie bei hypertensiver Enzephalopathie.
Ausfälle bei Langzeitüberlebenden resultieren aus einer Kombination von chronischer GvHD, und chronischer Immunsuppression [963].

FK 506:
Neue Substanz, auch in den Nebenwirkungen ähnlich Cyclosporin.

OKT3:
Monoklonaler Antikörper gegen T-Zellen gerichtet.
Klinisch: aseptische Meningitis. Anfälle.
CSF: lymphozytäre Pleozytose, normaler Zuckergehalt,
Mechanismus: vermutlich allergisch: ähnlich nicht-steroidalen Antirheumatika (Ibuprofen) oder IVIG.
Bildgebung: MRT: Ödem.

Antithymozyten Globuline (ATG) und Antilymphoblasten Globuline (ALG):

Antiseren gegen Lymphozyten oder Thymozyten.
Selten aseptische Meningitis.

Steroide:
Nebenwirkungen siehe Toxikologie.

ZNS-Infektionen:

Kommen bei 10% der KMT-Patienten vor, führen in der Hälfte der Fälle zum Tod. Alle Erreger können auslösend sein.
Häufig: Listeria monozytogenes, Cryptococcus neoformans, Aspergillus fumigatus.
Klinisch oft schwierig bei immuninkompetenten Patienten festzustellen, da allgemeine Zeichen der Infektion (Fieber, Meningismus) nur minimal ausgeprägt sind oder fehlen. Jede Infektion außerhalb des Nervensystems sollte an die Möglichkeit einer zusätzlichen ZNS-Infektion denken lassen:
Haut: Cryptococcus.
Lunge: Aspergillus, Nocardia, Cryptococcus.

Tab. 88. Zeitlicher Ablauf der Komplikationen bei KMT

Vor Transplantation	**Nach Transplantation (0-30 Tage)**	**Nach Transplantation (30-100 Tage)**	**Nach Transplantation (> 100 Tage)**
Grundkrankheit	Neutropenie	GVHD	keine spezifischen Komplikationen

Graft versus host disease (GVHD):

Vorkommen:
Bei ca. 40% von HLA-passenden und bis zu 75% von HLA-nicht passenden Patienten.
Ursache: Transplantationen, Transfusionen.

Akute GVHD:
Tritt innerhalb von 3 Monaten auf: Hautveränderungen, Diarrhoe, Leberdysfunktion. Keine neurologischen Symptome.

Chronische GVHD:
35–40% von Patienten, die länger als 100 Tage leben.
(Skleroderm, Multisystem Beteiligung).

Peripheres Nervensystem:

Akute Polyradikulitis (GBS):
Mehrere Beobachtungen bei allogener und autologer Transplantation [972, 1405].
Ätiologisch: Im Rahmen der Störung der zellulären und humoralen Ab-

wehr während des ersten Jahres nach der Transplantation als GVHD. Als Nebenwirkung der Chemotherapie [963].
Polyneuropathien (vom Typ der CIDP) [336, 466, 603].
Polymyositis [1061, 1320].
Myasthenia gravis (ACHR-AK pos.).

Zentrales Nervensystem:

Nebenwirkungen noch nicht konklusiv dargestellt.

Zerebrovaskuläre Ereignisse:
Relativ häufiges Problem, 4–13% der KMT Patienten erleiden Hirninfarkte. NBTE kann der Grund (einige Autopsieserien: 4–9%) [865] sein. Bei Patienten, die wegen hämatologischer Erkrankungen knochenmarktransplantiert wurden, waren zerebrovaskuläre Ereignisse in der Serie von Graus [459] an erster Stelle; intrazerebrale Blutungen und subdurale Hämatome waren mit Abstand die häufigsten Komplikationen.

Anfälle:
Häufigkeit: 6–36% [39].
Ursachen: Medikamente (Cyclosporin, OKT3), metabolische Störungen, Hypoxie. Infarkte, Infektionen und Tumoren sind ätiologisch seltener.
Die Anfälle sind oft transient und eine Therapie ist nicht immer notwendig.
Antikonvulsiva: Problematisch, Interferenz mit Metabolismus vieler Immunsuppressiva durch Induktion der hepatische Enzyminduktion (Phenytoin, Cyclosporin, OKT3).

4. *ZNS-Befall durch „de novo"-lymphoproliferative Erkrankungen*

Prolongierte Immunsuppression kann die Entstehung neuer Malignome begünstigen. Dieses Phänomen wird auch unter dem Terminus "post transplant lymphoproliferative disorder" (PTLD) zusammengefasst [973].

Spektrum:

Diffuse polyklonale lymphoide Hyperplasie bis maligne monoklonale Lymphome. PTLD haben eine ZNS-Beteiligung von 15–20%.

Ursachen:

Immunsuppression, Epstein-Barr-Virus Infektion, (Burkitt-Lymphom, Mononukleose). In PTLD enthalten die proliferierenden B-Zell Klone EB-Virusmaterial.

Klinisch:

Mentale Veränderungen, fokale Zeichen, Anfälle seltener.

Bildgebung:

Keine signifikante bildmorphologische Differenzierung gegenüber PCL. Multizentrisch in ca. 20–50%.

Tab. 89. Komplikationen nach Knochenmarkstransplantation

Metabolische Enzephalopathie	20 bis 40%
Zerebrovaskulär	6 bis 28%
Infektionen	10%
Anfälle	12%
Malignome im ZNS	5%

7.3.3 Hirnmetastasen unbekannten Ursprungs (CUP-Syndrom: Carcinoma of unkown primary)

Auf einen Blick

Die häufige Situation, dass eine zerebrale Raumforderung nach der bildgebenden Diagnostik als Metastase eingeschätzt wird, ohne dass ein metastasierendes Tumorleiden bekannt ist, verleitet noch immer zu einer breit angelegten Primärtumorsuche. Wenn aber der Primärtumor nicht bei den klinischen Standarduntersuchungen bereits offenkundig wird, entzieht er sich in der Regel ungezielter weiterer Diagnostik. Deshalb sollte die chirurgische Intervention unverzüglich eingeleitet werden und abhängig vom histologischen Ergebnis danach über das weitere diagnostische und therapeutische Procedere entschieden werden.

Epidemiologie

CUP manifestieren sich mit 33–66% am häufigsten im Gehirn [1117].
Nach den Metastasen von Lungen- und Mammakarzinomen ist die Gruppe der Metastasen unbekannten Ursprungs mit 25% [1117, 1369] die drittgrößte unter den Hirnfiliae. Bedingt durch die Selektion finden sie sich im neurologisch/neurochirurgischen Krankengut noch häufiger. Bei etwa $^{2}/_{3}$ kann im Verlauf der Erkrankung der Primärtumor identifiziert werden, bei einem Drittel bleibt er okkult – sogar in der Sektion [226, 227, 296, 874, 1334].

Unter den aufgedeckten Primärtumoren sind die Lungenkarzinome bei weitem die häufigsten, gefolgt von denen der Mamma und der Niere [497, 874, 1334]. Alle anderen Ursprungsorgane sind in den Serien nur kasuistisch vertreten. Histologisch überwiegen die Adenokarzinome, gefolgt von kleinzelligen Karzinomen und undifferenzierten.

Rationelle Diagnostik

Bereits aus den epidemiologischen Daten ist abzuleiten, dass die Primärtumorsuche auf wenige Manifestationen zu fokussieren ist, allen voran die Lunge. Ungezielt – ohne klinische Hinweise – vorgenommene Untersuchungen ergeben mit Ausnahme des PET nur sehr selten einen wegweisenden Befund. An der Histologie der Hirnmetastase orientierte Diagnostik ist am effektivsten [711, 782, 875, 1334].

Vorgehen beim Verdacht auf eine Hirnmetastase unbekannten Primärtumors:

Rasche histologische Klärung, wenn möglich in Verbindung mit einer Resektion der zerebralen Manifestation ist die schnellste und schonendste Diagnostik und gleichzeitig Therapie.
Die präoperativen Untersuchungen sollten sich auf einen Rö-Thorax [711, 782], das übliche Routine-Labor und eine gute klinische Untersuchung beschränken. Ist damit kein Primärtumor oder weit fortgeschrittenes Tumorleiden aufzudecken, dann richtet sich das weitere Procedere zunächst allein nach der Hirnmanifestation [874, 1334].
Nach Klärung der histologischen Zuordnung sind dann die sich daraus ergebenden Untersuchungen zu ergänzen – zB Thorax- oder Nieren-CT, Mammographie. Andererseits ist eine aufwendige und/oder invasive Diagnostik zur Aufdeckung des Primärtumors bzw. weiterer Fernmetastasen in der Regel nicht gerechtfertigt. Denn mit der Diagnose einer Hirnmetastase liegt in jedem Fall ein disseminiertes Tumorleiden vor, bei dem nur systemische (d.h. Chemotherapie) oder lokale Therapie der *symptomatischen* Manifestationen, zB Radiatio frakturgefährdeter oder schmerzhafter Knochenmetastasen ansteht.
Eine wesentliche Bereicherung ist von der PET (18-FDG) in Zukunft zu erwarten, da es eine deutliche Sensitivität für (extrazerebrale) Malignome hat. Wo es verfügbar ist, sollte es als wenig belastendes Verfahren an den Anfang eines Staging bzw. einer Primärtumorsuche gestellt werden [658].

Therapie, klinischer Verlauf und Prognose

Operation:

Da Hirnmetastasen in der Regel besser gegen das Parenchym abgegrenzt sind als hirneigene Tumoren, können Resektionen meist „makroskopisch in toto" erfolgen. Wo dies wegen multipler Herde oder sehr ungünstiger Lage nicht möglich ist, ist eine (stereotaktische) Biopsie anzustreben.

Der Anteil nicht resezierter Hirnmetastasen schwankte in den CUP-Serien zwischen 12 und 64% [227, 296, 636, 874].

Chemotherapie:

Ergibt die Histologie Hinweise auf einen zumindest relativ chemosensiblen Tumor – wie kleinzelliges Karzinom, Adenokarzinom oder Keimzelltumor, so ist eine systemische Chemotherapie der rationellste Ansatz, da er gleichzeitig den okkulten Primärtumor behandelt. Bei der Auswahl der Protokolle sollte vorrangig die Histologie, danach die Frage der Liquorgängigkeit berücksichtigt werden. Für kleinzellige Karzinome sind Platinhaltige Protokolle effizient, bei Adeno- und undifferenzierten Karzinomen auch Alkylantien und unter anderem auch Nitrosoharnstoffe (s. Kap. Hirnmetastasen – 7.3.4).
„Spezifische" Histologien (Keimzelltumoren, Melanome) werden entsprechend den in Kapitel 7.3.4 gegebenen Empfehlungen behandelt (auch wenn der Primärtumor nicht aufgedeckt wird).

Strahlentherapie:

Da auch bei radiologisch singulären Hirnmetastasen nicht selten doch okkult zusätzliche Herde vorliegen und das Risiko des Rezidivs einer Hirnmetastase doppelt so hoch ist wie für das Auftreten einer extrazerebralen Manifestation, ist eine lokale Therapie in Form einer Ganzhirnbestrahlung als Rezidivprophylaxe sinnvoll. Die Standardfraktionierung sollte hier nicht die übliche rein palliative Dosierung von 13 x 3 Gy sein, sondern wegen der besseren Lebenserwartung 20 bis 28 x 1,8 Gy.

Prognose:

Die Prognose der CUP ist günstiger als die von Hirnmetastasen bei bereits bekanntem Primärtumor [636, 875].

Siehe auch: Diagramm: CUP! S. 522.

7.3.4 Hirnmetastasen

Die Inzidenz von Hirnmetastasen nimmt zu, so dass sie heute häufiger als alle sonstigen Hirntumoren zusammen vorkommen. Ihre Prognose ist aber weiterhin schlecht mit Überlebenszeiten von 3–8 Monaten unter Therapie, wobei Bronchialkarzinome mit besonders schlechter Prognose einhergehen. Die Therapie wird zunehmend individualisiert und umfasst neben der Standardtherapie der konventionellen Bestrahlung bei singulären Metastasen auch die Operation und „Radiochirurgie", bei multiplen Metastasen häufiger auch eine (primäre) Chemotherapie.

Zur Epidemiologie, Primärtumorstatistik und Metastasierungsneigung einzelner Primärtumoren (s. Kap. 1.2).

Klinik:

Prinzipielle Unterschiede der Symptomatologie der Hirnmetastasen ergeben sich weder zwischen verschiedenen Primärtumoren noch zu hirneigenen Tumoren, so dass auf die vorangegangenen Kapitel und die Übersicht in Tabelle 91 verwiesen werden kann. Da bei Durchsicht der Literatur eine erstaunliche Variabilität in den Häufigkeitsangaben selbst zu den Hauptsymptomen auffällt, sind in der Tabelle 91 Durchschnittswerte aus verschiedenen Zusammenstellungen [540, 592, 1289, 1400] eigenen Erfahrungen an 98 exakt dokumentierten von über 300 Hirnmetastasen-Patienten gegenübergestellt. Als Faustregel kann man aufstellen, dass zwei Drittel der Patienten durch fokale neurologische Symptome und ein Drittel durch diffuse Beschwerden wie Kopfschmerzen, Übelkeit, psychische Veränderungen, also Hirndruckzeichen im weiteren Sinne, auffällig werden.

Tab. 90. Hauptsymptome bei Hirnmetastasen

Symptome	Literatur	eigene Serie N = 98
Kopfschmerzen	26–88%	78%
Fokale neurologische Ausfälle (Hemiparese, Hirnnervenausfall)	8–50%	67%
Psychische Veränderungen	8–35%	30%
Epileptische Anfälle	6–40%	25%

Neurologische Symptome, die nicht zwanglos dem/den diagnostiziertem(n) Herd(en) zugeordnet werden können, sollten stets Anlass zur Liquordiagnostik sein (*nach* Hirndruckbehandlung). Die Koinzidenz von soliden Hirnmetastasen mit leptomeningealer Beteiligung ist zumindest bei fortgeschrittenen Stadien mit ca. 25% hoch, zB [1311].
Frühsymptome sind Kopfschmerzen (von subjektiv neuer Qualität), Schwindel und psycho-intellektuelle Veränderungen. Diese müssen daher bei Patienten mit bekannter Krebserkrankung Anlass zu intensiver neurologischer Abklärung sein. Fokale neurologische Symptome sind selbstverständlich immer abklärungsbedürftig.

Prognose:

Stärker als bei den hirneigenen Tumoren ist die Prognose bei Metastasen von zusätzlichen klinischen Faktoren und v.a. vom Verlauf der Grundkrankheit abhängig.

Generell haben Patienten, bei denen Hirnmetastasen als erste Fernmetastasierung festgestellt werden, bessere Überlebenschancen als jene, die schon anderswo Metastasen haben. Mammakarzinome haben eine etwas bessere Prognose mit 1-Jahresüberlebensraten zwischen 10 und 30%, und hier sind die Hirnmetastasen bedeutsamer als Todesursache. Ca. 50% der different behandelten Patienten mit Hirnmetastasen sterben innerhalb von 3–8 Monaten an ihrem Primärleiden und nicht an der zerebralen Manifestation. Dies ist ein schwerwiegendes Argument für die Durchführung einer systemischen Chemotherapie, deren Wirksamkeit inzwischen auch gesichert ist.

Versuche, prognostische Kriterien für die Überlebenszeit nach Auftreten von Hirnmetastasen zu identifizieren, waren wenig erfolgreich. Kamby und Soerensen [612] fanden als einzige signifikante Unterschiede zwischen kürzer und länger Überlebenden (</> 16 Wochen) bei den Patienten mit schlechter Prognose ein kürzeres Intervall Primärdiagnose – Hirnmetastase und eine größere Anzahl extrakranieller Metastasen.

Zur Rückbildung der Symptomatik seien die Daten der großen amerikanischen Multicenter-Studie zur Radiotherapie bei Hirnmetastasen zitiert [130] (s. Tabelle 92).

Hierzu muss aber gesagt werden, dass unter einer reinen palliativen Kortikosteroidtherapie zumindest kurzfristig ähnlich hohe bzw. noch höhere Raten an Symptomlinderung zu erzielen sind, so dass bei der heutigen routinemäßig durchgeführten Kortison-Begleittherapie die Trennung von radiotherapeutischem und kortikosteroidabhängigem Erfolg erst in der längeren Verlaufsbeobachtung über 2 Monate hinaus bzw. mit bildgebendem Verfahren möglich ist. Die lokale Rückbildungsrate ist unter einer reinen Chemotherapie niedriger als mit der Strahlentherapie.

Tab. 91. Symptombesserung bei Hirnmetastasen durch Strahlentherapie [130]

Symptome	Häufigkeit	Besserung	Beseitigung
Kopfschmerz	28%	82%	52%
Paresen	25%	74%	32%
Mentale Störungen	20%	71%	34%
Zerebelläre Störungen	12%	75%	39%
Hirnnervenausfälle	12%	71%	40%
Hirndruck	9%	83%	57%
Anfälle fokal	5%	76%	48%
Anfälle generalisiert	6%	86%	66%
Sensible Störungen	10%	77%	41%
Lethargie	13%	69%	39%

Therapeutische Strategie

Prinzipiell handelt es sich beim Auftreten von Hirnmetastasen um eine rein palliative Therapiesituation. Ein kurativer Ansatz sollte bei folgenden Ausnahmen versucht werden:

- solitäre, resektable Hirnmetastase mit resektablem Primärtumor,
- sehr geringe Gesamttumormasse ("tumor load") bei sehr chemo-/radiosensiblen Primärtumoren, zB Keimzelltumoren, NHL.

Wesentliche Prognosefaktoren, die in die Therapieentscheidung mit eingehen müssen:

- AZ/Karnofsky
- Primärtumorstatus/Ausmaß der Metastasierung im Gesamtorganismus
- Ausmaß der Metastasierung im Gehirn: solitär = einzige Metastase überhaupt, singulär = einzige Metastase im Gehirn, multipel
- Lokalisation/Verteilungsmuster
- Art des Primärtumors
- Begleiterkrankungen.

Bei ausgedehnter Metastasierung und oder schlechtem AZ (Karnofsky < 50%) trotz supportiver Therapie ist die rein antiödematöse Behandlung mit Kortikosteroiden/Glycerin und evtl. Schmerzbeherrschung Therapie der Wahl unabhängig vom Ausmaß der ZNS-Metastasierung.

Bei *multiplen Metastasen* ist eine Ganzhirnbestrahlung die Standardtherapie, wobei die Gesamtdosis wegen u.U. rasch einsetzender dementieller Entwicklung, zB [293] 40 (20 x 2) bis 50 (28 x 1,8) Gray nicht überschreiten sollte. Das heute weitgehend übliche akzelerierte Schema von 10 x 3 Gray ist bei sehr begrenzter Lebenserwartung bis zu $^1/_2$ Jahr durchaus zu vertreten.

Hingegen kann bei regionaler Bestrahlung die Toleranzgrenze des Gehirns von 60 (30 x 2) Gray genutzt und bei hochfokussierter Bestrahlung auch überschritten (s.u.) werden.

Der Versuch, auch multiple Hirnmetastasen operativ zu behandeln, kann im Einzelfall erfolgreich sein, wird sich in der Regel aber auf langsam wachsende wenig radio- und chemosensible Tumorarten, wie zB Melanome, Hypernephrome beschränken [533]. In einer amerikanischen Serie waren die Ergebnisse bei kompletter Entfernung aller multiplen Hirnmetastasen (bis zu 3) genauso gut wie bei Resektion einer singulären Filia [107]. Postoperativ ist hierbei stets eine Ganzhirnbestrahlung zu empfehlen.

Solitäre Metastasen im Gehirn sollten möglichst operativ entfernt werden, insbesondere, wenn auch der Primärtumor operabel ist oder kurativ bestrahlt werden kann. Langjährige „Heilungen" wurden bei diesem

Vorgehen für verschiedene Primärtumoren beschrieben, bei Lungenkarzinomen wurden 5-Jahresüberlebenszeiten von 30% berichtet.

Eine postoperative Ganzhirnbestrahlung ist zu empfehlen, da die Ergebnisse einer neuen Studie [975] zeigen, dass auch bei modernster Diagnostik mit einem erheblichen Anteil okkulter Hirnmetastasen gerechnet werden muss. Bei sehr ungünstiger Lokalisation kann die Radiochirurgie eine Alternative darstellen.

Auch *singuläre Metastasen* profitieren von einer operativen Entfernung, sofern das Grundleiden nicht progredient ist, wie in 2 randomisierten Studien bestätigt wurde [976, 1348]. Eine neue randomisierte Studie mit 95 Patienten [975] zeigte, dass nach kompletter Resektion einer singulären Hirnmetastase eine zusätzliche Ganzhirnbestrahlung mit 50,4 Gy (28 x 1,8 Gy) Rezidive im Gehirn signifikant vermindert (18% versus 70% ohne Bestrahlung). Die Überlebenszeit war mit 48 gegen 43 Wochen aber in beiden Gruppen statistisch nicht unterschiedlich, was auch für die Dauer der funktionellen Unabhängigkeit gilt (37 vs. 35 Wochen). Die Operationstechnik und der Primärtumor wurden nur insoweit berücksichtigt, als chemosensible Entitäten wie kleinzellige Bronchialkarzinome, Lymphome etc. ausgeschlossen waren. Über Strahlenspätfolgen wurde nicht berichtet.

Möglicherweise spielt für die operativen Ergebnisse die "no touch"-Technik, d.h. Entfernung des Tumors im Ganzen ohne Zerteilung des metastatischen Tumorgewebes eine wichtige Rolle für die lokale Metastasierung.

Eine in ihrer Wertigkeit mangels ausreichender Vergleichsstudien noch nicht exakt abzuschätzende, aber lokal hoch wirksame und attraktive Alternative bei kleineren Metastasen unter 3 (–4) cm Durchmesser ist die *Radiochirurgie* mit sehr hohen Tumordosen um und über 100 Gy, die insbesondere bei operativ schwer zugänglichen Lokalisationen in Betracht zu ziehen ist. In der Form der stereotaktischen Einzeit-Konvergenzbestrahlung mit Dosen um 18 Gy ist sie bei rein palliativer Indikation schonend und außerordentlich rasch durchführbar. Zwei retrospektive Vergleichsstudien bei singulären resektablen Hirnmetastasen kamen zu konträren Ergebnissen mit Überlegenheit der Radiochirurgie einerseits (aus einer Strahlenklinik) [57] und deutlicher Überlegenheit der Resektion andererseits (aus einer Neurochirurgie) [106]. Für die praktische Therapieentscheidung muss die Ansicht [703] hervorgehoben werden, dass Operation und Radiochirurgie eher komplementäre, denn konkurrierende Verfahren darstellen mit einem Primat der fokussierten Bestrahlung bei Patienten in reduziertem AZ und bei kleinen und schlecht zugänglichen Herden, einem Vorteil der Operation bei größeren, gut resektablen Läsionen und einer sinnvollen Kombination beider Verfahren bei multiplen Herden.

Chemotherapie:

Die Beobachtung früher Jahre der Onkologie, dass unter laufender Chemotherapie Hirnmetastasen neu entstanden sind trotz Regression von Metastasen anderen Orts, und das allgemein schlechte Ansprechen von metastasierenden Prozessen führten zu der scheinbar sicheren Annahme, dass Hirnmetastasen generell nicht auf Chemotherapie ansprechen. Obwohl schon in den sechziger und danach mit computertomographischer Kontrolle in den siebziger Jahren gezeigt wurde, dass zumindest einzelne Patienten bei Bronchial-, Mamma- und vor allem Keimzelltumoren eindeutige Regressionen ihrer Hirnmetastasen unter alleiniger Chemotherapie erlebten (s. [674]), ist das Vorurteil der Unwirksamkeit erst in den neunziger Jahren einer breiten Neubewertung unterworfen worden. Heute kann als gesichert gelten, dass bei *chemosensiblen* Tumoren die Ansprechrate von Hirnmetastasen in der gleichen Größenordnung liegt wie das Ansprechen anderer viszeraler Organmetastasen.

Eine Indikation zur Chemotherapie bei Hirnmetastasen ist bei folgenden Voraussetzungen gegeben:

1. ausreichender Allgemeinzustand (Karnofsky ≥ 50%, ggf. nach Kortisonbehandlung)
2. etablierte Chemotherapie für den Primärtumor vorhanden
3. keine multiplen zytostatischen Vorbehandlungen.

Die Chemotherapie hat sich nach dem Primärtumor, nicht nach der Liquorgängigkeit der Zytostatika auszurichten, da die Blut-Hirn-Schranke nach der Manifestation der Hirnmetastase keine Rolle mehr spielt. Bei unbekanntem Primärtumor sind wie in der allgemeinen Onkologie Kombinationen aus Cisplatin mit Ifosfamid (und/oder Etoposid wegen der häufig zu Grunde liegenden okkulten Bronchialkarzinome) zu empfehlen.

Bei *chemosensiblen Tumoren* (kleinzellige Bronchialkarzinome, Keim-

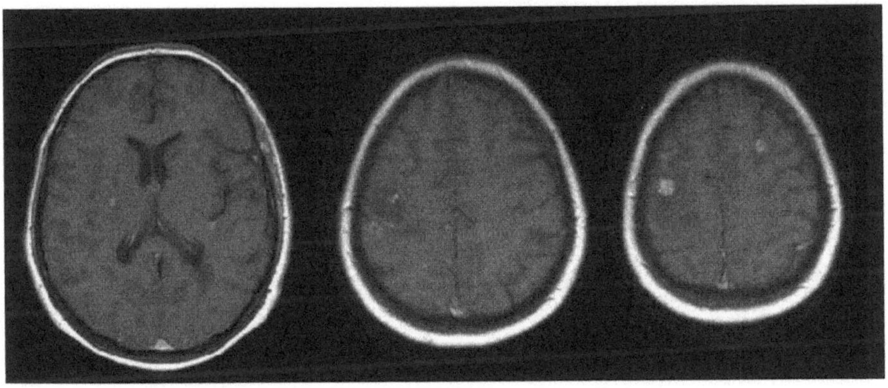

Abb. 81. Multiple Hirnmetastasen – beachte die Schrankenstörung schon bei den kleinsten Herden im Millimeterbereich als Voraussetzung für die Penetration von Zytostatika

zelltumoren, Mammakarzinome) können die Zytostatika allein zur Vollremission führen, so dass die Radiotherapie u.U. aufgeschoben werden kann. Auch Adenokarzinome der Bronchien zeigen nach eigenen Erfahrungen gelegentlich eindrucksvolle Remissionen, wofür sich auch in der Literatur zunehmend Hinweise finden.

Besonderheiten verschiedener Primärtumoren und Ergebnisse der alleinigen Chemotherapie bei Hirnmetastasen

Eine vergleichende Bewertung verschiedener Studien stößt bei Hirnmetastasen auf die zusätzlichen Schwierigkeiten, dass neurologische Ausfälle auch bei Tumorrückbildung durchaus überdauern oder auch paraneoplastisch bzw. vaskulär bedingt sein können. Die Tumorrückbildung im CT oder MR hängt auch von der Kortisondosis ab, so dass diese daher kontrolliert sein muss, was gerade in älteren Studien häufig nicht der Fall war. Daneben ist festzuhalten, dass – wie bei anderen metastasierenden Prozessen auch – die Überlebenszeit ein zwar harter aber unspezifischer Erfolgsparameter ist, da diese häufig nicht vom Erfolg der Therapie am Zielorgan abhängt. So sterben bekanntlich ca. 50% der Patienten mit Hirnmetastasen nicht an diesen, sondern am systemischen Fortschreiten der Erkrankung.

Mamma-Karzinom:

In neueren Autopsieserien findet sich in ca. 30% der Patientinnen mit Mammakarzinom eine Beteiligung des zentralen Nervensystems [237, 1311]. Obwohl die Einführung der Computertomographie die Rate der zu Lebzeiten diagnostizierten Manifestationen von 26% auf 38% verbesserte [1311], wurde die Mehrzahl der ZNS-Metastasen klinisch nicht erkannt. Autopsieserien stellen allerdings eine negative Patientenauswahl dar, wie sich zB bei der letztgenannten Serie mit einer medianen Überlebenszeit von nur 33 Tagen im Vergleich zu 5–10 Monaten bei klinischen Studien zeigt. (Patientinnen mit rasch progredientem, aggressivem Krankheitsverlauf sterben häufiger in der Klinik, so dass eine Autopsie möglich wird.)

Auch unter Berücksichtigung dieser Tatsache muss man annehmen, dass jede 4. bis 5. Mammakarzinom-Patientin zu Lebzeiten eine Beteiligung des ZNS entwickelt, die aber nur in einem knappen Drittel der Fälle diagnostiziert wird. Da wirksame palliative Therapiemaßnahmen zur Verfügung stehen, muss es Zielvorstellung sein, die unerkannten ZNS-Beteiligungen auf jene Fälle zu beschränken, bei denen wegen generalisierter Progredienz ohnehin keine Therapiemöglichkeit mehr besteht. D.h., dass eine Frühdiagnostik angestrebt werden muss und damit die Frühsymptome stärker ins Bewusstsein gerückt werden müssen. Damit verbunden ist auch die Frage, ob eine zerebrale Prophylaxe, etwa vergleichbar dem

Vorgehen beim kleinzelligen Bronchialkarzinom, auch bei einer Risikogruppe von Mammakarzinom-Patientinnen sinnvoll wäre.

Tab. 92. Häufigkeit und Verteilungsmuster von ZNS – Metastasen beim Mammakarzinom

Lokalisation (Mehrfachnennung)	Tsukada et al. 1983 1044 Autopsien	Takakura et al. 1982 526 Autopsien
Gesamtzahl von ZNS-Metastasen	309 = 29,6%	267 = 52,9%
Hirnparenchym	193 = 18,5%	111 = 21,1%
Leptomeningen	59 = 5,7%	30 = 5,7%
Dura mater	167 = 16,0% (82 nur in der Dura)	164 = 31,2%
Hypophyse	?	103 = 20,0%
Spinalkanal	32 = 3,1%	35 = 6,7%
„singulär"	42%	?

In einer großen strahlentherapeutischen Serie [643] mit 795 Patienten fanden sich singuläre Hirnmetastasen in 27%, solitäre in 12% der Fälle.

Besonderheiten des Mammakarzinoms:

Diese betreffen kaum die Symptomatologie, sondern pathobiologische Besonderheiten, die für die klinische Betreuung bedeutsam sein können:

1. Im Gegensatz etwa zu Bronchialkarzinomen ist die Erstmanifestation des Mammakarzinoms durch die Hirnmetastase eine Rarität.
2. Häufig ist nur die Dura mater befallen (Kopfschmerzen!), was diagnostisch schwer zu fassen ist (Kernspintomogramm!).
3. Ein Vorzugssitz ist die Hypophyse, die in ca. 20% der Hirnmetastasen betroffen ist und daher besonders aufmerksamer Diagnostik bedarf.
4. Relativ häufig (ca. 5%) treten bei Mammakarzinomen im Gehirn Zweittumoren auf, insbesondere gutartige und häufig operativ kurable Meningeome, aber auch Glioblastome. Solitäre Hirntumoren bei Mammakarzinom-Patientinnen sollten daher operiert, bzw. biopsiert werden.
5. Rezeptor-positive Karzinome sind auch bei Metastasierung ins Gehirn u.U. noch hormonsensibel, wie Rückbildungen unter Antiöstrogentherapie belegen (s. unten).
6. Spätmanifestationen nach Jahren und Jahrzehnten kommen vor.

Prognose:

Zum Spontanverlauf ohne Therapie gibt es kaum Daten, und die vorhandenen beziehen sich auf negative Selektionen mit Überlebenszeiten von 1–2 Monaten [312, 1311]. Die medianen Überlebenszeiten verschiedenster

Therapiestudien und retrospektiver Auswertungen bei behandelten Patienten liegen zwischen 4 und 15 Monaten, in der Mehrzahl um 6–7 Monate [677], sowohl für Radiotherapie als auch für Chemotherapie. Bessere Überlebenszeiten finden sich bei den ausgewählten Patienten, die noch operiert werden können mit medianen Überlebenszeiten von ca. 1 Jahr. Die Einjahres-Überlebensrate liegt bei 10–50%, in größeren, gemischten Serien mit kombinierten Therapien wie auch in der eigenen Serie bei gut 25% [1088] und hebt sich damit günstig von den meisten anderen soliden Primärtumoren ab.

Nach den frühen Serien der siebziger Jahre mit sehr kleinen Fallzahlen waren Rosner et al. (1983) die ersten, die in einer großen Serie mit alleiniger Chemotherapie bei einem einheitlichen Primärtumor, nämlich Mamma-Karzinomen, gezeigt haben, dass Chemotherapie prinzipiell bei Hirnmetastasen wirkt und dass auch bei Rezidiven von Hirnmetastasen, selbst nach Vorbestrahlung, noch ein erheblicher Teil anspricht. In einer erweiterten Publikation 1986 konnten sie zeigen, dass die Ansprechrate der Hirnmetastasen beim Mammakarzinom der anderer Lokalisationen entspricht (s. Tabelle 94). Neuere Arbeiten der letzten Jahre bestätigten eine hohe Ansprechrate von Hirnmetastasen auf alleinige Chemotherapie: Boogerd et al. berichteten 1992 eine objektive Tumorregression nach 2 Zyklen CMF, bzw FAC bei 76% ihrer 22 Patienten bei einer allerdings im früher berichteten Rahmen liegenden medianen Überlebenszeit von 25 Wochen. Cocconi et al. (1990) erreichten mit einer Cisplatin/Etoposid-Kombination 55% Responserate bei ebenfalls 22 Patienten, von denen $1/4$ über 1 Jahr lebten. Nur 1 von 10 Patienten mit zusätzlicher extrakranieller Manifestation zeigte kein simultanes, sondern ein isoliertes Ansprechen der extrakraniellen Metastasierung. Die hohen Ansprechraten gehen also nur zum Teil auch mit einer Verlängerung der Überlebenszeit einher. Die medianen Überlebenszeiten haben sich in den letzten 20 Jahren kaum verbessern lassen, wohl aber die Rate der länger Überlebenden und die Palliation.

Tab. 93. Responseraten bei 100 Patienten mit Mammakarzinom unter alleiniger Chemotherapie nach Rosner et al., Cancer 1986

Responseraten	
Hirnmetastasen:	50% (10% CR, 40% PR)
Weichteilmetastasen:	55%
Knochenmetastasen :	52%
Pleuropulmonale Metastasen:	48%
Lebermetastasen:	35%

13 von 35 Patienten (37%) mit Rezidiven der Hirnmetastasen sprachen auf eine 2. Chemotherapie an!

3 von 18 über ein Jahr lebenden Patienten sprachen auf eine 3. Chemotherapie an.

2 von 11 Patienten sprachen auf eine Bestrahlung als 3. Therapieform an.

Bemerkenswert ist, dass unter einer alleinigen Anti-Östrogen Therapie ebenfalls vereinzelt komplette Remissionen von Hirnmetastasen beobachtet wurden, so dass diese Möglichkeit stets genutzt werden sollte (s. Tabelle 94).

Tab. 94. Publizierte Einzelfälle von Rückbildung von Hirnmetastasen unter alleiniger Hormontherapie

Autor	Hormontherapie	Response	Remissionsdauer/Überlebenszeit in Monaten
Sparrow & Rubens 1981	Fluoxymesteron	PR	16/?
Carey et al. 1981	Tamoxifen	CR	14/30+
Hansen et al. 1986	Tamoxifen	PR	14+/?
Colomer et al. 1988	Tamoxifen	CR	34/38+
Grisoli et al. 1981	Bromocriptin	CR	12+/?

Bronchialkarzinome

Wie untenstehende Tabelle 95 zeigt, finden sich bei Bronchialkarzinomen im Vergleich zum Mammakarzinom wesentlich mehr Herde direkt im Hirnparenchym. Eine weitere Besonderheit ist, dass sich auf Grund der anatomischen Gegebenheiten frühzeitig Metastasen im Gehirn finden und häufig der Lungentumor über die Hirnmetastase manifest wird. Die histologischen Subtypen wachsen unterschiedlich schnell (Plattenepithelca. < Adenoca. < kleinzelliges Ca.) und sind in umgekehrter Reihenfolge radio- und chemosensibel, wobei das sehr sensible kleinzellige Karzinom dennoch die schlechteste Prognose hat.

Tab. 95. Bronchialkarzinom – Verteilungsmuster von 349 ZNS-Metastasen nach Takakura et al. 1982

Lokalisation (Mehrfachnennung)	
Hirnparenchym	266 = 76,2%
Leptomeningen	25 = 7,2%
Dura mater	54 = 15,2%
Hypophyse	46 = 13,2%
Spinalkanal	51 = 14,6%

Bronchialkarzinom – kleinzellig – SCLC:

Bei Bronchialkarzinomen (SCLC) folgten größere Serien zur alleinigen Chemotherapie etliche Jahre später [653, 721, 1023] gefolgt von einer großen Übersicht zur Radio- und Chemotherapie von Kristensen et al. 1992 (s. auch [1024] mit ähnlichen Ergebnissen), die eine etwa gleiche Effizienz der beiden Therapiemodalitäten bezüglich Überlebenszeit und Ansprechen bei SCLC zeigte. (In 12 Arbeiten mit alleiniger Chemotherapie, publiziert 1981 bis 1990, wurden insgesamt 116 Patienten behandelt mit den gängigen Substanzen: Adriamycin, Cyclophosphamid, Etoposid/Teniposid, Platin, Vincristin. In der Primärbehandlung bei konkomitantem Auftreten der Hirnmetastasen wurden 76% Remissionen, davon 32% CR, 44% PR erzielt. Die medianen Überlebenszeiten lagen bei 6,5 bis 11,4+ Monaten. In der Sekundärbehandlung bei Auftreten der Hirnmetastase als Rezidiv fanden sich 43% Remissionen, davon 18% CR, 25% PR und mediane Überlebenszeiten von 3,7 bis 8 Monaten).

Die Arbeit von Lee et al. (s. Tabelle 88) zeigt auch für SCLC bei einer allerdings kleineren Patientenzahl wie die Arbeit von Rosner et al. 1986 für das Mammakarzinom, dass Hirnmetastasen und extrakranielle Metastasierung in gleicher Weise auf eine adäquate Chemotherapie ansprechen. Gleiches konnte in einer neuen Arbeit zur "second line-Therapie" mit Topotecan im Rezidiv bei SCLC gezeigt werden [1371]. Die Überlebenszeiten der Patienten mit Hirnmetastasen sind generell nicht schlechter als mit anderen Organmetastasen.

Tab. 96. Ansprechen von Hirn- und extrakraniellen Metastasen bei SCLC in der Primärbehandlung (nach Lee et al. 1989, J Clin Oncol 7, 916–922)

	Hirnmetastasen	**Extrakraniale Metastasen**
Patientenzahl	14	14
Nicht auswertbar	3	2
Auswertbar	11	12
Remissionen		
CR	1	1
PR	8	8
NC	1	2
PD	1	1
Remissionsdauer(Wo)		
Median	24 (6 – 44)	24 (7 – 44)

Gesamtüberlebenszeit für alle Patienten: 34 Wochen (1–93), die 4 Patienten mit isolierten Hirnmetastasen lebten im Median 58 Wochen (9–93)

Bronchial-Karzinom – nicht-kleinzellig – NSCLC:

Für diese Tumorentitäten liegen deutlich weniger Daten zur Chemotherapie von Hirnmetastasen vor. Insbesondere fehlt weitgehend eine Differenzierung nach den histologischen Untergruppen. Nach eigenen Erfahrungen [908] haben die Adenokarzinome eine ähnlich hohe Ansprechrate wie die SCLC und längere Überlebenszeiten, während Plattenepithelkarzinome kaum ansprechen. Kleinere Serien in der Literatur berichten Ansprechraten von 20–30% mit Platin/Etoposid, bzw. auch Adriamycin/CCNU haltigen Schemata (s. [737]). Entsprechend der Primärtumorsensibilität sprechen auch die Hirnmetastasen von NSCLC schlechter auf Chemotherapie an als bei SCLC. Dies zeigt eine Arbeit [798] mit alleiniger Chemotherapie von Hirnmetastasen mit Carboplatin 300 mg/qm plus 3 x 120 mg/qm Etoposid bei 12 Patienten mit SCLC (3 CR, 4 PR, 1 SD, 4 PD, d.h. 56% Remissionen) und 18 Patienten mit NSCLC (0 CR, 3 PR, 4 SD, 11 PD, d.h. 17% Remissionen). Die mediane Überlebenszeit war bei NSCLC mit 30 (2–99) Wochen allerdings länger als bei SCLC mit 23 (6–52) Wochen.

Die größte bisher publizierte Serie umfasst 45 Patienten [396]. Hier wurde mit der Kombination von Cisplatin 100mg/qm und 3 x Etoposid 100 mg/qm alle 3 Wochen mit 3 CR, 9 PR, 15 SD, 10 PD, 8? eine höhere Remissionsrate erreicht (mediane Überlebenszeit 26 Wochen), ganz ähnliche Ergebnisse legten auch [860] vor. Mit einem aggressiveren Vorgehen unter Hinzufügung von 100 mg/qm Fotemustin alle 3 Wochen zum obigen Schema wurden bei 9 (3 CR, 6 PR) von 17 vorbestrahlten und 6 (2 CR, 4 PR) von 10 nicht vorbehandelten Patienten objektive Remissionen erzielt (mediane Überlebenszeit 30,5 Wochen, 37 Wochen bei vorbestrahlten, 22 Wochen bei nicht vorbestrahlten Patienten) [994].

An der Wirksamkeit der Chemotherapie auch bei Hirnmetastasen von NSCLC kann daher generell kein Zweifel mehr bestehen. Eine differenzierte Indikationsstellung, insbesondere hinsichtlich der Histologie, muss noch besser erarbeitet werden (s. auch [341]).

Melanome:

Verhalten sich biologisch extrem variabel und verlaufen trotz der ausgeprägten Metastasierungsneigung gelegentlich relativ gutartig. Da sie auch nur gering radiosensibel sind, ist Operation oder Radiochirurgie die beste therapeutische Wahl. Multiple Rezidivoperationen können durchaus sinnvoll sein. Bei der Ganzhirnbestrahlung werden höhere Einzeldosen empfohlen.

Die früher nur sehr vereinzelt beschriebenen Remissionen unter Platin/DTIC/Vinca-Alkaloid haltigen Chemotherapien sind seit der Einführung des neueren Nitrosoharnstoffs Fotemustin zu noch immer niedrigen, aber messbaren Remissionsraten angewachsen. Bei 34 Patienten wurden 2 CR und 2 PR, d.h. eine Remissionsrate von 12% mit DTIC + Fotemustin erzielt [214]. 28% Remissionen (2CR, 9 PR) bei 39 Patienten wurden mit höher dosiertem Fotemustin als Monotherapie berichtet. Die mediane Remissionsdauer lag bei 11 Wochen (8–102+) und die mediane Überlebenszeit für Responder bei 51 Wochen, für Non-Responder bei 15 Wochen. Alle 7 Patienten mit zusätzlicher extrakranieller Manifestation zeigten ein simultanes Ansprechen [583]. In Prüfung befindet sich der Einsatz von Temozolomide, einem oral anwendbaren DTIC-Derivat.

Keimzelltumoren – Chorionkarzinome:

Bei diesen Tumoren werden sehr hohe Remissionsraten erreicht, und die alleinige Chemotherapie kann häufig auch im metastasierten Stadium noch kurativ sein. Sowohl bei primären Keimzelltumoren [66] des Gehirns als auch bei Metastasen [1102] wird in ca. 70% durch alleinige, adäquate, aggressive Chemotherapie ein Langzeitüberleben über 3, bzw. 2 Jahre erreicht. In einem Zeitraum von 32 Jahren fanden sich bei 26 (4,1%) von 631 Patienten mit Chorionkarzinomen Hirnmetastasen, die unter einer kombinierten Radio-/Chemotherapie in 51% 5 Jahre überlebten [1238]. Patienten mit fehlenden oder geringen Symptomen seitens der Hirnmetastasen überlebten in 100%, Patienten mit Symptomen nur in 39% die 5-Jahresgrenze, während andere prognostische Faktoren nicht signifikant waren. Die Autoren empfehlen als kurativen Ansatz bei Hirnmetastasen von Chorionkarzinomen eine Chemotherapie mit Etoposid, HDMTX (1gr/qm), Actinomycin D, Cyclophosphamid, Vincristin und zusätzlich 15 x 2 Gray Ganzhirnbestrahlung. Auch in dieser Serie war ein simultanes Ansprechen von intrazerebraler und extrakranieller Metastasierung die Regel. Rustin et al. 1989 empfehlen als kurativen Ansatz eine sehr ähnliche Chemotherapie und Zurückhaltung der Radiotherapie als Rescue-Therapie, zumal 28% der Hirnmetastasenrezidive nochmals auf eine Chemotherapie ansprachen.

Die aggressive Chemotherapie stellt für diese Tumoren zweifellos die Therapie der Wahl dar.

Nierenzell-Karzinome:

Metastasieren in 5–10% ins Gehirn und sprechen sowohl auf Radio- als auch Chemotherapie schlecht an. Spätmanifestationen nach über 10 Jahren kommen vor. Andererseits wurden vereinzelt spontane Regressionen beschrieben [483]. Therapie der Wahl ist die Resektion oder die Radiochirurgie. Eine zusätzliche Chemotherapie ist nicht sinnvoll. Auch eine u.U. für extrakranielle Metastasen wirksame immunmodulatorische Therapie scheint im Gehirn nicht zu wirken [961].

Gastrointestinale Tumoren:

Magen-Karzinome und Kolon-Rektum-Karzinome metastasieren wie auch die Ösophagusca. nur gelegentlich ins Gehirn. Gastrointestinale Tumoren stehen aber durch ihr insgesamt häufiges Vorkommen an 4. Stelle der Häufigkeitsstatistik von Hirnmetastasen. Sie sind mäßig radio- und chemosensibel, so dass die oben geschilderten Therapieprinzipien zur Anwendung kommen sollten. Pankreaskarzinome haben eine besonders ungünstige Prognose, so dass in der Regel eine rein symptomatische Therapie angezeigt ist.

Hepatozelluläre Karzinome:

Sind sehr selten und durch eine ausgeprägte Blutungsneigung gekennzeichnet. Sie haben eine sehr schlechte Prognose [891]. Verwertbare Chemotherapieerfahrungen liegen nicht vor.

Ovarialkarzinome:

Obwohl in etwas älteren Serien nur ca. 1% der Patientinnen Hirnmetastasen entwickeln, gewinnt das Problem der Hirnmetastasen neuerdings an Bedeutung mit einer Inzidenz bis zu 11,6% in einer chemotherapeutisch behandelten Serie [502]. Eine Reihe von Einzelfallbeschreibungen belegt die Wirksamkeit von Cisplatin oder Carboplatin auch bei dieser Indikation (s. [737]). Die Analyse von 15 eigenen Fällen der Autoren und der Literatur führte nur zu 2 prognostisch günstigen Faktoren: die Möglichkeit einer Resektion und eine zusätzlich zur Radiotherapie durchgeführte systemische Chemotherapie [1074].

Prostata-Karzinome:

Metastasieren praktisch ausschließlich in den Schädelknochen und befallen das Gehirn gelegentlich per continuitatem. Dementsprechend ist ggf., d.h. bei symptomatischen Läsionen, neben der üblichen systemischen Therapie eine lokoregionale Strahlentherapie Methode der Wahl.

Sarkome:

Verhalten sich biologisch ebenfalls sehr variabel. Bei langsamem Wachstum des Primärtumors, bzw. extrakranieller Metastasen führt eine operative Entfernung – auch der häufig vorhandenen Lungenmetastasen – nach der spärlichen Literatur zu den besten Ergebnissen [107, 1429]. Chemotherapie mit einem der üblichen Sarkomschemata kann vereinzelt auch im Rezidivfall zu kompletter Remission führen, zB [491].

Non-Hodgkin-Lymphom:

Der sekundäre Befall des ZNS bei extrazerebralen Primärmanifestationen hängt stark von Malignität und Ausbreitungsstadium des Primärtumors ab. Häufig ist eine Kombination mit Knochenmark-, Hoden- oder Kieferbefall [490, 747, 791]. Der initiale Befall des ZNS ist selten, steigt aber im Verlauf deutlich an, zB von 2% auf 12% in einer großen, rezenten holländischen Serie, die alle Histologien erfasste [120]. Das kumulative Risiko über 4 Jahre für die Gesamtgruppe betrug 19%, für high grade 39%, für low grade nur 7%. In einer größeren NCI-Auswertung von high grade NHL fand sich in 24% ein ZNS-Befall – stets mit einem Stadium IV vergesellschaftet [490]. Diese Autoren kamen auch zu dem Schluss, dass nicht der ZNS-Befall sondern das Tumorstadium für die Prognose entscheidend ist und von daher auch bei ZNS-Befall ein kurativer Ansatz erwogen werden muss. Bedeutsam und wirksam ist die i.th. Chemoprophylaxe bei den malignen NHL, da häufig eine leptomeningeale Aussaat auftritt. Eine Hirnparenchymbeteiligung findet sich nach epiduralen Herden erst an 3. Stelle der Häufigkeitsstatistik. Im Vordergrund der Behandlung steht daher die – meist hochdosierte – systemische Chemotherapie, ergänzt durch eine i.th. Chemoprophylaxe/-therapie. Der Nutzen einer zusätzlichen Gehirnbestrahlung ist bezüglich einer Verlängerung der Überlebenszeit bei high-grade NHL nicht gesichert, sie empfiehlt sich bei low-grade NHL und ggf. zur Verbesserung der lokalen Tumorkontrolle [1, 490]. Bei spinalen NHL-Raumforderungen ist die RT Therapie der Wahl.

Für die Knochenmarkstransplantation ist ZNS-Befall ein ungünstiger prognostischer Faktor.

Die intravaskuläre maligne Lymphomatose, auch angiotropes Lymphom genannt – meist mit multiplen Hirninfarkten einhergehend und vornehmlich bioptisch (Haut!) diagnostizierbar nimmt möglicherweise unter zusätzlicher Antikoagulation zur üblichen NHL-Chemotherapie einen günstigeren Verlauf. Auch Ansprechen auf Plasmapherese wurde berichtet [504].

Morbus Hodgkin:

Das Auftreten zerebraler Manifestationen ist eine Rarität (48 Fälle in der englischsprachigen Literatur bis 1995 [36]) und muss stets Anlass zu intensiven differentialdiagnostischen Überlegungen sein. Bei AIDS und familiärem M. Hodgkin (meist mit Immunschwäche) häufigeres Vorkommen. Manifestationen in der Dura überwiegen solche im Hirnparenchym. Auftreten fast stets im Rahmen eines anderweitigen Rezidivwachstums [195]. Bei generell schlechter Prognose sind einige Langzeitüberlebende bei multimodalem Therapieansatz berichtet [1122].

Leukämien/Chlorome:

Der typische ZNS-Befall ist die meningeale Aussaat. Als Rarität können beetartige Leukämieinfiltrate eine solide Raumforderung (Chlorom) verursachen, bzw. auch Kalottenherde. Sofern das Ansprechen auf die Chemotherapie unzureichend ist, führt eine zusätzliche RT regelhaft zur Besserung.

Zusammenfassung:
Die Chemotherapie von Hirnmetastasen ist wirksam und erreicht Ansprechraten, die denen anderer Organmetastasen entsprechen. Langzeitüberlebende unter alleiniger Chemotherapie sind für die häufigen und einige seltene Tumorentitäten beschrieben. Der prinzipiell palliative Charakter dieser Therapie kann daher je nach Ausgangsbedingungen und Primärtumor auch kurative Qualitäten, insbesondere bei Keimzelltumoren, gewinnen. Die Wirksamkeit hängt nicht von der Verwendung liquorgängiger Zytostatika ab, vielmehr sind Voraussetzungen einer aussichtsreichen Chemotherapie:
1. ein chemosensibler Primärtumor
2. die Verfügbarkeit effizienter Zytostatika für den Primärtumor
3. ein ausreichender Allgemeinzustand.

Selbstverständlich gelten die üblichen Kriterien der Durchführung einer palliativen Chemotherapie bezüglich Ausmaß der Metastasierung, Allgemeinzustand, Begleiterkrankungen, Organfunktionen, Lebenserwartung etc.

Bei Mammakarzinomen sind Rückbildungen unter alleiniger Anti-Östrogen-Therapie beschrieben worden, so dass ein zusätzlicher Einsatz, bzw. auch ein alleiniger individueller Therapieversuch mit zB Tamoxifen dann zu empfehlen ist, wenn noch keine Hormonresistenz angenommen werden muss.

Es müssen verschiedene Stadien der Metastasierung unterschieden werden. Nur für die Prophylaxe und das früheste Stadium der Mikrometastasierung, in dem noch keine tumoreigenen Gefäße gebildet worden sind, sind liquor-/BHS-gängige Zytostatika zu fordern, die für den jeweiligen Primärtumor geeignet sind. Hier besteht noch ein eklatanter Mangel im Vergleich zu den Möglichkeiten der Behandlung anderer Organtumoren. Neben den altbekannten Nitrosoharnstoffen und Procarbazin sowie einigen wenigen nicht oder schwer verfügbaren, wenig eingesetzten Substanzen wie dem Dibromodulcitol, verspricht von den neueren Substanzen vor allem das Topotecan einen Fortschritt, da es sowohl liquorgängig ist, als auch bei einer Reihe von Organtumoren eine hohe Effizienz aufzuweisen scheint.

Polychemotherapien sind offensichtlich etwas wirksamer als Monotherapien.

Die Kombination mit der Radiotherapie führt nur tendenziell zu höheren Remissionsraten und zu einer geringen Verlängerung der medianen Überlebenszeit. Vergleichende Untersuchungen zur Wirksamkeit einer simultanen oder sequentiellen Anwendung fehlen, so dass wegen der höheren Toxizität und der Langzeitnebenwirkungen eine **primäre** Kombination nur dort geboten erscheint, wo noch ein kurativer Ansatz möglich ist.

Multimodale Therapie: Die unterschiedliche Primäreffizienz der verschiedenen Therapieformen wirkt sich nicht oder nur gering auf die Überlebenszeit aus, die stärker von der Biologie des Primärtumors beeinflusst wird. Allerdings sind mehrjährige Überlebenszeiten überwiegend nach operativer Resektion mit radio-/chemotherapeutischer Nachbehandlung zu beobachten. Nach Datenlage in der Literatur bestehen hinsichtlich einer höheren Effizienz des kombinierten Vorgehens bezüglich der Responserate und einer bescheidenen Überlebenszeitverlängerung wenig Zweifel. Zumindest beim Mammakarzinom ist die Polychemotherapie auch noch bei rezidivierenden Metastasen wirksam. Offen ist aber die Frage, ob durch zeitlich versetzte Anwendung bei chemosensiblen Tumoren bessere Ergebnisse zu erzielen sind.

7.3.5 Rezidive von Hirnmetastasen

Auf einen Blick

Während bei singulären Hirnmetastasen solider Tumoren Studien belegen, dass chirurgische Entfernung mit anschließender Bestrahlung der alleinigen Bestrahlung oder alleinigen Chirurgie überlegen ist [974, 975, 1348], ist die Vorgangsweise bei Rezidiven von Hirnmetastasen, oder Hinzutreten von neuen zerebralen Metastasen nicht einheitlich. Noch mehr als bei der erstmaligen Intervention ist das Ausmaß der Grundkrankheit (limited/extended), der neurologische Zustand, der KPS, das Ansprechen des Primärtumors auf therapeutische Maßnahmen entscheidend. Neben neurochirurgischen Maßnahmen (Reoperation, "en bloc" Resektion), ist die Bedeutung der Nachbestrahlung der vielversprechenden Radiochirurgie, Chemotherapie und anderer Methoden noch nicht gesichert.

Therapien bei rezidivierenden Hirnmetastasen

Chirurgie/Reoperation:

Die Reoperation von Metastasen wird von einigen Arbeitsgruppen als Möglichkeit angesehen [26, 1430], wobei auch mehrfache Rezidivoperationen [40] erwähnt werden, speziell bei Melanomen. Singuläre Hirnmetastasen können, abhängig vom Gesamtzustand des Patienten, neurochirurgisch entfernt werden, auch die Entfernung mehrerer Metastasen (bis zu 3) wird von einzelnen Gruppen, u.a. [533] vertreten. Bei mehr als 3 Metastasen steigt das Morbiditätsrisiko stark an, und es sollte vorwiegend bestrahlt werden.

Als prognostisch negative Faktoren gelten: nicht behandelte (-bare) systemische Erkrankung, inkomplette Metastasenresektion, rezidivfreie Zeit weniger als 4 Monate und KPS weniger 70%.

Strahlentherapie:

Nach-, bzw. Wiederbestrahlung:

Die Ansprechrate von nicht vorbestrahlten Rezidiven nach Operation oder Chemotherapie unterscheidet sich nach den wenigen verfügbaren Einzeldaten offenbar nicht wesentlich von einer primären Bestrahlung.

Die Zahl der Patienten mit vorausgehender WBRT oder partieller Bestrahlung, die bei Rezidiven der Metastasen nochmals bestrahlt werden, ist gering [1427]. In einer Studie [246] wurde bei Wiederbestrahlung eine Ansprechrate zwischen 42–65% und eine ÜLZ ab Zeitpunkt der Wiederbestrahlung von 3,5 bis 5 Monaten gefunden. Ähnlich die Schlussfolgerung von [254]: Bei gutem Allgemeinzustand, zufriedenstellendem Ansprechen auf die ursprüngliche WBRT und gutem AZ kann die Nachbestrahlung erwogen werden mit einer Chance auf ca. 40% Ansprechen, sofern eine stabile Phase von mehreren Monaten dazwischen lag. Die Strahlentoleranz kann damit möglicherweise überschritten werden [1165], aber nachdem die Überlebenszeiten in diesem Stadium kurz sind, dürfte dieser Faktor zu vernachlässigen sein. Bei vorausgegangener Radiochirurgie ist eine erneute Bestrahlung praktisch nur außerhalb des alten Feldes möglich.

Radiochirurgie:

Metastasen als relativ kleine, sphärische, nicht invasive Objekte, sind ein ideales Ziel für die Radiochirurgie [1204]. Lokale Kontrolle kann zwischen 73–98% erzielt werden. In einer Studie, von 248 Patienten [27], wurden lokale Kontrollraten von 85% und 65% nach einem bis drei Jahren gefunden. Die mediane ÜLZ für die gesamte (nicht ganz homogene Gruppe) war 9.4 Monate, gemessen vom Zeitpunkt der Radiochirurgie. Alter unter 60 Jahren und fehlendes systemisches Tumorleiden erwiesen sich als günstige prognostische Faktoren. Gleichartige Ergebnisse der Radiochirurgie wurden für eine Serie überwiegend rezidivierter Hirnmetastasen berichtet [146]. Auch wenn die unterschiedlichen Patientenselektionen einen direkten Vergleich nicht zulassen, besteht wenig Zweifel, dass die radiochirurgischen Techniken gerade bei Rezidiven wesentlich effizienter als die konventionelle Strahlentherapie sind.

Chemotherapie:

Die Chemotherapie spielt bei Patienten mit rezidivierenden Hirnmetastasen nur eine untergeordnete Rolle. Ausgehend von den Untersuchungen bei Mammakarzinomen [127, 1088] und bei Lungenkarzinomen [683, 1322] ist jedoch bei Patienten mit längerem stabilen Intervall auch von einer erneuten, in der Regel modifizierten Chemotherapie noch ein mäßiges Ansprechen zu erwarten, sofern es sich um einen chemosensiblen Primärtumor handelt. Dies bestätigte sich auch in einer größeren Serie mit 97 auswertbaren Patienten, die mit einer komplexen Polychemotherapie Response/Stabilisierung bei 60% der Mammaca.-, 66% der SCLC-, 52% der NSCLC, 22% der Melanom- und 58% der Patienten mit anderen Primärtumoren erreichte mit medianen Überlebenszeiten von 32, 33, 24, 12 bzw 20 Wochen [608].

Hormontherapie:

Von einer Hormontherapie ist in dieser Situation weder bei Mamma- noch bei den seltenen Prostatakarzinom-Patienten ein Ansprechen zu erwarten.

Mammakarzinom

Sofern möglich sollte chirurgische Therapie mit (ggf. auch ohne) Nachbestrahlung (WBRT) durchgeführt werden. Möglicherweise ist Radiochirurgie +/- WBRT gerade bei diesen Patienten gleichwertig oder zu bevorzugen. Die ÜLZ wird zwischen 7 Monaten [124, 126] bis zu 16 Monate nach Resektion [1430] angegeben. Wichtige prognostische Faktoren sind: Ausmaß und Metastasierung der Grundkrankheit, Fehlen von Weichteil- oder Lebermetastasen. In einer Arbeit wird auch in 37% Response auf eine 2. und in 16% auf eine 3. Chemotherapie angegeben [1087], in einer weiteren 60% Response/Stabilisierung [608].

Lungenkarzinome (SCLC und NSCLC)

SCLC:

Die oben zitierten Arbeiten zur Chemotherapie lassen ein Ansprechen von 30–40% in der second line-Therapie mit Überlebenszeiten von 20–33 Wochen erwarten. Sofern noch eine Ganzhirnbestrahlung möglich ist, kann die lokale Tumorkontrolle verbessert werden, nicht jedoch die Überlebenszeit. Hypofraktionierte Schemata mit 10 x 3 Gy oder noch stärker verkürzt sind wegen der schlechten Prognose gerechtfertigt.

NSCLC:

Bei NSCLC, die bereits an einer Hirnmetastase operiert wurden, kommt es innerhalb von 5 Monaten in ca. 50% zu Rezidiven (61% lokal, 38% andere Stelle). Die Reoperation erhöht die Lebensdauer deutlich, auch Rezidive nach Reoperationen wurden operativen Eingriffen zugeführt [40]. Die ÜLZ hängt aber vorwiegend von der Ausdehnung und Prognose der Grundkrankheit ab. Andere Therapien sind Radiochirurgie (mit oder ohne WBRT) [631, 641, 1427], oder (erneute) Chemotherapie, die in Einzelfällen, speziell bei den sensibleren Adenokarzinomen in Betracht kommt [608].

Andere Tumoren:

Ähnlich wie bei NSCLC ist die Situation bei Rezidivmetastasen von Melanomen [1116, 1183, 1231]. Für intestinale Tumoren [360, 1117], Nierenzellkarzinome [1008] und verschiedene andere liegen Kasuistiken mit günstigem Verlauf vor.

7.3.6 Meningeosis neoplastica (MN)

Definition

Meist diffuser, anfangs nur mikroskopisch nachweisbarer Befall der Meningen durch neoplastische Zellen, der klinisch durch den Nachweis maligner Zellen im Liquor diagnostiziert wird. Streng genommen sind maligne Zellen im Liquor kein obligatorisches Kriterium, so dass auch zunehmend der Nachweis eines typischen MRT-Befundes bei zu Grunde liegendem Neoplasma als ausreichend für die Diagnose angesehen wird.

Pathogenese

Häufigste Entstehungsform ist das Abschilfern von Zellen von Tumoren, die den Liquorraum erreichen, sei es vom Hirnparenchym aus oder durch Einwachsen von extrazerebral oder extraspinal. Daher tritt sie häufig bei Wirbelsäulen- und Kalottenmetastasen auf, bzw. bei intrazerebralen Tumoren mit Anschluss an den Liquorraum wie Ependymomen, Medulloblastomen, Lymphomen, aber auch Gliomen u.a. Tumoren, sofern sie das Liquorsystem erreichen. Sofern dies nicht der Fall ist, können Tumoren des Hirnparenchyms nur durch intraoperative Aussaat oder selten hämatogen wie jeder andere Organtumor zu einer Meningeosis führen. Einwachsen entlang der Hirnnerven oder der Spinalwurzeln ist ein weiterer Entstehungsmechanismus. Für Leukämien wurde ein Austritt leukämischer Zellen aus den leptomeningealen Venen wahrscheinlich gemacht. Auch die spinalen Venenplexus wurden als Eintrittspforte angesehen, wobei ein hierfür nötiger retrograder Fluss bei abdominalen oder Beckentumoren schon auf Grund der geringen Neigung dieser Tumoren zu MN offenbar nur selten zu Stande kommt, bzw. bedeutsam ist.

In Bereichen geringer Liquorbewegung – Cauda equina und ventrale Anteile der basalen Zisternen – kommt es bevorzugt zur Infiltration nervaler Strukturen, was die Häufigkeit auch der klinischen Symptome seitens dieser Regionen erklärt.

Wichtig ist, dass es schon relativ früh im Verlauf zu einer meist regionalen Ausbildung kleiner Knötchen und Tumorbeete kommt und häufig ein Wachstum in den Virchow-Robin-Räumen entlang der subarachnoidal liegenden Gefäße in die Tiefe des Hirnparenchyms erfolgt. Von dort ist

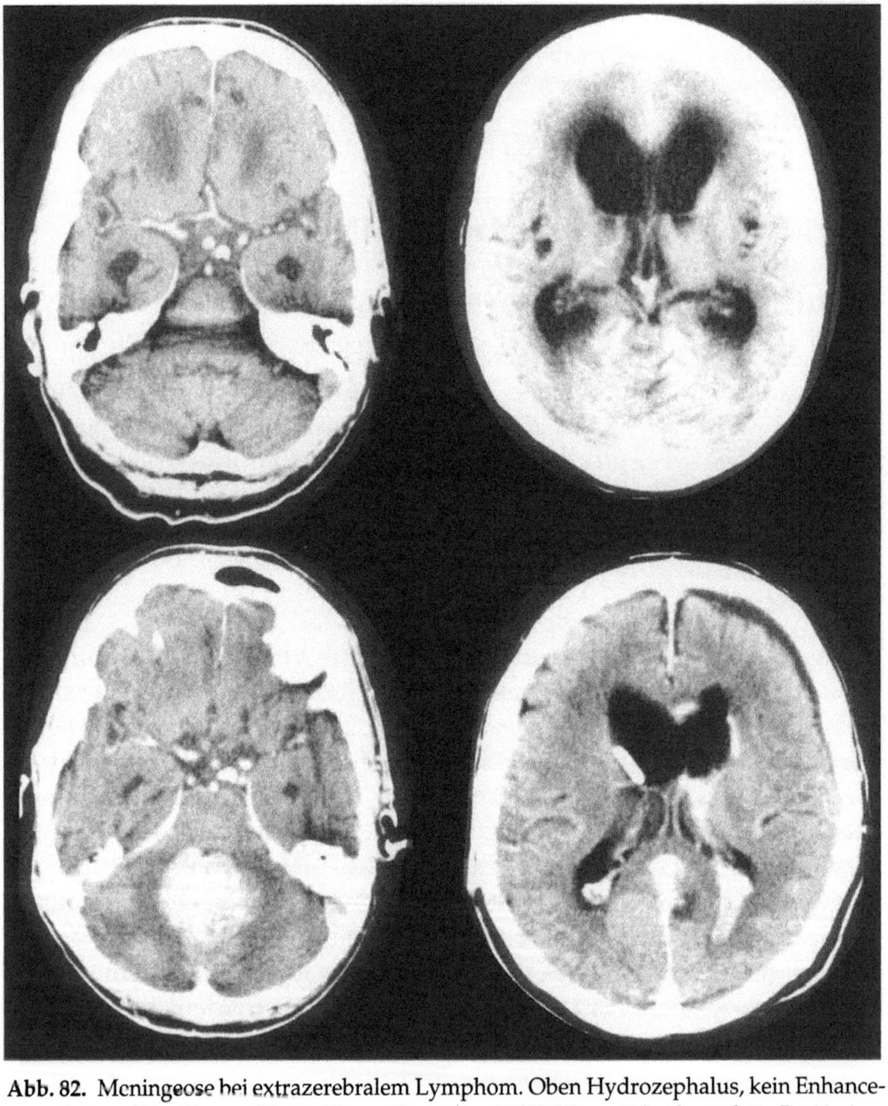

Abb. 82. Meningeose bei extrazerebralem Lymphom. Oben Hydrozephalus, kein Enhancement, kein solider Tumor. Unter Chemotherapie mit CHOP zunächst komplette Remission. Nach 5 Monaten bei ausgereizter Chemotherapie (unten): Solitär zerebrales Rezidiv mit Tumor im 4. Ventrikel und ependymalem Enhancement

auch neben dem häufigeren Befall von kortikalen Strukturen ein Einwachsen ins Hirnparenchym möglich. Auch an den Ventrikelwänden können sich Herde bilden. Hieraus ergibt sich die wichtige therapeutische Konsequenz, dass neben einer i.th. auch eine systemische Chemotherapie oder, ggf. auch simultan eine Bestrahlung der befallenen Regionen oder der gesamten Neuraxis durchgeführt werden sollte [291, 736, 1012, 1218].

Vorkommen und Prognose

Die Häufigkeit des Auftretens einer reinen Meningeosis bei allen soliden Tumoren schwankt in der Literatur zwischen 0,8 und 2,7% und erreicht bei Mammakarzinom und kleinzelligem Bronchialkarzinom ca. 5%, bei Lymphomen und Leukämien bis 15%. Bei 17 bis 50% der soliden Metastasen findet sich pathoanatomisch eine Beteiligung der Meningen, die allerdings nur teilweise auch klinisch in Erscheinung tritt. Klinisch bilden die Patientinnen mit Mammakarzinom die größte Gruppe (25–50%), während pathologisch-anatomisch die Bronchialkarzinome überwiegen. Die Inzidenz ist bei der Autopsie etwa doppelt so häufig wie die klinische Manifestation [204, 592, 953, 1391]. 70% der Fälle treten bei Adenokarzinomen auf [736].

Die Meningeosis tritt zum einen präfinal als Ausdruck diffuser Tumoraussaat mit extrem kurzer Überlebenszeit auf, häufig beim Vorhandensein anderer Metastasen, aber auch im anderen Extrem nach jahrelangem symptomfreien Intervall als erste Manifestation eines Rezidivs. Dementsprechend ist die Prognose auch sehr unterschiedlich. In der Literatur werden nach intensiver Behandlung für Meningeosen bei soliden Primärtumoren Ein-Jahres-Überlebensraten von 10–25% angegeben, wobei 10% unseren eigenen Erfahrungen und einer neueren Literaturübersicht entspricht [1136]. Mammakarzinome haben eine bessere Prognose mit bis zu 40% Ein-Jahres-Überlebensrate. Die medianen Überlebenszeiten nach Therapie liegen ähnlich wie bei den Hirnmetastasen selbst unter Einbeziehung der Leukosen und Lymphome nur bei 3–6 Monaten. Jahrelange Verläufe kommen vor. Unbehandelt überleben diese Patienten nur wenige Wochen [1012, 1136, 1409].

Die Ansprechrate (längerfristige klinische Besserung > 2 Monate) ist mit insgesamt 50–60% eher schlechter als bei soliden Metastasen, es sei denn, die Diagnose kann sehr früh gestellt werden. Eine Symptomlinderung ist durch die intrathekale Zytostatikagabe in Kombination mit Glukokortikoiden fast stets möglich und nötig. Bei Lymphomen und v.a. Leukämien sind Prognose und Ansprechrate deutlich günstiger und im Gegensatz zu soliden Tumoren ist sogar eine Heilung der Meningeosis möglich. Bei den soliden Tumoren ist das Mammakarzinom wie auch bei den Parenchymmetastasen noch prognostisch am günstigsten.

Klinik

Typischerweise treten schon zu Beginn multiple neurologische Symptome auf, die auf verschiedenen funktionellen Ebenen ihren Ursprung haben. Genaue klinische Untersuchung deckt häufig mehr Befunde auf, als klinische Symptome geklagt werden. Nur selten treten Symptome einer Beteiligung des Großhirnparenchyms auf, wie Hemiparese, Aphasie. Am häufigsten sind mentale Veränderungen und Kopfschmerzen, Meningismus ist verhältnismäßig selten (s. Tabelle 97).

Tab. 97. Initialsymptome bei Meningeosis neoplastica, modifiziert nach [736]

geklagte Symptome	**%**	**Schwankungsbreite in der Literatur**
Kopfschmerzen	37	18–65
Neuropsychol. Ausfälle/ Persönlichkeitsstörungen:	43	17–63
Hirnnervenausfälle	38	18–52
Spinale Symptome	52	28–67
Inkontinenz	20	2–46
objektive Befunde:		
Mentale Störungen	51	47–56
Meningismus	20	8–33
Epilept. Anfälle	10	6–22
Hirnnervenausfälle	52	18–79

Diagnostik

Wesentlich für den Therapieerfolg ist die frühzeitige Diagnose. Diese ist klinisch **nicht** an den Nachweis maligner Zellen gebunden, sondern muss schon beim Zusammentreffen eines bekannten malignen Grundleidens mit erhöhtem Liquoreiweiß und multiplen, anderweitig nicht erklärten neurologischen Ausfällen vorläufig gestellt, und es muss mit der Behandlung begonnen werden!

Die endgültige Diagnose verlangt den Nachweis maligner Zellen im Liquor cerebrospinalis (oder in den Meningen). Dieser gelingt bei der Erstuntersuchung in 50–80% der Fälle, so dass wiederholte Liquoruntersuchungen und die Heranziehung weiterer Untersuchungsbefunde erforderlich sind. Da die MN nicht selten überwiegend regional abläuft, finden sich maligne Zellen gelegentlich nur ventrikulär, nur subokzipital oder nur lumbal (eigene Erfahrungen) [291].

Das MRT mit Kontrastmittelgabe ist hochsensibel und liefert charakteristische Befunde, bleibt aber anfangs dennoch in 30% falsch negativ

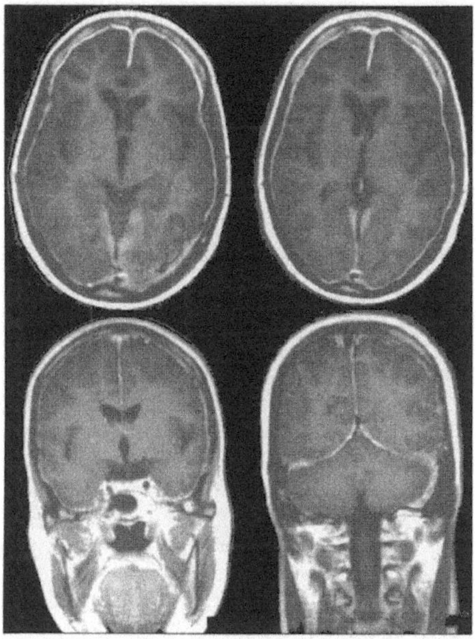

Abb. 83. Rezidivierendes PCL mit mehrfach aufflackernder Meningeose. Hier aber unspezifisches, diffuses meningeales Enhancement nach Gadolinium-Gabe bei Durchführung des MRT einige Stunden nach einer Lumbalpunktion. Beachte die exakte Übereinstimmung des Enhancements mit den anatomischen Gegebenheiten als Hinweis auf die nicht-neoplastische Genese. Vgl. meningeales Enhancement bei Meningeosis (Abb. 82)

selbst bei Untersuchung der gesamten Neuraxis [204]. Wegen des möglichen Auftretens einer unspezifischen Kontrastmittelanfärbung der Meningen nach einer Liquorentnahme, sollte das MRT möglichst vor einer Punktion durchgeführt werden.

Tab. 98. Diagnostische Ausbeute verschiedener Untersuchungen bei der Meningeosis neoplastica in der Literatur nach [736]

Untersuchung	Initial abnorm (%) (Schwankungsbreite)	Im Verlauf abnorm (%) Schwankungsbreite
Lumbalpunktion	86 (77–97)	
Erhöhtes Gesamtprotein	70 (48–85)	85 (79–89)
Erniedrigte Glukose	40 (31–55)	58 (41–72)
Erhöhte Zellzahl	56 (54–58)	69 (64–74)
Erhöhter Liquordruck bei LP	40 (26–54)	
Maligne Zellen	62 (42–77)	87 (77–94)
CT mit Kontrast	(26–56)	
MRT mit Kontrast	(33–66)	

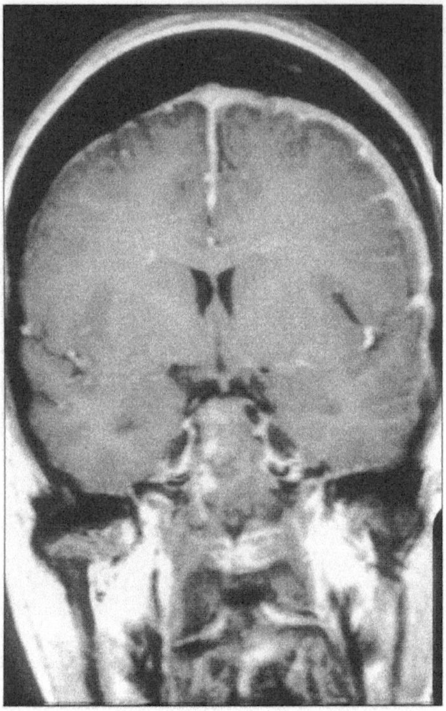

Abb. 84. Meningeales Enhancement bei Meningeosis neoplastica (Mamma-Ca.): Die einseitige Verdickung der Hirnhäute und das Übergreifen auf die Sulci spricht stark für eine diffuse meningeale Infiltration. Vgl. unspezifische KM-Aufnahme in Abb. 81

Ein häufiger Befund bei der Bildgebung ist ein kommunizierender Hydrozephalus, was daraufhin weist, dass ein abnormaler Liquorfluss vorliegt. Dies ist auch für die i.th. Therapie von großer Bedeutung, da durch eine (partielle) Kompartmentalisierung einerseits toxische Konzentrationen des Zytostatikums durch verzögerten Abfluss entstehen können, andererseits fern vom Injektionsort liegende Regionen nicht in ausreichender Konzentration erreicht werden. Nachdem in bis zu 70% Liquorabflussstörungen gefunden wurden, wird eine Indium-111-DTPA-Szintigraphie empfohlen und ggf. Bestrahlung des Abflusshindernisses [205, 208].

Therapiestrategie

Es stehen an Optionen zur Wahl:

1. alleinige intrathekale (lumbale) Chemotherapie
2. (zusätzliche) intraventrikuläre Chemotherapie via Ventrikelkatheter mit Reservoir
3. a) hochdosierte alleinige i.v. Chemotherapie (nur bei chemosensiblen Tumoren)

b) zusätzliche i.v. Chemotherapie – bei Verfügbarkeit stets zu empfehlen
4. Neuraxisbestrahlung 35–40 Gray
5. regionale Bestrahlung der befallenen ZNS–Region, üblicherweise 8–10 x 3 Gray in 10–14 Tagen
6. Kombination aus 1–5.

Die Wahl des Therapieschemas hängt ab von:

1. Primärtumor:

Bei Leukämien und Lymphomen genügen bei gleichzeitiger, effektiver systemischer Chemotherapie intralumbale Gaben. Bei soliden Tumoren verbessert die Anlage eines Ventrikelkathekers hingegen die Erfolgsaussichten. Steht für den Primärtumor eine systemische Chemotherapie (noch) zur Verfügung, sollte diese simultan durchgeführt werden, da die Meningeosis eine enge Gefäßbeziehung aufweist. Die Überlebenszeiten verbessern sich auch nach eigenen Erfahrungen deutlich [440, 995, 1218]. Bei Therapieresistenz, d.h., wenn nicht nach 3 i.th. Injektionen eine deutliche Remission erreicht wird, sollte frühzeitig eine Bestrahlung durchgeführt werden. Bei bekanntermaßen chemoresistenten Primärtumoren ist primär eine (Neuraxis–)Bestrahlung indiziert.

2. Stadium der Erkrankung/AZ des Patienten:

Bei isolierter Manifestation einer Meningeosis ohne weitere (prognostisch bedeutsame) Metastasen ist eine rasche und intensive Therapie über Ventrikelkatheter und – sofern verfügbar – systemischer Chemotherapie sinnvoll. Bei ungenügender Wirksamkeit oder chemoresistentem Primärtumor sollte eine ausgedehnte Bestrahlung der betroffenen Region (evtl. gesamte Neuraxis) durchgeführt werden, um möglichst eine Vollremission zu erreichen. Besteht eine ausgedehnte Metastasierung bei noch gutem AZ des Patienten, sollte ebenfalls eine kombinierte Radio- und intrathekale Chemotherapie angestrebt werden, um die bedrohlichen und quälenden neurologischen Ausfälle bei Fortschreiten der Meningeosis hintanzuhalten. Bei schlechtem AZ und/oder generalisierter Tumoraussaat wird man sich auf orale Glukokortikoidgaben beschränken bzw. bewusst auf eine Therapie verzichten. Bei starken Schmerzzuständen oder quälenden neurologischen Ausfällen, zB Schluckstörungen, ist aber auch in solchen infausten Fällen eine kombinierte intrathekale Gabe von Zytostatikum plus Kortikosteroid als häufig effektivste symptomatische Massnahme in Betracht zu ziehen.

Intrathekale Chemotherapie

Außer Methotrexat (MTX) und Cytosin-Arabinosid (ARA-C) kann noch Thio-Tepa intrathekal zur Anwendung kommen (5–20 mg Einzeldosis,

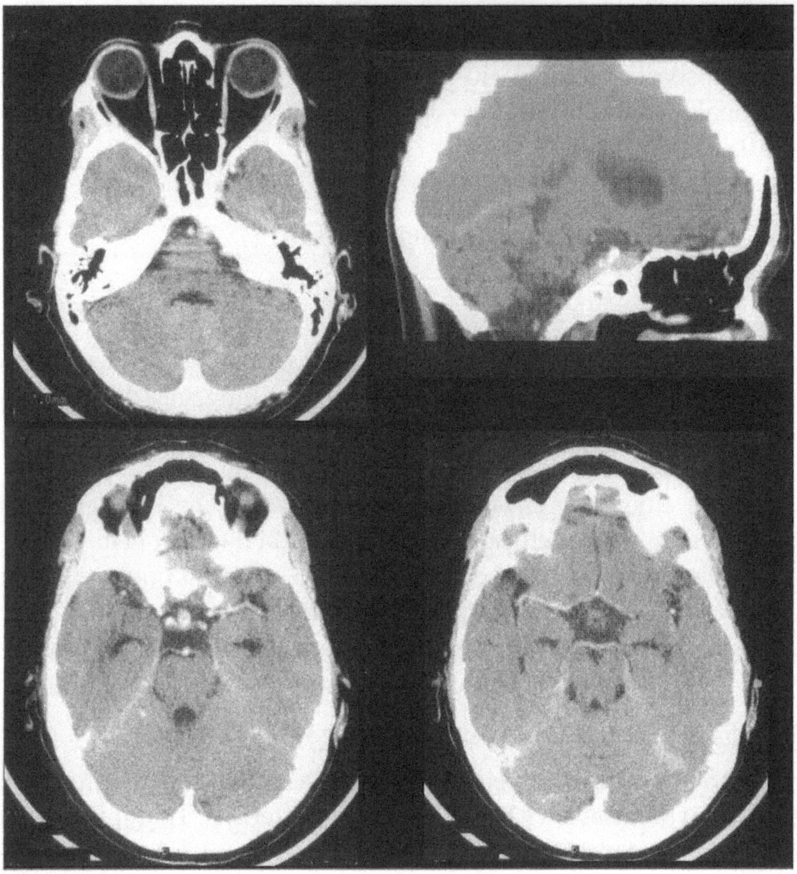

Abb. 85. Vorbekannte Meningeosis carcinomatosa bei Mamma-Ca. Beachte die auch im CT mögliche Darstellung des kleinen Herdes neben der Basilaris (li. oben), der sich bei der Rekonstruktion als ausgedehnte Auflagerung auf dem Clivus entpuppt (re. oben). Pathologische KM-Anreicherung und Auftreibung des Hypophysenstiels als weiterer Herd (untere Bilder). Kein Nachweis von Tumorzellen im lumbalen und subokzipital entnommenen Liquor unter laufender intrathekaler und intravenöser Zytostatika-Behandlung (siehe MRT Abb. 84)

cave Blutbilddepression!), ist aber weniger erprobt und eher toxischer, so dass es Reservemittel bei Therapieresistenz ist. Thio-Tepa wird sehr rasch aus dem Liquorraum eliminiert [1275]. In kleinen Serien wurden DTIC [1060], ACNU [1323], Interferone und Interleukin 2 intrathekal eingesetzt. Auch Mafosfamid [1234], Topotecan [113] und Radiojod beladene monoklonale Antikörper [243] wurden mit Erfolg eingesetzt.

Einzelfallberichte liegen auch über die – zum Teil versehentliche – Anwendung anderer Zytostatika intrathekal vor. Bei Vincristin und Adriamycin ist mit schwersten neurotoxischen Erscheinungen bis hin zum letalen Ausgang zu rechnen, so dass vor der Anwendung anderer als der oben genannten, verträglichen Substanzen zu warnen ist.

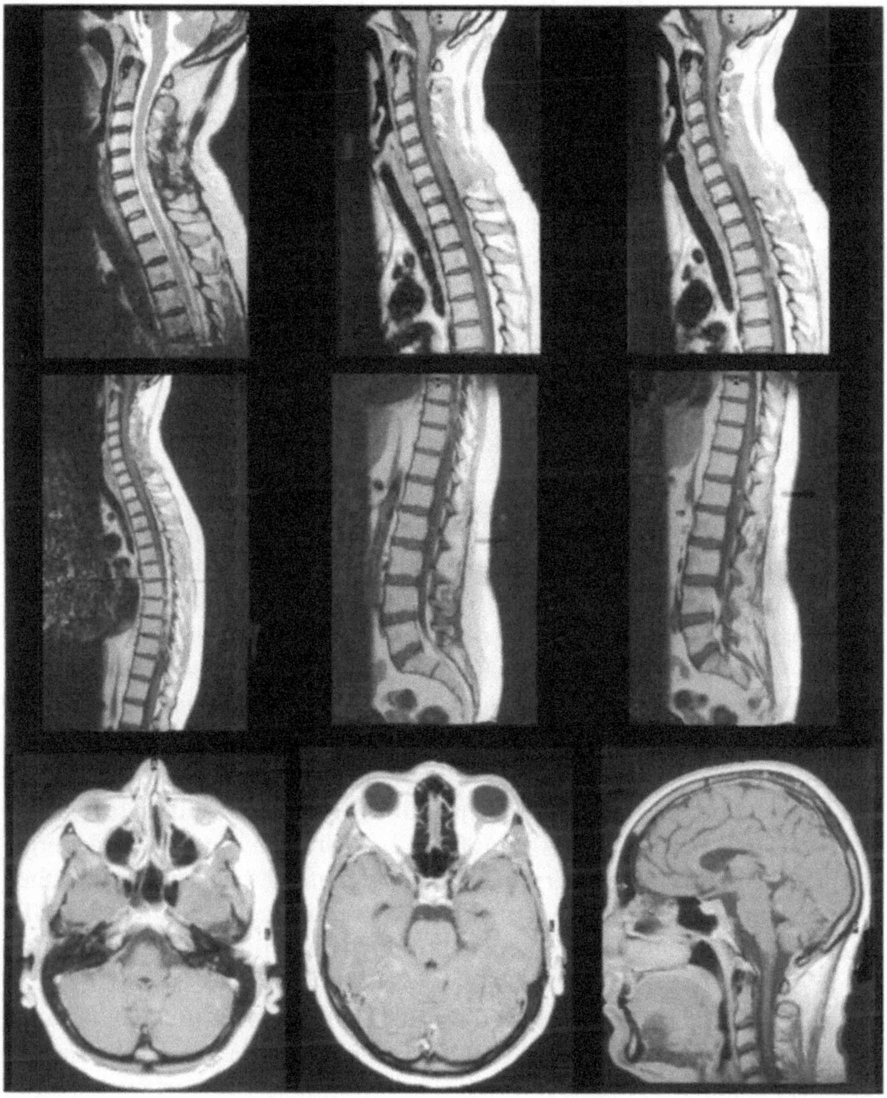

Abb. 86. Mammakarzinom – Zustand nach Operation einer HWS-Metastase. Obere Reihe: Signalveränderungen des Myelons im T 2 Bild (oben links) und nach Kontrastmittelgabe im T 1 Bild mit Darstellung des rezidivierten meningealen Tumors- beachte die Infiltration bei BWK 3/4. Mittlere Reihe: Dissoziiertes Ansprechen: Rückbildung der Infiltration bei BWK 3/4 unter intrathekaler und i.v. Chemotherapie. Größenkonstanz des postoperativen Residuums im HWS-Bereich. Neu aufgetretene kleine Herde lumbal (nur mit Gadolinium-Gabe darstellbar) und (untere Reihe) multiple meningeale und auch im Parenchym liegende Tumorknötchen nach Rückbildung der im Vor-CT nachweisbaren intracraniellen Herde. (Vgl. CT-Abb. 83)

In der Literatur werden im Wesentlichen die folgenden drei Schemata für die intrathekale Chemotherapie angegeben:

1. Schaukeltherapie: 10 bis 15 mg/qm KOF MTX werden im Wechsel mit 20–30 mg/qm ARA-C lumbal im Abstand von 2–4 Tagen (2–3 x/Woche) bis zum Erreichen einer Remission appliziert. Danach werden die Injektionsintervalle allmählich auf 4 Wochen für eine Gesamtdauer der Therapie von 6–9 Monaten gestreckt.
2. MTX-Monotherapie: Einzeldosen von 7–15 mg/qm KOF MTX anfangs 1–2 x wöchentlich, im Übrigen wie unter 1.
3. Intraventrikuläre Therapie (v.a. bei soliden Tumoren): Nach Diagnosestellung wird neurochirurgischerseits ein Ventrikelkatheter mit Ommaya- oder Rickham-Reservoir angelegt. 2 x wöchentlich Eingabe von 7 mg/qm KOF MTX intraventrikulär bis zum Erreichen einer Remission, dann Streckung der Injektionsintervalle wie unter 1.

Toxizität/Dosierung:

Früher beschriebene Nebenwirkungen nach i.th. MTX (Leukenzephalopathie) sind v.a. der simultanen Anwendung von MTX und Ganzhirnbestrahlung zuzuschreiben und ganz überwiegend bei Kindern aufgetreten. Die früher empfohlene Höchstdosis für MTX-Einzelgaben von 15 mg/qm wurde zwischenzeitlich von mehreren Autoren ohne erkennbare Toxizitätssteigerung überschritten. Sowohl für MTX (Dosis bis insgesamt 50 mg) als auch für ARA-C (Dosis bis insgesamt 120 mg) wurde in eigenen, umfangreichen, retrospektiven Studien keine dosisabängige Toxizität bei lumbaler, subokzipitaler und ventrikulärer Gabe gefunden [616, 675], Schöck [1160] hat Dosen bis zu 100 mg bei Kindern um 30 kg Körpergewicht ohne neurotoxische Erscheinungen verabreicht, obwohl diese hohen Dosen zum Teil während einer Schädelbestrahlung gegeben wurden. Der Autor führt die gute Verträglichkeit auf die langen Intervalle von mindestens 7 Tagen zwischen den einzelnen Injektionen zurück. MTX tritt rasch vom Liquor in das Blut über, so dass Kontrollen des Serumspiegels auch Aussagen über die Kinetik im Liquor ermöglichen. Wegen der beträchtlichen Knochenmarkstoxizität durch das kontinuierliche Nachströmen der Substanz aus dem Liquor ist die orale Gabe von Leukovorin als Antidot (12-stündlich 15 mg für 72 h) nötig.

Applikationsweise:

Wiederholte intrathekale lumbale Injektionen erfordern den geringsten technischen Aufwand und sind bei einem Teil der Patienten auch ausreichend wirksam. Direkte toxische oder infektiöse Komplikationen kommen kaum vor. Von Nachteil ist das gelegentliche postpunktionelle Syndrom und vor allem, dass im Ventrikelliquor nicht in allen Fällen therapeutisch wirksame Spiegel erreicht werden, nach [1190] nur bei ca. 50%. Auch die Verwendung eines lumbalen Reservoirs löst nur einen Teil der Probleme [328] und bietet seinerseits wieder Komplikationsmöglichkeiten, speziell Katheterdislokation.

Schon 1963 hat Ommaya sein Reservoir für die ventrikuläre Injektion beschrieben. Diese Technik führt bei allen Patienten zu gleichmäßig hohen Liquorspiegeln, die doppelt so lange im therapeutischen Bereich liegen wie nach lumbaler Gabe. Dies gilt sowohl für MTX als auch für ARA-C. Die Verwendung einer Rickham-Kapsel ist ebenso möglich. Liquorentnahme und Zytostatikainjektion sind schmerzlos und leicht durchführbar. Nachteile liegen in dem erforderlichen neurochirurgischen Eingriff mit Ventrikelpunktion, einer evtl. Schwellung im Bohrlochbereich bei Hirndruck, toxischen Erscheinungen bei zu rascher Injektion und einer nicht unerheblichen Infektionsgefahr, die durch Bestrahlung und Chemotherapie erhöht wird. Gelegentlich kommt es um den Katheter herum zu einer umschriebenen Ödembildung, die z.T. mit neurologischen Symptomen einhergeht.

Auch subokzipitale ventrikelnahe Einbringung von Zytostatika ist möglich. Es besteht das übliche, sehr niedrige Risiko der Auslösung einer Subarachnoidalblutung (in unserem Krankengut nur 1 x beobachtet mit vollständiger Ausheilung). Man sollte unbedingt mindestens zimmerwarme, besser auf ca. Körpertemperatur angewärmte Lösungen verwenden, um die Übelkeit durch thermischen Reiz zu vermeiden. Bei erfahrenem Punkteur und kooperativem Patienten ist die Nebenwirkungsrate ähnlich niedrig wie bei lumbaler Applikation.

Beachte die folgenden Punkte bei der Zytostatikagabe in den Liquorraum:

1. sichere und korrekte Nadellage
2. ausreichende Verdünnung des Zytostatikums mit 3–10 ml künstlichem oder natürlichem (aspiriertem) Liquor
3. absolut steriles Vorgehen
4. Verwendung mindestens zimmerwarmer Lösungen (nur ventrikulär)
5. Haut über subkutanem Reservoir **nicht** rasieren (Läsion = Eintrittspforte für Bakterien), Haare nur mit Schere entfernen, Einstichstelle nach Injektion für einige Stunden mit desinfizierender Salbe, zB Betaisodona, versorgen
6. nicht simultan mit der Radiotherapie verabreichen
7. begleitende intrathekale Kortisongabe (zB 10–40mg Volon A Kristallsuspension, **nur** lumbal, **keine** Kortison**azetate** wegen Arachnitis-Auslösung!)

Bei lumbaler Injektion empfiehlt sich wegen der eklatanten Senkung der Nebenwirkungsrate und raschen Symptomlinderung die zusätzliche Gabe von Kortison. Bei ventrikulärer Gabe können Glukokortikoide auch in reiner Form neurotoxisch wirken, so dass darauf verzichtet werden sollte. Das Zytostatikum muss stets in ausreichender Verdünnung in gepufferter Lösung „künstlicher Liquor" oder – praktikabler – nach Verdünnung mit natürlichem Liquor (vorsichtige Aspiration von 3–15 ml Liquor zu dem in einer 10- oder 20-ccm-Spritze aufgezogenen Zytostatikum) verabreicht werden, um eine lokale Toxizität zu vermeiden und eine bessere Verteilung im Liquorraum zu erreichen. Eine vorherige Abnahme entsprechender Liquormengen ist überflüssig, wenn nicht erhöhter Hirndruck besteht. Da kein gerichteter Druckgradient besteht, ist beim Fehlen zusätzlicher solider Raumforderung die Punktion auch bei erhöhtem Hirndruck möglich, sofern nicht ein Verschlusshydrozephalus vorhanden ist. Während die Einzeldosis von MTX und ARA-C, wie oben ausgeführt, erhöht werden kann, sollte die Injektionsfrequenz nicht höher als 2–3x/Woche liegen, da in Folge der häufig beeinträchtigten Liquorzirkulation dann mit einer kumulativen Toxizität, insbesondere beim MTX, gerechnet werden muss.

Eine *simultane* Verabreichung von MTX mit ARA-C (15 mg MTX + 40 mg ARA-C) führte bei intensivierter therapeutischer Anwendung in einem uns mitgeteilten Fall zu einer letal verlaufenden Leukenzephalopathie. Nachdem auch in 2 vergleichenden Arbeiten über stark erhöhte Toxizität ohne bessere Effizienz bei simultaner intrathekaler Verabreichung zweier Zytostatika berichtet wurde, erscheint dieses Vorgehen bei der in der Therapie notwendigen hohen Injektionsfrequenz als zu risikoreich.

Bei Beachtung dieser Ratschläge handelt es sich um eine nebenwirkungsarme Therapieform.

Begleitend ist bei symptomatischen Patienten eine systemische Kortisongabe (100 mg Prednison oder Äquivalenzdosis) und bei Hirndruck auch Osmotherapie zu empfehlen.

Nebenwirkungen:

Bei Methotrexat können schon nach einmaliger intrathekaler Gabe wegen des kontinuierlichen Nachströmens aus dem Liquor ins Blut schwere hämatologische Nebenwirkungen und die sehr quälende Stomatitis aphthosa auftreten, so dass die orale Gabe von Leukovorin als spezifisches Antidot für 72 Stunden in einer Dosierung von 1 Tablette à 15 mg alle 12 (evtl. alle 6) Stunden ratsam ist.

Bei Ara-C treten hämatologische Nebenwirkungen wegen der raschen Desaminierung im Blut nur extrem selten auf, so dass wir generell ARA-C den Vorzug geben, insbesondere bei bestehender Blutbilddepression.

Radikuläre Reizerscheinungen während der lumbalen Injektion können durch Drehen oder geringe Verschiebung der Injektionsnadel beseitigt werden. Sie verschwinden spontan kurz nach der Injektion, sofern die genannte Verdünnung mit Liquor durchgeführt wurde.

Ein akutes Auftreten von Lähmungserscheinungen haben wir selbst nur ein einziges Mal bei weit über 1000 Injektionen gesehen. Wir waren mit einem großvolumigen Liquoraustausch von 50–70 ml gegen künstlichen Liquor erfolgreich, und die Lähmung bildete sich innerhalb weniger Stunden komplett zurück. Bemerkenswert war ein extrem hoher Kaliumgehalt im entnommenen Liquor direkt nach Eintritt der Lähmung.

Bei zu rascher ventrikulärer Injektion können Kopfschmerzen, Benommenheit, Übelkeit, Erbrechen, Verwirrtheitszustände, kurzfristiger Bewusstseinsverlust und sehr selten auch Krampfanfälle auftreten. Neben Beendigung der Applikation, was in der Regel zum spontanen Sistieren der Beschwerden führt, ist die Gabe von Kortison und Diazepam zu empfehlen.

Eine aseptische, chemische Meningitis kann bei Einbringung von Arzneimitteln in den Liquorraum generell und unvorhersehbar auftreten. Sie erzeugt Meningismus und Allgemeinsymptome, nur selten auch Fieber (speziell bei Cytarabin) und klingt spontan rasch ab. Weitere Injektionen desselben Mittels sind meist wieder gut verträglich. Antibiose nur bei Unsicherheit hinsichtlich der Ätiologie!

Bleibende Ausfälle, die nicht durch eine Progression des Tumorleidens zu erklären waren, haben wir in unserem Krankengut nicht beobachtet. In der Literatur sind aber schwerwiegende Nebenwirkungen mit Paraplegie und schwerem, teils irreversiblem Psychosyndrom sowie Leukenzephalopathie beschrieben worden.

i.th. Chemoprophylaxe:

Diese ist gesicherter Teil der Standardtherapie nur bei den akuten Leukämien und hochmalignen Non–Hodgkin–Lymphomen bei Kindern und Erwachsenen (s. entsprechende Protokolle in onkologischen Lehrbüchern). Sie wird dort meist als Triple-Injektion mit Ara-C, MTX und Dexamethason durchgeführt, obwohl 3 Vergleichsstudien ergeben haben, dass kombinierte Gaben mehrerer Zytostatika i.th. nicht wirksamer, aber mit mehr Nebenwirkungen belastet waren [548, 1267, 1278].

Eine i.th. Chemoprophylaxe ist aus unserer Sicht zu empfehlen bei den primär zerebralen Lymphomen, bei malignen spinalen intraduralen Tumoren, bei malignen infratentoriellen Tumoren, insbesondere Ependymomen und Medulloblastomen/PNET, diffusen malignen Keimzelltumoren sowie Rezidivgliomen, die Kontakt zum Liquorraum haben. Zu erwägen ist sie bei metastasierendem Bronchial-, Mamma-, Chorionkarzinom sowie Melanomen, da diese alle eine hohe Tendenz zur Liquoraussaat haben. Hier ist die Durchführung jedoch nicht standardisiert. Ein praktikables Verfahren besteht in der Eingabe von 15 mg MTX oder 30 mg ARA-C in den ersten 10 Tagen postoperativ, dann für 3 Monate monatlich (bzw. vor und nach der Strahlentherapie – nicht simultan), sowie 3 weitere Injektionen im 3-monatigen Abstand, also insgesamt 7 Injektionen im 1. postoperativen Jahr.

Die Therapieschemata bei der Meningeose sind noch im Fluss, zumal es außer bei Leukämien und Lymphomen bisher kaum je gelingt, eine dauerhafte Liquorsanierung zu erreichen. Es sei daher unser eigenes derzeitiges, aggressiveres Vorgehen bei soliden Primärtumoren/Hirntumoren noch zur Diskussion gestellt, mit der sich auch in fortgeschrittenen Stadien der Meningeose noch – vorübergehende – Vollremissionen erzielen ließen. Es muss aber mangels Vergleichsuntersuchungen offen bleiben, ob diese intensivere Therapie auch insgesamt zu besseren Ergebnissen führt:

Bei klinischem Verdacht auf eine meningeale Beteiligung bei bekanntem Malignom verabreichen wir bereits bei der diagnostischen Punktion 40–60 mg ARA-C, da bei dieser Dosis nur sehr selten Nebenwirkungen zu erwarten sind. Sofern sich die Diagnose durch zytologischen Nachweis maligner Zellen oder erhöhtes Liquoreiweiß bei multiplen neurologischen Ausfällen und bekanntem Malignom bestätigt, führen wir die oben beschriebene Schaukeltherapie, aber mit höheren lumbalen Dosen von 60–100 mg ARA-C bzw. 30–50 mg MTX (jeweils Gesamtdosis) durch.

Ist eine längerfristige Behandlung zu erwarten, lassen wir möglichst simultan einen Ventrikel-Katheter mit Rickham-Kapsel oder Ommaya-Reservoir anlegen. In den ersten beiden Wochen verabreichen wir 3x/Woche 30–60 mg ARA-C, bzw. 10–20 mg MTX ventrikulär und simultan lumbal 40–100 mg ARA-C, bzw. 15–50 mg MTX. Bei der lumbalen Zytostatikaapplikation geben wir zusätzlich 40 mg Triamcinolonacetonid-Kristallsuspension (Volon A®) wegen der besseren Verträglichkeit, ventrikulär kein Kortikosteroidzusatz. Die ventrikuläre Applikation hoher Dosen sollte mit Perfusor über mind. 20 Minuten erfolgen.

Gegegebenenfalls wird bei unzureichendem Ansprechen eine Bestrahlung mit üblicherweise 10 x 3 Gy in 2 Wochen auf den lokalen Schwerpunkt der klinischen Manifestation, zB Spinalregion/Ganzhirn verabreicht oder eine Neuraxis-Bestrahlung (20 x 2 Gy oder 28 x 1,8 Gy) durchgeführt. Während der Bestrahlung vermeiden wir möglichst eine simultane intrathekale zytostatische Behandlung um das Risiko einer Leukenzephalopathie gering zu halten. Gelingt eine Stabilisierung, wird die intrathekale Behandlung zunächst einmal pro Woche fortgesetzt, bis nicht nur keine malignen Zellen im Liquor mehr nachweisbar sind, sondern möglichst auch eine Normalisierung des Eiweißes im Liquor erreicht ist, da dieses ein wesentlich besserer Indikator der Krankheitsaktivität als die malignen Zellen oder der Zuckergehalt des Liquors ist. Die Schaukeltherapie mit ARA-C und MTX wird fortgesetzt, bzw. es wird das in der Anfangsphase besser wirksame Medikament eingesetzt.

Bei Rezidiv setzen wir Thio-Tepa in einer Dosis von 10–20 mg pro Gabe ein (in der Literatur 10mg/qm). Bei Stabilisierung werden die Injektionsintervalle allmählich auf 2–4 Wochen, bzw. bei Liquorsanierung bis zu 3 Monaten ausgedehnt.

Bei Melanomen führen wir bei fehlendem Ansprechen auf ARA-C/MTX eine intraventrikuläre DTIC-Therapie mit Dosen von 10–80 mg/Tag allmählich steigend durch, sofern nicht bereits eine erfolglose systemische DTIC-Behandlung durchgeführt wurde. Die Applikation von DTIC darf nicht lumbal, sondern nur intraventrikulär und in Pufferlösung langsam über Perfusor (mind. 1 Std.) erfolgen. Applikationsintervalle und zeitliches Vorgehen entsprechen denen bei anderen Tumoren.

7.3.7 Spinale Metastasen

Auf einen Blick

Hier wird nur die mit Abstand häufigste Situation eines extraduralen metastatischen Wirbelsäulenbefalls besprochen. Zu allgemeinen Therapieprinzipien bei spinalen Tumoren siehe Kap. 7.1, zu leptomeningealer Beteiligung s.o. Metastatischer Befall der Wirbelsäule ist stets eine palliative Situation, in der die Therapieergebnisse sowohl hinsichtlich Restitution als auch Überleben um so schlechter sind, je mehr neurologische Ausfälle vorhanden sind. Eine Frühdiagnose ist wichtig, um rechtzeitig die Strahlen- und bei chemosensiblen Tumoren auch Chemotherapie einzusetzen und die Komplikationen eines operativen Eingriffs zu vermeiden. Dieser ist bei Patienten in ausreichendem AZ mit **instabiler Wirbelsäule** oder **progredienter neurologischer Symptomatik unter konservativer Therapie** in adäquater Technik, d.h. vor allem ggf. von ventralem Zugang aus, unverzüglich durchzuführen, um die Gehfähigkeit zu erhalten.

Inzidenz und Prognose

Nach Hirnmetastasen mit ca. 5% die häufigste Komplikation bei Krebsleiden [1013]. Bei 40% der Krebspatienten ist bei der Autopsie die Wirbelsäule befallen [174]. In ca. 10% sei eine epidurale Metastase Erstmanifestation des Krebsleidens [521]. Etwa 20% der Patienten, die einen metastatischen Befall der Wirbelsäule haben, entwickeln eine spinale Kompression [1220]. In ca. 85% ist die Wirbelsäule direkt betroffen, vor allem die Wirbelkörper. 10–15% wachsen von außen ein, vor allem Lymphome [521]. Die Brustwirbelsäule ist überproportional betroffen (ca. 70%), was u.a. durch die Häufigkeit des Primärtumors Bronchial-Ca. bedingt ist. Ein Wirbelkörper ist in 46%, mehrere benachbarte in 26% und mehrere auseinander liegende in 28% betroffen. Multiple epidurale Kompressionen liegen zw. 9 und 30% vor [126], häufigste Primärtumoren sind Lunge – mit bevorzugtem Befall der thorakalen Wirbelsäule –, Mamma-Ca. und Prostata-Ca., wobei bei den beiden letzteren häufig mehrere Wirbel befallen sind.

Patienten mit ausgeprägten oder vollständigen Lähmungen haben eine verminderte Lebenserwartung [805, 1282], die der von Patienten mit Hirnmetastasen entspricht. Der zweite wesentliche prognostische Faktor neben dem neurologischen Status zu Therapiebeginn ist die Art des Primärtumors. Die Fünf-Jahres-Überlebensraten bei Wirbelsäulenmetastasen verschiedener Primärtumoren aus der amerikanischen Krebsstatistik SEER sind in Tabelle 99 wiedergegeben.

Tab. 99. Fünf-Jahres-Überlebensraten bei Wirbelsäulenmetastasen SEER nach [1065]

Primärtumor	%	**Primärtumor**	%
Schilddrüse	94	Pharynx/Mundbereich	54
Hoden	93	Niere	53
Uterus-Korpus-Ca	84	Non-Hodgkin-Lymphom	51
Melanom/Haut	82	Ovarien	39
Blasen-Ca.	79	Leukämie	36
Mamma-Ca.	78	Multiples Myelom	26
Prostata-Ca.	76	Magen-Ca.	16
Uterus-Zervix-Ca.	68	Bronchial-Ca.	13
Larynx	68	Ösophagus	9
Kolon-Ca.	58	Leber	5
Rektum-Ca.	55	Pankreas-Ca.	3

Alle Lokalisationen 53%

Bei vorliegenden Zeichen der Rückenmarkskompression ist die Prognose wesentlich schlechter und nur 30% überleben 1 Jahr, in einer neuen Serie mit transthorakaler Vertebrektomie waren es 63%. Mediane Überlebenszeiten liegen z.T. nur bei 3 Monaten, üblicherweise um 6 Monate [125, 724].

Klinik

Frühsymptom ist in über 90% der Fälle ein lokaler oder radikulärer Schmerz. Paresen, Sensibilitätsstörungen, autonome Störungen und Ataxie treten erst später auf, finden sich aber zum Zeitpunkt der Diagnosestellung schon – mit Ausnahme der Ataxie – in über 50% der Fälle [1012], was eindrucksvoll belegt, dass die Diagnose häufig nicht rechtzeitig gestellt wird. Die zeitliche Entwicklung ist üblicherweise durch Wochen bis Monate vorangehende lokale Schmerzen gekennzeichnet, gefolgt von ersten neurologischen Ausfällen als Ausdruck der Wurzelbeteiligung. Von ersten radikulären Zeichen bis zum Auftreten einer Myelopathie verging in 21% weniger als eine Woche, aber in 55% mehr als ein Monat. Das Intervall zwischen ersten Anzeichen der Myelopathie und einer kompletten Paraplegie beträgt im Durchschnitt ebenfalls mehrere Wochen, kann aber auch unter 1 Tag liegen [125]. Perakute, insultartige Verschlechterung ist prognostisch ungünstig, da meist eine kompressionsbedingte Ischämie mit sehr schlechter Erholungsfähigkeit vorliegt.

Über die Bedeutung der epiduralen Kompression als Tumorerstsymptom siehe Kap. 4 (Querschnittsläsionen) und oben in Kap. 7 (spinale Neoplasmen); dort und in Kap. 5 wird auch die Diagnostik besprochen.

Therapiestrategie

Die optimale Therapie der malignen Rückenmarkskompression hängt von vielen Faktoren ab, und muss derzeit mangels ausreichender Studienergebnisse noch stark individuell gehandhabt werden. Einigkeit besteht über die notfallmäßige Kortikosteroidgabe, wobei nach wie vor hohe Dosen üblich sind, obwohl eine randomisierte Studie keinen statistischen Vorteil der Hochdosisbehandlung mit mindestens 40 mg Dexamethason-Äquivalent belegen konnte [1349]. Die Diagnose sollte so früh gestellt werden, dass zunächst eine konservative Therapie mit Strahlentherapie, ggf. und/oder Chemotherapie durchgeführt werden kann. Die Inkaufnahme der Komplikationen der chirurgischen Therapie setzt voraus, dass das maligne Grundleiden stabilisiert ist und dementsprechend noch eine längere Lebenserwartung besteht. Die Operation ist prinzipiell bei instabiler Wirbelsäule/knöcherner Kompression des Rückenmarks oder dem Versagen der konservativen Maßnahmen oder rascher Progredienz der neurologischen Ausfälle angezeigt. Die Operationstechnik muss sich nach Größe und vor allem Lage der Raumforderung richten und ggf. wieder stabile Verhältnisse durch Osteosynthese und/oder Knochenersatz erreichen. Bei dem häufigen ventralen Tumorsitz im Wirbelkörper bessert eine dorsale Laminektomie die Situation oft nicht, sondern kann sie sogar verschlechtern [446, 1220].

Der Versuch einer "Evidence based guideline" auf der Basis einer ausgedehnten Literaturzusammenfassung zeigt die schlechte Datenqualität für die meisten kritischen Entscheidungen [765]. Eine umfassende Darstellung der Problematik findet sich in der Monographie von Algra et al. [28].

Kortikosteroide

Diese haben auch hier einen guten antiödematösen und antientzündlichen Effekt. Bei Lymphomen und Leukämien, möglicherweise auch bei Thymomen, Seminomen und Ewing-Sarkomen [1015], wirken sie darüber hinaus onkolytisch, so dass sie eine gute Ergänzung zu den anderen Therapieformen darstellen. Die Nebenwirkungen auch hoher Dosen sind gering bis fehlend, wenn die Anwendung auf wenige Wochen, bzw. in der Hochdosisbehandlung auf wenige Tage, beschränkt werden kann.

Dexamethason oder entsprechend höher dosiertes Methylprednisolon wird in unterschiedlichen Dosierungen von 16 mg/Tag bis zu 100 mg/Tag, meist mit absteigender Dosis über 2 Wochen verabreicht. Die hochdosierte Gabe zusätzlich zur Strahlentherapie verbesserte in einer randomisierten Studie eindeutig die Therapieergebnisse [1252]. Eine randomisierte Studie zwischen hochdosiertem und niedrig dosiertem Dexamethason fand ein Überwiegen der Nebeneffekte in der Hochdosisgruppe ohne bessere Therapieergebnisse [1349]. Bei asymptomatischen, gehfähigen Patienten brachten die Kortikosteroide keinen Vorteil [806], so dass der Einsatz von Steroiden bei asymptomatischen Patienten nicht zweckmäßig sein dürfte.

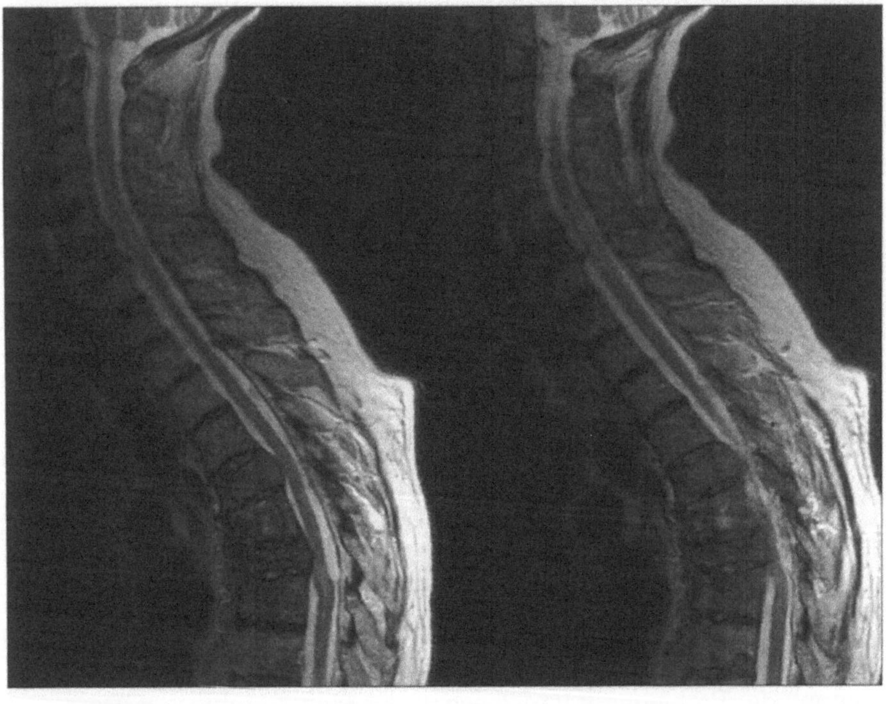

Abb. 87. Multiple Wirbelsäulenmetastasen beim Mammakarzinom mit Instabilität bei BWK 7: Knickbildung der Wirbelsäule, Verdrängung des Myelons

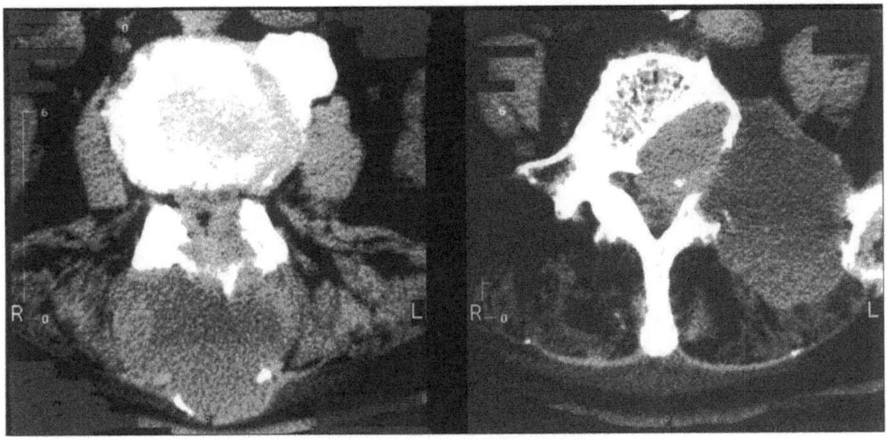

Abb. 88. Postmyelographie-CT: Beispiel einer dorsolateralen spinalen Raumforderung (links) und einer ventrolateralen Metastase (rechts) bei Mamma-Ca. in verschiedenen Höhen. Operativ ist ein unterschiedliches Vorgehen erforderlich. Während die Laminektomie bei der dorsalen Raumforderung eine erfolgreiche Entlastung verspricht, verschlechtert sie bei der ventrolateralen Raumforderung eher die Situation; hier muss ein lateraler Zugang gewählt werden

Eine Dosierung von 8–16 mg Dexamethasonäquivalent ist daher bei symptomatischen Patienten als Standard anzusehen, höhere Dosen mit zB 100 mg Dexamethason/d sind bei klinischer Verschlechterung – insbesondere bei sensiblen Primärtumoren wie Lymphomen – gerechtfertigt.

Operation

Die ursprünglich verwendete Laminektomie wurde wegen dem häufig schlechteren Ergebnis im Vergleich zur RT allein stark eingeschränkt, hat aber bei entsprechenden lokalen Gegebenheiten weiterhin ihre Berechtigung [110, 371, 702]. Die Stabilität der Wirbelsäule wird durch den Wirbelkörperersatz gewährleistet. Diese Methode ist vom operativen Aufwand wesentlich aufwendiger, und es gibt keine vergleichenden Studien. Die Indikation und Operationstechnik variiert von Zentrum zu Zentrum [640, 765, 1133], so dass Vergleiche schwierig sind.

Die chirurgischen Komplikationsraten schwanken erheblich und sind oft nicht exakt spezifiziert. Nach Sundaresan et al. [1282] liegt die Mortalität bei Operationen mit Wirbelkörperersatz bei 3–10%, die Morbidität bei 10–54%. Die Erfahrung des jeweiligen Operateurs wird daher in die Therapieentscheidung einzufließen haben. Die Verlegung in spezialisierte Zentren ist zu empfehlen.

Strahlentherapie

Die vorliegenden Studien verwenden unterschiedliche Dosen (von 8 Gy als Einzeldosis bis 40 (–50) Gy in 20 (–28) Fraktionen über 4 Wochen), häufigste Anwendung 10 x 3 Gy in 2 Wochen. Vorwiegend werden dorsale Felder in Hochvolttechnik mit einer Dosisberechnung für die Rückenmarkstiefe von 5–8 cm oder abhängig von der paravertebralen Raumforderung benutzt. Exakte Dosisberechnung und auch die Vermeidung von seitlichen Gegenfeldern mit Dosisangabe in der Mittellinie ist wegen der Gefahr der Dosisüberschreitung, auch in den umliegenden inneren Organen (späte Kardiotoxizität, Darmulzera, Nieren-, Lungenläsionen), wichtig. Von den publizierten Studien ergibt sich keine Überlegenheit eines Schemas [430, 464, 524, 640, 746, 805, 1451]. Je nach Situation, Primärtumor und Akuität der Symptomatik bieten sich 2 Konzepte an:

1. Erzielung einer raschen Tumorverkleinerung durch hohe Initialdosen mit zB 3 Tage 5 Gy, gefolgt von 5 Tagen 3 Gy (mit oder ohne Pause von einigen Tagen) oder durchgehend 4 Gy/d über 7 Tage.
2. Langfristige Stabilisierung mit möglichst geringem Strahlenrisiko bei prognostisch günstigen Patienten mit zB 20 x 2 Gy oder 25–28 x 1,8 Gy.

Meistens lässt sich eine rasche Schmerzbesserung oder -beseitigung erreichen (60–80%). Rekalzifizierung der lytischen Knochenveränderungen ist bei erfolgreicher Therapie in ca. 2 Monaten zu erwarten, Normalisierung der Knochenstruktur nach 6 Monaten- sofern keine Fraktur oder Wirbelkollaps vorlag [724].

Chemotherapie

Da die Entwicklung neurologischer Ausfälle in der Regel über Wochen erfolgt, bleibt bei frühzeitiger Diagnose zeitlicher Spielraum für eine medikamentös onkolytische Therapie. Zu Kortikosteroiden s.o. Bei hormonsensitiven Tumoren wie Mamma- und Prostatakarzinom sind vereinzelt gute Rückbildungen auch bei fortgeschrittenen Fällen unter alleiniger Hormontherapie beschrieben. Bei chemosensiblen Tumoren wie Lymphomen, Leukämien, Myelom, Neuroblastom, Keimzelltumoren, Ewing-Sarkom, Mammakarzinom sind in Einzelfällen und kleinen Serien ebenfalls langdauernde Remissionen unter alleiniger Chemotherapie der Rückenmarkskompression beschrieben. Eine Zusammenfassung hierzu gibt [125]. Bei sehr kleinen Kindern und bei langsamen Verläufen der chemosensiblen Tumoren kann daher eine Chemotherapie als primäre Therapieform erwogen werden. Zu empfehlen ist sie zusätzlich zu Operation und/oder Radiotherapie bei multipel metastasierenden chemosensiblen Primärtumoren.

Operation oder Strahlentherapie?

Patienten ohne knöcherne Kompression und ohne spinale Instabilität, die zum Bestrahlungsbeginn noch gehfähig sind, haben nach nicht randomisierten Studien das gleiche Ergebnis, bei Bestrahlung allein wie mit chirurgischen Maßnahmen [40, 746, 805, 1316, 1441].

Patienten mit Paresen zu Beginn der Querschnittsdiagnostik haben bessere Chancen mit Wirbelkörperersatz als mit Strahlentherapie allein [524, 805, 806, 1220]. Dagegen zu halten sind aber das Operationsrisiko und -mortalität.

Patienten mit Paraplegie haben nur wenig Chancen auf Erlangung der Mobilität bei jedweder Therapie. Die Analyse von Loblaw 1998 zeigt allerdings verbesserte Ergebnisse bei chirurgischer Intervention (25% vs 10% RT). Hat ein kompletter Querschnitt schon 6 (bis 12) Stunden bestanden, sind die Aussichten auf eine Restitution praktisch Null, so dass eine sofortige Therapie erforderlich ist.

Die Frage, inwieweit Nachbestrahlung bei Tumorrezidiv möglich ist, hängt auch vom ursprünglich angewendeten Schema ab, da hohe Einzeldosen die spätere Strahlentoleranz zusätzlich beeinträchtigen. Zum Teil werden gleich hohe Remissionen für eine erneute RT berichtet bei nur einer einzigen Strahlenmyelopathie in 18 Jahren [1142]. Auch die Arbeit von Wong et al. [1425] spricht für eine hohe Strahlentoleranz des Rückenmarks bei erneuter RT, so dass Loblaw und Laperriere 1998 eine erneute Bestrahlung eingeschränkt befürworten.

Bei unbekanntem Primärtumor wird chirurgische Exploration empfohlen, um die Histologie zu erlangen [765, 805, 1133]. Bei gehfähigem Patienten könnte auf Grund der etwa gleichen Ergebnisse auch bioptisch vorgegangen werden. Bei bereits hochgradig paretischen oder paraplegischen Patienten ist der Resektion der Vorzug zu geben.

Die Behandlung der subklinischen spinalen Kompression (meist Zweitmanifestationen) wurde von 2 Arbeitsgruppen analysiert [524, 805–807] mit deutlich besseren Ergebnissen bei prophylaktischer Bestrahlung. Diese Ergebnisse stützen das Konzept der Frühbehandlung.
Eine postoperative RT ist empfehlenswert [765].

Empfohlenes Therapiekonzept bei Wirbelsäulenmetastasen

Loblaw und Laperriere [765] stellen zum Schluss ihrer Literaturübersicht ein schlüssiges Therapiekonzept vor, das aber im Wesentlichen auf Expertenmeinung, nicht auf randomisierten oder gut kontrollierten Studien beruht:

Operationsindikationen:

1. Spinale Instabilität oder knöcherne Kompression des Rückenmarks
2. Klinische Verschlechterung unter Strahlentherapie

3. Rückenmarkskompression bei fehlender oder lang zurückliegender Anamnese einer neoplastischen Erkrankung
4. Rezidiv in einem vorbestrahlten Wirbelsäulenabschnitt.

Indikationen für primäre Bestrahlung:

Keine OP-Indikation und radiosensitiver Tumor: Lymphom, multiples Myelom, kleinzelliges Bronchial-Ca., Seminom, Neuroblastom oder Ewing-Sarkom. Bei Erstmanifestation dieser Histologien in der Wirbelsäule kann durch RT +/- Chemotherapie entsprechend den verschiedenen Organprotokollen eine Heilung angestrebt werden.

Bei Patienten mit Lungen-, Mamma- oder Prostatakarzinom kann auf Grund der vorliegenden Daten in der Regel keine klare Therapieoption angegeben werden.

Eine ***primäre Radiotherapie*** wird in folgenden Situationen vorgeschlagen:

1. Lebenserwartung ≤ 3 Monate
2. Mehrere Wirbelkörperhöhen gleichzeitig betroffen
3. Paraplegie seit 12–24 Stunden
4. Schwere Begleiterkrankungen.

Alle Patienten sollten initial eine Dexamethason-Dosis von 10 mg i.v., danach 4 mg i.v. alle 6 Std. erhalten. Bei Stabilisierung kann auf orale Gaben umgestellt und nach klinischem Verlauf die Dosis reduziert werden.

Bei Patienten, die diese Kriterien nicht erfüllen, sollte eine Operation geprüft werden. Nach einer evtl. Operation bietet sich eine Nachbestrahlung an [765].

8 Evaluation neuroonkologischer Konzepte

8.1 Lebensqualität [4, 109, 156, 160, 238, 1236, 1258]

8.1.1 Definition und Zielsetzung

Der Begriff Lebensqualität (LQ) wurde eingeführt, um umfassender (holistisch) die Auswirkungen von Krankheit und Therapie zu beschreiben.
Als wesentliche *Komponenten* dieses Konstruktes „Lebensqualität" werden, in Anlehnung an die WHO-Definition von Gesundheit, das *körperliche, psychische* und das *soziale* Befinden genannt.

Zielsetzung der Messung von Lebensqualität sind:

1. Der Bewertungsaspekt, d.h. die Bewertung von Therapien, insbesondere auch nach psychosozialen Effekten.
2. Der Entscheidungsaspekt, d.h. Abwägen zwischen Therapiealternativen in Bezug auf Nutzen versus Risiko und Quantität versus Qualität.
3. Der Handlungsaspekt, d.h. die Verbesserung der Behandlung bezüglich psychosozialer Konsequenzen und Betreuung.

Bei der *operationalen Implementierung* von Lebensqualität gibt es dabei erhebliche Unterschiede.
Die einzelnen Bereiche der drei Komponenten (physisch, psychisch und sozial) werden je nach theoretischer Vorstellung und klinischer Fragestellung unterschiedlich abgegrenzt, differenziert und gewichtet. Das Etikett „Lebensqualität" sollte aber nur benutzt werden, wenn ein breites Spektrum an Kriterien erfasst wird und nicht nur einzelne Merkmale wie „Funktionsfähigkeit" oder „Symptomatik" [898]. De Haes und van Knippenberg belegen [286], dass nur wenige eingesetzte LQ-Instrumente wirklich ein solch breites Spektrum erfassen.

8.1.2 Dimensionen der Lebensqualitätsmessung

Folgende Dimensionen charakterisieren die Messinstrumente (nach Bullinger [165]):

- Generelle versus krankheitsspezifische Verfahren (d.h. über verschiedene Krankheiten und Therapien hinweg oder spezifisch für eine Patientengruppe)
- Einzelne versus multiple Komponenten (eines der LQ-Kriterien oder Profile von LQ-Kriterien erfassend)
- Selbst- versus Fremdbeurteilung
- Verhaltensnahe versus bewertungsbezogene Instrumente (Funktionsindices versus Messung von „Wohlbefinden", „Lebenszufriedenheit")
- Subjektive versus objektive Methoden (Befragung oder standardisierte Tests).

8.1.3 Psychometrische Eigenschaften von Lebensqualitätsfragebögen [94]

1. **Reliabilität,** d.h. die Genauigkeit bzw. Zuverlässigkeit der Messung hinsichtlich Messfehlern und innerer Konsistenz.
2. **Validität**, die Gültigkeit bzw. Aussagekraft der Messung: erfasst der Fragebogen das, was er erfassen soll, nämlich LQ?
3. **Änderungssensitivität**, „reale" Veränderungen im Erleben des Patienten müssen sich in entsprechend veränderten Testwerten widerspiegeln.
4. **Spezifität**, die LQ-Skala muss für eine bestimmte Stichprobe bzw. eine bestimmte Fragestellung spezifisch sein. Dazu sollten die Patientengruppen in die Entwicklung der Instrumente einbezogen sein.

8.1.4 Checkliste beim Einsatz von LQ-Instrumenten

- Liegt ein adäquates Konzept zu Grunde?
- Wie ist die Anwendbarkeit hinsichtlich der Fragestellung?
- Sind die psychometrischen Gütekriterien erfüllt?
- Akzeptanz bei den Patienten: Relevanz der erfragten Aspekte, klare, verständliche Formulierung, Zeitumfang
- Durchführbarkeit: welche Patienten können nicht mit dem Instrument untersucht werden (Schwerkranke!)
- Akzeptanz beim Personal – klare Untersuchungsprotokolle

8.1.5 Besonderheiten der Lebensqualitätsmessung in der Neuroonkologie

Bei Patienten mit Hirntumoren behindert zum einen oft die Fähigkeitsstörung (Aphasie, Alexie!) den validen Einsatz von Instrumenten zur Messung der Lebensqualität. Diese Patienten in der Untersuchung zu vernachlässigen, verzerrt das Ergebnis aber systematisch [647, 901]. Andrerseits zeigen viele Patienten gerade gegenüber Wesensänderungen, auch mit sozialen Auswirkungen, eine Indifferenz oder Anosognosie, die ein Teil ihrer Behinderung ist. Stellvertretend leiden unter diesen Umständen meist die Angehörigen. Deshalb ist es in der Neuroonkologie sinnvoll und notwendig, die Selbstbeurteilung durch Fremdbeurteilungen zu ergänzen bzw. dies als Surrogat zu akzeptieren. Für die Einbeziehung der Angehörigen spricht, dass diese den für die Lebensqualität wesentlichen Aspekt der sozialen Veränderungen repräsentieren. Professionelle Fremdeinschätzungen durch Ärzte, Pflegepersonal und Therapeuten sind jedoch konsistenter [70, 441, 901, 930].

8.1.6 Evaluierte Instrumente in der Neuroonkologie

Karnofsky-Index [619]

Der Karnofsky-Index (KPS) ist das älteste und gebräuchlichste „Lebensqualitätsinstrument". Er misst das Aktivitätsniveau bzw. den Grad der Abhängigkeit von medizinischer Versorgung auf einer Skala von 0 bis 100%. Formal ist er eigentlich eine eindimensionale ADL-Skala und wurde als Prognose-Prädiktor entworfen. Seine prognostische Bedeutung hat sich in vielen onkologischen Disziplinen, insbesondere auch bei Hirntumoren wiederholt im Rahmen großer Studien bestätigt.

Obwohl seine psychometrischen Eigenschaften als LQ-Instrument kontrovers beurteilt werden [469, 573, 873, 900, 1135, 1138, 1437], wird er auch hierfür häufig eingesetzt [170, 219, 252, 435, 485, 646, 731, 1106, 1240, 1277]. Die Beschränkung auf die „Funktionsfähigkeit" des Patienten und seine Konzeption als Fremdbeurteilungsinstrument sind konzeptionelle Nachteile, dafür deckt er das gesamte Patientenspektrum in der Neuroonkologie ab. Lediglich für gering Beeinträchtigte ist er – ähnlich wie der Spitzer-Index – als Verlaufsindikator nicht sensitiv genug. Dies gilt zumindest dann, wenn er als Orientierung für therapeutisches Handeln eingesetzt werden soll.

Spitzer-Index [1257]

Dieser Index ist ein kurzes, gebräuchliches Fremdbeurteilungsinstrument, von dem auch eine Selbstbeurteilungsversion existiert. Der Spitzer-Index beurteilt auf einer dreistufigen Skala die Lebensqualitätsbereiche: Aktivität, Alltagsleben, Gesundheit, Umweltbeziehung und Zukunftsperspektive.

Die Ausfüllzeit ist mit ein bis drei Minuten sehr kurz. Das Instrument erfasst ökonomisch multiple Aspekte. Die Kürze bedingt jedoch einen Interpretationsspielraum und vergröbernde Formulierung der Kategorien. Der Spitzer-Index greift vor allem bei sehr kranken Patienten; bei gering Beeinträchtigten kann er wegen des „Ceiling-Effektes" nicht eingesetzt werden.

Er wurde in drei Phasen unter Beteiligung von Patienten, Angehörigen und Professionellen entwickelt und an 879 Patienten geprüft. Er wurde intensiv testtheoretisch geprüft und bereits in vielen Studien eingesetzt [1257, 1258].

Die deutsche Übersetzung birgt jedoch leider Probleme, die der englischen Originalversion fremd sind. Die Auswertung erfolgt nach Summenscore durch Addieren der Punktwerte der fünf Bereiche (0 bis 10 Punkte).

EORTC- Fragebogen **(QLQ -C30)** [3, 4, 607, 959, 1135]

Der Fragebogen besteht aus einem Kerninstrument und einer Zusatzskala (ursprünglich lungenkrebsspezifisch). Als Zusatzskala wurde das Modul für Hirntumorpatienten von S. Lütkenhaus [781] geringfügig verändert. Seit 1996 gibt es ein gut validiertes Zusatzmodul für Hirntumorpatienten [959] (nur Englisch). Der Fragebogen wurde erstmals 1982 an 900 Lungenkrebspatienten in 30 europäischen Kliniken psychometrisch evaluiert und in einer weiteren internationalen, multizentrischen Studie [607] an 428 Patienten als psychometrisch robustes Instrument bestätigt. Alle Skalen (mit Ausnahme von *Rollenfunktion* und *kognitiver Funktion*) zeigten befriedigende interne Konsistenzen. Der Fragebogen erwies sich als sensitiv gegenüber therapeutisch bedingten LQ-Veränderungen.
Die deutsche Vorform wurde mit zufriedenstellenden psychometrischen Ergebnissen in einer klinischen Lungenkrebsstudie eingesetzt [1167].

Das **Kerninstrument** beinhaltet folgende Subskalen:

• Funktioneller Status:	5 Items	1–5
• Rollenfunktion:	2 Items	6,7
• Allgemeine Krankheitssymptome:		
Fatigue	3 Items	10, 12, 18
Anorexie, Nausea, Emesis	3 Items	13–15
Verdauung, Schmerz, Schlaf	6 Items	8, 9, 11, 16, 17, 19
Konzentration, Gedächtnis	2 Items	20, 25
Emotionalität	4 Items	21–24
Soziale Integration	2 Items	26, 27

Finanzielle Belastung	1 Item	29
Körperlicher Gesamtzustand	1 Item	30
Belastung durch die Behandlung	1 Item	45
Zuversicht	1 Item	48

Die hirntumorspezifische Zusatzskala Lütkenhaus [781]:

Leistungsfähigkeit	1 Item	31
Gewichtsabnahme	1 Item	32
epileptische Anfälle	1 Item	33
Schwindel, Kopfschmerz	2 Items	34, 35
neurologische Ausfälle	1 Item	36
Wesensänderungen	1 Item	37
Gedächtnisstörungen	1 Item	38
nach Bestrahlung:		
Haarausfall	1 Item	39
Missempfindungen	1 Item	40
Schmerzen	1 Item	41
Infektionen	1 Item	42

ACSA-Skala „Anamnestic Comparative Self Assessment" [95]

Diese Skala hat eine Bearbeitungszeit von etwa einer Minute. Auf einer 11-stufigen linearen Skala beurteilen die Patienten ihre momentane Lebensqualität in Bezug auf die „schönste", (+5), und die „schlimmste", (–5), Zeit ihres Lebens.

Die Besonderheit dieser Skala ist die sehr individuelle Erfassung des Befindens. Die Benutzung ist vor allem für Verlaufsbeobachtungen (mehrere Zeitpunkte) interessant.

Psychometrisch ist sie jedoch wenig untersucht. Die ACSA-Skala kann als Selbst- und Fremdeinschätzungsinstrument (Patienten, Angehörige, Pflegepersonal, Ärzte) verwendet werden.

Lebenszufriedenheitsfragebogen [359, 896, 897]

Für 15 Items wird auf einer 5-stufigen Skala zwischen „sehr zufrieden" und „sehr unzufrieden" angekreuzt. Die Items betreffen: Gesundheit, medizinischen Erfolg, körperliche Verfassung, Stimmung, Aussehen, Fähigkeiten, Charakter, berufliche Situation, finanzielle Lage, Ehe/Partnerschaft, Sexualleben, Familienleben, Leben insgesamt. Ergänzend ist ein Vergleich möglich durch den Zusatz „heute" und „vor der Erkrankung".

Der Fragebogen wurde in einer multizentrischen Studie an Patientengruppen mit chronischer Niereninsuffizienz, koronarer Herzkrankheit und Multipler Sklerose angewandt, um die Erkrankungen untereinander und verschiedene Behandlungsmethoden bei der chronischen Niereninsuffizienz bezüglich ihrer Auswirkung auf die Zufriedenheit der Patienten zu untersuchen [896].

Die Auswertung erfolgt nach Gesamt- und Summenscores.

8.1.7 Resultate der LQ-Messung bei Hirntumorpatienten

Aus den älteren, prospektiven Studien steht in der Regel, wenn überhaupt, nur die wiederholte Einschätzung des Karnofsky-Index zur Verfügung. Aus dieser ist ablesbar, dass die durch intensivere multimodale Therapie gewonnene Überlebenszeit überwiegend in gutem Allgemeinzustand verbracht wird: Der Anteil der Zeit, in der die Patienten selbständig und unabhängig (Karnofsky ≥ 70) sind, nimmt mit der Überlebenszeit zu [905].

In zwei Untersuchungsserien bei 152 Patienten mit malignen Gliomen mit dem EORTC-Fragebogen (inkl. Hirntumor-spezifischer Module) [647, 958] beschreiben diese konsistent, dass die veränderte Rollenfunktion, die soziale Funktion, Müdigkeit, Erschöpfung sowie finanzielle Einbußen ihre Lebensqualität am meisten beeinträchtigen. Weder die spezifischen Tumorsymptome – neurologische Fokalsymptomatik oder Kopfschmerzen noch die „klassischen" Nebenwirkungen der Therapie wie Emesis, Haarausfall bestimmen das Leiden, sondern die „unspezifischen".

Unter den spezifischen Symptomen werden „Defizite in der Kommunikationsfähigkeit" und „verminderte (kognitive) Leistungsfähigkeit" noch vor Kopfschmerzen und motorischen Defiziten genannt. Dies bestätigen weitere Arbeiten zur Lebensqualität bei Erwachsenen [17, 42, 59, 235, 378, 435, 436, 551, 792, 850, 851, 904, 997, 1290, 1402] oder Kindern [602, 883, 889, 1286], die an Hirntumoren erkrankten.

Dieses Ergebnis bestätigt sich durch konkordante Angaben der Angehörigen sowie im Rahmen eines strukturierten Interviews.

Die genannten Beschwerden dürften einer diffusen Hirnschädigung evtl. auch konsekutiven neuroendokrinen Defiziten [46] zuzuschreiben sein. Diese sind therapeutisch wenig zu beeinflussen, deshalb muss als Konsequenz in der Optimierung der Therapie bei Patienten mit malignen Hirntumoren auf eine Verminderung der ZNS-Toxizität geachtet werden.

8.2 Kriterien für Remission und Progression

Sowohl für die Beurteilung individueller Verläufe als auch klinischer Studien sind die Begriffe „Vollremission", „Teilremission", „stabiler Zustand" und „Progression" üblich.

8.2.1 McDonald Kriterien

Zur Bewertung des Therapieerfolges im Rahmen von Phase-II-Studien bei malignen Gliomen haben sich die 1990 von MacDonald et al. [787] vorgeschlagenen Kriterien etabliert. Sie berücksichtigen neben der Bildgebung auch den neurologischen Status und den Steroidbedarf.

Vollremission

Verschwinden von jeglichem KM-aufnehmendem Tumor bei CT/MRT Kontrollen mit mindestens einem Monat Intervall
und
neurologischer Befund gleichbleibend oder besser
und
keine Steroidmedikation.

Teilremission

Verringerung der KM-aufnehmenden Tumormasse um mindestens 50% bei CT/MRT Kontrollen mit mindestens einem Monat Intervall
und
neurologischer Befund gleichbleibend oder besser
und
Steroidbedarf gleichbleibend oder verringert.

Progression

Zunahme der KM-aufnehmenden Tumormasse um mindestens 25%
oder
Neuauftreten von Tumor im CT/MRT
oder
neurologischer Befund schlechter bei gleichem oder erhöhtem Steroidbedarf

Alles andere wird als **stabiler Zustand** gewertet.

Als Definition der KM-aufnehmenden Tumormasse wird die größte Tumorfläche auf einem CT/MRT-Schnitt angesehen.

8.3 Skalen, Tabellen, Nomogramme

8.3.1 Toxitzitätsbewertungen

WHO-Kriterien

Tab. 100. Toxizitätsbewertung nach WHO[a]

Nebenwirkungen	Grad 0 (Keine)	Grad 1 (Gering)	Grad 2 (Mäßig)	Grad 3 (Ausgeprägt)	Grad 4 (Lebensbedrohlich)
Hämoglobin (g/dl)	≥ 11,0	9,5–10,9	8,0–9,4	6,5–7,9	< 6,5
Leukozyten ('109/l)	≥ 4,0	3,0–3,9	2,0–2,9	1,0–1,9	< 1,0
Granulozyten ('109/l)	≥ 2,0	1,5–1,9	1,0–1,4	0,5–0,9	< 0,5
Thrombozyten ('109/l)	≥ 100	75–99	50–74	25–49	< 25
Übelkeit/Erbrechen	Kein(e)	Übelkeit	Gelegentliches Erbrechen	Therapiebedürftiges Erbrechen	Schwerst behandelbares Erbrechen
Stomatitis	Keine	Wundgefühl, Rötung	Erythem, Geschwüre, feste Kost möglich	Geschwüre, nur flüssige Kost	Perorale Ernährung unmöglich
Diarrhoe	Keine	Vorübergehend bis zu 2 Tagen	Tolerierbar, länger als 2 Tage	Intolerabel, Therapie notwendig	Hämorrhagische Dehydratation
Obstipation	Keine	Leicht	Mäßig	Geblähtes Abdomen/Subileus	Ileus
Bilirubin	≤ 1,25 x N[b]	1,26–2,5 x N[b]	2,6–5 x N[b]	5,1–10 x N[b]	> 10 x N[b]
SGOT/SGPT	≤ 1,25 x N[b]	1,26–2,5 x N[b]	2,6–5 x N[b]	5,1–10 x N[b]	> 10 x N[b]
Alkalische Phosphatase	≤ 1,25 x N[b]	1,26–2,5 x N[b]	2,6–5 x N[b]	5,1–10 x N[b]	> 10 x N[b]
Kreatinin oder Harnstoff-N	≤ 1,25 x N[b]	1,26–2,5 x N[b]	2,6–5 x N[b]	5,1–10 x N[b]	> 10 x N[b]
Proteinurie	Keine/ unverändert	< 0,3 g% < 3 g/l	0,3–1,0 g% 3–10 g/l	> 1,0 g% > 10 g/l	Nephrotisches Syndrom
Hämaturie	Keine/ unverändert	Mikrohämaturie	Makrohämaturie	Makrohämaturie mit Gerinnseln	Obstruktive Uropathie
Lunge	Unverändert	Leichte Symptome	Belastungsdyspnoe	Ruhedyspnoe	Vollständige Bettruhe notwendig
Fieber (medikamentös induziert)	Ohne	< 38°C	38°C–40°C	> 40°C	Mit Hypotonie
Allergie	Keine	Ödeme	Bronchospasmen, keine parenterale Therapie	Bronchospasmen, parenterale Therapie notwendig	Anaphylaxie
Hautreaktionen	Keine/ unverändert	Erythem	Trockene Schuppung, Blasen, Juckreiz	Feuchte Schuppung, Ulzerationen	Exfoliative Dermatitis, Nekrosen, chirurgische Therapie erforderlich
Phlebitis	Keine	Lokal an Injektionsort	Ausgedehnt, schwer	Nekrosen	-
Haarausfall	Keiner	Minimal	Mäßig, fleckförmig	Vollständig, aber reversibel	Irreversibel
Infektion (Lokalication angeben)	Keine	Gering	Mäßig	Stark	Schwere Infekte mit Hypotonie

Tab. 100 *(Fortsetzung)*

Nebenwirkungen	Grad 0 (Keine)	Grad 1 (Gering)	Grad 2 (Mäßig)	Grad 3 (Ausgeprägt)	Grad 4 (Lebensbedrohlich)
Blutungen	Keine	Petechien	Geringer Blutverlust	Starker Blutverlust	Blutungen mit Kreislauffolgen
Augen/Konjunktivitis	Keine	Gering	Mäßig	Stark	Unerträglich
Ototoxizität	Keine/ unverändert	Geringer Hörverlust	Mäßiger Hörverlust	Starker Hörverlust	Kompletter Hörverlust
Herzfunktion	Normal/ unverändert	Asymptomatisch, aber abnorme Zeichen	Vorübergehende symtomatische Dysfunktion, keine Therapie notwendig	Symptomatische Dysfunktion mit Ansprechen auf Therapie	Symptomatische Dysfunktion ohne Therapieansprechen
Herzrhythmus	Normal/ unverändert	Sinustachykardie > 110/min i.Ruhe	Monotope VES, Arrhythmie	Multifokale VES	Ventrikuläre Tachykardie
Perikarditis	Keine	Asymptomatischer Erguss	Symptomatisch, keine Therapie nötig	Tamponade, Punktion notwendig	Tamponade, chirurgische Intervention nötig
Neurotoxizität					
- zentral/Bewusstsein	Klar	Vorübergehend lethargisch	Somnolenz < 50 % (tagsüber)	Somnolenz > 50 % (tagsüber)	Koma
- peripher	Keine	Parästhesien +/- verminderte Sehnenreflexe	schwere Parästhesien +/- leichte Schwäche	Unerträgliche Parästhesien +/- deutliche Schwäche	Paralyse
- extrapyramidale Symptome	Keine	Nystagmus, Dysdiadochokinese	Ataxie ≤ 4 Tage	Ataxie > 4 Tage	Krämpfe, Koma

[a] WHO-Handbook for reporting results of cancer treatment, No. 48 (1979), WHO Offset Publications, Geneva.

[b] N = Obergrenze des Normalwertbereichs.

National Cancer Institut der USA

Tab. 101. Toxizitätsbewertung des National Cancer Instituts, NIH, Bethesda, USA "Common Toxicity Criteria" (CTC)[a]

Toxizität	Grad 0	Grad 1	Grad 2	Grad 3	Grad 4
Leukozyten (G/l)	≥ 4,0	3,0–3,9	2,0–2,9	1,0–1,9	< 1,0
Thrombozyten (G/l)	NW[b]	75–normal	50–74,9	25–49,9	<25
Hämoglobin (G/dl)	NW[b]	10,0–normal	8,0–10,0	6,5–7,9	< 6,5
Granulozyten (G/l)	≥ 2,0	1,5–1,9	1,0–1,4	0,5–0,9	< 0,5
Lymphozyten (G/l)	≥ 2,0	1,5–1,9	1,0–1,4	0,5–0,9	< 0,5
Blutungen (klinisch)	Keine	Gering, keine Transfusionen	Mäßig, 1–2 Konserven/ Episode	Ausgeprägt, 3–4 Konserven/ Episode	Massiv, > 4 Konserven/ Episode
Infektion	Keine	Gering	Mäßig	Ausgeprägt	Lebensbedrohlich
Übelkeit	Keine	Fast normale Nahrungszufuhr möglich	Nahrungszufuhr erheblich reduziert	Keine nennenswerte Nahrungsaufnahme	

Tab. 101 *(Fortsetzung)*

Toxizität	Grad 0	Grad 1	Grad 2	Grad 3	Grad 4
Erbrechen	Kein	1 Episode/ 24 h	2–5 Episoden/ 24 h	6–10 Episoden/ 24 h	>10 Episoden/24 h parent. Ernährung nötig
Diarrhoe	Keine	> 2–3 Stühle/ Tag als vorher	≥ 4–6 Stühle/Tag, nächtlicher Stuhlg., mäßige Tenesmen	≥ 7–9 Stühle/Tag, Inkontinenz, starke Tenesmen	≥ 10 Stühle/Tag, blutige Diarrhö, parent, Infusion erforderlich
Stomatitis	Keine	Schmerzlose Ulzera, Erythem	Schmerzhaftes Erythem, Ödem oder Ulzera, Essen möglich	Schmerzhaftes Erythem, Ödem oder Ulzera, Essen nicht möglich	Parenterale oder enterale Ernährung erforderlich
Bilirubin	NW[b]	–	< 1,5 x NW[b]	1,5–3,0 x NW[b]	>3 x NW[b]
SGOT/SGPT	NW[b]	≤ 2,5 x NW[b]	2,6–5,0 x NW[b]	5,1–20 x NW[b]	>20 x NW[b]
Alkalische Phosphatase oder 5′-Nukleotidase	NW[b]	≤ 2,5 x NW[b]	2,6–5 x NW[b]	5,1–20 x NW[b]	> 20 x NW[b]
Leber (klinisch)	Normal	–	–	Präkoma	Hepatisches Koma
Kreatinin	NW[b]	< 1,5 x NW[b]	1,5–3,0 x NW[b]	3,1–6,0 x NW[b]	>6 x NW[b]
Proteinurie	Keine/ unverändert	< 0,3 g% oder < 3 g/l	0,3–1,0 g % oder 3–10 g/l	> 1,0 g% oder >10 g/l	Nephrotisches Syndrom
Hämaturie	Keine	Mikrohämaturie	Makrohämaturie ohne Gerinnsel	Makrohämaturie mit Gerinnseln	Transfusions-bedürftigkeit
Haarausfall	Keiner	Minimal	Ausgeprägt oder komplett		
Lunge	Keine/ unverändert	Asymptomatisch, Veränderungen der Funktionsparameter	Geringe Belastungs-dyspnoe	Ausgeprägte Belastungsdyspnoe	Ruhedyspnoe
Herzrhythmus	Normal/ unverändert	Asymptomatisch transient, keine Therapie erforderlich	Wiederholt oder persistierend, keine Therapie erforderlich	Antiarrhythmische Therapie notwendig	„Monitoring" erforderlich, Hypotension, ventr. Tachykardie, Kammerflimmern
Herzfunktion	Normal/ unverändert	Asymptomatisch, Reduktion der Ruhe-EF < 20 % des Ausgangswertes	Asymptomatisch, Reduktion der Ruhe-EF > 20 % des Ausgangswertes	Mäßige Herz-insuffizienz, nicht therapierefraktär	Ausgeprägte oder schwere Herz-insuffizienz
Kardiale Ischämie	Keine	Unspezifische T-Wellenabflachung	Asymptomatisch, ischämie-typische ST- oder T-Wellen-veränderungen	Angina pectoris ohne Hinweis auf Infarkt	Akuter Myokard-infarkt
Perikarditis	Keine	Asymptomatischer Erguss, keine Intervention notwendig	Perikarditis (Reiben, Schmerzen, EKG-Veränderungen)	Symptomatischer Erguss, Drainage erforderlich	Tamponade, dringende Intervention notwendig
Arterielle Hypertonie	Keine/ unverändert	Asymptomatisch, transienter Anstieg > 20 mm Hg (diast) oder > 150/100, falls zuvor normal. Keine Therapie notwendig	Wiederholter oder permanenter Anstieg > 20 mm Hg (diast) oder > 150/100, falls zuvor normal. Keine Therapie notwendig	Therapie erforderlich	Hypertensive Krise

Tab. 101 *(Fortsetzung)*

Toxizität	Grad 0	Grad 1	Grad 2	Grad 3	Grad 4
Arterielle Hypotonie	Keine/ unverändert	Veränderungen ohne Therapieindikation (inklusive orthostat. Hypotonie)	Flüssigkeitszufuhr oder andere Therapie notwendig, keine Hospitalisation	Stationäre Therapie notwendig, Reversion 48 h nach Absetzen des Medikaments	Stationäre Therapie notwendig für > 48 h nach Absetzen des Medikaments
Neurotoxizität – sensorisch	Keine/ unverändert	Geringe Parästhesien, Abschwächung der tiefen Sehnenreflexe	Mäßige objektive sensorische Defizite, mäßige Parästhesien	Ausgeprägte objektive sensorische Defizite oder Parästhesien mit Funktionseinschränkungen	
Neurotoxizität – motorisch	Keine/ unverändert	Subjektive Schwäche ohne objektiven Befund	Mäßige objektive Schwäche ohne signifikante Funktionseinschränkung	Objektive Schwäche mit Funktionseinschränkung	Paralyse
Neurotoxizität – kortikal	Keine	Geringe Somnolenz oder Agitation	Mäßige Somnolenz oder Agitation	Ausgeprägte Somnolenz, Agitation, Konfusion, Desorientiertheit oder Halluzinationen	Koma, Krämpfe, toxische Psychose
Neurotoxizität – zerebellär	Keine	Geringe Diskoordination, Dysdiadochokinese	Intentionstremor, Dysmetrie, verwaschene Sprache, Nystagmus	Lokomotorische Ataxie	Zerebelläre Nekrose
Neurotoxizität – Stimmung/Psyche	Unverändert	Geringe Angst oder Depression	Mäßige Angst oder Depression	Ausgeprägte Angst oder Depression	Suizidale Absichten
Neurotoxizität – Kopfschmerzen	Keine	Gering	Mäßig oder transient ausgeprägt	Anhaltend und ausgeprägt	
Neurotoxizität – Obstipation	Keine/ unverändert	Gering	Mäßig	Ausgeprägt	Ileus > 96 h
Neurotoxizität Ototoxizität	Keine/ unverändert	Asymptomatische Einschränkung bei der Audiometrie	Tinnitus	Hörverlust, durch Hörgerät korrigierbar	Taubheit, nicht korrigierbar
Neurotoxizität – Sehvermögen	Unverändert			Symptomatischer subtotaler Sehverlust	Blindheit
Hauttoxizität	Keine/ unverändert	Vereinzelte makulöse oder papulöse Eruptionen oder asymptomatisches Erythem	Vereinzelte makulöse oder papulöse Eruptionen oder Erythem mit Juckreiz oder anderen Symptomen	Generalisiertes symptomatisches makulöses, papulöses oder vesikuläres Exanthem	Exfoliative oder ulzerierende Dermatitis
Allergie	Keine	Transientes Erythem, medik. Fieber < 38°C	Urticaria, medik Fieber ≥ 38°C geringer Broncho - spasmus	Serumkrankheit, Bronchospasmen mit paren. Therapienotwendigkeit	Anaphylaxie
Fieber (ohne Infektionsnachweis)	Kein	37,1–38°C	38,1–40°C	> 40°C ≤ 24 h	> 40°C für > 24 h oder mit Hypotonie
Lokale Toxizität	Keine	Schmerzen	Schmerzen und Schwellung, mit Entzündung oder Phlebitis	Ulzeration	Plastisch-chirurgische Therapie notwendig
Gewichtsverlust/ -zunahme	< 5,0 %	5,0–9,9 %	10,0–19,9 %	> 20 %	

Tab. 101 *(Fortsetzung)*

Toxizität	Grad 0	Grad 1	Grad 2	Grad 3	Grad 4
Hyperglykämie (mg/dl)	< 116	116–160	161–250	251–500	> 500 oder Ketoazidose
Hypoglykämie (mg/dl)	> 64	55–64	40–54	30–39	< 30
Amylase	NW[b]	< 1,5 x NW[b]	1,5–2,0 x NW[b]	2,1–5,0 x NW[b]	> 5,1 x NW[b]
Hyperkalzämie (mg/dl)	< 10,6	10,6–11,5	11,6–12,5	12,6–13,5	≥ 13,5
Hypokalzämie (mg/dl)	> 8,4	8,4–7,8	7,7–7,0	6,9–6,1	≤ 6,0
Hypomagnesiämie (mg/dl)	> 1,4	1,4–1,2	1,1–0,9	0,8–0,6	≤ 0,5
Fibrinogen	NW[b]	0,99–0,75 x NW[b]	0,74–0,50 x NW[b]	0,49–0,25 x NW[b]	≤ 0,24 x NW[b]
Prothrombinzeit	NW[b]	1,01–1,25 x NW[b]	1,26–1,50 x NW[b]	1,51–2,00 x NW[b]	> 2,00 x NW[b]
Partielle Thromboplastinzeit	NW[b]	1,01–1,66 x NW[b]	1,67–2,33 x NW[b]	2,34–3,00 x NW[b]	> 3,00 x NW[b]

[a] Investigator's Handbook´ A Manual for Participants in Clincal Trials of Investigational Agents´ Cancer Therapy Evaluation Program, Division of Cancer Treatment, National Cancer Institute, Bethesda, MD 20892, USA (October 1993).
[b] NW = Normalwert.

Zusätzliche Toxizitätskriterien für Studien mit autologer Knochenmark- oder peripherer Stammzelltransfusion
Grad 1: Neutropenie und/oder Thrombozytopenie, aber Neutrophile nie < 500/ml und Thrombozyten nie < 10 000/ml.
Grad 2: Neutrophile < 500/ml und/oder Thrombozyten < 10 000/ml für eine Dauer von bis zu 4 Wochen.
Grad 3: Neutrophile < 500/ml und/oder Thrombozyten < 10000/ml für eine Dauer von 4-8 Wochen.
Grad 4: Neutrophile < 500/ml und/oder Thrombozyten <10000/ml für mehr als 8 Wochen Dauer.
Grad 5: Tod infolge bakterieller oder Pilzinfektionen oder Blutungen assoziiert mit Neutrophilen < 500/ml oder Thrombozyten < 10 000/ml mehr als 8 Wochen nach Transplantation.
Alle übrigen, nicht-hämatologischen Toxizitäten werden entsprechend der CTC-Skala bewertet.

8.3.2 Lebensqualität und Allgemeinzustand

Karnofsky-Skala

Diese Einschätzung bezieht sich auf die Aktivität des Patienten und ist in Prozentwerte von 10–100 % eingeteilt.

Tab. 102. Karnofsky-Aktivitäts-Skala

A	Fähig zu normaler Aktivität und Arbeit, keine besondere Pflege notwendig.	100 % ___	Normal, keine Beschwerden, keine Krankheitszeichen sichtbar.
		90 % ___	Fähig zu normaler Aktivität, keine Symptome oder Zeichen der Krankheit.
		80 % ___	Normale Aktivität unter Anstrengung, einige Krankheitszeichen oder -symptome.

Tab. 102 *(Fortsetzung)*

B	Arbeitsunfähig, fähig zu Hause zu leben und für die meisten persönlichen Dinge zu sorgen, unterschiedlich viel Hilfe ist notwendig.	70 % ___	Sorgt für sich selbst, unfähig zu normaler Aktivität oder zu aktiver Arbeit.
		60 % ___	Braucht gelegentlich Hilfe, ist aber fähig, für die meisten seiner Angelegenheiten selbst zu sorgen.
		50 % ___	Braucht beträchtliche Hilfe und oft medizinische Pflege.
C	Unfähig für sich selbst zu sorgen. Benötigt entweder Fürsorge oder Krankenhauspflege. Die Krankheit kann schnell fortschreiten!	40 % ___	braucht besondere Pflege und Hilfe.
		30 % ___	Stark behindert! Krankenhausaufnahme ist indiziert, noch keine Lebensgefahr!
		20 % ___	Krankenhausaufnahme notwendig, sehr krank, aktive unterstützende Therapie notwendig.
		10 % ___	sterbend

Spitzer-Index

Spitzer-Index , Fremdeinschätzung (Arzt, Pflegepersonal):

Auf dieser Seite finden Sie in fünf Lebensbereichen je drei mögliche Aussagen. Teilen Sie uns bitte mit, wie es Ihrem Patienten/Ihrer Patientin in den letzten Tagen gegangen ist, indem Sie jeweils die 2, die 1 oder die 0 ankreuzen.

Wenn keine der 3 Aussagen für sein/ihr Befinden ganz zutrifft, kreuzen Sie bitte die an, die noch **am ehesten** stimmt.

Aktivität:

Während der letzten Woche hat der Patient/die Patientin ...

2 = ganztags oder überwiegend in seinem/ihrem Beruf oder Haushalt oder in anderen freiwilligen Aktivitäten (unabhängig, ob berentet oder nicht) gearbeitet.

1 = in seinem/ihrem Beruf oder Haushalt oder freiwilligen Aktivitäten gearbeitet, jedoch war größere Hilfe nötig oder die Arbeitszeit musste gekürzt werden.

0 = nicht arbeiten oder seinen/ihren Haushalt führen können.

Alltagsleben:

Während der letzten Woche hat der Patient/die Patientin ...

2 = sich selbst waschen, anziehen, mit Nahrung versorgen, den eigenen Wagen fahren oder öffentliche Verkehrsmittel benutzen können.

1 = mit spezieller Hilfe (anderer Personen/spezieller Ausrüstung) seine/ihre täglichen Aktivitäten bewerkstelligen können.
0 = sich nicht selbst versorgen oder leichte Aufgaben übernehmen oder seine/ihre Wohnung verlassen können.

Gesundheit:

Während der letzten Woche hat der Patient/die Patientin ...
2 = sich „sehr gut" gefühlt, und zwar überwiegend.
1 = keine Energie gehabt und sich überwiegend „nicht so gut" gefühlt, und zwar häufiger als nur gelegentlich.
0 = sich sehr krank gefühlt. Er/Sie war überwiegend schwach und hinfällig oder war bewusstseinseingetrübt.

Umweltbeziehung:

Während der letzten Woche hat der Patient/die Patientin ...
2 = gut zu anderen Kontakt aufgenommen und zumindest mit einem Familienmitglied und/oder Freund regelmäßigen Kontakt aufrecht erhalten.
1 = eingeschränkten Kontakt zur Familie und/oder Freunden gehabt, oder der Kontakt war durch seinen/ihren Zustand nur beschränkt möglich.
0 = selten oder nur, wenn es absolut notwendig war, Kontakt zur Familie und/oder Freunden gehabt, oder er/sie ist bewusstlos gewesen.

Zukunft:

Während der letzten Woche war der Patient/die Patientin ...
2 = in ruhiger und positiver Gemütsverfassung und akzeptierte und beherrschte seine/ihre persönlichen Umstände.
1 = manchmal betrübt, weil er/sie seine persönlichen Umstände nicht akzeptierte, oder er/sie hatte Perioden von Angst und Depression.
0 = erheblich verwirrt oder sehr angstvoll, depressiv oder bewusstlos.

Ihr Zustand in der letzten Woche (Spitzer-Index, Patient):

Auf dieser Seite finden Sie in fünf Lebensbereichen je drei mögliche Aussagen. Teilen Sie uns bitte mit, wie es Ihnen in der letzten Woche gegangen ist, indem Sie jeweils die 2, die 1 oder die 0 ankreuzen.
Wenn keine der 3 Aussagen für Ihr Befinden ganz zutrifft, kreuzen Sie bitte die an, die noch **am ehesten** stimmt.

Aktivität:

Während der letzten Woche habe ich ...
2 = ganztags oder überwiegend in meinem Beruf/Haushalt oder in anderen freiwilligen Aktivitäten (unabhängig, ob berentet oder nicht) gearbeitet.

1 = in meinem Beruf/Haushalt/freiwilligen Aktivitäten gearbeitet, jedoch war größere Hilfe nötig oder die Arbeitszeit musste gekürzt werden.
0 = nicht arbeiten oder meinen Haushalt führen können.

Alltagsleben:

Während der letzten Woche habe ich ...
2 = mich selbst waschen, anziehen, mit Nahrung versorgen, den eigenen Wagen fahren oder öffentliche Verkehrsmittel benutzen können.
1 = mit spezieller Hilfe (anderer Personen/spezieller Ausrüstung) meine täglichen Aktivitäten bewerkstelligen können.
0 = mich nicht selbst versorgen oder leichte Aufgaben übernehmen oder meine Wohnung verlassen können.

Gesundheit:

Während der letzten Woche habe ich ...
2 = mich „sehr gut" gefühlt, und zwar überwiegend.
1 = keine Energie gehabt und mich überwiegend „nicht so gut" gefühlt, und zwar häufiger als nur gelegentlich.
0 = mich sehr krank gefühlt. Ich war überwiegend schwach und hinfällig oder war bewusstseinseingetrübt.

Umweltbeziehung:

Während der letzten Woche habe ich ...
2 = gut zu anderen Kontakt aufgenommen und zumindest mit einem Familienmitglied und/oder Freund regelmäßigen Kontakt aufrecht erhalten.
1 = eingeschränkten Kontakt zur Familie und/oder Freunden gehabt, oder der Kontakt war durch meinen Zustand nur beschränkt möglich.
0 = selten oder nur, wenn es absolut notwendig war, Kontakt zur Familie und/oder Freunden gehabt, oder ich bin bewusstlos gewesen.

Zukunft:

Während der letzten Woche war ich ...
2 = in ruhiger und positiver Gemütsverfassung und akzeptierte und beherrschte meine persönlichen Umstände.
1 = manchmal betrübt, weil ich meine persönlichen Umstände nicht akzeptierte, oder ich hatte Perioden von Angst und Depression.
0 = erheblich verwirrt oder sehr angstvoll, depressiv oder bewusstlos.

EORTC-Fragebogen

Fragebogen zur gesundheitlichen Verfassung (EORTC-Gruppe)

Bitte beantworten Sie die folgenden Fragen selbst, indem Sie **die Zahl** ankreuzen, die **am besten** auf Sie zutrifft.
Versuchen Sie, möglichst **alle** Fragen anzukreuzen!
„Richtige" oder „falsche" Antworten gibt es nicht.

		NEIN	JA
1.	Bereitet es Ihnen Schwierigkeiten, sich körperlich anzustrengen (zB eine schwere Einkaufstasche oder einen Koffer zu tragen?)	1	2
2.	Bereitet es Ihnen Schwierigkeiten, einen Spaziergang zu machen?	1	2
3.	Bereitet es Ihnen Schwierigkeiten, eine kurze Strecke außer Haus zu gehen?	1	2
4.	Müssen Sie den größten Teil des Tages im Bett oder in einem Sessel verbringen?	1	2
5.	Brauchen Sie Hilfe beim Essen, Anziehen, Waschen oder beim Benutzen der Toilette?	1	2
6.	Sind Sie in irgendeiner Weise bei Ihrer Arbeit entweder im Beruf oder im Haushalt eingeschränkt?	1	2
7.	Sind Sie gänzlich außer Stande im Beruf oder im Haushalt zu arbeiten?	1	2

Während der letzten Woche:		überhaupt nicht	wenig	mäßig	sehr
8.	Waren Sie kurzatmig?	1	2	3	4
9.	Hatten Sie Schmerzen?	1	2	3	4
10.	Mussten Sie sich ausruhen?	1	2	3	4
11.	Hatten Sie Schlafstörungen?	1	2	3	4

12.	Fühlten Sie sich schwach?	1	2	3	4
13.	Hatten Sie Appetitmangel?	1	2	3	4
14.	War Ihnen übel?	1	2	3	4
15.	Haben Sie erbrochen?	1	2	3	4
16.	Hatten Sie Verstopfung?	1	2	3	4
17.	Hatten Sie Durchfall?	1	2	3	4
18.	Waren Sie müde?	1	2	3	4
Während der letzten Woche:		überhaupt nicht	wenig	mäßig	sehr
19.	Fühlten Sie sich durch Schmerzen in Ihrem alltäglichen Leben beeinträchtigt?	1	2	3	4
20.	Hatten Sie Schwierigkeiten, sich auf etwas zu konzentrieren, zB auf das Zeitunglesen oder das Fernsehen?	1	2	3	4
21.	Fühlten Sie sich angespannt?	1	2	3	4
22.	Haben Sie sich Sorgen gemacht?	1	2	3	4
23.	Waren Sie reizbar?	1	2	3	4
24.	Fühlten Sie sich niedergeschlagen?	1	2	3	4
25.	Hatten Sie Schwierigkeiten sich an Dinge zu erinnern?	1	2	3	4
26.	Hat Ihr Gesundheitszustand oder Ihre medizinische Behandlung Ihr Familienleben beeinträchtigt?	1	2	3	4

27. Hat Ihr Gesundheitszustand oder Ihre medizinische Behandlung Ihr Zusammensein bzw. Ihre gemeinsamen Unternehmungen mit anderen Menschen beeinträchtigt?	1	2	3	4
28. Hat Ihr Gesundheitszustand oder Ihre medizinische Behandlung für Sie finanzielle Schwierigkeiten mit sich gebracht?	1	2	3	4

Bitte kreuzen Sie bei den folgenden Fragen die **Zahl zwischen 1 und 7** an, die **am besten** auf Sie **zutrifft.**

29. Wie würden Sie **insgesamt** Ihren körperlichen Zustand während der letzten Woche einschätzen?

1 2 3 4 5 6 7
sehr schlecht ausgezeichnet

30. Wie würden Sie **insgesamt** Ihre Lebensqualität während der letzten Woche einschätzen?

1 2 3 4 5 6 7
sehr schlecht ausgezeichnet

Patienten berichten manchmal, dass sie die folgenden Beschwerden haben. Bitte geben Sie **das Ausmaß** an, in dem diese Beschwerden **während der letzten Woche** bei Ihnen aufgetreten sind.

	überhaupt nicht	wenig	ziemlich	sehr
31. War Ihre Leistungsfähigkeit spürbar vermindert?	1	2	3	4
32. Litten Sie unter Appetitlosigkeit und/oder Übelkeit?	1	2	3	4
33. Hatten Sie epileptische Anfälle?	1	2	3	4

34. War Ihnen schwindlig?	1	2	3	4
35. Hatten Sie Kopfschmerzen?	1	2	3	4
36. Hatten Sie neurologische Ausfälle? (zB Lähmungen, Sprachstörungen, Sehstörungen)	1	2	3	4
Welche? ________________				
37. Stellten Sie Wesensänderungen bei sich fest? (zB erhöhte Reizbarkeit, Traurigkeit, Antriebslosigkeit)	1	2	3	4
38. Hatten Sie Gedächtnisstörungen?	1	2	3	4
39. Hatten Sie Haarausfall?	1	2	3	4
40. Litten Sie unter Ihrem veränderten Aussehen?	1	2	3	4
41. Hatten Sie Schmerzen?	1	2	3	4
Wo: ____________________				
42. Litten Sie unter dem Auftreten von Infektionen?	1	2	3	4

45. Wie stark hat Ihre bisherige medizinische Behandlung Sie belastet?

1	2	3	4	5	6	7
überhaupt nicht						sehr stark

46. In welcher Hinsicht hat Sie die medizinische Behandlung belastet?

____

____

47. Was hat Ihnen – neben der medizinischen Behandlung – am meisten geholfen?

____

____

48. Wie zuversichtlich sind Sie bezüglich Ihrer Gesundheit in der nahen Zukunft?

1	2	3	4	5	6	7
wenig zuversichtlich						sehr zuversichtlich

49. In welchen Bereichen hätten Sie sich zusätzliche Unterstützung gewünscht?

____

____

Symptome

In welchen der folgend aufgeführten Bereichen haben Sie in den letzten Wochen Veränderungen an sich selbst bemerkt ?

Bitte kreuzen Sie für jeden der folgenden Bereiche die Zahl an, die dem Ausmaß der Veränderung entspricht.

Ich	überhaupt nicht	wenig	ziemlich	sehr
1. wurde vergesslicher	1	2	3	4
2. konnte mich schlechter konzentrieren	1	2	3	4
3. erschien verwirrt oder desorientiert	1	2	3	4
4. fasste langsam auf	1	2	3	4

5. war umständlich	1	2	3	4
6. war leichter ermüdbar	1	2	3	4
7. war reizbarer und empfindlicher	1	2	3	4
8. war nervös	1	2	3	4
9. war unangemessen heiter	1	2	3	4
10. zeigte wenig Initiative	1	2	3	4
11. musste zu alltäglichen Verrichtungen aufgefordert werden	1	2	3	4
12. war teilnahmslos und gleichgültig	1	2	3	4
13. war in Kritik- und Urteilsfähigkeit eingeschränkt	1	2	3	4

*Schmerzfragebogen**

A. Schmerzlokalisation:

1. Wo sind Ihre Schmerzen lokalisiert? Bitte zeichnen Sie im nachstehenden Körperschema ein, an welchen Körperteilen Ihre Schmerzen auftreten. Zur Kennzeichnung verwenden Sie bitte folgende Zeichen:
   - ✘ Ein Kreuz, wenn der Schmerz eng umgrenzt bzw. punktförmig auftritt und Sie diese Körperstelle genau angeben können.
   - ❍ Umgrenzen Sie den ungefähren Auftretensort mit einer Linie, wenn der Schmerz eher unklar lokalisiert ist.

Falls Sie an mehreren Körperstellen Schmerzen verspüren, kennzeichnen Sie diese Orte entsprechend und schreiben Sie bitte eine 1 an den Ort, an dem der Schmerz am stärksten ist.

- ➘ Falls der Schmerz in andere Körpergebiete ausstrahlt, kennzeichnen Sie dies mit einem Pfeil.

---

* modifiziert nach dem Kieler Schmerzfragebogen:
http://www.schmerzklinik.de/Doku/sfrageb.htm

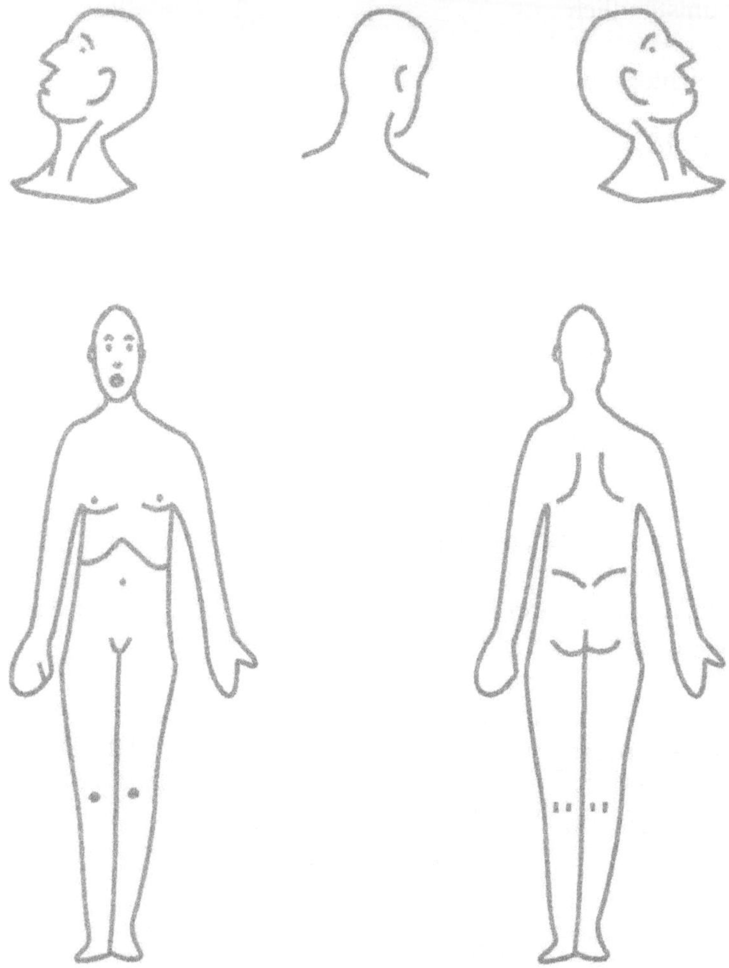

Abb. 89. Schmerzlokalisation

2. Befindet sich der Schmerz immer an der gleichen Körperstelle oder wandert er?

- ❑ immer am gleichen Ort
- ❑ wandert meist umher
- ❑ der Schmerz wechselt von einer Körperhälfte zur anderen
- ❑ die Schmerzen können prinzipiell an jeder Körperstelle auftreten

3. Wo tritt der Schmerz auf?

- ❑ eher tiefliegend, im Körperinneren
- ❑ eher oberflächlich, in Hautnähe
- ❑ sowohl tiefliegend als auch in Hautnähe

4. Strahlt der Schmerz aus?

- ❑ vom Kopf in die Nacken- und Schulterregion
- ❑ vom Nacken über den Hinterkopf zur Stirn und Schläfen
- ❑ vom Hals in den rechten Arm
- ❑ vom Hals in den linken Arm
- ❑ vom Rücken in das rechte Bein
- ❑ vom Rücken in das linke Bein

5. Falls Sie an Kopfschmerzen leiden: Welche Aussagen treffen für Sie zu?

- ❑ ich habe oft einen dumpfen Druck im gesamten Kopf
- ❑ ich habe einen ständigen dumpfen Druck im gesamten Kopf
- ❑ ich habe oft einen dumpfen Druck im gesamten Kopf und zusätzlich einzelne, meist pulsierende Kopfschmerzanfälle
- ❑ ich habe immer einen dumpfen Druck im gesamten Kopf und zusätzlich einzelne, meist pulsierende Kopfschmerzanfälle

B. Intensität:

6. Bitte geben Sie mit Hilfe der abgebildeten Skala an, welche Intensität Ihr Schmerz im Allgemeinen hat.

Stellen Sie dazu zuerst fest, in welchen Bereich der Skala Ihr Schmerz gehört, in den sehr schwachen, schwachen, mittleren, starken oder sehr starken. Innerhalb des Bereiches haben Sie die Möglichkeit feiner einzuteilen; dazu brauchen Sie nur die passende Zahl anzukreuzen.

51 ______________________________
50
49
48
47
46 sehr starker Schmerz
45
44
43
42
41 ______________________________
40
39
38
37
36 starker Schmerz
35
34
33
32
31 ______________________________
30
29
28
27
26 mittlerer Schmerz
25
24
23
22
21 ______________________________
20
19
18
17
16 schwacher Schmerz
15
14
13
12
11 ______________________________
10
9
8
7
6 sehr schwacher Schmerz
5
4
3
2
1 ______________________________
0 kein Schmerz

C. Zeitlicher Verlauf:

7. Seit wann leiden Sie unter Schmerzen?

❑ seit weniger als 1 Monat
❑ seit 1 bis 2 Monaten
❑ seit 2 bis 4 Monaten
❑ seit 4 bis 6 Monaten
❑ seit 6 bis 12 Monaten
❑ seit 1 bis 2 Jahren
❑ seit 2 bis 5 Jahren
❑ länger als 5 Jahre, ungefähr _______ Jahre

8. Wie häufig leiden Sie unter Schmerzen?

❑ ständig

Wie oft pro Tag, falls Schmerzen täglich mehrmals auftreten?

❍	❍	❍	❍	❍	❍	❍	❍	❍
1	2	3	4	5	6	7	8	9-mal

An wie vielen Tagen pro Woche, falls der Schmerz nicht täglich auftritt?

❍	❍	❍	❍	❍	❍	❍
1	2	3	4	5	6	7-mal

An wie vielen Tagen pro Monat, falls der Schmerz nicht jede Woche auftritt?

❍	❍	❍	❍	❍	❍	❍	❍	❍
1	2	3	4	5	6	7	8-14	15 und mehr

An wieviel Tagen pro Jahr, falls der Schmerz nicht jeden Monat auftritt?

❍	❍	❍	❍	❍	❍	❍
1	2	3	4	5	6	7-mal

9. Wie beginnen Ihre Schmerzen normalerweise?

❑ plötzlich, blitzartig
❑ langsam stärker werdend, einschleichend
❑ sind ständig vorhanden

10. Wie gestaltet sich der Schmerzverlauf normalerweise?

❑ kurze, blitzartige Schmerzverläufe
❑ die Schmerzintensität ändert sich ständig in kurzen Abständen, ist eher pulsierend und pochend

- ❑ die Schmerzintensität besitzt einen eher gleichmäßigen, dumpfen Verlauf
- ❑ ein typischer Verlauf kann nicht angegeben werden

11. Falls die Schmerzen wiederkehrend auftreten, wie lange dauern die Schmerzphasen in der Regel an?

	❍	❍	❍	❍	❍	❍	❍
bis	10 Min	30 Min	1 Std	2 Std	3 Std	4Std	mehr als 4, etwa ___ Std

12. Zu welcher Tageszeit treten Ihre Schmerzen im allgemeinen auf?

- ❑ die Schmerzen treten wechselhaft auf und sind von der Tageszeit unabhängig
- ❑ die Schmerzen treten eher zu bestimmten Tageszeiten auf.

Falls dies der Fall sein sollte, tragen Sie bitte zu den entsprechenden Zeiten in das untenstehende Stundenschema Kreuzchen ein:

❍	❍	❍	❍	❍	❍	❍	❍	❍	❍	❍	❍
1	2	3	4	5	6	7	8	9	10	11	12 Uhr
❍	❍	❍	❍	❍	❍	❍	❍	❍	❍	❍	❍
13	14	15	16	17	18	19	20	21	22	23	24 Uhr

13. Wurden Ihre Schmerzen beim ersten Auftreten durch ein besonderes Ereignis hervorgerufen, wie zB:

- ❑ Unfall
- ❑ Operation
- ❑ Amputation
- ❑ berufliche Veränderung
- ❑ etwas anderes, nämlich ______________________________
- ❑ ein besonderes Ereignis ist mir nicht bekannt

D. Charakter:

14. Welchen Charakter hat Ihr Schmerz am ehesten?

❍	❍	❍	❍	❍	❍	❍
schneidend	stechend	pulsierend	scharf	dumpf	drückend	reißend
❍	❍	❍	❍	❍	❍	❍
ziehend	hämmernd	bohrend	klopfend	blitzartig	krampfartig	brennend

❍ der Schmerzcharakter kann nicht klar beschrieben werden

15. Hat sich der Auftretensort oder der Charakter des Schmerzes in letzter Zeit geändert?

- ❑ nein
- ❑ ja. Wenn ja, wie? ____________________

E. *Begleiterscheinungen:*

16. Wird der Schmerz von bestimmten Ereignissen begleitet?

- ❑ Hautrötung
- ❑ Hautblässe
- ❑ Schwellung
- ❑ Berührungsempfindlichkeit
- ❑ vermehrte Schweißbildung
- ❑ verringerte Schweißbildung
- ❑ Missempfindungen Wenn ja, wo? ____________________
- ❑ Gefühlsstörungen. Wenn ja, wo? ____________________
- ❑ Tränenfluss
- ❑ Augenrötung
- ❑ Änderung der Pupillenweite
- ❑ Doppeltsehen
- ❑ vorübergehende Sehstörungen
- ❑ Schielen
- ❑ Augenmuskellähmungen
- ❑ Erblindung eines Auges
- ❑ Lichtüberempfindlichkeit
- ❑ Zick-Zack-Linien im Gesichtsfeld
- ❑ Geräuschüberempfindlichkeit
- ❑ Sprachstörungen
- ❑ behinderte Nasenatmung
- ❑ Unsicherheit beim Gehen
- ❑ Bewegungseinschränkungen
- ❑ Muskelschwäche, wenn ja, wo? ____________________
- ❑ Muskellähmungen, wenn ja, wo? ____________________
- ❑ Durchfall
- ❑ Harndrang
- ❑ Erbrechen
- ❑ Müdigkeit
- ❑ Schwindel
- ❑ Bewusstlosigkeit
- ❑ Nein, bestimmte Begleitreaktionen bestehen nicht

17. Wann treten diese Begleitereignisse auf und wie lange bestehen sie?

Die Begleitereignisse

- ❑ entwickeln sich vollständig innerhalb 4 Minuten, bevor die Schmerzen beginnen.
- ❑ entwickeln sich in 5–20 Minuten, bevor die Schmerzen beginnen, und bestehen eine Stunde, dann schließen sich die Schmerzen an.
- ❑ entwickeln sich mit den Schmerzen und klingen mit diesen ab.
- ❑ entwickeln sich mit den Schmerzen und bleiben länger als diese bestehen.
- ❑ treten erst nach Beendigung der Schmerzen auf.
- ❑ die Begleitsymptome entwickeln sich vor Schmerzbeginn und dauern länger als eine Stunde bis maximal eine Woche an.
- ❑ die Begleitsymptome entwickeln sich vor Schmerzbeginn und dauern länger als eine Woche an.
- ❑ wenn anders, wie ? ______________________________

18. Leidet ein Verwandter 1. Grades an ähnlichen Schmerzen wie Sie, und bestehen ähnliche Begleitsymptome?

❑ nein
❑ ja. Wenn ja, wer? ______________________________
Welche Schmerzen? ______________________________
Welche Begleitsymptome? ______________________________

19. Hatten Sie in Ihrer Kindheit häufiger folgende Beschwerden?

❍	❍	❍	❍	❍	❍
Unwohlsein	Erbrechen	Bauchweh	Kopfweh	Schwindel	Angstgefühl

❍	❍	❍	❍	❍
Atem-not	Augen-flimmern	Reise-krankheit	leichtes Schwitzen	Schweiß-ausbrüche

❍ Wenn andere, welche? ______________________________

❍ Nein, keine häufigeren Beschwerden in der Kindheit

20. Wenn Sie Kinder haben, leiden diese häufiger unterfolgenden Beschwerden?

❍	❍	❍	❍	❍	❍
Unwohlsein	Erbrechen	Bauchweh	Kopfweh	Schwindel	Angstgefühl

❍	❍	❍	❍	❍
Atem-not	Augen-flimmern	Reise-krankheit	leichtes Schwitzen	Schweiß-ausbrüche

- ❍ Wenn andere, welche? ____________________
- ❍ Nein, die Kinder haben keine häufigeren Beschwerden.

21. Welche Ereignisse können Ihre Schmerzen verschlimmern?

- ❑ körperliche Betätigung; wenn ja, welche? ____________
- ❑ Ruhe
- ❑ bestimmte Jahreszeiten; wenn ja, welche? ____________
- ❑ Wetterlage; wenn ja, welche? ____________
- ❑ bestimmte Nahrungsmittel; wenn ja, welche? ____________
- ❑ bestimmte Genußmittel; wenn ja, welche? ____________
- ❑ bestimmte Medikamente; wenn ja, welche? ____________
- ❑ Monatsblutung
- ❑ unbequeme Kopf- oder Körperhaltung
- ❑ seelische Belastungen; wenn ja, welche? ____________
- ❑ anderes; und zwar? ____________
- ❑ keine, die Schmerzen sind von äußeren Einflüssen unabhängig

22. Beobachten Sie einen Zusammenhang zwischen dem Auftreten der Schmerzen und

- ❑ zu langem Schlaf
- ❑ zu kurzem Schlaf
- ❑ Feierabend
- ❑ Wochenende
- ❑ Urlaub
- ❑ Verzehr von Molkereiprodukten
- ❑ Verzehr von Schokolade
- ❑ Verzehr von Zitrusfrüchten
- ❑ Hunger
- ❑ Übersättigung
- ❑ Verzehr stark gewürzter Speisen
- ❑ Hektik und Stress
- ❑ Ärger im Beruf
- ❑ Ärger in der Familie
- ❑ anderem, nämlich ____________________

23. Welche Bedingungen können Ihre Schmerzen lindern?

- ❑ körperliche Betätigung; wenn ja, welche? ____________
- ❑ Arbeit; wenn ja, welche? ____________
- ❑ Urlaub
- ❑ Wochenende
- ❑ körperliche Ruhe

- ❏ gesellige Veranstaltungen, Besuch von Bekannten usw.
- ❏ anderes und zwar ____________________
- ❏ keine, die Schmerzen sind von äußeren Einflüssen unabhängig

24. Diese Frage ist nur von Frauen auszufüllen:

❏ Wann war Ihre erste Monatsblutung? ____________________
Haben Sie noch eine regelmäßige Monatsblutung?
❏ ja
❏ nein
Wann war Ihre letzte Regelblutung? ____________________
Sind Ihre Schmerzen
❏ vor der Monatsblutung häufiger
❏ vor der Monatsblutung seltener
❏ während der Monatsblutung häufiger
❏ während der Monatsblutung seltener
❏ nach der Monatsblutung häufiger
❏ nach der Monatsblutung seltener
❏ unabhängig von der Monatsblutung

Falls Sie schwanger waren, waren Ihre Schmerzen in dieser Zeit

❏ häufiger
❏ seltener
❏ stärker
❏ schwächer
❏ unabhängig von der Schwangerschaft

Falls Sie die Pille nehmen: Haben Sie eine Änderung Ihrer Schmerzen dadurch bemerkt?

❏ nein
❏ ja. Wenn ja, welche? ____________________

Haben Sie eine Unterleibsoperation hinter sich?

❏ nein
❏ ja. Wenn ja, welche? ____________________

25. Beeinträchtigen die Schmerzen Ihre gesellschaftlichen bzw. beruflichen Betätigungen?

   ❏ nein
   ❏ teilweise
   ❏ sehr, besonders ____________________

26. Bitte beschreiben Sie möglichst genau die Situation und den Ablauf der letzten Schmerzattacke (wann, wo, was geschah, was haben Sie gemacht, wie haben andere reagiert?)!

27. Sind Sie

❑ Rechts- oder
❑ Linkshänder?
❑ ein deutlich bevorzugter Gebrauch einer Hand besteht bei mir nicht.

28. Welche Genußmittel gebrauchen Sie?

❑ Alkohol; wenn ja, was und wieviel? ____________
❑ Nikotin; wenn ja, was und wieviel? ____________
❑ Kaffee
❑ sonstige Drogen; wenn ja, was und wieviel? ____________

8.3.3 Berechnung der Körperoberfläche

Nomogramm

$$\text{KO in m}^2 = \frac{(\text{KG in kg})^{0{,}425} \times (\text{Größe in cm})^{0{,}725}}{139{,}315}$$

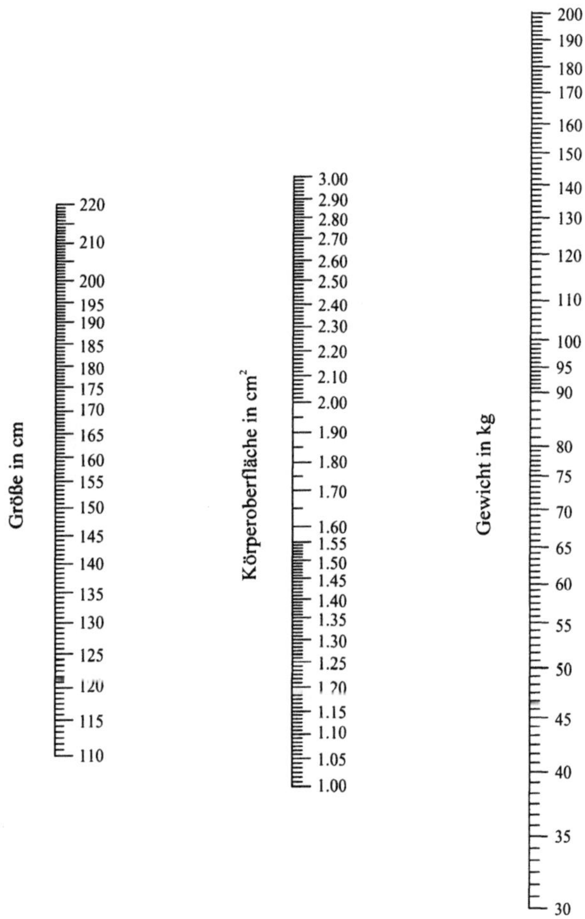

Abb. 90. Nomogramm zur Berechung der Körperoberfläche

8.3.4 Entscheidungsdiagramme

1. Primär zerebrale Lymphome

2. CUP – Hirnmetastasen unbekannten Urprungs

Diagnostik-Schema bei Patienten mit Verdacht auf primär cerebrales Lymphom (PCL)
(nach Balmaceda et al. 1995, modifiziert)

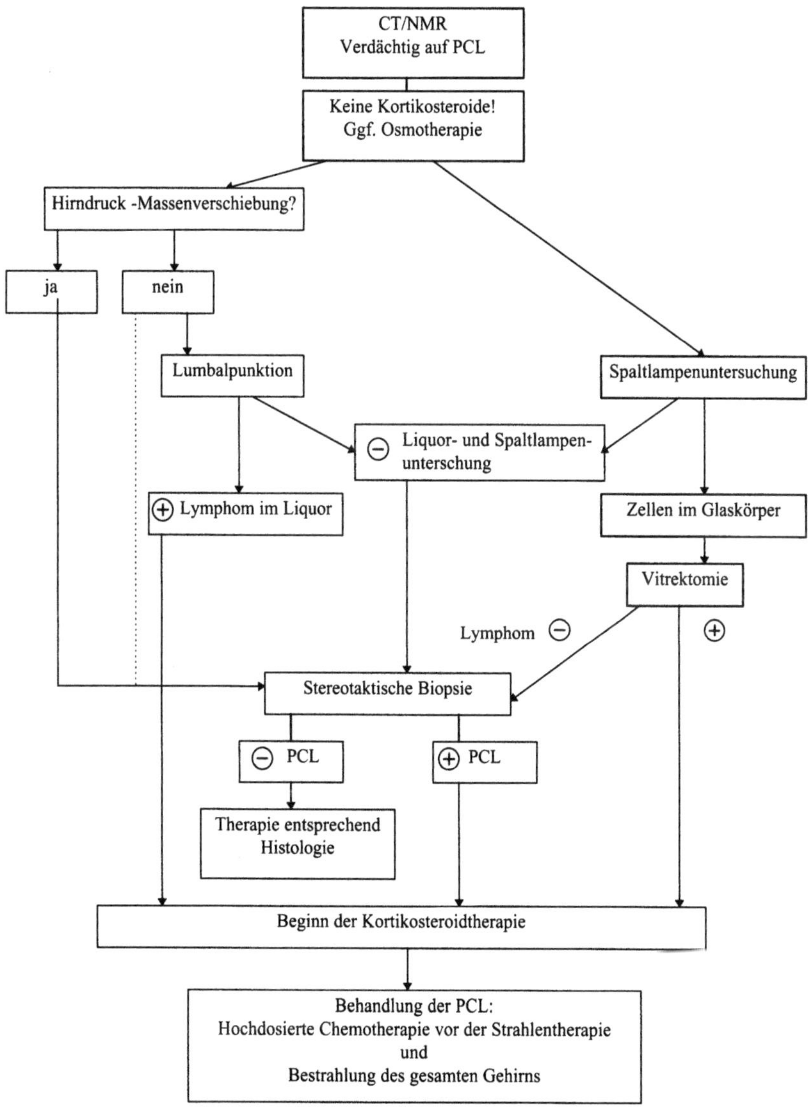

Abb. 91. Flussdiagramm: Vorgehen bei Verdacht auf primär zerebrales Lymphom (n. Balmaceda)

Strategien zur Primärtumorsuche bei Patienten mit Hirnmetastasen unbekannten Ursprungs

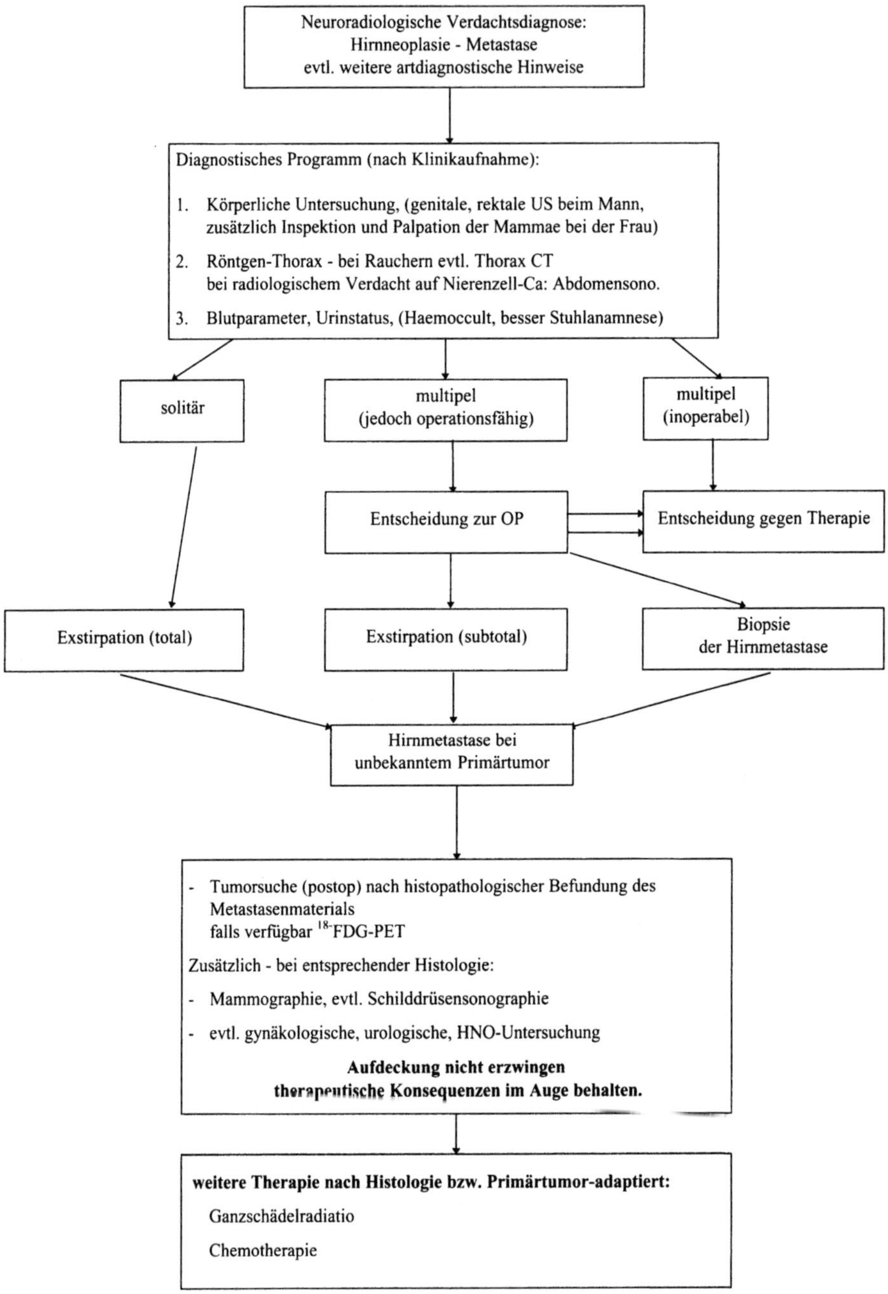

Abb. 92. Flussdiagramm: Vorgehen bei Verdacht auf Hirnmetastase unbekannten Ursprungs

8.4 Informations- und Aufklärungsbögen zur Chemotherapie bei malignen Gliomen

Maligne Gliome sind schnellwachsende Tumoren, die vom Hirngewebe selbst ausgehen. Auch wenn sie operativ soweit entfernt werden konnten, dass sie mit den üblichen Methoden nicht mehr darstellbar sind, muss ohne Nachbehandlung ein rasches Wiederauftreten befürchtet werden. Neben der Strahlentherapie konnte in großen Studien gezeigt werden, dass eine zusätzliche, dem Zustand des Patienten angepasste Chemotherapie die Behandlungsergebnisse verbessert. Durch sorgfältige und langfristige Überprüfung der Behandlungsergebnisse, Wirkungen und Nebenwirkungen nach wissenschaftlich international anerkannten Methoden soll die Behandlung auch weiterhin optimiert werden.

Die Chemotherapie beginnt möglichst parallel zur Bestrahlung und wird zunächst für ein halbes Jahr mit regelmäßigen Nachuntersuchungen alle sechs Wochen durchgeführt. Dies entspricht 4–6 Behandlungszyklen etwa alle 6 Wochen.

Dann wird abhängig von der Nachuntersuchung das weitere Vorgehen mit Ihnen festgelegt. In jedem Falle erfolgt weiterhin eine regelmäßige Nachsorge, die klinische Untersuchung und radiologische Kontrollen (CT oder MR) einschließt.

Wie wirken Zytostatika?

Zytostatika sind zellwachstumshemmende Substanzen. Sie nutzen den Unterschied zwischen rasch wachsenden Tumorzellen und den nur langsam wachsenden, gesunden Körperzellen aus. Da sich Tumorzellen in ihrem Stoffwechsel nicht grundsätzlich von gesunden Zellen unterscheiden, können die für Tumorzellen giftigen Substanzen auch für die normalen Körperzellen schädlich sein. Dies gilt besonders für die rasch wachsenden Zellen im Körper: Die blutbildenden Knochenmarkzellen, die Samenzellen, die Zellen des Haarwachstums und, in geringerem Maße, auch die Schleimhautzellen im Mund und im Magen-Darmtrakt. Die letzteren werden aber nur bei massiver zytostatischer Behandlung beeinträchtigt.

Da es noch keine Substanzen gibt, die ausschließlich Tumorzellen schädigen, muss man bei allen Zytostatika mit einer Verschlechterung des Blutbildes (d.h. einer Abnahme der Anzahl der Blutzellen) rechnen. Dies bedingt eine erhöhte Anfälligkeit für Infekte und kann (selten) eine Blutungsneigung zur Folge haben. Haarausfall ist häufig, aber nicht zwangsläufig und kann sich stets zurückbilden. Viele der zytostatischen Substanzen reizen entweder direkt das Brechzentrum oder den Magen-

Darmtrakt, so dass Übelkeit und evtl. Erbrechen an den Tagen der Anwendung der Substanzen auftreten können, aber durch die modernen Begleitmedikamente meist verhindert werden. Je nach zytostatischer Substanz und je nach Patient ist das Ausmaß der Nebenwirkungen außerordentlich verschieden, und sie können durchaus auch ganz ausbleiben.

Wirkungsweise und Risiken der eingesetzten Substanz

Beispiel 1: ACNU:

Wirkungsweise: ACNU ist ein sog. Nitrosoharnstoff. Diese Stoffklasse ist die mit Abstand wirksamste bei Hirntumoren. Es ist eine alkylierende Substanz. Sie greift in allen Phasen des Zellzyklus (dem Vorgang der Vermehrung und Reifung von Zellen) ein und kann Tumorzellen zerstören. Von den Nitrosoharnstoffen ist ACNU, bei gleicher Wirksamkeit, am besten verträglich. Es ist seit vielen Jahren für die Behandlung von Hirntumoren zugelassen und im Handel.
Anwendung: Einmal alle 6 Wochen, nach Erholung des Blutbildes, als intravenöse Injektion oder als Kurzinfusion an einem Tag.
Nebenwirkungen: Gelegentlich treten Übelkeit und Erbrechen einige Stunden nach der Gabe auf. Nach wiederholter Anwendung, selten auch von Beginn an, muss man mit einer gewissen Appetitlosigkeit rechnen. Regelmäßig kommt es zu einer meist milden Verschlechterung des Blutbildes, die erst in der 5.–6. Woche nach der Infusion eintritt. Vornehmlich die Anzahl der weißen Blutkörperchen (= Leukozyten) und der Blutplättchen (= Thrombozyten) verringert sich. Sehr selten können vorübergehende Leber-, Nieren- und/oder Darmfunktionsstörungen auftreten, die kein wesentliches Risiko darstellen. Sehr selten und nur bei sehr hoher Dosierung, weit über der für Sie vorgesehenen Dosis, wurden auch Beeinträchtigungen der Lungenfunktion bekannt. Insgesamt ist diese Substanz so gut verträglich, dass sie häufig ambulant angewendet wird. Regelmäßige, wöchentliche Kontrollen des Blutbildes sind aber erforderlich, um das Ausmaß der Nebenwirkungen (insbesondere des Abfalls der Thrombozyten und Leukozyten) feststellen und die Dosis entsprechend anpassen zu können.

Wie bei allen zytostatisch wirksamen Substanzen sollten Sie aber folgende Vorsichtsmaßregeln beachten:

- Empfängnisverhütung (wenn aktuell Kinderwunsch besteht, sollten Sie vor der Behandlung mit uns sprechen).
- Vermeiden Sie Kontakt zu Personen mit Infektionen, auch mit sog. banalen Erkältungskrankheiten. Beachten Sie hygienische Maßnahmen sorgfältig, wenn ein Familienmitglied infektiös erkrankt ist.

- Gehen Sie einmal wöchentlich zur Blutbildkontrolle bzw. häufiger, wenn es der kontrollierende Arzt empfiehlt.
- Achten Sie auf eine ausgewogene vitamin- und ballaststoffreiche Ernährung und ausreichende Flüssigkeitszufuhr. Spezielle Diätvorschriften brauchen Sie nicht einzuhalten. Nikotin und Alkohol sollten Sie gar nicht oder nur in geringsten Mengen zu sich nehmen.
- Ihre körperliche Belastbarkeit ist unter der Chemotherapie etwas eingeschränkt. Sorgen Sie dennoch für ausreichende und normale Bewegung. Die ist der beste Schutz gegen die unter der Chemotherapie möglicherweise auftretenden Thrombosen und stärkt Ihre körperliche Widerstandskraft. Sie können alle Alltagsaktivitäten beibehalten, sollten aber Überanstrengung in jeder Form vermeiden.
- Sollten Sie sich einen Infekt zugezogen haben, müssen Sie sich stärker und länger als ein Gesunder bis zur völligen Ausheilung schonen.
- Wenden Sie sich bei Besonderheiten unverzüglich an Ihren Hausarzt oder an die Klinik.

Fragen und Probleme

Ihr behandelnder Arzt steht Ihnen jederzeit zur Beantwortung von Fragen zur Verfügung und wird Sie auch während der Therapie über neue Erkenntnisse, insbesondere über eventuelle Fortschritte in der Behandlung Ihrer Krankheit, informieren.

Beispiel 2: ACNU + VM 26 Polychemotherapie:

ACNU: (s.o. S. 524)

VM 26:

Wirkungsweise: VM 26 ist ein halbsynthetisches Epipodophyllotoxinderivat und wirkt als sog. Mitosehemmer, d.h. die eigentliche Zellteilung wird durch Blockade der notwendigen Stoffwechselvorgänge gehemmt. Dieser Wirkmechanismus unterscheidet sich von dem des ACNU. In einer Studie (Deutsch-Österreichische Gliomstudie) zeigte sich, dass Patienten in gutem Allgemeinzustand eindeutig einen Vorteil von der zusätzlichen Gabe von VM 26 zu dem dort verwendeten Nitrosoharnstoff BCNU hatten. (Wegen seiner höheren Rate von Lungennebenwirkungen wurde BCNU durch ACNU ersetzt.)
Anwendung: VM 26 wird als Kurzinfusion an drei aufeinanderfolgenden Tagen, am Tag 1 zusammen mit ACNU verabreicht. Dieser Zyklus wiederholt sich alle 6 Wochen.
Nebenwirkungen: Bei bzw. nach der Gabe treten gelegentlich Übelkeit und Erbrechen auf. Nach längerer Anwendung kann sich der Appetit vermindern. Auswirkungen auf das Blutbild sind wesentlich geringer als beim

ACNU und erreichen selten bedeutsame Werte. Wenn sich das Blutbild verschlechtert, so tritt diese Verschlechterung schon nach 2 Wochen auf, so dass sie sich mit der durch ACNU bedingten nicht verstärkt. Das Auftreten von Haarausfall ist selten. Gelegentlich kommt es bei Gabe in periphere Venen zu Reizungen der Gefäßwand. In seltenen Fällen können allergische Reaktionen mit Fieber, niedrigem Blutdruck, Schüttelfrost und asthmaähnlichen Erscheinungen während oder unmittelbar nach der Kurzinfusion auftreten. Sehr selten treten milde Schädigungen der peripheren Nerven auf, die aber kaum jemals klinische Beschwerden verursachen und sich meist zurückbilden.

Wie Sie aus den Beschreibungen oben entnehmen können, ist die Kombination von ACNU und VM 26 möglich, ohne dass wesentlich mehr Nebenwirkungen auftreten.

Wie bei allen zytostatisch wirksamen Substanzen sollten Sie aber folgende Vorsichtsmaßregeln beachten:

- Empfängnisverhütung (wenn aktuell Kinderwunsch besteht, sollten Sie vor der Behandlung mit uns sprechen).
- Vermeiden Sie Kontakt zu Personen mit Infektionen, auch mit sog. banalen Erkältungskrankheiten. Beachten Sie hygienische Maßnahmen sorgfältig, wenn ein Familienmitglied infektiös erkrankt ist.
- Gehen Sie einmal wöchentlich zur Blutbildkontrolle bzw. häufiger, wenn es der kontrollierende Arzt empfiehlt.
- Achten Sie auf eine ausgewogene vitamin- und ballaststoffreiche Ernährung und ausreichende Flüssigkeitszufuhr. Spezielle Diätvorschriften brauchen Sie nicht einzuhalten. Nikotin und Alkohol sollten Sie gar nicht oder nur in geringsten Mengen zu sich nehmen.
- Ihre körperliche Belastbarkeit ist unter der Chemotherapie etwas eingeschränkt. Sorgen Sie dennoch für ausreichende und normale Bewegung. Die ist der beste Schutz gegen die unter der Chemotherapie möglicherweise auftretenden Thrombosen und stärkt Ihre körperliche Widerstandskraft. Sie können alle Alltagsaktivitäten beibehalten, sollten aber Überanstrengung in jeder Form vermeiden.
- Sollten Sie sich einen Infekt zugezogen haben, müssen Sie sich stärker und länger als ein Gesunder bis zur völligen Ausheilung schonen.
- Wenden Sie sich bei Besonderheiten unverzüglich an Ihren Hausarzt oder an die Klinik.

Fragen und Probleme

Ihr behandelnder Arzt steht Ihnen jederzeit zur Beantwortung von Fragen zur Verfügung und wird Sie auch während der Therapie über neue Erkenntnisse, insbesondere über eventuelle Fortschritte in der Behandlung Ihrer Krankheit, informieren.

8.5 Adressen von Fachgesellschaften und Arbeitsgemeinschaften

NOA – NeuroOnkologische Arbeitsgemeinschaft in der Deutschen Krebsgesellschaft

Vorsitzender (1999–2001):
Prof. Dr. J. Tonn
Neurochirurgische Universitätsklinik Würzburg
Josef-Schneider-Str. 11
D-97080 Würzburg
Fax: +49 931 201 2635
http://www.neuroonkologie.de

Auf der Web-Seite sind auch die Protokolle zu den laufenden Studien verfügbar.

Laufende Studien:

NOA 01: Risikoadaptierte Therapie maligner Gliome
NOA 02: Fallsammelstudie zur Therapie diffuser Astrozytome des Erwachsenenalters
NOA 03: Chemotherapie primär zerebraler Lymphome

Deutsche Krebsgesellschaft e.V.

EANO – European Association for NeuroOncology
http://www.eano.de

EORTC – Organization for Research and Treatment in Cancer Brain Tumour Study Group
Sprecher: Dr. Ch. J. Vecht, Dr. Daniel den Hoed, Cancer Center an Rotterdam, P.O. Box 5201,
NL- 3008 AE Rotterdam,
Fax: +31 10 4842008
http://www.eortc.be

Literaturverzeichnis

[1] K Aabo, S Walbom-Jorgensen. (1986) Central nervous system complications by malignant lymphomas: radiation schedule and treatment results. J Radiat Oncol Biol Phys 12: 197–202.

[2] HJ Aaronen, J Glass, FS Pardo, et al. (1995) Echo-planar MR cerebral blood volume mapping of gliomas. Clinical utility. Acta Radiol 36: 520–528.

[3] NK Aaronson, S Ahmedzai, B Bergman. (1993) Organization for reserach and treatment of cancer QLQ-C30: A quality-of-life instrument for use in international clinical trials in oncology. J Natl Cancer Inst 85: 365–375.

[4] NK Aaronson, J Beckmann. (1990) The quality of life of cancer patients. New York: Raven Press.

[5] NK Aaronson, M Bullinger, S Ahmedzai. (1988) A modular approach to quality-of-life assessment in cancer clinical trials. Reg.Cancer Treat. 111: 231–249.

[6] S Abe, T Kumanishi, Y Yoshida, et al. (1990) Neoplastic angioendotheliomatosis: demonstration of immunoglobulin gene rearrangements by the southern blot hybridization technique. Virchow Arch 58: 241-244.

[7] M Abele, M Leonhardt, J Dichgans, et al. (1998) CCNU overdose during PCV chemotherapy for anaplastic astrocytoma. J Neurol 245: 236–244.

[8] WK Abend, HR Tyler. (1995) Thyroid disease and the nervous system. In: Aminoff MJ, Hrsg. Neurology and general medicine. Second edition. New York: Churchill-Livingstone, 333–347.

[9] DH Abramson, RM Elsworth, et al. (1979) The treatment of orbital rhabdomyosarcoma with irradiation and chemotherapy. Ophthalmology 86: 1330–1335.

[10] LE Abrey, LM DeAngelis, J Yahalom. (1998) Long-term survival in primary CNS lymphoma. J Clin Oncol 16: 859–863.

[11] JC Adair, DJ Woodley, JB O'Connel. (1991) Aseptic meningitis following cardiac transplantation: clinical characteristics and relationship to immunosuppressive regimen. Neurology 41: 249–252.

[12] A Adam, L Hochholzer. (1981) Ganglioneuroblastoma of the posterior mediastinum; a clinicopathologic review of 80 cases. Cancer 47: 373–381.

[13] F Adams, JR Quesada, JU Gutterman. (1984) Neuropsychiatric manifestations of human leukocyte interferon therapy in patients with cancer. JAMA 252: 938–941.

[14] D Afra, B Kocsis, J Dobay, et al. (1983) Combined radiotherapy and chemotherapy with dibromodulcitol and CCNU in the postoperative treatment of malignant gliomas. J Neurosurg 59: 106–110.

[15] D Afra, L Turoczy, G Deak. (1981) Ependymomas extending into both lateral ventricles: CT-diagnosis and operability. Zentralbl Neurochir 42: 255–262.

[16] GL Ahern, M O'Connor, J Dalmau, et al. (1994) Paraneoplastic temporal lobe

epilepsy with testicular neoplasm and atypical anmesia. Neurology 44: 1270–1274.

[17] RD Aiken. (1994) Quality-of-life issues in patients with malignant gliomas. Semin Oncol 21: 273–275.

[18] J Aisner, S Ostrow, S Govindan, et al. (1981) Leptomeningeal carcinomatosis in small cell carcinoma of the lung. Medical and Pediatric Oncology 9: 47–59.

[19] JA Ajani, SR Welch, MN Raber. (1990) Comprehensive criteria for assessing therapy induced toxicity. Cancer Invest 8: 147–159.

[20] M al Ahwal, N Jha, JM Nabholtz, et al. (1994) Olfactory neuroblastoma: report of a case associated with inappropriate antidiuretic hormone secretion. J Otolaryngol 23: 437–439.

[21] T Alajouanine, R Thurel, P Castaigne, et al. (1949) Leucemie aigüe avec syndrome polynevritique et infiltration leucosique des nerfs. Rev Neurol 81: 249–261.

[22] JW Albers, AA Allen. (1981) Limb myokymia. Muscle & Nerve 4: 494–505.

[23] FK Albert, M Forsting, K Sartor, et al. (1994) Early postoperative magnetic resonance imaging after resection of malignant glioma: objective evaluation of residual tumor and its influence on regrowth and prognosis (see comments). Neurosurgery 34: 45–60.

[24] AP Aldenkamp, J Vermeulen. (1995) Phenytoin and carbamazepine: differential effects on cognitive function. Seizure 4: 95–104.

[25] E Alexander, 3rd, JS Loeffler. (1998) Radiosurgery for primary malignant brain tumors. Semin Surg Oncol 14: 43–52.

[26] E Alexander, III, JS Loeffler. (1996) Recurrent brain metastases. Neurosurg Clin N Am 7: 517–526.

[27] E Alexander, III, TM Moritary, RB Davies, et al. (1995) Stereotactic radiosurgery for the definitive noninvasive treatment of brain metastases. J Natl Cancer Inst 87: 34–40.

[28] PR Algra, J Valk, JJ Heimans. (1998) Diagnosis and Therapy of Spinal Tumors. Berlin: Springer Verlag.

[29] JC Allen, J Siffert, J Hukin. (1998) Clinical manifestations of childhood ependymoma: a multitude of syndromes. Pediatr Neurosurg 28: 49–55.

[30] MH Amer, M Al-Sarraf, LH Baker, et al. (1978) Malignant melanoma and central nervous system metastases. Cancer 42: 660–668.

[31] MM Ames, RL Richardson, JS Kovach. (1990) Phase I and clinical pharmacological evaluation of a parenteral hexamethylmelamine formulation. Cancer Res 50: 206–210.

[32] L Amico, LR Caplan, C Thomas. (1989) Cerebrovascular complications of mucinous cancers. Neurology 39: 522–526.

[33] UJ Amsler, A Pasi, BX Qu. (1994) A novel hypothesis ; specific oncogenes and tumor suppression genes are involved in the expression of the propiomelanocortin gene by small cell lung cancer. Med Hypotheses 42: 397–399.

[34] D Amstrong, B Wong. (1982) Central nervous system infections in immunocompromised hosts. Annu Rev Med 333: 293–308.

[35] NE Anderson. (1995) Neurological complications of breast cancer. In: Wiley RG, Hrsg. Neurological Complications of Cancer. New York: Dekker, 311–332.

[36] AP Anselmo, A Proia, C Cartoni. (1996) Meningeal localization in a patient with Hodgkins's disease. Description of a case and review of the literature. Ann Oncol 7: 1071–1975.

[37] JC Antoine, J Honnorat, CT Anterion, et al. (1995) Limbic encephalitis and immunlogical pertubations in two patients with thymoma. J Neurol Neurosurg Psychiatry 58: 706–710.

[38] JC Antoine, JF Mosnier, J Lapras, et al. (1996) Chronic inflammatory demyelinating polyneuropathy associated with carcinoma. J Neurol Neurosurg Psychiatry 60: 188–190.

[39] G Antonini, V Ceschin, S Morino, et al. (1998) Early neurologic complications following allogenic bone marrow transplantation for leukemia. Neuro-

logy 50: 1441–1444.

[40] E Arbit, M Wronski, M Burt, et al. (1995) The treatment of patients with recurrent brain metastases. A retrospective analysis of 109 patients with nonsmall cell lung cancer. Cancer 76: 765–773.

[41] BD Archer. (1993) Computed tomography before lumbar puncture in acute meningitis; a review of the risks and benefits. Can Med Assoc J 148: 961–965.

[42] YM Archibald, D Lunn, LA Ruttan. (1994) Cognitive functioning in long term survivors of high grade glioma. J Neurosurg 80: 247–253.

[43] P Argani, RA Erlandson, J Rosai. (1997) Thymic neuroblastoma in adults: report of three cases with special emphasis on its association with the syndrome of inappropriate secretion of antidiuretic hormone. Am J Clin Pathol 108: 537–543.

[44] Z Argov, Y Shapira, L Averbuch-Heller, et al. (1995) Lambert Eaton myasthenic syndrome (LEMS) in association with lymphoproliferative disorder. Muscle & Nerve 18: 715–719.

[45] A Arjona, F Castellanos, F Graus, et al. (1998) Steroid dependent anti-Hu negative paraneoplastic encephalomyelitis and small cell lung carcinoma. J Neurol 245: 238–240.

[46] W Arlt, U Hove, B Müller, et al. (1997) Frequent and frequently overlooked: treatment-induced endocrine dysfunction in adult long-term survivors of primary brain tumors. Neurology 49: 498–506.

[47] WG Armington, AG Osborn, DA Cubberley, et al. (1985) Supratentorial ependymoma: CT appearance. Radiology 157: 367–372.

[48] JO Armitage, CP Burns. (1977) Remission maintenance of adult acute lymphoblastic leukemia. Medical and Pediatric Oncology 3: 53–58.

[49] MA Arnesen, BW Scheithauer, S Freeman. (1994) Cushing's syndrome secondary to olfactory neuroblastoma. Ultrastruct Pathol 18: 61–68.

[50] DJ Arnold, JF Emrich, EA Shoubridge, et al. (1991) Characterization of astrocytomas, meningiomas, and pituitary adenomas by phosphorus magnetic resonance imaging. J Neurosurg 74: 447–453.

[51] RS Aroney, J Aisner, MN Wesely, et al. (1983) Value of prophylactic cranial irradiation given at complete remission in small cell lung carcinoma. Cancer Treatment Reports 67: 675–682.

[52] PA Aronin, MS Mahaley, Jr., SA Rudnick, et al. (1980) Prediction of BCNU pulmonary toxicity in patients with malignant gliomas. N Engl J Med 303: 183–188.

[53] C Arseni, AV Ciurea. (1981) Statistical survey of 276 cases of medulloblastoma (1935–1978). Acta Neurochir (Wien) 57: 159–162.

[54] A Asai, M Matsutani, T Kohno, et al. (1989) Subacute brain atrophy after radiation therapy for malignant brain tumor. Cancer 63: 1962–1974.

[55] AK Asbury, PC Johnson. (1978) Pathology of peripheral nerves. Philadelphia: Saunders, 80.

[56] A Athanassiou, RHJ Begent, ES Newlands, et al. (1983) Central nervous system metastases of choriocarcinoma: 23 years experience at Charing Cross hospital. Cancer 52: 1728–1735.

[57] RM Auchter, JP Lamond, E Alexander. (1996) A multiinstitutional outcome and prognostic factor analysis of radiosurgery for resectable single brain metastasis. Int J Radiat Oncol Biol Phys 35: 27–35.

[58] JA Aur, J Simone, HO Hustu, et al. (1971) Central nervous system therapy and combination chemotherapy of childhood lymphocytic leukemia. Blood 37: 271–281.

[59] S Awwad, A Cull, A Gregor. (1990) Long-term survival in adult hemispheric glioma: prognostic factors and quality of outcome. Clinical Oncology 2: 343–346.

[60] L Axelrod. (1989) Glucocorticoids. In: Kelley WN, Harris ED, Ruddy S, Hrsg. Textbook of rheumatology. Philadelphia: Saunders, 845–860.

[6F Bach, BH Larsen, K Rhode, et al. (1990) Metastatic spinal cord compression: Occurence, symptoms, clinical presentations and prognosis in 398 patients with spinal cord compression. Acta Neurochir (Wien) 107: 37–43.

[6H Back, R Jagenburg, S Rodjer, et al. (1993) Serum deoxythymidine kinase, no help in the diagnosis and prognosis of monoclonal gammopathy. Br J Haematol 84: 746–748.

[6N Bakshi, RA Maselli, SM Gospe, et al. (1997) Fulminant demyelinating neuropathy mimicking cerebral death. Muscle & Nerve 20: 1595–1597.

[6JF Bale. (1984) Human cytomegalovirus infection and disorders of the nervous system. Arch of Neurol 41: 310–320.

[6C Balmaceda, JJ Gaynor, M Sun, et al. (1995) Leptomeningeal tumor in primary central nervous system lymphoma: recognition, significance, and implications. Ann Neurol 38: 202–209.

[6C Balmaceda, G Heller, M Rosenblum, et al. (1996) Chemotherapy without irradiation – a novel approach for newly diagnosed CNS germ cell tumors: results of an international cooperative trial. The First International Central Nervous System Germ Cell Tumor Study. J Clin Oncol 14: 2908–2915.

[6RW Baloh, SE DeRossett, TF Cloughesy, et al. (1993) Novel brainstem syndrome associated with prostate carcinoma. Neurology 43: 2591–2596.

[6TZ Baram, T van, NA Jaffe. (1988) Brain metastases in osteosarcoma: incidence, clinical and neuroradiologic findings and management options. J Neurooncol 6: 47–52.

[6D Bardelli, R Saracci. (1978) Measuring the quality of life in cancer trials: A sample survey of published trials. UICC Tech Rep 36: 75–94.

[7R Barrat, J Sharp, L Rogers. (1989) Assesssment of bereavement issues in families of brain tumor patients. ASCO Proc 8:1223: 314.

[7KD Barron, LS Rowland, HM Zimmerman. (1960) Neuropathy with malignant tumour metastases. J Nerv Ment Dis 131: 10–31.

[72] DL Barrow, GT Tindall. (1994) Tumors of the pituitary gland. In: Morantz RA, Walsh JW, Hrsg. Brain tumors – a comprehensive text. New York: Dekker, 367–386.

[73] JC Barton, BI Hirschowitz, P Naton, et al. (1986) Bone metastases in gastrinoma. Gastroenterology 91: 1179–1185.

[74] R Bashir, NL Harris, FH Hochberg, et al. (1989) Detection of Epstein-Barr virus in CNS lymphomas by in situ hybridization. Neurology 39: 813–817.

[75] TT Batchelor, LP Taylor, HAT Thaler, et al. (1997) Steroid myopathy in cancer patients. Neurology 48: 1234–1238.

[76] D Batolo, S Galatioto. (1978) Osservazioni sui cosiddetti subependimomi di Scheinker. Pathologica 70: 151–161.

[77] JG Batsakis. (1985) Nerves and neurotropic carcinomas. Ann Otol Rhinol Laryngol 94: 426–427.

[78] JE Baumgartner, JR Rachlin, JH Beckstead. (1990) Primary central nervous system lymphomas: Natural history and response to radiation therapy in 55 patients with acquired immunodeficiency syndrome. J Neurosurg 73: 206–211.

[79] C Bayindir, N Balak, A Karasu, et al. (1997) Anaplastic pleomorphic xanthoastrocytoma. Childs Nerv Syst 13: 50–56.

[80] WT Beck, JF Kuttesch. (1992) Neurological symptoms associated with cyclosporin plus doxorubicin. Lancet 340: 496.

[81] G Becker, A Krone, D Koulis, et al. (1998) Reliability of transcranial colour-coded real-time sonography in assessment of brain tumours: correlation of ultrasound, computed tomography and biopsy findings. Neuroradiology 36: 585–590.

[82] LE Becker. (1997) Ependymoblastoma. In: Kleihues P, Cavenee WK, Hrsg. Pathology and Genetics of Tumours of the Nervous System. Lyon: International Agency for Research on Cancer, 94–95.

[83] LD Bellan, TA Cox, RD Gascoyne.

(1989) Parasellar syndrome caused by plasma cell leukemia. Can J Ophthalmol 24: 331–334.

[84] M Benekli, IH Gullu, MC Savas, et al. (1996) Acute tumor lysis syndrome following intrathecal methotrexate. Leuk Lymphoma 22: 361–363.

[85] J Benito-Leon, J Dominguez. (1998) Klüver-Bucy syndrome in late delayed postirradiation encephalopathy. J Neurol 245: 325–326.

[86] J Berciano, J Gutierrez, J Figols, et al. (1983) Sensory polyneuropathy associated with pancreatic adenocarcinoma. Clinicopathological study of a case observed for 5 years. Rev Clin Esp 170: 295–297.

[87] MS Berger. (1995) Functional mapping-guided resection of low-grade gliomas. Clin Neurosurg 42: 437–463.

[88] MS Berger, AV Deliganis, J Dobbins, et al. (1994) The effect of extent of resection on recurrence in patients with low grade cerebral hemisphere gliomas. Cancer 74: 1784–1791.

[89] MS Berger, SA Leibel, JM Bruner, et al. (1996) Primary central nervous system tumors of the supratentorial compartment. In: Levin VA, Hrsg. Cancer in the nervous system. New York: Churchill Livingstone, 57–126.

[90] PR Bergevin, VC Patwardhan, J Weissman, et al. (1975) Neurotoxicity of 5-fluorouracil. Lancet 1: 410.

[91] NT Berlinger, S Koutroupas, G Adams, et al. (1980) Patterns of involvement of the temporal bone in metastatic and systemic malignancy. Laryngoscope 90: 619–627.

[92] A Bernard, F Rousselie. (1986) Macular manifestations of monoclonal dysgammaglobulinemias: A propos of 3 cases. J Fr Ophthalmol 9: 805–810.

[93] JT Bernard, S Ameriso, RA Kempf, et al. (1990) Transient focal neurologic deficits complicating interleukin-2 therapy. Neurology 40: 1154–1155.

[94] J Bernhard, C Hürny. (1991) Möglichkeiten und Grenzen der Erfassung von Lebensqualitätsvariablen in klinisch-onkologischen Studien: „Kritische" Kriterien. In: Schwarz R, Bernhard J, Flechtner H, et al, Lebensqualität in der Onkologie. München: Zuckschwerdt.

[95] JC Bernheim, M Buyse. (1983) Anamnestic comparative self assessment, a method to measure the subjective quality of life of cancer patients. J Psychosoc Oncol 4: 25–38.

[96] PL Bernsen, CR Wong, HM Vingerhoets, et al. (1988) Bilateral neuralgic amyotrophy induced by interferon treatment. Arch Neurol 45: 449–451.

[97] M Bernstein, N Laperriere, J Glen, et al. (1994) Brachytherapy for recurrent malignant astrocytoma. Int J Radiat Oncol Biol Phys 30: 1213–1217.

[98] MP Berry, RD Jenkin, MB Colin, et al. (1981) Radiation treatment for medulloblastoma. A 21-year review. J Neurosurg 55: 43–51.

[99] MP Berry, RDT Jenkins. (1981) Parameningeal rhabdomyosarcoma in the young. Cancer 48: 281–288.

[100] MP Berry, WJ Simpson. (1981) Radiation therapy in the management of primary malignant lymphoma of the brain. Int J Radiat Oncol Biol Phys 7: 55–59.

[101] NC Bethlenfalvay, JJ Bergin. (1972) Severe cerebral toxicity after intravenous nitrogen mustard therapy. Cancer 29: 366–369.

[102] RA Beyer, P Paden, DF Sobel, et al. (1986) Moyamoya pattern of vascular occlusion after radiotherapy for glioma of the optic chiasm. Neurology 36: 1173–1178.

[103] I Bicik, R Raman, JJ Knightly, et al. (1995) PET-FDG of pleomorphic xanthoastrocytoma. J Nucl Med 36: 97–99.

[104] SH Bigner. (1992) Cerebrospinal fluid (CSF) cytology: current status and diagnostic applications. J Neuropathol Exp Neurol 51: 235–245.

[105] R Billstrom, A Lundquist. (1992) Acute myelomonocytic leukaemia with infiltrative peripheral neuropathy. J Intern Med 232: 193–194.

[106] AK Bindal, RK Bindal, KR Hess, et al. (1996) Surgery versus radiosurgery in

the treatment of brain metastasis. J Neurosurg 84: 748–754.

[107] RK Bindal, R Sawaya, ME Leavens, et al. (1993) Surgical treatment of multiple brain metastases. J Neurosurg 79: 210–216.

[108] SJ Bird, MJ Brown, ME Shy, et al. (1996) Chronic inflammatory demyelinating polyneuropathy associated with malignant melanoma. Neurology 46: 822–824.

[109] K Bjordal, A Freng, J Thorvik. (1995) Patient self-reported and clinician-rated quality of life in head and neck cancer patients: a cross-sectional study. J Cancer B Oral Oncol 31B: 235–241.

[110] P Black. (1985) Spinal epidural tumors. Neurosurgery 1062.

[111] PM Black. (1980) Idiopathic normal pressure hydrocephalus: results of shunting in 62 patients. J Neurosurg 52: 371–377.

[112] SM Blaney, FM Balis, DG Poplack. (1991) Pharmacologic approaches to the treatment of malignancy. Oncology (Hunting) 5: 107.

[113] SM Blaney, DG Poplack. (1998) New cytotoxic drugs for intrathecal administration. J Neurooncol 38: 219–223.

[114] J-Y Blay, T Conroy, C Chevreau, et al. (1998) High-dose methotrexate for the treatment of primary cerebral lymphomas: Analysis of survival and late neurologic toxicity in a retrospective series. J Clin Oncol 16: 864–871.

[115] NM Bleehen, SM Lee. (1995) Cancer research campaign phase II trial of temozolomide in metastatic melanoma. J Clin Oncol 910 913.

[116] WA Bleyer. (1981) Neurologic sequelae of methotrexate and ionizing radiation: A new classification. Cancer Treatment Reports 65: 89–98.

[117] RJ Blom. (1988) Pleomorphic xanthoastrocytoma: CT appearance. J Comput Assist Tomogr 12: 351–352.

[118] A Bohan, JB Peter, RL Bowman, et al. (1977) A computer assisted analysis of 153 patients with polymyositis and dermatomyositis. Medicine 56: 255–286.

[119] A Boiardi, A Silvani, A Pozzi, et al. (1999) Chemotherapy is effective as early treatment for primary central nervous system lymphoma. J Neurol 246: 31–37.

[120] E Bollen, RE Brouwer, S Hamers. (1997) Central nervous system relapse in non-Hodgkin lymphoma. A single-center study of 532 patients. Arch Neurol 54: 854–859.

[121] KM Bongers, HMM Willigers, PJ Koehler. (1992) Referred facial pain from lung carcinoma. Neurology 42: 1841–1842.

[122] C Bonisegna, et al. (1985) Carcinoma of the prostate and motor neurone disease. Ital J Neurol Sci VI: 101–105.

[123] M Boogerd, AAM Hart, JJ van der Sande, et al. (1991) Meningeal carcinomatosis in breast cancer. Prognostic factors and influence of treatment. Cancer 67: 1685–1695.

[124] W Boogerd. (1996) Central nervous system metastasis in breast cancer. Radiotherapy and Oncology 40: 5–22.

[125] W Boogerd. (1998) Current concepts of systemic therapy of spinal tumors. In: Valk J, Algra PR, Heimans JJ, Hrsg. Diagnosis and Therapy of Spinal Tumors. Berlin: Springer Verlag, 231–238.

[126] W Boogerd, VW Vos, AAM Hart, et al. (1993) Brain metastases in breast cancer: natural history, prognostic factors and outcome. J Neurooncol 15: 165–174.

[127] W Boogerd, TM Vroom. (1986) Meningeal involvement as the initial symptom of B cell chronic lymphocytic leukemia. Eur Neurol 25: 461–464.

[128] MF Borg, JC Probert, LJ Zwi. (1995) Is phenytoin contraindicated in patients receiving cranial irradiation? Australas Radiol 39: 42–46.

[129] A Borgeat, B De Muralt, M Stalder. (1986) Peripheral neuropathy associated with high dose Ara-C therapy. Cancer 58: 852–854.

[130] B Borgelt, R Gelber, M Larson, et al.

(1981) Ultrarapid high dose irradiation schedules for the palliation of brain metastases:Final results of the first two studies by the radiation therapy oncology group. Int J Radiat Oncol Biol Phys 7: 1633–1638.

[131] A Borit, W Blackwood, WG Mair. (1980) The separation of pineocytoma from pineoblastoma. Cancer 45: 1408–1418.

[132] SC Borsanyi, CL Blanchard. (1962) Ionizing radiation and the ear. J Amer Med Ass 181: 958–961.

[133] J Bosco, et al. (1991) POEMS syndrome, osteosclerotic myeloma and Castleman's disease: a case report. Aust NZ J Med 21: 454–456.

[134] KP Bowen. (1987) Myasthenia gravis associated with T helper cell lymphoma. Neurology 37: 1405–1408.

[135] JH Bower, JE Hammack, SK McDonnell, et al. (1997) The neurologic complications of B cell chronic lymphocytic leukemia. Neurology 48: 407–412.

[136] AE Boyd, RF Gagel. (1995) Erkrankungen multipler endokriner Systeme. In: Isselbacher KJ, Braunwald E, Hrsg. Harrisons Innere Medizin, 13. Aufl. Berlin: Blackwell Wissenschafts Verlag, 2396–2403.

[137] WF Boyer, CL Blumhardt. (1992) The safety profile of paroxetine. J Clin Psych 53: 61–66.

[138] M Brada, R Laing. (1994) Radiosurgery/stereotactic external beam radiotherapy for malignant brain tumours: the Royal Marsden Hospital experience. Recent Results Cancer Res 135: 91–104.

[139] M Brada, DGT Thomas. (1995) Tumors of the brain and spinal cord in adults. In: Peckham M, Pinedo HM, Veronesi U, Hrsg. Oxford textbook of oncology. Oxford: Oxford Medical, 2063–2094.

[140] WG Bradley, D Chad, JP Verghese, et al. (1984) Painful lumbosacral plexopathy with elevated erythrocyte sedimentation rate: a treatable inflammatory syndrome. Ann Neurol 15: 457–464.

[141] AA Brandes, E Scelzi, G Salmistraro, et al. (1997) Incidence of risk of thromboembolism during treatment of high-grade gliomas: a prospective study. Eur J Cancer 33: 1592–1596.

[142] T Brandt. (1991) Vertigo. London Berlin: Springer Verlag.

[143] DF Braus, K Schwechheimer, HK Müller-Hermelink, et al. (1992) Primary cerebral malignant non-Hodgkin's lymphomas: A retrospective clinical study. J Neurol 239: 117–124.

[144] W Breitbart. (1994) Psycho-Oncology: Depression, anxiety and delirium. Sem Oncology 21: 754–769.

[145] H Brem, S Piandadosi, PC Burger, et al. (1995) Placebo-controlled trial of safety and efficacy of intraoperative controlled delivery by biodegradable polymers of chemotherapy for recurrent gliomas. Lancet 345: 1008–1012.

[146] JC Breneman, RE Warnick, RE Albright, et al. (1997) Stereotactic radiosurgery for the treatment of brain metastases – Results of single institution series. American Cancer Society 551–557.

[147] B Brenner, A Carter, I Tatarsky, et al. (1982) Incidence, prognostic significance and therapeutic modalities of central nervous system involvement in multiple myeloma. Acta Haematol 45: 88–92.

[148] C Bret-Dibat, MB Rougier, MJ Le Rebeller, et al. (1996) Melanoma associated retinopathy: Apropos of a case and review of the literature. Bull Cancer (Paris) 83: 1019–1022.

[149] D Brinkley. (1985) Quality of life in cancer trials. British Medical Journal 291: 685.

[150] CS Brock, JC Matthews, G Brown. The kinetic behaviour of temozolomide in man. Am J Clin Oncol (1996) 15.

[151] GM Brodeur, RP Castleberry. (1997) Neuroblastoma. In: Pizzo PA, Poplack DG, Hrsg. Principles and practice of pediatric oncology. Philadelphia: Lippincott, 761–797.

[152] BR Brooks. (1994) El Escorial World

Federation of Neurology criteria for the diagnosis of amyotrophic lateral sclerosis. Subcommittee on Motor Neuron Diseases/Amyotrophic Lateral Sclerosis of the World Federation of Neurology Research Group on Neuromuscular diseases and the El Escorial "Clinical limits of amyotrophic lateral sclerosis" workshop contributors. J Neurol Sci 124: 96–107.

[153] T Brophy, JB Chalk, K Ridgway, et al. (1984) Cortisol production during high dose dexamethasone therapy in neurological and neurosurgical patients. J Neurol Neurosurg Psychiatry 47: 1081–1086.

[154] J Bruce, JS Conolly, B Stein. (1995) Pineal cell and germ cell tumors. In: Kaye A, Laws JE, Hrsg. Brain tumors. New York: Livingstone, 725–755.

[155] W Bruck, E Heise, RL Friede. (1989) Leukoencephalopathy after cisplatin therapy. Clin Neuropathol 8: 263–265.

[156] KW Brunner. (1991) Grundfragen der klinischen Onkologie an Lebensqualitätsstudien. In: Schwarz R, Bernhard J, Flechtner H, et al, Lebensqualität in der Onkologie. München: Zuckschwerdt.

[157] JM Buatti, WA Friedman, FJ Bova, et al. (1995) Linac radiosurgery for high-grade gliomas: the University of Florida experience. Int J Radiat Oncol Biol Phys 32: 205–210.

[158] JM Buatti, RB Marcus, WM Mendenhall, et al. (1996) Accelerated hyperfractionated radiotherapy for malignant gliomas. Int J Radiat Oncol Biol Phys 34: 785–792.

[159] A Bucciero, M De Caro, V De Stefano, et al. (1997) Pleomorphic xanthoastrocytoma: clinical, imaging and pathological features of four cases. Clin Neurol Neurosurg 99: 40–45.

[160] WM Buchholz, A Bradlyn, BH Pollock, et al. (1996) Assessment of quality of live. N Engl J Med 335: 520–522.

[161] J Buckner, D Nelson, J Hammack, et al. (1997) Primary chemotherapy (procarbazine, CCNU, vincristine) in low grade glioma. a phase II trial. J Neurooncol 35, Suppl. 1: 12 (abstr).

[162] JC Buckner. (1996) Clinical trials with Interferon-Alpha as a chemosensitizer in gliomas. In: Nagai M, Hrsg. Brain Tumor – research and therapy. Tokyo: Springer Verlag, 339–348.

[163] SC Budde, NE Anderson, MK Rosenblum, et al. (1988) An antineuronal autoantibody in paraneoplastic opsoclonus. Ann Neurol 23: 528–531.

[164] H Budka, A Guseo, K Jellinger, et al. (1976) Intermittent meningitic reaction with severe basophilia and eosinophilia in CNS leukemia. J Neurol Sci 28: 459–468.

[165] M Bullinger. (1989) Forschungsinstrumente zur Erfassung der Lebensqualität bei Krebs. In: Verres R, Hasenbring M, Hrsg. Psychosoziale Onkologie. Berlin: Springer.

[166] JD Bullock, B Janes. (1980) Ophthalmic manifestations of metastatic breast cancer. Ophthalmology 87: 961–973.

[167] P Bumm. (1973) Periphere Hypoglossusparesen bei Malignompatienten nach Hartstrahlentherapie. Arch Ohr Nas Kehlk Heilk 205: 348–352.

[168] PC Burger, PJ Dubois, SC Schold, et al. (1983) Computerized tomographic and pathologic studies of the untreated, quiescent and recurrent glioblastoma multiforme. J Neurosurg 58: 159–169.

[169] PC Burger, ER Heinz, T Shibata, et al. (1988) Topographic anatomy and CT correlations in the untreated glioblastoma multiforme. J Neurosurg 68: 698–704.

[170] MT Burke, J Howard, RJ Gralla. (1986) Assessment and correlation of quality of life with Karnofsky performance status (KPS). Oncol Nurs Forum 13: 108.

[171] HA Burris, 3rd. (1996) Objective outcome measures of quality of life. Oncology (Huntingt) 10: 131–135.

[172] O Butugan, P Bogar, LU Sennes, et al. (1993) Olfactory neuroblastoma. A report of 5 cases. Rev Laryngol Otol

Rhinol (Bord) 114: 359–363.

[173] A Büttner, S Weis. (1999) Non-lymphomatous brain tumors in HIV-1 infection: a review. J Neurooncol 41: 81–88.

[174] TN Byrne, SG Waxman. (1990) Spinal cord compression: diagnosis and principles of management. Philadelphia: Davis.

[175] G Cairncross, D Macdonald, S Ludwin, et al. (1994) Chemotherapy for anaplastic oligodendroglioma. J Clin Oncol 12: 2013–2021.

[176] JG Cairncross, et al. (1985) Postoperative contrast enhancement in patients with brain tumor. Ann Neurol 17: 570–572.

[177] KG Cairncross, JH Kim, JB Posner. (1980) Radiation therapy for brain metastases. Ann Neurol 7: 529–541.

[178] MS Cairo, K Lazarus, RL Gilmore, et al. (1980) Intracranial hemorrhage and focal seizures secondary to use of L-asparaginase during induction of therapy of acute lymphocytic leukemia. J Pediatr 97: 829–833.

[178a] G Calaminus, M Bamberg, et al. (1994) Intracranial germ cell tumors: A comprehensive update of the European data. Neuropediatrics 25: 26–32

[179] KC Calman. (1984) Quality of life in cancer patients – a hypothesis. J Med Ethics 10: 124–127.

[180] J Camacho, F Arnalich, B Anciones, et al. (1985) The spectrum of neurological manifestations in myeloma. Medicine 16: 597–611.

[181] TN Campbell, SB Howel, C Pfeifle, et al. (1982) High dose allopurinol modulation of 5 FU toxicity: Phase I trial of an outpatient dose schedule. Cancer Treatment Reports 66: 1723–1727.

[182] WW Campell, SJ Oh. (1993) Paraneoplastic myasthenia gravis: association with neoplasms other than thymoma. Muscle & Nerve 16: 1108.

[183] BMJ Cantwell, KA Mannix, AL Harris. (1987) Back pain – a presentation of metastatic testicular germ cell tumours. Lancet 1: 262–264.

[184] RM Carey, AC Kimball, D Armstrong, et al. (1973) Toxoplasmosis. Clinical experiences in a cancer hospital. The American Journal of Medicine 54: 30–38.

[185] NL Carlsen. (1996) Neuroblastomas presenting in the first year of life: epidemiological differences from those presenting at older ages. Cancer Detect Prev 20: 251–261.

[186] RL Carter, NS Tanner, P Clifford, et al. (1979) Perineural spread in squamous cell carcinomas of the head and neck: a clinicopathological study. Clin Otolaryngol 4: 271–281.

[187] TL Cascino, TN Byrne, MD Deck, et al. (1983) Intra-arterial BCNU in the treatment of metastatic brain tumors. J Neurooncol 1: 211–218.

[188] J Cash, KM Fehir, MS Pollack. (1987) Meningeal involvement in early stage chronic lymphocytic leukemia. Cancer 59: 798–800.

[189] AM Castellanos, WS Fields. (1986) Grading of neurotoxicity in cancer therapy. J Clin Oncol 4: 1277–1278.

[190] RP Castleberry. (1997) Neuroblastoma. Eur J Cancer 33: 1430–7; discussion 1437–8.

[191] H Castro-Vita, OM Salazar, MD Scarantino, et al. (1981) Medulloblastomas. Int J Radiat Oncol Biol Phys 1083–1113.

[192] MT Cattaneo, V Fiilipazzi, E Piazza, et al. (1988) Transient blindness and seizure associated with cisplatin therapy. J Canc Res Clin Oncol 114: 528–530.

[193] G Cavaletti, L Marzorati, G Bogliun, et al. (1992) Cisplatin induced peripheral neurotoxicity is dependent on total dose intensity and single dose intensity. Cancer 69: 203–207.

[194] G Cavaletti, G Tredici. (1995) Cisplatin neuropathy. Neurology 45: 596–597.

[195] F Cavalli. (1998) Rare syndromes in Hodgkins's disease. Ann Oncol 9: 109–113.

[196] P Celli, I Nofrone, L Palma, et al. (1994) Cerebral oligodendroglioma:

prognostic factors and life history. Neurosurgery 35: 1018–1034.

[197] RS Centeno, AA Lee, J Winter, et al. (1986) Supratentorial ependymomas. Neuroimaging and clinicopathological correlation. J Neurosurg 64: 209–215.

[198] Central Brain Tumor Register. (1997) 1996 Annual Report published by the Central Brain Tumor Registry of the United States.

[199] L Cervoni, M Salvati, A Santoro, et al. (1996) Pleomorphic xanthoastrocytoma: some observations. Neurosurg Rev 19: 13–16.

[200] R Chalifoux, K Elisevich. (1996) Effect of ionizing radiation on partial seizures attributable to malignant cerebral tumors. Stereotact Funct Neurosurg 67: 169–182.

[201] CH Chalk, AJ Windebank, DW Kimmel, et al. (1992) The distinctive clinical features of paraneoplastic sensory neuronopathy. Cancer J Sci 19: 346–351.

[202] JB Chalk, K Ridgeway, T Brothy, et al. (1984) Phenytoin impairs the bioavailability of dexamethasone in neurological and neurosurgical patients. J Neurol Neurosurg Psychiatry 47: 1087–1090.

[203] M Chamberlain, VA Levin. (1993) Primary central nervous lymphoma: A role for chemotherapy. J Neurooncol 14: 271–275.

[204] MC Chamberlain. (1994) New approaches to and current treatment of leptomeningeal metastases. Current Opinion in Neurology 7: 492–500.

[205] MC Chamberlain. (1995) Comparative spine imaging in leptomeningeal metastases. J Neurooncol 23: 233–238.

[206] MC Chamberlain. (1996) Leptomeningeal metastases due to melanoma. Ann Neurol 40: 491.

[207] MC Chamberlain. (1997) Evaluation and treatment of leptomeningeal metastases. In: Practical Neuro-oncology. Boston: American Academy of Neurology, 49 th meeting, 45–70.

[208] MC Chamberlain. (1998) Cytologically negative carcinomatous meningitis: usefulness of CSF biochemical markers. Neurology 50: 1173–1175.

[209] MC Chamberlain. (1998) Radioisotope CSF flow studies in leptomeningeal metastases. J Neurooncol 38: 135–140.

[210] MC Chamberlain, D Barba, P Kormanik, et al. (1994) Stereotactic radiosurgery for recurrent gliomas. Cancer 74: 1342–1347.

[211] MC Chamberlain, P Kormanik. (1995) Salvage chemotherapy with paclitaxel for recurrent primary brain tumors. J Clin Oncol 13: 2066–2071.

[212] MC Chamberlain, P Kormanik. (1997) Leptomeningeal metastasis – letter to the editor. J Neurosurg 86: 576.

[213] MB Chancellor, JG Blaivas. (1995) Practical neurourology. Boston: Butterworth-Heineman.

[214] J Chang, H Atkinson, R A'Hern, et al. (1994) A phase II study of the sequential administration of dacarbazine and fotemustine in the treatment of cerebral metastases from malignant melanoma. Eur J Cancer 30A: 2093–2095.

[215] SM Chang, FG Barker, DA Larson. (1995) Sarcomas subsequent to cranial irradiation. Neurosurgery 36: 591–594.

[216] SM Chang, JG Kuhn, HI Robins, et al. (1999) Phase II study of phenylacetate in patients with recurrent malignant glioma: a north american brain tumor consortium report. J Clin Oncol 17: 984–990.

[217] SM Chang, PK Lillis-Hearne, DA Larson, et al. (1995) Pineoblastoma in adults. Neurosurgery 37: 383–391.

[218] T Chang, MM Teng, WY Guo, et al. (1989) CT of pineal tumors and intracranial germ-cell tumors. Am J Neuroradiol 10: 1039–1044.

[219] VT Chang, HT Thaler, TA Polyak, et al. (1998) Quality of life and survival: the role of multidimensional symptom assessment. Cancer 83: 173–179.

[220] FT Charbel. (1998) Pleomorphic xanthoastrocytoma with malignant pro-

gression. Surg Neurol 50: 385–386.

[221] JL Chason, FB Walker, JW Landers. (1963) Metastatic carcinoma in the central nervous system and dorsal root ganglia. Cancer 16: 781–787.

[222] B Chassande, JM Leger, AB Younes-Chennoufi, et al. (1998) Peripheral neuropathy associated with IgM monoclonal gammopathy: correlations between M-protein antibody activity and clinical/electrophysiological features in 40 cases. Muscle & Nerve 21: 55–62.

[223] EM Chatty, KM Earle. (1971) Medulloblastoma: a report of 201 cases with emphasis on the relationship of histological variants to survival. Cancer 28: 977–983.

[224] S Chaturvedi, J Ansell, L Recht. (1994) Should cerebral ischemic events in cancer patients be considered a manifestation of hypercoagulability? Stroke 25: 1215–1218.

[225] V Chaudhry, M Eisenberger, DR Cornblath. (1995) Suramin induce-demyelinating neuropathy (abstract). Muscle & Nerve 18: 1056.

[226] CP Chee. (1990) Brain metastasis of unknown origin. Sing Med J 31: 48–50.

[227] CP Chee, DP Byrnes. (1988) Cases of brain metastases presenting as the first sign of systemic cancer. Sing Med J 29: 252–256.

[228] NL Chernik, D Amstrong, JB Posner. (1973) Central nervous system infections in patients with cancer. Medicine 52: 563–581.

[229] NL Chernik, D Amstrong, JB Posner. (1977) Central nervous system infections in patients with cancer: changing patterns. Cancer 40: 268–274.

[230] KH Chiappa, RR Young. (1973) A case of paracarcinomatous pandysautonomia. Neurology 23: 423.

[231] MV Chiechi, JG Smirniotopoulos, RV Jones. (1995) Intracranial subependymomas: CT and MR imaging features in 24 cases. Am J Roentgenol 165: 1245–1250.

[232] LT Chien, DK Kalwinsky, G Peterson, et al. (1982) Metastatic epidural tumor in children. Medical and Pediatric Oncology 10: 455–462.

[233] JS Chinn, MD Schuffler. (1988) Paraneoplastic visceral neuropathy as the cause of severe gastrointestinal motor dysfunction. Gastroenterology 95: 1279–1286.

[234] ES Cho. (1977) Toxic effects of adriamycine on the ganglia of the peripheral nervous system. J Neuropathol Exp Neurol 36: 907–915.

[235] AK Choucair. (1990) Proposals for evaluation of toxic effects associated with treatment of gliomas: A call for action. J Natl Cancer Inst 82: 531–532.

[236] HG Chun, B Leyland-Jones, SM Caryk, et al. (1986) Central nervous system toxicity of fludarabine phosphate. Cancer Treatment Reports 70: 1225–1228.

[237] N Cifuentes, JW Pickren. (1979) Metastases from carcinoma of mammary gland: An autopsy study. J Surg Oncol 193–205.

[238] A Clark, LJ Fallowfield. (1986) Quality of life measurements in patients with malignant disease. J R Soc Med 79: 165–169.

[239] CV Clark, J Newsom-Davis, MD Sanders. (1990) Ocular autonomic nerve function in Lambert-Eaton myasthenic syndrome. Eye 4: 473–481.

[240] WC Clark, FC Dohan, T Moss, et al. (1991) Immunocytochemical evidence of lymphocytic derivation of neoplastic cells in malignant angioendotheliomatosis. J Neurosurg 74: 757–762.

[241] TF Cloughesy, RP Woods, KL Black, et al. (1997) Prolonged treatment with biologic agents for malignant glioma: a case study with high dose tamoxifen. J Neurooncol 35: 39–45.

[242] PD Clouston, LM DeAngelis, JB Posner. (1992) The spectrum of neurological disease in patients with systemic cancer. Ann Neurol 31: 268–272.

[243] HB Coakham, JT Kemshead. (1998) Treatment of neoplastic meningitis by targeted radiation using I-radiolabel-

led monoclonal antibodies. Results of responses and long term follow-up in 40 patients. J Neurooncol 38: 225–232.

[244] A Coates, C Fischer Dillenbeck, DR McNeil, et al. (1983) The development of a method for assessing the quality of life of cancer patients. Eur J Cancer Clin Oncol 19: 1633–1637.

[245] GH Cockey, ST Amann, SB Reents, et al. (1996) Stevens-Johnson syndrome resulting from whole-brain radiation and phenytoin. Am J Clin Oncol 19: 32–34.

[246] LR Coia. (1992) The role of radiation therapy in the treatment of brain metastases. Int J Radiat Oncol Biol Phys 23: 222–238.

[247] I Cokgor, M Brown, AH Friedman, et al. (1998) Results of a phase I trial of patients with recurrent brain tumors and prior radiation therapy treated with I-labeled Anti-Tenascin monoclonal antibody 81C6] J Neurooncol 39: 102.

[248] A Colak, O Cataltepe, A Erbengi. (1989) Spinal cord compression caused by plasmocytomas; a retrospective review of 14 cases. Neurosurg Rev 12: 305–308.

[249] AE Coleman, DJ Norman. (1990) OKT3 encephalopathy. Ann Neurol 28: 837–838.

[250] BT Collins, HM Cramer, SA Hearn. (1997) Fine needle aspiration cytology of metastatic olfactory neuroblastoma. Acta Cytol 41: 802–810.

[251] RC Collins, H Al-Mondhiry, NL Chernik, et al. (1975) Neurologic manifestations of intravascular coagulation in patients with cancer. Neurology 25: 795–806.

[252] C Conill, E Verger, M Salamero. (1990) Performance status assessment in cancer patients. Cancer 65: 1864–1866.

[253] LS Constine, PD Woolf, D Cann, et al. (1993) Hypothalamic-pituitary dysfunction after radiation for brain tumors. N Engl J Med 328: 87–94.

[254] JS Cooper, A Steinfield, IA Lerch. (1990) Cerebral metastases: value of reirradiation in selected patients. Radiology 174: 883–886.

[255] P Corcia, B Toffol, C Hommet, et al. (1997) Paraneoplastic opsoclonus associated with cancer of the gall bladder. J Neurol Neurosurg Psychiatry 62: 293.

[256] TR Cote, A Manns, CR Hardy, et al. (1996) Epidemiology of brain lymphoma among people with or without acquired immunodeficiency syndrome. AIDS/Cancer Study Group. J Natl Cancer Inst 88: 675–679.

[257] WT Couldwell, DR Hinton, AA Surnock, et al. (1995) Treatment of recurrent malignant gliomas with high-dose tamoxifen-longterm follow-up results. 11th Int. conf. on brain tumor research and therapy Silverado.

[258] JD Cox, Z Petrovich, C Paig, et al. (1978) Prophylactic cranial irradiation in patients with inoperable carcinoma of the lung. Cancer 42: 1135–1140.

[259] PM Cox, MH Vazir, RKH Petty, et al. (1989) Cerebellar cortical degeneration in association with small cell carcinoma of the oesophagus. Neuropathol Appl Neurobiol 15: 175–183.

[260] PWT Craswell. (1972) Vocal cord paresis following radioactive iodine therapy. Brit J Clinical Pract 26: 571–572.

[261] A Creange, I Theodorou, JC Sabourin, et al. (1996) Inflammatory neuromuscular disorders associated with chronic lymphoid leukemia; evidence for clonal B cells within muscle and nerve. J Neurol Sci 137: 35–41.

[262] GB Creel, R Conwit, M Gilbert. (1993) Motor neurone disease with myokymia: a late complication of Hodgkin's lymphoma (Abstract). Muscle & Nerve 16: 1107.

[263] U Creutzig, J Ritter, H Riehm, et al. (1985) Improved treatment results in childhood acute myelogenous leukemia: a report of the German Cooperative study AML-BFM-78. Blood 65: 298–304.

[264] PB Crino, SL Galetta, SA Sater, et al. (1996) Clinicopathologic study of pa-

raneoplastic brainstem encephalitis and ophthalmoparesis. J Neuro ophthalmol 16: 44–48.

[265] L Cristante, H-D Herrmann. (1994) Surgical management of intramedullary spinal cord tumors. Neurosurgery 35: 69–76.

[266] R Cristea, S Benbadis, L Rogers, et al. (1994) Yield of systemic staging in patients presenting as parenchymal brain lymphoma. Ann Neurol 36: 294.

[267] PB Croft, H Urich, M Wilkinson. (1967) Peripheral neuropathy of sensorimotor type associated with malignant disease. Brain 90: 31–66.

[268] JR Crossen, D Garwood, E Glastein, et al. (1994) Neurobehavioral sequelae of cranial irradiation in adults: a review of radiation induced encephalopathy. J Clin Oncol 12: 627–642.

[269] dlP Cruz, CS Specht, IW McLEan. (1990) Lymphocytic infiltration in uveal malignant melanoma. Cancer 65: 112–115.

[270] SF Cruz, J Artigas, J Cervos-Navarro, et al. (1991) Brain lesions following combined treatment with methotrexate and craniospinal irradiation. J Neurooncol 10: 165–171.

[271] ME Cullom, PJ Savino. (1993) Adenocarcinoma of the prostate presenting as a third nerve palsy. Neurology 43: 2146–2147.

[272] CFL Curran. (1989) Fluorouracil and palmar-plantar erythrodysesthesia. Ann Int Med 111: 858.

[273] WJ Curran, CB Scott, J Horton, et al. (1993) Recursive partitioning analysis of prognostic factors in three radiation therapy oncology group malignant glioma trials. J Natl Cancer Inst 85: 704–710.

[274] SA Dahlborg, A Petrillo, JR Crossen, et al. (1998) The potential for complete and durable response in nonglial primary brain tumors in children and young adults with enhanced chemotherapy delivery. Cancer J Sci Am 4: 110–124.

[275] DC Dahlin, MB Coventry. (1967) Osteogenic sarcoma: A study of 600 cases. J Bone Joint Surg 49: 101–110.

[276] MC Dalakas. (1988) Polymyositis and dermatomyositis. Boston: Butterworth.

[277] MC Dalakas. (1991) Polymyositis, dermatomyositis and inclusion-body myositis. N Engl J Med 325: 1487–1498.

[278] J Dalmau, F Graus, M Marco. (1989) „Hot and dry foot" as initial manifestation of neoplastic lumbosacral plexopathy. Neurology 39: 871–872.

[279] J Dalmau, F Graus, MK Rosenblum, et al. (1992) Anti-Hu associated paraneoplastic encephalomyelitis/sensory neuronopathy: a clinical study of 71 patients. Medicine 71: 59–72.

[280] A Das, FH Hochberg, S McNelis. (1999) A review of the therapy of paraneoplastic neurologic syndromes. J Neurooncol 41: 181–194.

[281] C Daumas-Duport. (1992) Histological grading of gliomas. Curr Opin Neurol Neurosurg 5: 924–931.

[282] C Daumas-Duport, B Scheithauer, J O'Fallon, et al. (1988) Grading of astrocytomas. A simple and reproducible method. Cancer 62: 2152–2165.

[283] D Davis, PJ Henslee, WR Markesbery. (1988) Fatal meningoencephalitis in a bone marrow transplant patient. Ann Neurol 23: 4, 385–389

[284] GAB Davies-Jones. (1995) Neurological manifestations of hematological disorders. In: Aminoff MJ, Hrsg. Neurology and general medicine. New York: Livingstone, 219–245.

[285] WK Davis, OB Boyko, JM Hoffman, et al. (1993) (18F)2-fluoro-2-deoxyglucose-positron emission tomography correlation of gadolinium-enhanced MR imaging of central nervous system neoplasia. Am J Neuroradiol 14: 515–523.

[286] JCJM De Haes, FC Van Kippenberg. (1985) The quality of life in cancer trials: A review of the literature. Soc Sci Med 20: 809–817.

[287] JCM De Haes. (1987) Quality of life of cancer patients: review of the literature. In: Aaronson NK, Beckmann J,

Hrsg. The quality of life of cancer patients. New York: Raven Press.

[288] S de la Monte, GW Moore, GM Hutchins. (1983) Patterned distribution of metastases from malignant melanoma in humans. Cancer Res 43: 3427.

[289] R De Vere, WG Bradley. (1975) Polymyositis: its presentation, morbidity and mortality. Brain 98: 637–666.

[290] LM DeAngelis. (1992) Primary central nervous system lymphoma. PPO updates 6 (11): 1–13.

[291] LM DeAngelis, PC Burger, SB Green, et al. (1998) Malignant glioma: who benefits from adjuvant chemotherapy. Ann Neurol 44: 691–695.

[292] LM DeAngelis, Y Delattre, JB Posner. (1989) Radiation induced dementia in patients cured of brain metastases. Neurology 39: 789–796.

[293] LM DeAngelis, LR Mandell, HT Thaler, et al. (1989) The role of postoperative radiotherapy after resection of single brain metastases. Neurosurgery 24: 798–805.

[294] LM DeAngelis, WR Shapiro. (1991) Drug/radiation interactions and central nervous system injury. In: Gutin PH, Leibel SA, Sheline GE, Hrsg. Radiation injury to the nervous system. New York: Raven Press, 361–382.

[295] LM DeAngelis, J Yahalom, HT Thaler, et al. (1992) Combined modality therapy for primary CNS lymphomas. J Clin Oncol 10: 635–643.

[296] M Debevec. (1990) Management of patients with brain metastases of unkown primary origin. Neoplasma 5: 601–606.

[297] JH Deck, MA Lee. (1978) Mucin embolism to cerebral arteries: a fatal complication of carcinoma of the breast. Can J Neurol Sci 5: 327–330.

[298] JY Delattre, M Uchuya. (1996) Radiotherapy and chemotherapy for gliomas. Curr Opin Oncol 8: 196–203.

[299] Y Delattre, JB Posner. (1995) Neurological complications of chemotherapy and radiation therapy. In: Aminoff MJ, Hrsg. Neurology and General Medicine. New York: Livingstone, 421–445.

[300] A Delcker, H Wilhelm, D Timmann, et al. (1997) Side effects from increased doses of carbamazepine on neuropsychological and posturographic parameters of humans. Eur Neuropsychopharmacol 7: 213–218.

[301] K Dellagi, P Dupouey, JC Brouet, et al. (1983) Waldenström's macroglobulinemia and peripheral neuropathy: a clinical and immunologic study of 25 patients. Blood 62: 280–285.

[302] P DePotter, CL Shields, JA Shields. (1994) Clinical variations of trilateral retinoblastoma: a report of 13 cases. Pediatr Ophthalmol Strabismus 31: 26–31.

[303] CP Derdeyn, CJ Moran, FJ Wippold, 2nd, et al. (1994) MRI of esthesioneuroblastoma. J Comput Assist Tomogr 18: 16–21.

[304] K Devaney, BM Wenig, SL Abbondanzo. (1996) Olfactory neuroblastoma and other round cell lesions of the sinonasal region. Mod Pathol 9: 658–663.

[305] O Devinsky. (1990) Radiation induced tumors of the central and peripheral nervous system. In: Rottenberg DA, Hrsg. Neurological complications of cancer treatment. Boston: Butterworth-Heinemann, 79–94.

[306] O Devinsky, ES Cho, CK Petito, et al. (1991) Herpes zoster myelitis. Brain 114: 1181–1196.

[307] VT DeVita, S Hellman, SA Rosenberg, Hrsg. (1997) Cancer, Fifth Edition, Philadelphia: Lippincot Raven.

[308] P Dewulf, P Demaerel, G Wilms, et al. (1993) Cerebral metastatic malignant melanoma: CT and MR findings with pathological correlation. J Belge Radiol 76: 318–319.

[309] M Dhodapkar, SL Goldberg, A Tefferi, et al. (1994) Reversible encephalopathy after cryopreserved peripheral blood stem cell infusion. Am J Hematol 45: 187–188.

[310] R Diaz-Arrastia, DS Younger, L Hair, et al. (1992) Neurolymphomatosis: a

clinicopathological syndrome reemerges. Neurology 42: 1136–1141.

[311] TS Dina. (1991) Primary central nervous system lymphoma versus toxoplasmosis in AIDS. Radiology 179: 823–828.

[312] A Distefano, HY Yap, GN Hortobagyi, et al. (1979) The natural history of breast cancer patients with brain metastases. Cancer 44: 1913–1918.

[313] M Djaldetti, J Pinkhas, AD Vries, et al. (1968) Myasthenia gravis in a patient with chronic myeloid leukemia treated by busulfan. Blood 32: 336–340.

[314] I Djerassi, JS Kim, A Regev. (1985) Response of astrocytoma to high-dose methotrexate with citrovorum factor rescue. Cancer 55: 2741–2747.

[315] GJ Dohrmann, JR Farwell, JT Flannery. (1976) Ependymomas and ependymoblastomas in children. J Neurosurg 45: 273–283.

[316] R Dolin, RC Reichman, MH Mazur, et al. (1978) Herpes zoster-varicella infections in immunosuppressed patients. Ann Int Med 89: 375–388.

[317] B Donahue, CB Scott, JS Nelson, et al. (1997) Influence of an oligodendroglial component on the survival of patients with anaplastic astrocytomas: a report of Radiation Therapy Oncology Group 83-02. Int J Radiat Oncol Biol Phys 38: 911–914.

[318] K Donovan, RW Sanson-Fisher, S Redman. (1989) Measuring quality of life in cancer patients. J Clin Oncol 7: 959–968.

[319] MM Doubrovin, JL Finlay. (1998) Role of chemotherapy in the treatment of low-grade gliomas. Critical Reviews in Neurosurgery 8: 310–316.

[320] TG Drake, HD Kerr. (1997) Status epilepticus after cranial CT with contrast media. WMJ 96: 46–48.

[321] WM Drake, JP Monson, PJ Trainer. (1998) Acute polyneuropathy with chronic lymphocytic leukaemia and paraproteinaemia: response to chlorambucil and prednisolone. J Neurol Neurosurg Psychiatry 64: 564.

[322] B Dreste, B Müller. Progression assessment in malignant glioma: evaluation of CT-criteria. J Neurooncol (1998) 39: 129.

[323] M Drlicek, W Grisold, U Liszka, et al. (1992) Angiotrophic lymphoma (malignant angioendotheliomatosis) presenting with rapidly progressive dementia. Acta Neuropathol 82: 533–535.

[324] E Dropcho, R Payne. (1986) Paraneoplastic opsoclonus-myoclonus. Association with medullary thyroid carcinoma and review of the literature. Arch Neurol 42: 410–412.

[325] EJ Dropcho, SS Rosenfeld, J Vitek, et al. (1998) Phase II study of intracarotid or selective intracerebral infusion of cisplatin for treatment of recurrent anaplastic gliomas. J Neurooncol 36: 191–198.

[326] F Dubas, I Serre. (1992) Complications vasculaires cerebrales des cancres. Rev Neurol 148: 663–671.

[327] PK Duffner, ME Horowith, Krischer J.P. (1993) Postoperative chemotherapy and delayed radiation in children less than three years of age with malignant brain tumors. New Engl J Med 328: 1725–1731.

[328] P Dyck. (1985) Lumbar reservoir for intrathecal chemotherapy. Cancer 55: 2271–2273.

[329] RT Eagan, S Frytak, RE Lee, et al. (1981) A case for preplanned thoracic and prophylactic whole brain radiation therapy in limited small cell lung cancer. Cancer Clinical Trials 4 (3): 261–266.

[330] F Earnest, PJ Kelly, BW Scheithauer, et al. (1988) Cerebral astrocytomas: histopathologic correlation of MR and CT contrast enhancement with stereotactic biopsy. Radiology 166: 823–827.

[331] RC Eastman, P Gorden, E Glatstein. (1992) Radiation therapy of acromegaly. Endocrinol Metab Clin North Am 21: 693–712.

[332] NL Eby, S Grufferman, CM Flanelly, et al. (1988) Increasing incidence of primary brain lymphoma in the US.

Cancer 62: 2461–2465.

[333] BV Eden, RF Debo, JM Larner, et al. (1994) Esthesioneuroblastoma. Long-term outcome and patterns of failure – the University of Virginia experience. Cancer 73: 2556–2562.

[334] D Eidelberg, A Sotrel, DS Horoupian, et al. (1986) Thrombotic cerebral vasculopathy associated with herpes zoster. Ann Neurol 19: 7–14.

[335] M El Amrani, O Heinzlef, T Debroucker, et al. (1998) Brain Infarction following 5-fluorouracil and cisplatin therapy. Neurology 51: 899–901.

[336] S Eliashiv, T Brenner, O Abramsky, et al. (1991) Acute inflammatory demyelinating polyneuropathy following bone marrow transplantation. Bone Marrow Transplant 8: 315–317.

[337] RG Ellenbogen, LE Moores. (1997) Endoscopic management of a pineal and suprasellar germinoma with associated hydrocephalus: technical case report. Minim Invasive Neurosurg 40: 13–15; discussion 16.

[338] E Ellie, A Vital, A Steck, et al. (1996) Neuropathy associated with „benign" anti-myelin associated glycoprotein IgM gammopathy: clinical immunological,neurophysiological, pathological findings and response to treatment in 33 cases. J Neurol 243: 34–43.

[339] KJ Elliot, KM Foley. (1993) Pain in neuro-oncology. In: Twijnstra A, Keyser BW, Ongerboer de Visser BW, Hrsg. Amsterdam: Elsevier, 419–456.

[340] TE Elliot, RP Dinapoli, JR O'Fallon, et al. (1997) Randomized trial of radiation therapy (RT) plus dibromodulcitol (DBD) versus RT plus BCNU in high grade astrocytoma. J Neurooncol 33: 239–250.

[341] R Ellis, A Gregor. (1998) The treatment of brain metastases from lung cancer. Lung Cancer 20: 81–84.

[342] B Emami, J Lyman, A Brown, et al. (1991) Tolerance of normal tissue to therapeutic irradiation. J Radiat Oncol Biol Phys 21: 109–122.

[343] H Engelhard. (1998) Antisense oligodeoxynucleotide technology: potential use for the treatment of malignant brain tumors. Cancer Control 5: 163–170.

[344] HH Engelhard. (1998) Antisense oligodeoxynucleotide technology: potential use for the treatment of malignant brain tumors. Cancer Control 5: 163–170.

[345] R Engenhart-Cabillic, M Wannenmacher. (1998) Strahlentherapie. In: Schlegel U, Westphal M, Hrsg. Neuroonkologie. Stuttgart: Thieme Verlag, 147–158.

[346] R Enriquez, B Egbert, J Bullock. (1973) Primary malignant melanoma of the central nervous system. Pineal involvement in a patient with nevus of ota and multiple pigmented skin nevi. Arch Pathol 95: 392–395.

[347] DR Enzmann, K Murphy-Irwin, GD Silverberg, et al. (1985) Spinal cord tumor imaging with CT and sonography. Am J Neuroradiol 6: 95–97.

[348] EORTC Brain Tumor Group. (1978) Effect of CCNU on survival rate of objective remission and duration of free interval in patients with malignant brain glioma – final evaluation. Eur J Cancer 14: 851–855.

[349] EORTC Brain Tumor Group. (1981) Evaluation of CCNU, VM-26 plus CCNU, and Procarbazine in supratentorial brain gliomas. J Neurosurg 55: 27–31.

[350] EORTC Brain Tumor Group. (1991) Cisplatin does not enhance the effect of radiation therapy in malignant gliomas. Eur J Cancer 27: 568–571.

[351] RI Ernestus, R Schroder, H Stutzer, et al. (1996) Prognostic relevance of localization and grading in intracranial ependymomas of childhood. Childs Nerv Syst 12: 522–526.

[352] RI Ernestus, O Wilcke, R Schroder. (1989) Intracranial ependymomas: prognostic aspects. Neurosurg Rev 12: 157–163.

[353] D Escudero, A Barnadas, M Codina, et al. (1993) Anti-Ri associated paraneoplastic neurologic disorder

without opsoclonus in a patient with breast cancer. Neurology 43: 1605–1606.

[354] P Espana, P Chang, P Wiernik. (1980) Increased incidence of brain metastases in sarcoma patients. Cancer 45: 377–380.

[355] BK Evans, C Fogan, T Arnold, et al. (1990) Paraneoplastic motor neurone disease and renal cell carcinoma: improvement after nephrectomy. Neurology 40: 960–962.

[356] EA Evans, JR Anderson, IB Lefkowitz-Boudreaux, et al. (1996) Adjuvant chemotherapy of childhood posterior fossa ependymoma: craniospinal irradiation with or without adjuvant CCNU, vincristine, and prednisone: a childrens cancer group study. Medical and Pediatric Oncology 27: 8–14.

[357] HJ Eyre, JJ Crowley, JJ Townsend, et al. (1993) A randomized trial of radiotherapy versus radiotherapy plus CCNU for incompletely resected low-grade gliomas: a Southwest Oncology Group study. J Neurosurg 78: 909–914.

[358] CE Fadul. (1995) Neurological complications of genitourinary cancer. In: Wiley RG, Hrsg. Neurological Complications of Cancer. New York: Dekker, 373–394.

[359] J Fahrenberg. (1986) Multimodale Erfassung der Lebenszufriedenheit: Eine Untersuchung an Herz-Kreislaufpatienten. Psychother Psychosom Med Psychol 3611: 347–354.

[360] GF Farnell, JC Buckner, TL Cascino, et al. (1996) Brain metastases from colorectal carcinoma: the long term survivors. Cancer 78: 711–716.

[361] JR Farr, GJ Dohrmann, GT Flannery. (1992) Neutron capture therapy with boron in the treatment of glioblastoma multiforme. Am J Roentgenol 71: 279–293.

[362] PM Fayers, DR Jones. (1983) Measuring and analysing quality of life in cancer clinical trials: A review. Stat Med 2: 429–446.

[363] JT Fazekas. (1977) Treatment of grades I and II brain astrocytomas: The role of radiotherapy. Int J Radiat Oncol Biol Phys 2: 661–666.

[364] B Fazeny, U Zifko, S Meryn, et al. (1996) Vinorelbine-induced neurotoxicity in patients with advanced breast cancer pretreated with paclitaxel- a phase II study. Cancer Chemother Pharmacol 39: 150–156.

[365] W Feiden, K Bise, U Steudel. (1990) Diagnosis of primary cerebral lymphoma with particular reference to CT-guided stereotactic biopsy. Virchows Arch A Pathol Anat 417: 21–28.

[366] E Feldmann, JB Posner. (1986) Episodic neurologic dysfunction in patients with Hodgkin's disease. Arch Neurol 43: 1227–1233.

[367] J Fernandez-Sola, A Cases, R Monforte, et al. (1987) A possible pathogenetic mechanism for rhabdomyolysis associated with multiple myeloma. Acta Haematol 77: 231–233.

[368] MR Fetell, SA Grossman, JD Fisher, et al. (1997) Preirradiation paclitaxel in glioblastoma multiforme: efficacy, pharmacology, and drug interactions. J Clin Oncol 15: 3121–3128.

[369] MW Fidler. (1998) Current concepts of surgical therapy of vertebral tumors. In: Valk J, Heimans JJ, Algra PR, Hrsg. Diagnosis and therapy of spinal tumors. Berlin: Springer Verlag, 179–206.

[370] DF Figarella Branger, PL Durbec, GN Rougon. (1990) Differential spectrum of expression of neural cell adhesion molecule isoforms and L1 adhesion molecules on human neuroectodermal tumors. Cancer Res 50: 6364–6370.

[371] GF Findlay. (1984) Adverse effects of the management of malignant spinal cord compression. J Neurol Neurosurg Psychiatry 47: 761–768.

[372] HA Fine, KBG Dear, JS Loeffler, et al. (1993) Meta-analysis of radiation therapy with and without adjuvant chemotherapy for malignant gliomas

in adults. Cancer 71: 2585–2597.

[373] FS Finizio. (1995) CT and MRI aspects of supratentorial hemispheric tumors of childhood and adolescence. Childs Nerv Syst 11: 559–567.

[374] J Finsterer, C Wogritsch, P Pokieser, et al. (1997) Light chain myeloma with oro-pharyngeal amyloidosis presenting as bulbar paralysis. J Neurol Sci 147: 205–208.

[375] R Firsching, R Tieben, R Schroder, et al. (1994) Long-term prognosis of low grade astrocytoma. Zentralbl Neurochir 55: 10–15.

[376] RP Firsching, A Fischer, R Peters. (1990) Growth rate of incidental meningiomas. J Neurosurg 73: 545–547.

[377] BD Fisher, D Armstrong, B Yu, et al. (1981) Invasive aspergillosis: progress in early diagnosis and treatment. Am J Med 71: 571–577.

[378] JL Fisk, JE Del Dotto. (1990) Neuropsychological sequelae of brain tumors. Henry Ford Hosp Med J 38: 213–218.

[379] H Flament, M Drlicek, W Grisold, et al. (1988) Intramedulläre Metastasen bei soliden Tumoren. Cancer Res Clin Oncol S: 134

[380] MA Fleege, GM Miller, GP Fletcher, et al. (1994) Benign glial cysts of the pineal gland: unusual imaging characteristics with histologic correlation [see comments]. Am J Neuroradiol 15: 161–166.

[381] RC Florell, DR Macdonald, WD Irish, et al. (1992) Selection bias, survival, and brachytherapy for glioma. J Neurosurg 76: 179–183.

[382] A Flowers. (1996) Seizures and syncope. In: Levin VA, Hrsg. Cancer in the nervous system. New York: Livingstone, 314–324.

[383] A Flowers, VA Levin. (1993) Management of brain metastases from breast carcinoma. Oncology (Hunting) 7: 21–34.

[384] DF Flynn, WU Shipley. (1991) Management of spinal cord compression secondary to metastatic prostatic carcinoma. Urol Clin N Am 18: 145–152.

[385] R Fogelholm, T Uutela, K Murros. (1984) Epidemiology of central nervous system neoplasms. A regional survey in Central Finland. Acta Neurol Scand 69: 129–136.

[386] EC Fokes, Jr., KM Earle. (1969) Ependymomas: clinical and pathological aspects. J Neurosurg 30: 585–594.

[387] F Folli, M Solimena, R Cofioll, et al. (1993) Autoantibodies to a 128-kd synaptic protein in three women with the stiff man syndrome and breast cancer. N Engl J Med 328: 546–551.

[388] GC Fong, KY Fong. (1997) Paraneoplastic cauda equina syndrome secondary to B cell lymphoma. Clin Neurol Neurosurg 99: 71–72.

[389] A Forman. (1990) Peripheral neuropathy in cancer patients: clinical types, etiology, and presentation. Part 2. Oncology Williston Park 4: 85–89.

[390] AD Forman. (1996) Effects of cancer on the peripheral and central nervous system and ist treatment. In: Levin VA, Hrsg. Cancer in the nervous system. New York: Livingstone, 335–360.

[391] SC Formenti, SG Parkash, E Lean, et al. (1989) Primary central nervous system lymphoma in AIDS: Results of radiation therapy. Cancer 63: 1101–1107.

[392] M Forsting, FK Albert, S Kunze, et al. (1993) Extirpation of glioblastomas: MR and CT follow-up of residual tumor and regrowth patterns. Am J Neuroradiol 14: 77–87.

[393] P Forsyth, DW Kimmel, C Hook, et al. (1991) Multifocal inflammatory leukoencephalopathy in patients receiving adjuvant therapy with 5-fluorouracil and levamisole for adenocarcinoma of the colon. Ann Neurol 30: 273.

[394] DL Fraker. (1997) Section 3, Parathyroid tumors. In: DeVita V, Hellman S, Rosenberg SA, Hrsg. Cancer: Principles & Practice of Oncology, Fifth Ed. Philadelphia: Lippincott-Raven, 1652–1659.

[395] TL Francavilla, RS Miletich, G Di Chiro, et al. (1989) Positron emission tomography in the detection of malignant degeneration of low-grade gliomas. Neurosurgery 24: 1–5.

[396] V Franciosi, G Cocconi, F Di Costanzo, et al. (1996) Front-line chemotherapy (CT) with cisplatin and etoposide in brain metastases from breast carcinoma (BC), non-small cell lung carcinoma (NSCLC) and malignant melanoma (MM). A prospective randomized study. Proc Annu Meet Amer Soc Clin Oncol A289.

[397] NG Frangogiannis, I Boridy, M Mazhar, et al. (1996) Cyclophosphamide in the treatment of toxic epidermal necrolysis. South Med J 89: 1001–1003.

[398] F Frank, AP Fabrizi, G Gaist, et al. (1987) Late considerations in the treatment of low-grade malignancy cerebral tumors with iodine-125 brachytherapy. Appl Neurophysiol 50: 302–309.

[399] LM Franks, A Bollen, RC Seeger, et al. (1997) Neuroblastoma in adults and adolescents: an indolent course with poor survival. Cancer 79: 2028–2035.

[400] PU Freda, SL Wardlaw, KD Post. (1998) Long-term endocrinological follow-up evaluation in 115 patients who underwent transsphenoidal surgery for acromegaly. J Neurosurg 89: 353–358.

[401] RJ Freilich, J-Y Delattre, A Monjour, et al. (1996) Chemotherapy without radiation therapy as initial treatment for primary CNS lymphoma in older patients. Neurology 46: 435–439.

[402] RL Friede, A Pollak. (1978) The cytogenetic basis for classifying ependymomas. J Neuropathol Exp Neurol 37: 103–118.

[403] HS Friedman, RE McLendon, T Kerby, et al. (1998) DNA mismatch repair and O6-alkylguanine-DNA alkyltransferase analysis and response to Temodal in newly diagnosed malignant glioma. J Clin Oncol 16: 3851–3857.

[404] M Friedman, TH Kim, AM Panahom, et al. (1976) Spinal cord compression in malignant lymphoma; treatment and results. Cancer 37: 1485–1491.

[405] S Frustaci, L Barzan, R Comoretto, et al. (1987) Local neurotoxicity after intra-arterial cisplatin in head and neck cancer. Cancer Treatment Reports 71: 257–259.

[405a] HS Friedman, RE McLendon, T Kerby, et al. (1998) DNA mismatch repair and 06-alkylguanine-DNA alkyltransferase analysis and response to temodal in newly diagnosed malignant glioma. J Clin Oncol 16: 3851–7.

[406] R Fuentes, AX Izquierdo, E Canals, et al. (1995) Neurological assessment of high grade astrocytomas following high dose radiotherapy as sole treatment. Clin Oncol R Coll Radiol 7: 110–112.

[407] GN Fuller, SE Kaba, LE Ginsberg, et al. (1997) Late sequelae of treated pleomorphic xanthoastrocytoma: malignant brain stem astrocytoma occurring 15 years after radiation therapy. J Neurooncol 32: 57–61.

[408] DS Fulton, RC Urtasun, I Scott-Brown, et al. (1992) Increasing radiation dose intensity using hyperfractionation in patients with malignant glioma. Final report of a prospective phase I- II dose response study. J Neurooncol 14: 63–72.

[409] HM Furneaux, L Reich, JB Posner. (1990) Autoantibody synthesis in the central nervous system of patients with paraneoplastic syndromes. Neurology 40: 1085–1089.

[410] AA Gabbai, FH Hochberg, RM Linggood, et al. (1989) High-dose methotrexate for non aids primary central nervous lymphoma. J Neurosurg 70: 190–194.

[411] G Galassi, P Zonari, T Artusi, et al. (1996) Leptomeningeal carcinomatosis presenting as progressive multineuritis: clinical, pathologic, and MRI study. Clin Neuropathol 15: 159–162.

[412] GM Galloway, MJ Guiliani, M Hurtt. (1993) A case report of paraneoplastic

motor neuron disease. Muscle & Nerve 16: 1106.

[413] V Ganju, RB Jenkins, JR O'Fallon, et al. (1994) Prognostic factors in gliomas. A multivariate analysis of clinical, pathologic, flow cytometric, cytogenetic, and molecular markers. Cancer 74: 920–927.

[414] C Garbe. (1998) Malignes Melanom. In: Seeber S, Schütte J, Hrsg. Therapiekonzepte Onkologie. 3. Aufl. Berlin: Springer Verlag, 799–829.

[415] M Garfolo, R Murali, I Halpern, et al. (1989) Chronic lymphocytic leukemia with hypothalamic invasion. Cancer 64: 1714–1716.

[416] WA Gattis, DB May. (1996) Possible interaction involving phenytoin, dexamethasone, and antineoplastic agents: a case report and review. Ann Pharmacother 30: 520–526.

[417] HL Ge, WL Hirsch, GL Wolf, et al. (1992) Diagnostic role of gadolinium-DTPA in pediatric neuroradiology. A retrospective review of 655 cases. Neuroradiology 34: 122–125.

[418] TS Gee, M Haghbin, MD Dowling, et al. (1976) Acute lymphoblastic leukemia in adults and children. Differences in response with similar therapeutic regimens. Cancer 37: 1256–1264.

[419] EA Gehan, MD Walker. (1977) Prognostic factors for patients with malignant brain tumors. In: National Cancer Inst Monogr 46, 189–195.

[420] CF Geiser, Y Bishop, N Jaffe, et al. (1975) Adverse effects of intrathecal methotrexate in children with acute leukemia in remission. Blood 45: 189–195.

[421] F Gemignani, G Pavesi, A Fiocchi, et al. (1992) Peripheral neuropathy in essential mixed cryoglobulinaemia. J Neurol Neurosurg Psychiatry 55: 116–120.

[422] C Geny, J Julis, A Azoulay, et al. (1991) Thalamic infarction following lingual herpes zoster. Case report. Neurology 41: 1846.

[423] vdH Gerritsen, LM DeAngelis, JB Posner. (1990) Neurotoxicity of combined radiation and chemotherapy. In: Hildebrand J, Hrsg. Neurological adverse reactions to anticancer drugs. Berlin: Springer Verlag, 45–54.

[424] JR Geyer, PM Zeltzer, JM Boyett, et al. (1994) Survival of infants with primitive neuroectodermal tumors or malignant ependymomas of the CNS treated with eight drugs in 1 day: a report from the Childrens Cancer Group. J Clin Oncol 12: 1607–1615.

[425] R Gherardi, P Gaulard, C Prost, et al. (1986) T cell lymphoma revealed by a peripheral neuropathy, a report of two cases with an immunological study on lymph node and nerve biopsies. Cancer 58: 2710–2716.

[426] RK Gherardi, S Chouaib, D Malapert, et al. (1994) Early weight loss and high serum tumor necrosis factor alpha levels in polyneuropathy, organomegaly. Ann Neurol 35: 501–505.

[427] TT Ghim, JJ Seo, M O'Brian, et al. (1993) Childhood intracranial meningiomas after high-dose irradiation. Cancer 71: 4091–4095.

[428] C Giannini, BW Scheithauer. (1997) Classification and grading of low-grade astrocytic tumors in children. Brain Pathology 7: 785–798.

[429] GL Gigli, M Maschio, M Diomedi, et al. (1996) Cognitive performances in newly referred patients with temporal lobe epilepsy: comparison with normal subjects in basal condition and after treatment with controlled-release carbamazepine. Int J Neurosci 88: 97–107.

[430] HA Gilbert, F Cassidy, J Wagner, et al. (1978) An example of how patient selection can influence survival in glioblastoma multiforme. Cancer Clinical Trials 102–105.

[431] MR Gilbert, SA Grossman. (1986) Incidence and nature of neurologic problems with solid tumors. Am J Med 81: 951–954.

[432] RW Gilbert, JH Kim, JB Posner. (1978) Epidural spinal cord compression from metastatic tumor: diagnosis and treatment. Ann Neurol 3: 40–51.

[433] AP Gimenez-Roqueplo, S Casanova, E Bruckert, et al. (1994) Endocrinopathies in four patients with POEMS syndrome. Presse Med 23: 1243–1246.

[434] RJ Ginsberg, EE Vokes, A Raben. (1997) Non-Small Cell Lung Cancer Chapter 30. In: VT DeVita, S Hellmann, SA Rosenberg, Hrsg. Cancer: Principles & Practice of Oncology, Fifth Ed. Philadelphia: Lippincott-Raven, 849–949.

[435] AR Giovagnoli, A Boiardi. (1994) Cognitive impairment and quality of life in long-term survivors of malignant brain tumors. Ital J Neurol Sci 15: 481–488.

[436] AR Giovagnoli, M Tamburini, A Boiardi. (1996) Quality of life in brain tumor patients. J Neurooncol 30: 71–80.

[437] M Glantz. (1996) Radiation induced nervous system injury. In: Practical Neuro-oncology. Proc. of the American Academy of Neurology: 45–69.

[438] MJ Glantz, PC Burger, AH Friedman, et al. (1994) Treatment of radiation-induced nervous system injury with heparin and warfarin. Neurology 44: 2020–2027.

[439] MJ Glantz, BF Cole, PA Forsyth, et al. Meta-Analysis of anticonvulsant prophylaxis (ACP) in seizure-naive patients with brain tumors. ASCO Proc (1998) 17: 388a.

[440] MJ Glantz, BF Cole, MH Friedberg, et al. (1996) A randomized, blinded, placebo-controlled trial of divalproex sodium prophylaxis in adults with newly diagnosed brain tumors. Neurology 46: 985–991.

[441] AW Glaser, K Davies, D Walker, et al. (1997) Influence of proxy respondents and mode of administration on health status assessment following central nervous system tumours in childhood. Qual Life Res 6: 43–53.

[442] J Glass, FH Hochberg, ML Gruber, et al. (1992) The treatment of oligodendrogliomas and mixed oligodendroastrocytomas with PCV chemotherapy. J Neurosurg 76: 741–745.

[443] JP Glass. (1995) Neurological complications of plasma cell dyscrasias. In: Wiley RG, Hrsg. Neurological Complications of Cancer. New York: Dekker, 489–502.

[444] JP Glass, ML Gruber, L Cher, et al. (1994) Pre-irradiation methotrexate chemotherapy of primary central nervous system lymphomas: long-term outcome. J Neurosurg 81: 188–195.

[445] JP Glass, M Melamed, NL Chernik, et al. (1979) Malignant cells in cerebrospinal fluid (CSF): The meaning of a positive CSF cytology. Neurology 29: 1369–1375.

[446] ZL Gokaslan, JE York, GL Walsh, et al. (1998) Transthoracic vertebrectomy for metastatic spinal tumors. J Neurosurg 89: 599–609.

[447] S Goldring, KM Rich, S Picker. (1986) Experience with gliomas in patients presenting with a chronic seizure disorder. Clin Neurosurg 33: 15–42.

[448] JW Goldwein. (1987) Radiation myelopathy: a review. Medical and Pediatric Oncology 15: 89–95.

[449] DG Gonzalez, J Menten, DA Bosch, et al. (1994) Accelerated radiotherapy in glioblastoma: a dose searching prospective study. Radiotherapy and Oncology 32: 98–105.

[450] PH Gordon. (1996) Lymphoproliferative disorders and motor neuron disease. Ann Neurol 40: 544.

[451] SL Gordon, WP Graham, JT Black, et al. (1977) Accessory nerve function after surgical procedures in the posterior triangle. Arch Surg 112: 264–268.

[452] BJ Gould, MJ Borowitz, ES Groves, et al. (1989) Phase I study of an anti breast cancer immunotoxin by continuous infusion. Report of a targeted toxic effect not predicted by animal studies. J Natl Cancer Inst 81: 775–781.

[453] PA Grabb, AL Albright, RJ Sclabassi, et al. (1997) Continuous intraoperative electromyographic monitoring of cranial nerves during resection of fourth ventricular tumors in children. J Neurosurg 86: 1–4.

[454] R Grant, SM Papadopoulos, HS

Greenberg. (1991) Metastatic epidural spinal cord compression. Neurol Clin 9: 825–841.

[455] F Graus. (1990) Acute meningospinal syndromes: acute myelopathy and radiculopathy. In: Hildebrand J, Hrsg. neurological adverse reactions to anticancer drugs. Berlin: Springer Verlag, 87–92.

[456] F Graus, J Dalmau, R Rene, et al. (1997) Anti-Hu antibodies in patients with small cell lung cancer: association with complete response to therapy and improved survival. J Clin Oncol 15: 2866–2872.

[457] F Graus, R Ramon. (1993) Paraneoplastic neuropathies. Eur Neurol 33: 279–286.

[458] F Graus, LR Rogers, JB Posner. (1985) Cerebrovascular complications in patients with cancer. Medicine 64: 16–35.

[459] F Graus, A Saiz, J Sierra, et al. (1996) Neurologic complications of autologous and allogenic bone marrow transplantation in patients with leukemia: a comparative study. Neurology 46: 1004–1009.

[460] F Graus, RW Walker, JC Allen. (1983) Brain metastases in children. J Pediatr 103: 558–561.

[461] SB Green. (1997) Does assessment of quality of life in comparative cancer trials make a difference? A discussion. Cont Clin Trials 18: 306–310.

[462] SB Green, DP Byar, MD Walker, et al. (1983) Comparisons of carmustine, procarbazine, and high-dose methylprednisolone as additions to surgery and radiotherapy for the treatment of malignant glioma. Cancer Treatment Reports 67: 123–132.

[463] HS Greenberg, MD Deck, B Vikram, et al. (1981) Metastasis to the base of the skull. Clinical findings in 43 patients. Neurology 31: 530–537.

[464] HS Greenberg, JH Kim, JB Posner. (1980) Epidural spinal cord compression from metastatic tumor; results with a new treatment protocol. Ann Neurol 8: 361–366.

[465] MK Greenberg, VA Mc, T Hayes. (1992) Segmental motor involvement in herpes zoster: an EMG study. Neurology 42: 1122–1123.

[466] A Greenspan, HJ Deeg, FM Cottler, et al. (1990) Incapacitating peripheral neuropathy as a manifestation of chronic graft versus host disease. Bone Marrow Transplant 5: 349–352.

[467] A Gregor, M Lind, C Osborn. (1997) RMP-7 and Carboplatin in recurrent malignant glioma (abstr.). J Neurooncol 35, Suppl. 1: 54.

[468] MR Grever, KJ Kopecky, CA Coltman, et al. (1988) Fludarabine monophosphate: a potentially useful agent in chronic lymphocytic leukemia. Nouv Rev Fr Hematol 30: 457–459.

[469] A Grieco, CJ Long. (1984) Investigation of the Karnofsky Performance Status as a measure of quality of life. Health Psychol 3: 129–142.

[470] W Grisold. (1989) Neuromuskuläre Läsionen bei Malignomen. Wien New York: Springer Verlag.

[471] W Grisold, M Drlicek, U Liszka-Setinek, et al. (1995) Anti-tumour therapy in paraneoplastic neurological disease. Clinical Neurology and Neurosurgery 97: 106–111.

[472] W Grisold, M Drlicek, U Setinek. (1998) Leptomeningeal carcinomatosis: clinical syndrome in different primaries. J Neurooncol 38: 103–110.

[473] W Grisold, W Mokrusa, B Mamoli, et al. (1985) Akute myelomonozytäre und Monoblastenleukämien mit polyradikulärer Symptomatik. Wien Kli Wo 97: 662–666.

[474] W Grisold, R Weiss, K Jellinger. (1983) Klinik und zytologische Diagnostik der meningealen Neoplasien. In: Heyden HW, Krauseneck P, Hrsg. Hirnmetastasen. München Bern Wien: Zuckschwerdt.

[475] S Grossman, T Moynihan. (1991) Neurologic complications of systemic cancer. Neurol Clin 9: 843–856.

[476] A Grove, M Vyberg. (1993) Primary leptomeningeal T-cell lymphoma: a case and a review of primary

T-cell lymphoma of the central nervous system. Clin Neuropathol 12: 7–12.

[477] SM Grunberg, MH Weiss, IM Spitz. (1991) Treatment of unresectable meningiomas with the antiprogesterone agent mifepristone. J Neurosurg 74: 861–866.

[478] A Guberman, H Rosenbaum, T Braciale, et al. (1978) Human neurolymphomatosis. J Neurol Sci 36: 1–12.

[479] N Guha-Thakurta, D Damek, C Pollack, et al. (1999) Intravenous methotrexate as initial treatment for primary central nervous system lyphoma – Response to therapy and quality of life of patients. J Neurooncol 43: 259–268.

[480] B Gul, S Kulacoglu, M Yuksel, et al. (1997) Esthesioneuroblastoma in a young child. Neurosurg Rev 20: 59–61.

[481] SR Gupta, DE Zdonczyk, FA Rubino. (1990) Cranial neuropathy in systemic malignancy in a VA population. Neurology 40: 997–999.

[482] S Gururangan, IJ Dunkel, S Goldman, et al. (1998) Myeloablative chemotherapy with autologous bone marrow rescue in young children with recurrent malignant brain tumors. J Clin Oncol 16: 2486–2493.

[483] T Guthbjartsson, T Gislason. (1995) Spontaneous regression of brain metastasis secondary to renal cell carcinoma. Scand J Urol-Nephrol 29: 215–217.

[484] PH Gutin, JA Levi, PH Wiernik, et al. (1977) Treatment of malignant meningeal disease with intrathecal Thio-TEPA: A Phase II Study. Cancer Treatment Reports 61: 885–887.

[485] PH Gutin, MD Prados, TL Phillips, et al. (1991) External irradiation followed by an interstitial high activity iodine-125 implant „boost" in the initial treatment of malignant gliomas: NCOG study 6G-82-2. Int J Radiat Oncol Biol Phys 21: 601–606.

[486] GH Gyatt, C Bombardier, PX Tugwell. (1986) Measuring disease specific quality of life in clinical trials. Can Med Assoc J 134: 889–895.

[487] H Haaxma-Reiche, C Haanen. (1993) Central nervous system dissemination of extracranial hematological malignancies. In: Twijnstra A, Keyser A, Ongerboer de Visser BW, Hrsg. Neurooncology. Amsterdam London New York: Elsevier, 231–256.

[488] A Haaß, R Klob, M Brenner, et al. (1987) ICP-gesteuerte Hirnödembehandlung mit Glyzerin und Sorbit bei intrazerebralen Blutungen. Nervenarzt 58: 22–29.

[489] C Haberland, M Ciprian, O Kucuk, et al. (1987) Fulminant leukemic polyradiculoneuropathy in a case of B-cell prolymphocytic leukemia. Cancer 60: 1454–1458.

[490] TB Haddy, MA Adde, IT Magrath. (1991) CNS involvement in small noncleaved-cell lymphoma: Is CNS disease per se a poor prognostic sign? J Clin Oncol 9: 1973–1982.

[491] H Haft, GC Wang. (1988) Metastatic liposarcoma of the brain with response to chemotherapy: case report. Neurosurgery 23: 777–780.

[492] MM Haglund, MS Berger. (1996) Functional mapping of motor, sensory and language pathways during lowgrade glioma removal. Tech Neurosurg 2: 141–149.

[493] AS Hale. (1993) New antidepressants: Use in high-risk patients. J Clin Psych 54: 61–70.

[494] SM Hall, AU Buzdar, GR Blumenschein. (1983) Cranial nerve palsies in metastatic breast cancer due to osseous metastasis without intracranial involvement. Cancer 52: 180–184.

[495] WA Hall, HR Djalilian, PW Sperduto, et al. (1995) Stereotactic radiosurgery for recurrent malignant gliomas. J Clin Oncol 13: 1642–1648.

[496] D Hallahan, M Griem, S Griem, et al. (1986) Mycosis fungoides involving the central nervous system. J Clin Oncol 4: 1638–1644.

[497] G Hamann, T Meier, K Schimrigk. (1993) Hirnmetastasen als Erstmani-

festation einer Tumorerkrankung. Nervenarzt 64: 104–107.

[498] J Hammack, MK Kotanides, MK Rosenblum, et al. (1992) Paraneoplastic cerebellar degeneration. II, Clinical and immunological findings in 21 patients with Hodgkin's disease. Neurology 42: 1938–1943.

[499] HH Hansen, P Dombernowsky, FR Hirsch, et al. (1980) Prophylactic irradiation in bronchogenic small cell anaplastic carcinoma; A comparative trial of localized versus extensive radiotherapy including prophylactic brain irradiation in patients receiving combination chemotherapy. Cancer 46: 279–284.

[500] D Hao, LM DiFrancesco, PMA Brasher, et al. (1999) Is primary CNS lymphoma really becoming more common? A population-based study of incidence, clinicopathological features and outcomes in Alberta from 1975 to 1996. Ann Oncol 10: 65–70.

[501] N Haque, K Thrasher, EE Werk, et al. (1972) Studies on dexamethasone metabolism in man; effect of diphenylhydantoin. J Clin Endocr 34: 44–50.

[502] JR Hardy, VJ Harvey. (1989) Cerebral metastases in patients with ovarian cancer treated with chemotherapy. Gynecol Oncol 33: 296–300.

[503] CM Harper, JE Thomas, TL Cascino, et al. (1989) Distinction between neoplastic and radiation induced brachial plexopathy, with emphasis on the role of EMG. Neurology 39: 502–506.

[504] NL Harris, ES Jaffe, H Stein, et al. (1994) A revised European American classification of lymphoid neoplasms: a proposal from the international lymphoma study group. Blood 84: 1361–1392.

[505] MJG Harrison, JC McArthur. (1995) AIDS and Neurology. Edinburgh London Madrid: Livingstone.

[506] IK Hart, C Waters, A Vincent, et al. (1997) Autoantibodies detected to expressed potassium channels are implicated in neuromyotonia. Ann Neurol 41: 238–246.

[507] MN Hart, CK Petito, KM Earle. (1974) Mixed gliomas. Cancer 33: 134–140.

[508] M Hartmann, M Forsting, O Jansen, et al. (1996) Verbessert die Hochdosisgabe eines paramagnetischen Kontrastmittels (Gadovist) die diagnostische Aussage der Magnetresonanztomographie bei Glioblastomen? Röfo Fortschr Geb Röntgenstr Neuen Bildgeb Verfahr 164: 119–125.

[509] M Hartmann, K Sartor. (1997) Primäre maligne Lymphome des Gehirns. Radiologe 37: 42–50.

[510] Y Hashimoto. (1998) Novel biological response modifiers derived from thalidomide. Current Medicinal Chemistry 5: 163–178.

[511] A Hatam, M Bergström, Z Yu, et al. (1983) Effect of dexamethasone treatment on volume and contrast enhancement of intracranial neoplasms. J Comput Assist Tomogr 7 (2): 297–300.

[512] H Hatanaka. (1991) Boron-neutron capture therapy. In: Laws ER, Karim ABMF, Hrsg. Glioma. Berlin: Springer Verlag, 233–249.

[513] C Haupt, G Zarbock, FJ Schulte. (1995) [Tumors of the cerebral hemispheres in children and adolescents. Results of treatment, residual syndromes and focal epilepsy]. Klin Pädiatr 207: 73–80.

[514] RJ Hawley, MH Cohen, N Saini, et al. (1980) The carcinomatous neuromyopathy of oat cell lung cancer. Ann Neurol 7: 65–72.

[515] M Hayashi, H Kobayashi, Y Handa, et al. (1991) Plateau wave phenomenon (II). Occurence of brain herniation in patients with and without plateau waves. Brain 114: 2693–2699.

[516] Headache Classification Committee of the International Headache Society. (1988) Classification and diagnostic criteria for headache disorders. Cephalgia 8, Suppl 7: 1–96.

[517] EA Healey, PD Barnes, WJ Kupsky, et al. (1991) The prognostic significance of postoperative residual tumor in

ependymoma. Neurosurgery 28: 666–671.

[518] S Heegaard, HM Sommer, H Broholm, et al. (1995) Proliferating cell nuclear antigen and ki 67 immunohistochemistry of oligodendrogliomas with special reference to prognosis. Cancer 76: 1809–1813.

[519] RR Heffner. (1971) Myopathy of embolic origin in patients with carcinoma. Neurology 21: 840–846.

[520] F Heidenreich, A Vincent. (1998) Antibodies to ion channel proteins in thymoma with myasthenia, neuromyotonia, and peripheral neuropathy. Neurology 50: 1483–1485.

[521] JJ Heimans. (1998) Clinical aspects of spinal tumors. In: Heimans JJ, Algra PR, Valk J, Hrsg. Diagnosis and therapy of spinal tumors. Berlin: Springer Verlag, 1–14.

[522] O Heinzlef, JP Lotz, E Roullet. (1998) Severe neuropathy after high dose carboplatin in three patients receiving multidrug chemotherapy. J Neurol Neurosurg Psychiatry 64: 667–669.

[523] A Helseth, SJ Mork. (1989) Neoplasms of the central nervous system in Norway. APMIS 97: 547–555.

[524] S Helweg-Larsen, SW Hansen, PS Soerensen. (1995) Second occurrence of symptomatic metastatic spinal cord compression and findings of multiple spinal metastases. Int J Radiat Oncol Biol Phys 28: 595–598.

[525] JW Henson. (1995) Neurological complications of melanoma and other cutaneous malignancies. In: Wiley RG, Hrsg. Neurological complications of cancer. New York: Dekker, 333–352.

[526] RA Henson, H Urich. (1982) Cortical cerebellar degeneration. In: Henson RA, Urich H, Hrsg. Cancer and the nervous system. Oxford: Blackwell Scientific Publications, 314–367.

[527] K Herholz, W Heindel, PR Luyten, et al. (1992) In vivo imaging of glucose consumption and lactate concentration in human gliomas. Ann Neurol 31: 319–327.

[528] TS Herman, N Hammond, SE Jones, et al. (1979) Involvement of the central nervous system by Non-Hodgkin's lymphoma. Cancer 43: 390–397.

[529] I Hernandez, D Soderlund, AL Espinosa-de-los-Monteros, et al. (1999) Differential effects of octreotide treatment and transsphenoidal surgery on growth hormone-binding protein levels in patients with acromegaly. J Neurosurg 90: 647–650.

[530] S Herold, R von Kummer. (1981) Fehldiagnose eines primären intracerebralen malignen Lymphoms als Meningeom. Tumor Diagnostik 2: 271–272.

[531] MJ Herpers, G Freling, EA Beuls. (1994) Pleomorphic xanthoastrocytoma in the spinal cord. Case report. J Neurosurg 80: 564–569.

[532] MK Herrick, LJ Rubinstein. (1979) The cytological differentiating potential of pineal parenchymal neoplasms (true pinealomas). A clinicopathological study of 28 tumours. Brain 102: 289–320.

[533] H-D Herrmann. (1998) Neurochirurgische Therapie der Hirnmetastasen. In: Staab H-J, Krauseneck P, Hrsg. Hirnmetastasen – eine interdisziplinäre Herausforderung. Stuttgart New York: Thieme Verlag, 53–65.

[534] HD Herrmann, D Winkler, M Westphal. (1992) Treatment of tumours of the pineal region and posterior part of the third ventricle. Acta Neurochir (Wien) 116: 137–146.

[535] AA Hertler, AE Frankel. (1989) Immunotoxins: a clinical review of their use in the treatment for neoplastic meningitis. J Clin Oncol 7: 1932–1942.

[536] CF Hess, JC Schaaf, RD Kortmann, et al. (1994) Malignant glioma: patterns of failure following individually tailored limited volume irradiation. Radiother Oncol 30: 146–149.

[537] R Heyn, A Ragab, RB Ragab. (1986) Late effects of therapy in orbital rhabdomyosarcoma in children. Cancer 57: 1738–1743.

[538] HP Higer. (1989) MR-Atlas der

Hirntumoren. Stuttgart New York: Thieme Verlag.

[539] B Hilaris, N Martini, G Wong, et al. (1987) Treatment of superior sulcus tumor (Pancoast tumor). Surg Clin North Am 67: 965–977.

[540] J Hildebrand. (1978) Lesions of the nervous system in cancer patients. New York: Raven Press.

[541] J Hildebrand. (1993) Side effects of chemotherapy, corticosteroids and immunosuppression. In: Twijnstra A, Keyser A, Ongerboer de Visser BW, Hrsg. Neurooncology. Amsterdam: Elsevier, 365–383.

[542] J Hildebrand, T Sahmoud, F Mignolet, et al. (1994) Adjuvant therapy with dibromodulcitol and BCNU increases survival of adults with malignant gliomas. Neurology 44: 1479–1483.

[543] R Hilker, R Mielke, F Berthold, et al. (1998) Mischtumoren der Pinealisregion. Diagnostik und Therapie bei Vorliegen sezernierender Keimzelltumoranteile. Nervenarzt 69: 519–524.

[544] S Hirokawa, I Yamashita, Y Kuroki, et al. (1998) Neuroblastoma in an adult with a high serum level of carbohydrate antigen, CA125: report of a case. Surg Today 28: 349–354.

[545] T Hirose, BW Scheithauer, MB Lopes, et al. (1995) Olfactory neuroblastoma. An immunohistochemical, ultrastructural, and flow cytometric study. Cancer 76: 4–19.

[546] K Hiroshige, S Sonoda, M Fujita, et al. (1995) Primary adrenal ganglioneuroblastoma in an adult. Intern Med 34: 1168–1173.

[547] FR Hirsch, OB Paulson, HH Hansen, et al. (1982) Intracranial metastases in small cell carcinoma of the lung: correlation of clinical and autopsy findings. Cancer 50: 2433–2437.

[548] RN Hitchins, DR Bell, RL Woods, et al. (1987) A prospective trial of single-agent versus combination chemotherapy in meningeal carcinomatosis. J Clin Oncol 5: 1655–1662.

[549] FH Hochberg, JS Loeffler, M Prados. (1991) The therapy of primary brain lymphoma. J Neurooncol 10: 191–201.

[550] FH Hochberg, DC Miller. (1988) Primary central nervous system lymphoma. J Neurosurg 68: 835–853.

[551] FH Hochberg, B Slotnik. (1980) Neuropsychologic impairment in astrocytoma survivors. Neurology 30: 172–177.

[552] L Hochholzer, CA Moran, MN Koss. (1998) Primary pulmonary ganglioneuroblastoma: a clinicopathologic and immunohistochemical study of two cases. Ann Diagn Pathol 2: 154–158.

[553] D Hoelzer, WD Ludwig, E Thiel, et al. (1996) Improved outcome in adult B-cell acute lymphoblastic leukemia. Blood 87: 495–508.

[554] WF Hoffman, VA Levin, CB Wilson. (1979) Evaluation of malignant glioma patients during the post-irradiation period. J Neurosurg 50: 624–628.

[555] DL Hoffmann, JR Howard, R Sarma, et al. (1993) Encephalopathy, myelopathy, optic neuropathy and anosmia associated with intravenous cytosin arabinoside. Clin Neuropharmacol 16: 258–262.

[556] HJ Hoffmann. (1996) Optic and hypothalamic gliomas. Tech Neurosurg 2: 194–203.

[557] B Holdorff, E Stolle. (1978) Differentialdiagnose der radiogenen und der karzinomatösen Armplexusläsion. Akt Neurol 1–8.

[558] JF Holland, C Scharlau, S Gailani, et al. (1973) Vincristine treatment of advanced cancer. A cooperative study of 392 cases. Cancer Res 33: 1258–1264.

[559] S Holtas, U Nyman, S Cronqvist. (1984) Computed tomography of malignant lymphoma of the brain. Neuroradiology 26: 33–38.

[560] CC Hook, DW Kimmel, LK Kvols, et al. (1992) Multifocal inflammatory leukencephalopathy with 5-fluorouracil and levamisole. Ann Neurol 31: 262–267.

[561] A Hormigo, J Dalmau, MK Rosen-

blum, et al. (1994) Immunological and pathological study of Anti-Ri associated encephalopathy. Ann Neurol 36: 896–902.

[562] B Horten, RW Price, D Jimenez. (1981) Multifocal varicella-zoster virus leukoencephalitis temporally remote from herpes zoster. Ann Neurol 9: 251–266.

[563] SB Howell, CE Pfeifle, WE Wung. (1983) Effect of allopurinol on the toxicity of high dose 5-fluorouracil administered by intermittent bolus injection. Cancer 51: 220–225.

[564] WF Hoyt, SA Baghdassarian. (1969) Optic glioma of childhood. Natural history and rationale for conservative management. Br J Ophthalmol 53: 793–798.

[565] P Hösli, AP Sappino, N Tribolet de, et al. (1998) Malignant glioma: should chemotherapy be overthrown by experimental treatments? Ann Oncol 9: 589–600.

[566] SC Huang, SJ Tsai. (1995) Hyponatremia and Stevens-Johnson syndrome in a patient receiving carbamazepine [letter]. Gen Hosp Psychiatry 17: 458–460.

[567] R Huddart, D Traish, S Ashley, et al. (1993) Management of spinal astrocytoma with conservative surgery and radiotherapy. Br J Neurosurg 7: 473–481.

[568] EB Hug, MM Fitzek, NJ Liebsch, et al. (1995) Locally challenging osteo- and chondrogenic tumors of the axial skeleton: results of combined proton and photon radiation therapy using three-dimensional treatment planning. Int J Radiat Oncol Biol Phys 31: 467–476.

[569] RAC Hughes, RD Rubens. (1996) Carcinoma and the peripheral nervous system. J Neurol 243: 371–376.

[570] MC Hulshof, J Menten, JJ Dito, et al. (1993) Treatment results in primary intraspinal gliomas. Radiother Oncol 29: 294–300.

[571] JG Humphrey, ME Hill, AS Gordon. (1976) Myotonia associated with small cell lung cancer of the lung. Arch Neurol 33: 375–377.

[572] SJ Hurel, P Kendall Taylor. (1997) Avascular necrosis secondary to postoperative steroid therapy. Br J Neurosurg 11: 356–358.

[573] TA Hutchinson, NF Boyd, AR Feinstein. (1979) Scientific problems in clinical scales as demonstrated in the Karnofsky index of performance status. J Chronic Dis 32: 661–666.

[574] PT Huy. (1992) Les fibromes nasopharynges. Une tumeur mysterieuse au traitement bien insolite. Rev Prat 42: 985–988.

[575] TL Hwang, WK Yung, YY Lee, et al. (1986) High dose Ara-C related leukoencephalopathy. J Neurooncol 3: 335–339.

[576] IARC. (1997) Biennial Report 1996/1997. Lyon: IARC/WHO.

[577] EB Ilgren, CA Stiller, JT Hughes, et al. (1984) Ependymomas: a clinical and pathologic study. Part II. Survival features. Clin Neuropathol 3: 122–127.

[578] HG Imhof, M Hany, OD Wiestler, et al. (1992) Long-term follow-up in 39 patients with an ependymoma after surgery and irradiation. Strahlenther Onkol 168: 513–519.

[579] H Imura. (1980) Ectopic hormone syndromes. In: Clinics in endocrinology and metabolism. Endocrinology and Cancer Res 235–260.

[580] J Irish, R Dasgupta, J Freeman, et al. (1997) Outcome and analysis of the surgical management of esthesioneuroblastoma. J Otolaryngol 26: 1–7.

[581] WD Irish, DR Macdonald, JG Cairncross. (1997) Measuring bias in uncontrolled brain tumor trials – to randomize or not to randomize? Can J Neurol Sci 24: 307–312.

[582] CR Jack, BP O'Neill, PM Banks, et al. (1988) Primary nervous system lymphoma: histologic types and CT appearance. Radiology 167: 211–215.

[583] C Jacquillat, D Khayat, P Banzet, et al. (1990) Final report of the French multicenter phase II study of the nitrosourea fotemustine in 153 evaluable patients with disseminated malig-

nant melanoma including patients with cerebral metastases. Cancer 66: 1873–1878.

[584] K Jaeckle. (1991) Nerve plexus metastases. Neurol Clin 9: 857–866.

[585] KA Jaeckle, DF Young, KM Foley, et al. (1985) The natural history of lumbosacral plexopathy in cancer. Neurology 35: 8–15.

[586] D Jaskolsky, M Zawirski, W Papierz, et al. (1987) Mixed gliomas. Their clinical course and result of surgery. Zentralbl Neurochir 48: 120–123.

[587] JB Jaspan, RL Wollman, L Bernstein, et al. (1982) Hypoglycemic peripheral neuropathy in association with insulinoma. Case report and review of the literature. Medicine 306: 580–590.

[588] J Jääskeläinen. (1986) Seemingly complete removal of histologically benign intracranial meningioma: late recurrence rate and factors predicting recurrence in 657 patients: a multivariate analysis. Surg Neurol 26: 461–469.

[589] W Jänisch, D Schreiber, H Güthert. (1988) Neuropathologie – Tumore des Nervensystems. Stuttgart New York: Fischer.

[590] BF Jeffries, PRS Kishore, KS Singh, et al. (1981) Contrast enhancement in postoperative brain. Radiology 139: 409–413.

[591] AP Jekunen, KJ Kairemo, HP Lehtonen, et al. (1996) Treatment of olfactory neuroblastoma. A report of 11 cases. Am J Clin Oncol 19: 375–378.

[592] K Jellinger. (1984) Häufigkeit und Charakteristik der zerebralen Karzinommetastasen. In: von Heyden HW, Krauseneck P, Hrsg. Hirnmetastasen. München Bern Wien: Zuckschwerdt.

[593] K Jellinger. (1987) Pathology of human intracranial neoplasia. In: Jellinger K, Hrsg. Therapy of malignant brain tumors. Wien New York: Springer Verlag, 1–90.

[594] K Jellinger, F Böck, H Brenner. (1988) Meningeal melanocytoma. Report of a case and review of the literature. Acta Neurochir (Wien) 94: 78–87.

[595] K Jellinger, T Radiaszkiewicz. (1976) Involvement of the central nervous system in malignant lymphomas. Virchows Archiv Pathol Anat Histol 370: 345–362.

[596] MA Jennings, R Gelman, F Mochberg. (1985) Intracranial germ cell tumors. Natural history and pathogenesis. J Neurosurg 63: 155–166.

[597] B Jeremic, L Djuric, L Mijatovic. (1991) Incidence of radiation myelitis of the cervical spinal cord at doses of 5500 cGy or greater. Cancer 68: 2138–2141.

[598] RK Jex, JA van Heerden, PC Carpenter, et al. (1985) Ectopic ACTH syndrome. Diagnostic and therapeutic aspects. Am J Surg 149: 276–282.

[599] S Johannes, T Görke, ME Jöbges, et al. (1996) Rückenschmerz: Fehldiagnose Osteoporose bei nicht sezernierendem multiplen Myelom. Akt Neurol 23: 176–178.

[600] BA Johnson, EK Fram, PC Johnson, et al. (1997) The variable MR appearance of primary lymphoma of the central nervous system: comparison with histopathologic features. Am J Neuroradiol 18: 563–572.

[601] BE Johnson, B Becker, WB Goff, et al. (1990) Neurologic, neuropsychologic, and computed cranial tomography scan abnormalities in 2- to 10-year survivors of small cell lung cancer. J Clin Oncol 8: 45–56.

[602] DL Johnson, MA McCabe, HS Nicholson, et al. (1994) Quality of long-term survival in young children with medulloblastoma. J Neurosurg 80: 1004–1010.

[603] NT Johnson, SW Crawford, M Sargue. (1987) Acute acquired demyelinating polyneuropathy with respiratory failure following high dose systemic cytosine arabinoside and marrow transplantation. Bone Marrow Transplant 2: 203–207.

[604] PC Johnson, SJ Hunt, BP Drayer. (1989) Human cerebral gliomas: Correlation of postmortem MR imaging and neuropathological findings. Radiology 170: 211–217.

[605] PC Johnson, LA Rolak, RH Hamilton, et al. (1979) Paraneoplastic vasculitis of nerve; a remote effect of cancer. Ann Neurol 5: 437–444.

[606] EF Johnston, AJ Hammond, JG Cairncross, et al. (1989) Bilateral hypoglossal palsies. a late complication of curative radiotherapy. Can J Neurol Sci 16: 198–199.

[607] S Kaasa, K Bjordal, N Aaronson. (1995) The EORTC core quality of life questionnaire (QLQ-C30): validity and reliability when analysed with patients treated with palliative radiotherapy. Eur J Cancer 31A: 2260–2263.

[608] SE Kaba, AP Kyritsis, K Hess, et al. (1997) TPDC-FuHu Chemotherapy for the Treatment of Recurrent Metastatic Brain Tumors. J Clin Oncol 15: 1063–1070.

[609] JN Kabalin, FS Freiha, FM Torti. (1988) Brain metastases from transitional cell carcinoma of the bladder. J Urol 140: 820–824.

[610] KJ Kairemo, AP Jekunen, MS Kestila, et al. (1998) Imaging of olfactory neuroblastoma – an analysis of 17 cases. Auris Nasus Larynx 25: 173–179.

[611] SP Kalter, SA Riggs, F Cabanillas, et al. (1985) Aggressive non Hodgkin's lymphomas in immunocompromised homosexual males. Blood 66: 655–659.

[612] C Kamby, PS Soerensen. (1988) Characteristics of patients with short and long survival after detection of intracranial metastases from breast cancer. J Neurooncol 6: 37–45.

[613] JK Kang, SS Jeun, YK Hong, et al. (1998) Experience with pineal region tumors. Childs Nerv Syst 14: 63–68.

[614] H Kantarjian, B Barlogie, W Plunkett, et al. (1983) High-dose cytosine arabinoside in non-hodgkin`s lymphoma. J Clin Oncol 1.

[615] LD Kaplan, MS McGrath. (1991) AIDS – associated non Hodgkin's lymphoma. AIDS Update 2: 1–11.

[616] L Kappos, P Krauseneck, D Dommasch, et al. (1985) Verträglichkeit von Triamcinolon-Acetonid-Kristallsuspension und Antibiotika bei intrathekaler Injektion. In: Gänshirt H, Berlit P, Haack G, Hrsg. Verh. dtsch. Ges. Neurol., Band 3. Berlin: Springer Verlag.

[617] AB Karim, P Cornu, D Bleehen, et al. (1998) Immediate postoperative radiotherapy in low grade glioma improves progression free survival, but not overall survival. Preliminary results of an EORTC/MRC randomized phase III study. ASCO Proc 17: 400a.

[618] AB Karim, B Maat, R Hatlevoll, et al. (1996) A randomized trial on dose-response in radiation therapy of low-grade cerebral glioma: European Organization for Research and Treatment of Cancer (EORTC) Study 22844. Int J Radiat Oncol Biol Phys 36: 549–556.

[619] DA Karnofsky, WH Adelman, LF Craver, et al. (1948) The use of nitrogen mustards in the palliative treatment of carcinoma. Cancer 1: 634–656.

[620] O Kastrup, S Koeppen, HC Diener. (1996) Paraneoplastic cerebral venous and sinus thrombosis. Eur J Neurol 3: 601–604.

[621] T Kayama, T Kumabe, T Tominaga, et al. (1996) Prognostic value of complete response after the initial treatment for malignant astrocytoma. Neurol Res 18: 321–324.

[622] AH Kaye, ER Laws. (1995) Brain tumors – an encyclopedic approach. Edinburgh: Livingstone.

[623] E Kazner. (1989) Computed tomography and magnetic resonance tomography of intracranial tumors. 2. Auflage Berlin Heidelberg New York Tokyo: Springer.

[624] E Kazner, J Wilske, H Steinhoff, et al. (1978) Computer assisted tomography in primary malignant lymphomas of the brain. J Comput Assist Tomogr 2: 125–134.

[625] JR Keane. (1996) Twelfth nerve palsy: analysis of 100 cases. Arch Neurol 53: 561–566.

[626] F Keime-Guibert, M Napolitano, J-Y Delattre. (1998) Neurological complications of radiotherapy and chemo-

therapy. J Neurol 245: 695–708.

[627] NW Keldsen, W Michalski, M Bentzen, et al. (1996) Risk factors for central nervous system involvement in Non-Hodgkin's lymphoma. Acta Oncol 35: 703–708.

[628] U Kellner. (1995) Severe course of cutaneous melanoma associated paraneoplastic retinopathy. Br J Ophthalmol 79: 746–752.

[629] JJ Kelly. (1985) Peripheral neuropathies associated with monoclonal proteins. A clinical review. Muscle & Nerve 8: 138–150.

[630] JJ Kelly, RA Kyle, JM Miles, et al. (1981) The spectrum of peripheral neuropathy in myeloma. Neurology 31: 24–31.

[631] K Kelly, PAJ Bunn. (1998) Is it time to reevaluate our approach to the treatment of brain metastases in patients with non-small cell lung cancer? Lung Cancer 20: 85–91.

[632] HG Kempf, G Becker, BP Weber, et al. (1994) Diagnose und Therapie des Olfaktoriusneuroblastoms. HNO 42: 422–428.

[633] JJ Kepes. (1987) Astrocytomas: old and newly recognized variants, their spectrum of morphology and antigen expression. Can J Neurol Sci 14: 109–121.

[634] JJ Kepes, LJ Rubinstein, L Ansbacher, et al. (1989) Histopathological features of recurrent pleomorphic xanthoastrocytomas: further corroboration of the glial nature of this neoplasm. A study of 3 cases. Acta Neuropathol (Berl) 78: 585–593.

[635] JJ Kepes, LJ Rubinstein, LF Eng. (1979) Pleomorphic xanthoastrocytoma: a distinctive meningocerebral glioma of young subjects with relatively favorable prognosis. A study of 12 cases. Cancer 44: 1839–1852.

[636] T Khansur, A Routh, B Hickman. (1997) Brain metastases from unknown primary site. J Miss State Med Assoc 38: 238–242.

[637] DI Kim, PH Yoon, YH Ryu, et al. (1998) MRI of germinomas arising from the basal ganglia and thalamus. Neuroradiology 40: 507–511.

[638] L Kim, FH Hochberg, AF Thornton, et al. (1996) Procarbazine, lomustine, and vincristine (PCV) chemotherapy for grade III and grade IV oligoastrocytomas. J Neurosurg 85: 602–607.

[639] RJ Kim, S Retsas, FW Fitzke, et al. (1994) Cutaneous melanoma-associated retinopathy. Ophthalmology 101: 1837–1843.

[640] RY Kim, SA Spencer, RF Meredith, et al. (1990) Extradural spinal cord compression: analysis of factors determining functional prognosis – prospective study. Radiology 176: 279–282.

[641] YS Kim, D Kondziolka, JC Flickinger, et al. (1997) Stereotactic radiosurgery for patients with non-small cell lung carcinoma metastatic to the brain. Cancer 80: 2075–2083.

[642] BJ Kinzie. (1987) Management of the syndrome of inappropriate secretion of antidiuretic hormone. Clin Pharm 6: 625–633.

[643] IC Kiricuta, O Kölbl, J Willner, et al. (1991) Retrospektive Studie von 63 Patientinnen mit ZNS-Metastasen eines Mammakarzinoms. In: Herrmann R, Hrsg. ZNS-Metastasierung des Mammakarzinoms. Berlin: Springer Verlag, 20–26.

[644] H Kishima, K Shimizu, Y Miyao, et al. (1998) Possible common origin of alpha-fetoprotein- and human chorionic gonadotropin – secreting cells in intracranial germ cell tumor. Case report. J Neurosurg 88: 576–580.

[645] JT Kissel, JR Mendell. (1996) Neuropathies associated with monoclonal gammopathies. Neuromusc Disord 6: 3–18.

[646] JC Kiwit, FW Floeth, WJ Bock. (1996) Survival in malignant glioma: analysis of prognostic factors with special regard to cytoreductive surgery. Zentralbl Neurochir 57: 76–88.

[647] M Klapper, B Müller. (1996) Lebensqualitätsmessung bei Hirntumorpatienten – Endbericht einer von der

Deutschen Krebshilfe geförderten Studie.

[648] P Kleihues, PC Burger, BW Scheithauer. (1993) Histological typing of tumours of the central nervous system. Berlin Heidelberg New York: Springer Verlag.

[649] P Kleihues, WK Cavenee. (1997) Pathology and genetics of tumours of the nervous system. Lyon: International Agency for Research on Cancer.

[650] P Klein, EC Haley, GF Wooten, et al. (1989) Focal cerebral infarctions associated with perivascular tumor infiltrates in carcinomatous leptomeningeal metastases. Arch Neurol 46: 1149–1152.

[651] SL Klein, RA Sanford, MS Muhlbauer. (1991) Pediatric spinal epidural metastases. J Neurosurg 74: 70–75.

[652] L Kleinberg, K Wallner, MG Malkin. (1993) Good performance status of long term disease free survivors of intracranial gliomas. Int J Radiat Oncol Biol Phys 26: 129–133.

[653] JP Kleisbauer, PD Vesco, J Orehek, et al. (1988) Treatment of brain metastases of lung cancer with high doses of etoposide (VP16-213). Cooperative study from the groupe francais pneumo-cancerologie. Eur J Cancer Clin Oncol 24: 131–135.

[654] GH Klingon. (1985) The Guillain Barre syndrome associated with cancer. Cancer 18: 157–163.

[655] M Knauth, CR Wirtz, VM Tronnier, et al. (1998) Intraoperative Magnetresonanztomographie zur Radikalitätskontrolle bei neurochirurgischen Operationen. Radiologe 38: 218–224.

[656] M Koda, T Okamura, T Kobashi, et al. (1997) [A case of an adult neuroblastoma with bone-marrow metastases: 131I-MIBG scintigraphy in comparison with MRI]. Kaku Igaku 34: 821–826.

[657] H Kohsyu, M Aoyagi, H Tojima, et al. (1994) Facial nerve enhancement in Gd–MRI in patients with Bell's palsy. Acta Otolaryngol 511: 165–169.

[658] AC Kole, OE Nieweg, J Pruim, et al. (1998) Detection of unknown occult primary tumors using positron emission tomography. Cancer 82: 1160–1166.

[659] M Komamicki, M Rasinska. (1994) Myopathy as a first symptom in Hodgkin's disease. Acta Haematol 25: 59–61.

[660] D Kondzolka, LD Lunsford, RJ Coffey. (1991) Stereotactic radiosurgery of meningiomas. J Neurosurg 74: 552–559.

[661] R Kordek, W Biernat, J Alwasiak, et al. (1994) Pleomorphic xanthoastrocytoma and desmoplastic infantile ganglioglioma – have these neoplasms a common origin? Folia Neuropathol 32: 237–239.

[662] R Kordek, W Biernat, W Sapieja, et al. (1995) Pleomorphic xanthoastrocytoma with a gangliomatous component: an immunohistochemical and ultrastructural study. Acta Neuropathol (Berl) 89: 194–197.

[663] SH Kori, KM Foley, JB Posner. (1981) Brachial plexus lesions in patients with cancer. 100 cases. Neurology 31: 45–50.

[664] SM Kornblau, J Cortes-Franco, E Estey. (1993) Neurotoxicity associated with fludarabine and cytosine arabinoside chemotherapy for acute leukemia and myelodysplasia. Leukemia 7: 378–383.

[665] AGGC Korten, HJW ter Berg, GH Spincemaille, et al. (1998) Intracranial chondrosarcoma: review of the literature and report of 15 cases. J Neurol Neurosurg Psychiatry 65: 88–92.

[666] RD Kortmann. (1998) Strahlentherapie rezidivierender intrakranieller Germinome nach primärer Chemotherapie. Strahlenther Onkol 174: 597–598.

[667] RD Kortmann, M Bamberg, W Budach, et al. (1996) Alleinige Strahlentherapie und kombinierte Radio-/ Chemotherapie zur Behandlung primärer Non-Hodgkin-Lymphome des zentralen Nervensystems. Tu-

mordiagn Ther 17: 106–115.

[668] K Kottke-Marchant, ML Estes, C Nunez. (1991) Early brain metastases in endometrial carcinoma. Gynecol Oncol 41: 67–73.

[669] JJ Kovalic, G Mazoujian, DW McKeel, et al. (1993) Immunohistochemistry as a predictor of clinical outcome in patients given postoperative radiation for subtotally resected pituitary adenomas. J Neurooncol 16: 227–232.

[670] HW Kölmel. (1978) Liquorzytologie. Berlin: Springer Verlag.

[671] ED Kramer, D Lewis, B Raney, et al. (1989) Neurologic complications in children with soft tisue and osseous sarcoma. Cancer 64: 2600–2603.

[672] JA Kraus, C Bolln, HK Wolf, et al. (1994) TP 53 alterations and clinical outcome in low grade astrocytomas. Genes Chromosomes Cancer 10: 143–149.

[673] JA Kraus, J Koopmann, P Kaskel, et al. (1995) Shared allelic losses on chromosomes 1p and 19q suggest a common origin of oligodendroglioma and oligoastro-cytoma. J Neuropathol Exp Neurol 54: 91–95.

[674] P Krauseneck. (1998) Der Stand der Chemotherapie bei malignen Gliomen des Erwachsenenalters. In: EH Graul, S Pütter, D Loew, Hrsg. Das Gehirn und seine Erkrankungen (II). Iserlohn: Medice, 329–343.

[675] P Krauseneck, D Dommasch, P Dienst, et al. (1985) Intrathekale Verträglichkeit von Cytosin-Arabinosid. In: Gänshirt H, Berlit P, Haack G, Hrsg. Verh. dtsch. Ges. Neurol., Band 3. Berlin: Springer Verlag.

[676] P Krauseneck, B Müller, Ü Aydemir, et al. (1992) ACNU und Ara-C in der Rezidivtherapie maligner Gliome – Randomisierte Phase-II-Studie. Akt Neurol 19: 89–96.

[677] P Krauseneck, B Müller, W Köpcke, et al. (1991) Postoperative Strahlen- und Chemotherapie mit BCNU und BCNU+VM26 bei malignen supratentoriellen Gliomen des Erwachsenenalters Abschlussbericht.

[678] DA Krendal, RL Stahl, WC Chan. (1991) Lymphomatous polyneuropathy. Biopsy of clinically involved nerve and sucessful treatment. Arch Neurol 48: 330–332.

[679] DA Krendel, RE Albright, DG Graham. (1987) Infiltrative polyneuropathy due to acute monoblastic leukemia in hematologic remission. Neurology 37: 474–477.

[680] FW Kreth, M Faist, PC Warnke, et al. (1995) Interstitial radiosurgery of low-grade gliomas. J Neurosurg 82: 418–429.

[681] II Kricheff. (1964) Intracranial ependymomas; factors influencing prognosis. J Neurosurg 21: 7–14.

[682] B Krisch. (1984) Morphologische Grundlagen der Blut-Hirn-Schranke und der Blut-Liquor-Schranke. In: von Heyden HW, Krauseneck P, Hrsg. Hirnmetastasen. München Bern Wien: Zuckschwerdt, 3–11.

[683] CA Kristensen, PEG Kristjansen, HH Hansen. (1992) Systemic chemotherapy of brain metastases from small-cell lung cancer: A review. J Clin Oncol 10: 1498–1502.

[684] JM Kros, H Pietermann, CG Van Eden, et al. (1994) Oligodendroglioma: the Rotterdam-Dijkzigt experience. Neurosurgery 34: 959–966.

[685] JM Kros, CJ Vecht, SZ Stefanko. (1991) The pleomorphic xanthoastrocytoma and its differential diagnosis: a study of five cases. Hum Pathol 22: 1128–1135.

[686] H Kudo, S Oi, N Tamaki, et al. (1990) Ependymoma diagnosis in the first year of life in Japan. Childs Nerv Syst 6: 375–378.

[687] AV Kulkarni, JM Bilbao, MD Cusimano, et al. (1998) Malignant transformation of ganglioneuroma into spinal neuroblastoma in an adult. Case report. J Neurosurg 88: 324–327.

[688] MJ Kupersmith, LP Frohman, IS Choi, et al. (1988) Visual system toxicity following intraarterial chemotherapy. Neurology 38: 284–289.

[689] H Kurihara, S Fukuda, S Maguchi, et

al. (1994) [Four cases of olfactory neuroblastoma treated with craniofacial surgery]. Nippon Jibiinkoka Gakkai Kaiho 97: 843–846.

[689a] J Kuratsu, N Arita, K Kurisu, et al. (1999) A phase II study of KRN8602 (MX2), a novel morpholino anthracycline derivate, in patients with recurrent malignant glioma. J. Neurooncol 42: 177–81.

[690] Y Kuroda, M Miyahara, T Sakemi, et al. (1993) Autopsy report of acute necrotizing opticomyelopathy associated with thyroid cancer. J Neurol Sci 120: 29–32.

[691] BH Kushner, NK Cheung, MP LaQuaglia, et al. (1996) International neuroblastoma staging system stage 1 neuroblastoma: a prospective study and literature review. J Clin Oncol 14: 2174–2180.

[692] RA Kyle. (1978) Monoclonal gammopathy of undetermined significance: natural history of 241 cases. Am J Medicine 64: 814–826.

[693] B Lach, N Duggal, VF DaSilva, et al. (1996) Association of pleomorphic xanthoastrocytoma with cortical dysplasia and neuronal tumors. A report of three cases. Cancer 78: 2551–2563.

[694] DH Lachance, BP O'Neill, CM Harper, et al. (1991) Paraneoplastic brachial plexopathy in a patient with Hodgkin's disease. Mayo Clin Proc 66: 97–101.

[695] D Lacomis, S Khoshbin. (1990) MR imaging of paraneoplastic limbic encephalitis. J Comput Assist Tomogr 14: 115–117.

[696] P Laffargue, A Cotten, B Cortet, et al. (1997) Tumeurs a cellules geantes du rachis. A propos d'un cas, revue de la litterature. Acta Orthop Belg 63: 28–34.

[697] AM Lagueny, M Aupy, P Aupy, et al. (1985) Syndrome de la corne anterieure postradiotherapique. Rev Neurol 141: 222–227.

[698] S Lam, CE Margo, R Beck, et al. (1987) Cavernous sinus syndrome as the initial manifestation of multiple myeloma. J Clin Neuro Ophthalmol 7: 135–138.

[699] PW Lampert, RL Davies. (1964) Delayed effects of radiation on the human central nervous system: „Early" and „late" delayed reactions. Neurology 14: 912–917.

[700] C Lamy, JL Mas, B Varet, et al. (1991) Postradiation lower motor neuron syndrome presenting as monomelic amyotrophy. J Neurol Neurosurg Psychiatry 54: 648–649.

[701] L Landberg, JB Young. (1995) Phäochromozytom. In: Isselbacher KJ, Braunwald E, Hrsg. Harrisons Innere Medizin. 13, Aufl. Berlin: Blackwell Wissenschafts Verlag, 2310–2314.

[702] C Landmann, R Hunig, O Gratzl. (1992) The role of laminectomy in the combined treatment of metastatic spinal cord compression. Int J Radiat Oncol Biol Phys 24: 627.

[703] FF Lang, DM Wildrick, R Sawaya. (1998) Management of cerebral metastases: the role of surgery. Cancer Control 5: (2), 124–129.

[704] PL Lantos, SR VandenBerg, P Kleihues. (1996) Tumours of the nervous system. 6. Aufl. London: Arnold, 583.

[705] J Larner, J Jane, E Laws, et al. (1998) A phase I-II trial of lovastatin for anaplastic astrocytoma and glioblastoma multiforme. Am J Clin Oncol 21: 579–583.

[706] RV LaRocca, J Meer, RW Gilliatt, et al. (1990) Suramin induced polyneuropathy. Neurology 40: 954–960.

[707] DA Larson, PH Gutin, M McDermott, et al. (1996) Gamma knife for glioma: selection factors and survival. Int J Radiat Oncol Biol Phys 36: 1045–1053.

[708] WL Larson, A Beydoun, JW Albers, et al. (1997) Collet Sicard syndrome mimicking neuralgic amyotrophy. Muscle & Nerve 20: 1173–1177.

[709] LS Lashford, G Davies, RB Richardson, et al. (1988) A pilot study of 131I monoclonal antibodies in the therapy of leptomeningeal tumors.

Cancer 61: 857–868.

[710] FJ Laso, J Cacho, JL Jarilla. (1982) Myotonia associated with cancer. N Engl J Med 305: 304–301.

[711] KH Latief, CS White, Z Protopapas, et al. (1997) Search for a primary lung neoplasm in patients with brain metastasis: is the chest radiograph sufficient? AJR Am J Roentgenol 168: 1339–1344.

[712] N Latov, PE Braun, PB Gross, et al. (1981) Plasma cell dyscrasia and peripheral neuropathy: identification of the myelin antigens that react with human paraproteins. Proc Natl Acad Sci USA 78: 139.

[713] N Latov, WH Sherman, R Nemni, et al. (1980) Plasma-cell dyscrasia and peripheral neuropathy with a monoclonal antibody to peripheral-nerve myelin. N Engl J Med 303: 618–621.

[714] ER Laws, WF Taylor, MB Clifton, et al. (1984) Neurosurgical management of low-grade astroytoma of the cerebral hemispheres. J Neurosurg 61: 665–673.

[715] RB Layzer. (1985) Neuromuscular manifestations of systemic disease. Philadelphia: FA Davies.

[716] JP Leach, J Girvan, A Paul, et al. (1997) Gabapentin and cognition: a double blind, dose ranging, placebo controlled study in refractory epilepsy. J Neurol Neurosurg Psychiatry 62: 372–376.

[717] FE LeBlanc, T Rasmussen. (1974) Cerebral seizures and brain tumors. In: Vinken PJ, Bruyn GW, Hrsg. Handbook of Clinical Neurology. Amsterdam: North Holland, 295–301.

[718] G Lederman, E Arbit, M Odaimi, et al. (1998) Fractionated stereotactic radiosurgery and concurrent taxol in recurrent glioblastoma multiforme: a preliminary report. Int J Radiat Oncol Biol Phys 40: 661–666.

[719] RJ Lederman, AJ Wilbourn. (1984) Brachial plexopathy: recurrent cancer or radiation? Neurology 34: 1331–1335.

[720] JP Lee. (1992) Hepatoma presenting as craniospinal metastasis: analysis of sixteen cases. J Neurol Neurosurg Psychiatry 55: 1037–1039.

[721] JS Lee, WK Murphy, BS Glisson, et al. (1989) Primary chemotherapy of brain metastasis in small-cell lung cancer. J Clin Oncol 7: 916–922.

[722] YY Lee, P Van Tassel. (1989) Intracranial oligodendrogliomas: imaging findings in 35 untreated cases. Am J Roentgenol 152: 361–369.

[723] S Leenstra, NT Oskam, EH Bijleveld, et al. (1998) Genetic sub-types of human malignant astrocytoma correlate with survival. Int J Cancer 79: 159–165.

[724] JWH Leer. (1998) Current concepts of radiation therapy of spinal tumors. In: Valk J, Algra PR, Heimans JJ, Hrsg. Diagnosis and therapy of spinal tumors. Berlin: Springer Verlag, 223–230.

[725] RS Leff, JN Thompson, MB Daly, et al. (1988) Acute neurologic dysfunction after after high dose etoposide therapy for malignant glioma. Cancer 62: 32–35.

[726] JL Lefrock, BR Smith. (1988) Gram negative bacillary meningitis in adults. In: Vinken PJ, Bruyn GW, Klawans HL, Hrsg. Handbook of clinical neurology Vol 52, Microbial disease. New York: Elsevier, 103–115.

[727] DR Lefton, RS Pinto, SW Martin. (1998) MRI features of intracranial and spinal ependymomas. Pediatr Neurosurg 28: 97–105.

[728] SS Legha, GP Brodey, MJ Keating, et al. (1979) Early clinical evaluation of acridinylaminometanesulfon-m-anisidide (AMSA) in patients with advanced breast cancer and acute leukemia. Proceedings American Association for Cancer Research 20: 416.

[729] DF Lehmann, TE Hurteau, N Newman, et al. (1997) Anticonvulsant usage is associated with an increased risk of procarbazine hypersensitivity reactions in patients with brain tumors. Clin Pharmacol Ther 62: 225–229.

[730] RI Lehrer, DH Howard, PS Sypherd, et al. (1980) Mucor mycosis. Ann Int Med 93: 93–108.

[731] SA Leibel, P Gutin, WM Wara, et al. (1989) Survival and quality of life after interstitial implantation of removable high-activity iodine-125 sources for the treatment of patients with recurrent malignant gliomas. Int J Radiat Oncol Biol Phys 17: 1129–1139.

[732] C Leighton, B Fisher, G Bauman, et al. (1997) Supratentorial low-grade glioma in adults: an analysis of prognostic factors and timing of radiation. J Clin Oncol 15: 1294–1301.

[733] MC Leinung, WF Young, J Whitaker, et al. (1990) Diagnosis of corticotropin producing bronchial carcinoid tumors causing Cushing's syndrome. Mayo Clin Proc 65: 1314–1321.

[734] PD LeRoux, MS Berger, JP Elliot, et al. (1991) Cerebral metastases from ovarian cancer. Cancer 67: 2194–2199.

[735] JB Lesesne, N Rothschild, B Erickson, et al. (1989) Cancer associated hemolytic uremic syndrome: analysis of 85 cases from a national registry. J Clin Oncol 7: 781–789.

[736] GJ Lesser. (1996) Chemotherapy of cerebral metastases from solid tumors. Neurosurg Clin N Am 7: 527–536.

[737] GJ Lesser. (1996) Neoplastic meningitis. The Neurologist 2: 11–24.

[738] GJ Lesser, KS O'Rourke. (1997) Elevated urinary creatine excretion (%CR) is a marker of steroid-induced myopathy in patients with malignant gliomas. ASCO Proc 16: 404a.

[739] J Levi, P Wiernik. (1976) A comparative clinical trial of 5-azacytidine and guanazole in previously treated adults with acute nonlymphocytic leukemia. Cancer 38: 36–41.

[740] M Levi, C Bronkhorst, LA Noorduyn, et al. (1994) Recurrent thrombotic occlusions of arteries and veins caused by intravascular metastatic adenocarcinoma. J Clin Pathol 47: 858–859.

[741] MI Levin, T Mozaffar, A Taher, et al. (1998) Paraneoplastic necrotizing myopathy. Clinical and pathologic features. Neurology 50: 764–767.

[742] VA Levin, MS Edwards, PH Gutin, et al. (1984) Phase II evaluation of dibromodulcitol in treatment of recurrent medulloblastoma, ependymoma, and malignant astrocytoma. J Neurosurg 61: 1063–1068.

[743] VA Levin, P Silver, J Hannigan, et al. (1989) Superiority of postradiotherapy adjuvant chemotherapy with CCNU, procarbazine, and vincristine (PCV) over BCNU for anaplastic gliomas: NCOG 6G61 final report. Int J Radiat Oncol Biol Phys 18: 321–324.

[744] AM Levine. (1987) Non Hodgkin's lymphomas and other malignancies in the acquired immune deficiency syndrome. Semin Oncol 14: 34–39.

[745] AM Levine. (1991) Epidemiology, clinical characteristics and management of AIDS related lymphoma. Hematol Oncol Clin N Amer 5: 331–342.

[746] M Leviov, J Dale, M Stein. (1993) The management of metastatic spinal cord compression. Int J Radiat Oncol Biol Phys 27: 231–234.

[747] LJ Levitt, DM Dawson, DS Rosenthal, et al. (1980) CNS Involvement in the Non-Hodgkin's Lymphomas. Cancer 45: 545–552.

[748] RA Levy, R Allen, P McKeever. (1996) Pleomorphic xanthoastrocytoma presenting with massive intracranial hemorrhage. Am J Neuroradiol 17: 154–156.

[749] RM Levy, DE Bredesen, ML Rosenblum. (1985) Neurological manifestations of the acquired immunodeficiency syndrome (AIDS): Experience at UCSF and review of the literature. J Neurosurg 62: 475–495.

[750] M Lewine, J Hirsh, M Gent, et al. (1994) Double blind randomised trial of very-low-dose warfarin for prevention of thromboembolism in stage IV breast cancer. The Lancet 343: 886–889.

[751] AJ Lewis. (1988) Sarcoma metastatic to the brain. Cancer 61: 593–601.

[752] C Li, DM Yousem, RE Hayden, et al.

(1993) Olfactory neuroblastoma: MR evaluation. Am J Neuroradiol 14: 1167–1171.

[753] PP Liberski. (1998) The ultrastructure of glial tumors of astrocytic lineage: a review. Folia Neuropathol 36: 161–177.

[754] AK Lichtenstein, A Levin, CR Taylor, et al. (1980) Primary mediastinal lymphomas in adults. Am J Medicine 68: 509.

[755] A Lieberman, M Ruoff, E Estey, et al. (1980) Case report: Irreversible pulmonary toxicity after single course of BCNU. Am J Med Sci 279: 53–56.

[756] W Liedtke, K Quadbeck, DW Beelen, et al. (1994) Recurrent acute inflammatory demyelinating polyradiculitis after allogenic bone marrow transplantation. J Neurol Sci 125: 110–111.

[757] P Lindemann. (1949) Zur Frage der Radiosensibilität des peripheren Nervensystems. Fortschr Röntgenstr 71: 988–993.

[758] B Lippitz. (1996) Germinome der Pinealisregion. Langzeitverlauf nach stereotaktischer Biopsie. Nervenarzt 67: 294–300.

[759] RB Lipton, SG Bradley, JB Dutcher, et al. (1987) Quantitative sensory testing demonstrates that subclinical sensory neuropathy is prevalent in patients with cancer. Arch Neurol 44: 944–946.

[760] SA Lipton, WE Hickey, JR Morris, et al. (1984) Candidal infection in the central nervous system. Am J Medicine 76: 101–108.

[761] RP Lisak, M Mitchell, B Zweiman, et al. (1977) Guillain Barre syndrome and Hodgkin's disease: three cases with immunological studies. Ann Neurol 1: 72–78.

[762] U Liszka, M Drlicek, P Hitzenberger, et al. (1994) Intravascular lymphomatosis: a clinicopathological study of three cases. J Canc Res Clin Oncol 120: 164–168.

[763] T Livanou, D Ferriman, VHT James. (1967) Recovery of hypothalamo-pituitary-adrenal function after corticosteroid therapy. Lancet 2: 856–859

[764] BH Liwnicz, TS Berger, RG Liwnicz, et al. (1985) Radiation-associated gliomas. Neurosurgery 17: 436–445.

[765] DA Loblaw, NJ Laperriere. (1998) Emergency treatment of malignant extradural spinal cord compression: an evidence-based guideline. J Clin Oncol 16: 1613–1624.

[766] JS Loeffler, E Alexander III, M Shea, et al. (1992) Radiosurgery as part of the initial management of patients with malignant gliomas. J Clin Oncol 10: 1379–1385.

[767] JS Loeffler, DC Shrieve, E Alexander, 3rd. (1994) Radiosurgery for glioblastoma multiforme: the importance of selection criteria. Int J Radiat Oncol Biol Phys 30: 731–733.

[768] R Logrono, RM Futoran, G Hartig, et al. (1997) Olfactory neuroblastoma (esthesioneuroblastoma): appearance on fine-needle aspiration: report of a case. Diagn Cytopathol 17: 205–208.

[769] FL Loh, S Herskovits, AR Berger, et al. (1992) Brachial plexopathy associated with interleukin-2 therapy. Neurology 42: 462–463.

[770] H Loiseau, JF Dartigues, F Cohadon. (1995) Low-grade astrocytomas: prognosis factors and elements of management. Surg Neurol 44: 224–227.

[771] CL Loprinzi, J Duffy, JN Ingle. (1993) Postchemotherapy rheumatism. J Clin Oncol 11: 768–770.

[772] A Lossos, L Averbuch-Heller, A Reches, et al. (1990) Complete unilateral ophthalmoplegia as the presenting manifestation of Waldenström's macroglobuinemia. Neurology 40: 1801–1802.

[773] K Lote, T Egeland, B Hager, et al. (1997) Survival, prognostic factors, and therapeutic efficacy in low-grade glioma: a retrospective study in 379 patients. J Clin Oncol 15: 3129–3140.

[774] JP Louboutin, C Maugard-Louboutin, P Fumoleau. (1994) Leptomeningeal infiltration in esthesioneuroblastoma: report of two cases with poor prognosis. Eur Neurol 34: 236–238.

[775] CF Lucchinetti, DW Kimmel, VA Lennon. (1998) Paraneoplastic and oncological profiles of patients seropositive for type 1 anti neuronal nuclear autoantibodies. Neurology 50: 652–657.

[776] CL Ludwig, MT Smith, AD Godfrey, et al. (1986) A clinicopathological study of 323 patients with oligodendrogliomas. Ann Neurol 19: 15–21.

[777] GT Lueder, GF Judisch, BC Wen. (1991) Heritable retinoblastoma and pinealoma. Arch Ophthalmol 109: 1707–1709.

[778] S Lukes, JB Posner, S Nielsen, et al. (1984) Bacterial infections of the CNS in neutropenic patients. Neurology 34: 269–275.

[779] TG Lukovits, CE Fadul, JM Pipas, et al. (1996) Nonconvulsive status epilepticus after intravenous contrast medium administration. Epilepsia 37: 1117–1120.

[780] A Luque, HM Furneaux, R Ferziger, et al. (1991) Anti-Ri: an antibody associated with paraneoplastic opsoclonus and breast cancer. Ann Neurol 29: 241–251.

[781] S Lütkenhaus. (1991) Längsschnittuntersuchung zur Lebensqualität von Hirntumorpatienten.

[782] DA Lynch. (1997) Re: Search for a primary lung neoplasm in patients with brain metastasis: is the chest radiograph sufficient? [comment]. Am J Roentgenol 168: 1345–1346.

[783] WL Lynes, DG Bostwick, FS Freiha, et al. (1986) Parenchymal brain metastases from adenocarcinoma of the prostate. Urology 28: 280–287.

[784] CO Lyon, P Bouche, MP Chaunu, et al. (1985) Polymyosite aigue avec oedeme souscutane spontanement regressive. A propos d'un cas. Rev Neurol 141: 749–752.

[785] DR Macdonald, G Cairncross, D Stewart, et al. (1996) Phase II study of topotecan in patients with recurrent malignant glioma. Ann Oncol 7: 205–207.

[786] DR Macdonald. (1991) Neurologic complications of chemotherapy. In: Patchell RA, Hrsg. Neurologic complications of systemic cancer. Philadelphia: Saunders, 955–967.

[787] DR Macdonald, TL Cascino, SC Schold, et al. (1990) Response criteria for phase II studies of supratentorial malignant glioma. J Clin Oncol 8/7: 1277–1280.

[788] S MacDonald, N Hagen, E Bruera. (1994) Proximal muscle weakness in a patient with hepatocellular carcinoma. J Pain Symptom Manage 9: 346–350.

[789] EE Mack, EC Gomez. (1992) Neurotropic melanoma. J Neurooncol 13: 165–171.

[790] EE Mack, CB Wilson. (1993) Meningeomas induced by high dose cranial irradiation. J Neurosurg 79: 23–31.

[791] FR Mackintosh, RV Colby, WJ Podolsky, et al. (1982) Central nervous system involvement in non-Hodgkin's lymphoma: An analysis of 105 cases. Cancer 49: 586–595.

[792] N Mackworth, P Fobair, MD Prados. (1992) Quality of life self-reports from 200 brain tumor patients: comparisons with Karnofsky performance scores. J Neurooncol 14: 243–253.

[793] M Macleod, J Slattery, R Grant. (1995) The effect of tumour associated epilepsy on performance/handicap scales used in cerebral glioma. Br J Neurosurg 9: 653–657.

[794] B Magnaes. (1976) Body position and cerebrospinal fluid pressure. Part I: Clinical studies on the effect of rapid postural changes. J Neurosurg 44: 687–697.

[795] MS Mahaley, Jr. (1991) Neuro-oncology index and review (adult primary brain tumors). J Neurooncol 11: 85–147.

[796] F Mahieux, M Baudrimont, G Fenlon, et al. (1991) POEMS cured by the radical treatment of plasmocytoma. Rev Neurol 147: 231–233.

[797] D Maintz, K Fiedler, J Koopmann, et al. (1997) Molecular genetic evidence for subtypes of oligoastrocytomas. J Neuropathol Exp Neurol 56 (10):

1098–1104.

[798] P Malacarne, A Santini, A Maestri. (1996) Response of brain metastases from lung cancer to systemic chemotherapy with carboplatin and etoposide. Oncology 53: 210–213.

[799] D Malapert, P Brugieres, JD Degos. (1991) Motor neuron syndrome in the arms after radiation treatment. J Neurol Neurosurg Psychiatry 54: 1123–1124.

[800] S Malik, AJ Furian, PJ Sweeney, et al. (1992) Optic neuropathy; a rare paraneoplastic syndrome. J Clin Neuro Ophthalmol 12: 137–141.

[801] B Mamoli, W Grisold, R Heinz, et al. (1983) Meningoradikuläre Syndrome bei Leukosen und malignen Lymphomen. Berlin: Springer Verlag, 70.

[802] A Man, BG Brock. (1987) Intrathecal mitoxantrone. Lancet 1: 327.

[803] W Mandell, HC Neu. (1988) Nocardial infections. In: Vinken PJ, Bruyn GW, Klawans HL, et al, Handbook of clinical neurology, Vol 52. Microbial disease. New York: Elsevier, 445–453.

[804] L Manera, J Regis, O Chinot, et al. (1996) Pineal region tumors: the role of stereotactic radiosurgery. Stereotact Funct Neurosurg 66: 164–173.

[805] E Maranzano, P Latini. (1995) Effectiveness of radiation therapy without surgery in metastatic spinal cord compression: final results from a prospective trial [see comments]. Int J Radiat Oncol Biol Phys 32: 959–967.

[806] E Maranzano, P Latini, S Beneventi, et al. (1996) Radiotherapy without steroids in selected metastatic spinal cord compression patients. A phase II trial. Am J Clin Oncol 19: 179–183.

[807] E Maranzano, P Latini, F Checcaglini, et al. (1991) Radiation therapy in metastatic spinal cord compression. A prospective analysis of 105 consecutive patients. Cancer 67: 1311–1317.

[808] JM Maris, SM Kyemba, TR Rebbeck, et al. (1997) Molecular genetic analysis of familial neuroblastoma. Eur J Cancer 33: 1923–1928.

[809] GW Marsa, RE Johnson. (1971) Altered pattern of metastasis following treatment of Ewing's sarcoma with radiotherapy and chemotherapy. Cancer 27: 1051–1054.

[810] J Marti-Fabregas, J Montero, D Lopez-Villegas. (1997) Post-irradiation neuromyotonia in bilateral facial and trigeminal nerve distribution. Neurology 48: 1107–1109.

[811] J Martinez Climent, V Castel Sanchez, C Esquembre Menor, et al. (1994) Scale for assessing quality of life of children survivors of cranial posterior fossa tumors. J Neurooncol 22: 67–76.

[812] LJ Marton, O Heby, VA Levin, et al. (1979) The relationship of polyamines in cerebrospinal fluid to the presence of central nervous system tumors. Cancer Res 39: 993–997.

[813] A Masaoka, Y Monden, K Nakahara, et al. (1981) Follow up study of thymomas with special reference to their clinical stages. Cancer 48: 2485–2492.

[814] M Mascalchi, GC Muscas, C Galli, et al. (1994) MRI of pleomorphic xanthoastrocytoma: case report. Neuroradiology 36: 446–447.

[815] JE Masciopinto, AB Levin, MP Mehta, et al. (1995) Stereotactic radiosurgery for glioblastoma: a final report of 31 patients. J Neurosurg 82: 530–535.

[816] WP Mason, LM DeAngelis. (1994) Procarbozine, CCNU, Vincristine (PCV) chemotheray (CT) for benign oligodendroglioma. Neurology 44: 545.

[817] WP Mason, F Graus, B Lang, et al. (1997) Small cell lung cancer, paraneoplastic cerebellar degeneration and the Lambert Eaton myasthenic syndrome. Brain 120: 1279–1300.

[818] WP Mason, SDJ Yeh, LM DeAngelis. (1998) 111 Indium DPA CSF flow studies predict distribution of intrathecal chemotherapy and outcome in leptomeningeal metastases. Neurology 50: 438–444.

[819] M Massie, P Gognon, JC Holland. (1994) Depression and suicide in patients with cancer. J Pain Symptom Manage 9: 325–340.

[820] FL Mastaglia. (1995) Iatrogenic (drug induced) disorders of the nervous system. In: Aminoff MJ, Hrsg. Neurology and general medicine, Second edition. New York: Livingstone, 587–614.

[821] L Mastronardi, L Ferrante, P Lunardi, et al. (1990) Association between neuroepithelial tumor and multiple intestinal polyposis (Turcot's syndrome): a report of a case and critical analysis of the literature. Neurosurgery 28: 449–452.

[822] X Matias-Guiu, MT Garrastazu. (1998) Composite phaeochromocytoma-ganglioneuroblastoma in a patient with multiple endocrine neoplasia type IIA [letter]. Histopathology 32: 281–282.

[823] K Matsumoto, H Higashi, S Tomita, et al. (1995) Pineal region tumours treated with interstitial brachytherapy with low activity sources (192-iridium). Acta Neurochir (Wien) 136: 21–28.

[824] MJ Matthews. (1976) Problems in morphology and behaviour of bronchopulmonary malignant disease. In: Israel L, Chahanian P, Hrsg. Lung cancer; natural history, prognosis and therapy. New York: Academic Press, 23–62.

[825] HM Maurer, M Beltangady, EA Gehan, et al. (1988) The intergroup rhabdomyosarcoma study-I. A final report. Cancer 61: 209–220.

[826] LH Maurer, M Tulloh, RB Weiss, et al. (1980) A randomized combined modality trial in small cell carcinoma of the lung: Comparison of combination chemotherapy-radiation therapy versus cyclophosphamid-radiation therapy. Cancer 45: 30–39.

[827] ER McDonald. (1995) Quality of life from the patient's perspective. J Neurosci Nurs 27: 222–223.

[828] EA McElroy, Jr., JC Buckner, JE Lewis. (1998) Chemotherapy for advanced esthesioneuroblastoma: the Mayo Clinic experience. Neurosurgery 42: 1023–7; discussion 1027–8.

[829] G McGrogan, J Rivel, C Vital, et al. (1992) A pineal tumour with features of „pineal anlage tumour". Acta Neurochir (Wien) 117: 73–77.

[830] N McIntosh. (1979) Medulloblastoma: a changing prognosis. Arch Dis Child 54: 200–203.

[831] RG McKenna, CP Schwinn, KY Soong, et al. (1966) Sarcomata of the osteogenic series; an analysis of 552 cases. J Bone Joint Surg 48: 4–26.

[832] CR McKenzie, SS Rengachary, DH McGregor, et al. (1990) Subdural hematoma associated with metastatic neoplasms. Neurosurgery 27: 619–625.

[833] CA McKeown, M Swarz, J Blom, et al. (1981) Tamoxifen retinopathy. Br J Ophthalmol 65: 177–179.

[834] RE McLendon. (1997) Central neuroblastoma and ganglioneuroblastoma. In: Kleihues P, Cavenee WK, Hrsg. Pathology and genetics of tumours of the nervous system. Lyon: International Agency for Research on Cancer, 92–93.

[835] JG McLeod. (1993) Peripheral neuropathy associated with lymphomas, leukemias, and polycythemia vera. In: Dyck PJ, Thomas PK, Griffin JW, et al. Peripheral Neuropathy, 3rd ed. Philadelphia: Saunders, 1591–1598.

[836] CA Medbery, KL Straus, SM Steinberg, et al. (1988) Low-grade astrocytoma: treatment results and prognostic variables. Int J Radiat Oncol Biol Phys 15: 837–841.

[837] Medical Research Council Brain Tumour Working Party. (1991) A Medical Research Council Trial of two radiotherapy doses in the treatment of grade 3 and grade 4 astrocytomas. Br J Cancer 64: 769–774.

[838] N Mehta, RP Tripathi, MB Popli, et al. (1997) Bilateral intraabdominal ganglioneuroblastoma in an adult. Br J Radiol 70: 96–98.

[839] HM Meinck, K Ricker, PJ Huhlser, et al. (1994) Stiff man syndrome: clinical and laboratory findings in 8 patients.

J Neurol 24: 157–166.

[840] B Melgaard, O Kohler, HH Sand, et al. (1988) Misonidazole neuropathy. A prospective study. J Neurooncol 43: 435–438.

[841] H Mena, EJ Rushing, JL Ribas, et al. (1995) Tumors of pineal parenchymal cells: a correlation of histological features, including nucleolar organizer regions, with survival in 35 cases. Hum Pathol 26: 20–30.

[842] TE Merchant, BJ Davis, SA Leibel. Radiation therapy for relapsed CNS germinoma after primary chemotherapy. ASCO Proc (1997) 16: 395a.

[843] TE Merchant, T Haida, MH Wang, et al. (1997) Anaplastic ependymoma: treatment of pediatric patients with or without craniospinal radiation therapy. J Neurosurg 86: 943–949.

[844] CF Merrill, DI Kaufman, NV Dimitrov. (1991) Breast cancer metastatic to the eye is a common entity. Cancer 68: 623–627.

[845] Y Metha, FR Hendrickson. (1974) CNS involvement in Ewing's sarcoma. Cancer 33: 859–862.

[846] AK Metzger, G Mohapatra, YA Minn, et al. (1999) Multiple genetic aberrations including evidence of chromosome 11q13 rearrangement detected in pituitary adenomas by comparative genomic hybridization. J Neurosurg 90: 306–314.

[847] RD Meyer, P Rosen, D Amstrong. (1972) Phycomycosis complicating leukemia and lymphoma. Ann Int Med 77: 871–879.

[848] CA Meyers, EA Obbens, RS Scheibel, et al. (1991) Neurotoxicity of intraventricularly administered alpha-interferon for leptomeningeal disease. Cancer 68: 88–92.

[849] CA Meyers, MA Scheibel. (1990) Early detection and diagnosis of neurobehavioral disorders associated with cancer and its treatment. Oncology-Huntingt 4: 115–122.

[850] CA Meyers, MA Weitzner. (1995) Neurobehavioral functioning and quality of life in patients treated for cancer of the central nervous system. Curr Opin Oncol 7: 197–200.

[851] CA Meyers, MA Weitzner. (1996) Quality of life and neurobehavioural functioning in patients with malignant gliomas. Baillière's Clin Neurology 5: 425–439.

[852] JM Michalski, DM Garcia, E Kase, et al. (1990) Primary central nervous system lymphoma: analysis of prognostic variables and patterns of treatment failure. Radiology 176: 855–860.

[853] C Miera, J Benito-Leon, FM dela, et al. (1997) Numb chin syndrome heralding myeloma relapse. Muscle & Nerve 20: 1603–1606.

[854] T Mikkelsen. (1998) Cytostatic agents in the management of malignant gliomas. Cancer Control 5: 150–162.

[855] T Mikkelsen. (1998) Cytostatic agents in the management of malignant gliomas. Cancer Control 5: 150–162.

[856] SJ Millen, DL Daniels. (1994) The effect of intracranial surgical trauma on gadolinium-enhanced magnetic resonance imaging. Laryngoscope 104: 804–813.

[857] AB Miller. (1981) Reporting results of cancer treatment. Cancer 47: 207–214.

[858] KW Min, F Gyorkey, B Alpert. (1975) Primary rhabdomyosarcoma of the cerebrum. Cancer 35: 1405–1411.

[859] SE Minette, DW Kimmel. (1989) Subdural hematoma in patients with systemic cancer. Mayo Clin Proc 64: 637–642.

[860] V Minotti, L Crino, ML Meacci, et al. (1998) Chemotherapy with cisplatin and teniposide for cerebral metastases in non-small cell lung cancer. Lung Cancer 20: 93–98.

[861] GD Miralles, J O'Fallon, NJ Talloy. (1992) Plasma cell dyscrasia with polyneuropathy. The spectrum of POEMS syndrome. N Engl J Med 327: 919–1923.

[862] KE Misulis, RG Wiley. (1995) Neurological complications of lung cancer. In: Wiley RG, Hrsg. Neurological complications of cancer. New York: Dekker, 295–309.

[863] A Moghrabi, HS Friedman, C Brugger, et al. (1997) Carboplatin for progresive low-grade glioma. ASCO Proc 16: 405a.

[864] G Mohdi, W Bauman, G Nicolis. (1981) Adrenal failure associated with hypothalamic and adrenal metastases. A case report and review of the literature. Cancer 47: 2098–2101.

[865] RL Mohrmann, V Mah, HV Vinters. (1990) Neuropathologic findings after bone marrow transplantation: an autopsy study. Hum Pathol 21: 630–639.

[866] CM Moinpur, P Feigl, B Metch, et al. (1989) Quality of life end points in cancer clinical trials: Review and recommendations. J Natl Cancer Inst 81: 485–495.

[867] B Mokri, BG Weinshenker, JL Goudreau, et al. (1998) Long tract myelopathy: a novel paraneoplastic syndrome. Ann Neurol 44: 486–486 (Abstract).

[868] PT Molloy, PC Phillips. (1995) Neurological complications of sarcomas. In: Wiley RG, Hrsg. Neurological complications of cancer. New York: Dekker, 417–447.

[869] F Monaco, R Torta, A Cicolin, et al. (1997) Lack of association between vigabatrin and impaired cognition. J Int Med Res 25: 296–301.

[870] PM Moore, B Richardson. (1998) Neurology of the vasculitides and connective tissue diseases. J Neurol Neurosurg Psychiatry 65: 10–22.

[871] PL Moots, RJ Maciunas, DR Eisert, et al. (1995) The course of seizure disorders in patients with malignant gliomas. Arch Neurol 52: 717–724.

[872] PL Moots, RG Wiley. (1995) Neurological disorders in head and neck cancers. In: Wiley RG, Hrsg. Neurological complications of cancer. New York: Dekker, 353–371.

[873] V Mor, L Laliberte, JN Morris, et al. (1984) The Karnofsky performance status scale. An examination of its reliability and validity. Cancer 53: 2002–2007.

[874] M Morche. (1997) Hirnmetastasen unbekannten Ursprungs (CUP) – Diagnostische Vorgehensweise zur Lokalisation des Primärtumors. Würzburg, Dissertation: 1–106.

[875] M Morche, B Müller, JC Tonn. (1994) Brain mets from cancer of unknown primary – therapeutic procedure and clinical course. Cancer Res. Clin. Oncol. 120, Suppl. 95.

[876] F Morell. (1989) Varieties of human secondary epileptogenesis. J Clin Neurophysiol 227: 1989.

[877] K Mori, J Takeuchi, M Ishikawa, et al. (1978) Occlusive arteriopathy and brain tumor. J Neurosurg 49: 22–35.

[878] SJ Mork, KF Lindegaard, TB Halvorsen, et al. (1985) Oligodendroglioma: Incidence and biologic behavior in a defined population. J Neurosurg 63: 881–889.

[879] SJ Mork, AC Loken. (1977) Ependymoma: a follow-up study of 101 cases. Cancer 40: 907–915.

[880] SJ Mork, LJ Rubinstein. (1985) Ependymoblastoma. A reappraisal of a rare embryonal tumor. Cancer 55: 1536–1542.

[881] MJ Moroso, RL Blair. (1983) A review of cis-platinum ototoxicity. J Otolaryngol 12: 365–369.

[882] K Moser, A Stacher. (1986) Chemotherapie maligner Erkrankungen. 3. Aufl. Köln: Deutscher Ärzte Verlag.

[883] EN Mostow, J Byrne, RR Connelly, et al. (1991) Quality of life in long-term survivors of CNS tumors of childhood and adolescence. J Clin Oncol 9: 592–599.

[884] M Motomura, I Johnston, B Lang, et al. (1995) An improved diagnostic assay for Lambert -Eaton myasthenic syndrome. J Neurol Neurosurg Psychiatry 58: 85–87.

[885] MG Mott, P Stevenson, CB Wood. (1972) Methotrexate meningitis. Lancet 2: 656.

[886] SI Mubaidin, JB Sunna, MA Beiruti, et al. (1990) Renal cell carcinoma presenting as Garcin's syndrome. J Neurol Neurosurg Psychiatry 53: 613–614.

[887] PJ Mueller, BC Wilson. (1995) Photodynamic therapy for recurrent supratentorial gliomas. Semin Surg Oncol 11: 346–354.

[888] FM Muggia, FJ Camacho, BH Kapplan, et al. (1987) Weekly 5-fluorouracil combined with PALA: toxic and therapeutic effects in colorectal cancer. Cancer Treatment Reports 71: 253–256.

[889] RK Mulhern, RL Heideman, ZA Khatib, et al. (1994) Quality of survival among children treated for brain stem glioma. Pediatr Neurosurg 20: 226–232.

[890] F Mundinger, DF Braus, JK Krauss, et al. (1991) Long-term outcome of 89 low-grade brain-stem gliomas after interstitial radiation therapy. J Neurosurg 75: 740–746.

[891] K Murakami, S Nawano, N Moriyama, et al. (1996) Intracranial metastases of hepatocellular carcinoma: CT and MRI. Neuroradiology 38: 31–35.

[892] R Murakami, Y Baba, R Nishimura, et al. (1997) CT and MR of denervated tongue after neck dissection. Am J Neuroradiol 18: 747–750.

[893] K Murray, L Kun, J Cox. (1987) Primary malignant lymphoma of the central nervous system. J Neurosurg 65: 600–607.

[894] K Murros, J Toole. (1989) The effect of radiation on carotid arteries: a review article. Arch Neurol 46: 449–455.

[895] HB Muss, WC Moloney. (1973) Chloroma and other myeloblastic tumors. Blood 42: 721–728.

[896] F Muthny. (1991) Erfassung von Lebensqualität-Fragestellungen und Methodik. In: Küchler H, Lutz D, Hrsg. Lebensqualität und Krankheit. Köln: Deutscher Ärzte Verlag.

[897] F Muthny. (1996) Lebenszufriedenheit bei koronarer Herzkrankheit: ein Vergleich mit anderen lebensdrohlichen Erkrankungen. In: Bullinger M, von Steinbüchel N, Hrsg. Lebensqualität bei kardiovaskulären Erkrankungen. Göttingen: Hogrefe.

[898] F Muthny, U Koch, S Stump. (1990) Quality of life in oncology patients. Psychother Psychosom Med Psychol 54: 145–160.

[899] B Müller. (1998) Supportive Therapie maligner Gliome. Onkologe 4: 631.

[900] B Müller, K Demuth, P Krauseneck. (1990) Karnofsky-Score und Neuroonkologische Checkliste – Validität, Reliabilität und Interdependenz. In: 35. Jahrestagung der Deutschen Gesellschaft für Medizinische Dokumentation, Informatik und Statistik. Berlin: GMDS.

[901] B Müller, M Klapper. (1998) Measuring quality of life in brain tumor patients. J Neurooncol 39: 103.

[902] B Müller, P Krauseneck. (1994) Lungfibrosis – avoided with ACNU instead of BCNU. Cancer Res Clin Oncol 120 Suppl. 103.

[903] B Müller, P Krauseneck. (1997) Oligodendrogliale Tumoren sind generell chemosensibler. Akt Neurol 24: P277.

[904] B Müller, P Krauseneck, W Dittmann, et al. (1989) Längerüberlebende mit malignen Gliomen – eine kritische Analyse. In: 3. Tagung der Arbeitsgemeinschaft Neuroonkologie der Deutschen Gesellschaft für Neurochirurgie.

[905] B Müller, H-A Müller, J Müller, et al. (1991) Längerüberlebende mit malignen Gliomen: Prognoseindikatoren und Verlauf. In: Firnhaber W, Dworschak K, Lauer K, et al., Verhandlungen der Deutschen Gesellschaft für Neurologie. Band 6. Berlin: Springer Verlag, 296–298.

[906] B Müller, KW Pflughaupt, P Krauseneck. (1987) Hyperosmolares Koma bei Glyzerintherapie des chronischen Hirndrucks. Akt Neurol 15: 14.

[907] B Müller, S Richter, U Hartmann, et al. Tödliche Infektionen bei Patienten mit malignen Gliomen – Bedeutung von Zytostatika und Steroiden. Akt Neurol (1997) 24.

[908] B Müller, FE Seier, A Beck, et al. Treatment of brain metastasis of lung carcinoma. J Neurol (1992) 239: S51.

[909] B Müller, H Strik, P Krauseneck. (1993) Neurotoxische Phänomene bei der Chemotherapie von Hirntumoren. In: Lang N, Jäger W, Hrsg. Zytostatika bedingte Nebenwirkungen. München: Zuckschwerdt, 10–13.

[910] B Müller, M Warmuth, P Krauseneck. (1993) Zur Differentialdiagnose von Querschnittssyndromen bei ZNS-Neoplasien. In: Schimrigk K, Haaß A, Hamann G, Hrsg. Verhandlungen der Deutschen Gsellschaft für Neurologie 7. Zweibrücken: Conrad & Bothner, 730–734.

[911] B Müller, N Weidner, P Krauseneck. (1997) Combined ACNU/Ara-C and ACNU/VP 16 for the treatment of adult malignant gliomas – a phase II study. ASCO Proc 16: 406a.

[912] HK Müller-Hermelink, A Marx, K Gender, et al. (1993) The pathologic basis for thymoma associated with myasthenia gravis. Ann NY Acad Sci 681: 56.

[913] SL Myers, DA Hardy, CB Wiebe, et al. (1994) Olfactory neuroblastoma invading the oral cavity in a patient with inappropriate antidiuretic hormone secretion. Oral Surg Oral Med Oral Pathol 77: 645–650.

[914] M Nagai, J Narita, K Watanabe, et al. (1996) Clinical effect of CLN-IgG on glioma and its correlation with the induction of antianti-idiotypic antibody in the serum. In: Nagai M, Hrsg. Brain Tumor – research and therapy. Tokyo: Springer Verlag, 381–388.

[915] Y Nagashima, Y Miyagi, Y Tanaka, et al. (1997) Adult ganglioneuroblastoma of the anterior mediastinum. Pathol Res Pract 193: 727–32; discussion 733.

[916] S Nakasu, A Hirano, T Shimura. (1987) Incidental meningiomas in autopsy study. Surg Neurol 27: 319–322.

[917] KN Naresh, SA Pai. (1998) Foci resembling olfactory neuroblastoma and craniopharyngioma are seen in sinonasal teratocarcinosarcomas [letter; comment]. Histopathology 32: 84.

[918] A Neetens, A Clemens, P van den Ende, et al. (1992) Optic neuritis in non-Hodgkin's lymphomas. Klin Monatsbl Augenheilk 200: 525–528.

[919] DF Nelson, M Diener-West, J Horton, et al. (1988) Combined modality approach to treatment of malignant gliomas – re-evaluation of RTOG 7401/ECOG 1374 with long-term follow-up: a joint study of the Radiation Therapy Oncology Group and the Eastern Cooperative Oncology Group. NCI Monogr 279–284.

[920] DF Nelson, KL Martz, H Bonner, et al. (1992) Definitive radiation therapy in the treatment of primary non- Hodgkin's lymphoma of the central nervous system, non-AIDS related; report of the RTOG 8315. (unveröff.)

[921] RS Nelson, EJ Perlman, FB Askin. (1995) Is esthesioneuroblastoma a peripheral neuroectodermal tumor? Hum Pathol 26: 639–641.

[922] SC Nelson, HS Friedman, B Hockenberger, et al. (1993) False-positive MRI detection of recurrent or metastatic pediatric infratentorial tumors. Medical and Pediatric Oncology 21: 350–355.

[923] K Neumann, W Schorner, N Hosten, et al. (1992) Magnetische Resonanztomographie intrakranieller Ependymome. Erscheinungsbild und Vergleich mit der Computertomographie. Röfo Fortschr Geb Röntgenstr Neuen Bildgeb Verfahr 157: 111–117.

[924] EA Neuwelt, DL Goldman, SA Dahlborg, et al. (1991) Primary CNS lymphoma treated with osmotic blood-brain barrier disruption: prolonged survival and preservation of cognitive function. J Clin Oncol 9: 1580–1590.

[925] LW Newcomer, MB Silverstein, EC Cadman, et al. (1982) Bone involvement in Hodgkin's disease. Cancer 49: 338–342.

[926] ES Newlands, MFG Stevens, SR Wedge, et al. (1997) Temozolomide: a review of its discovery, chemi-

cal properties, pre-clinical development and clinical trials. Cancer 23: 35–61.

[927] ES Newlands, SR Wedge, JK Porteous, et al. (1997) Temozolomide: drug scheduling in vivo and in combination with radiation. ASCO Proc 16: 393a.

[928] J Newsom-Davis. (1997) Autoimmune neuromyotonia (Isaacs syndrome): an antibody-mediated potassium channelopathy. Ann Acad Sci 835: 111–119.

[929] J Newsom-Davis, KR Mills. (1993) Immunological associations of acquired neuromyotonia (Isaacs syndrome). Report of five cases and literature review. Brain 116: 453–469.

[930] C Newton, MA Mateo. (1994) Uncertainty: strategies for patients with brain tumor and their family. Cancer Nurs 17: 137–140.

[931] HB Newton, J Henson, RW Walker. (1992) Extraneural metastasis in ependymoma. J Neurooncol 14: 135–142.

[932] HB Newton, MK Rosenblum, MG Malkin. (1991) Turcot's syndrome. Flow cytometric analysis. Cancer 61: 1636–1639.

[933] CR Nichols, BJ Roth, SD Williams, et al. (1992) No evidence of acute cardiovascular complications for testicular cancer. An analysis of the testicular cancer intergroup study. J Clin Oncol 110: 760–765.

[934] TS Nijjar, WJ Simpson, T Gadalla, et al. (1993) Oligodendroglioma. The Princess Margaret Hospital experience. Cancer 71: 4002–4006.

[935] S Nishio, K Korosue, J Tateishi, et al. (1982) Ventricular and subarachnoidal seeding of intracranial tumors of neuroectodermal origin -a study of 26 consecutive autopsy cases with reference to focal ependymal defect. Clin Neuropathol 1: 83–91.

[936] T Nitta, K Sato, H Yagita, et al. (1990) Preliminary trial of specific targeting therapy against malignant glioma. Lancet 355: 368–376.

[937] M Norman, G Elinder, Y Finkel. (1987) Vincristine neuropathy and Guillain Barre syndrome: a case with acute lymphatic leukemia and quadriparesis. Eur J Haematol 39: 75–76.

[938] FH Norris, WK Engel. (1965) Carcinomatous amyotrophic lateral sclerosis. In: Brain WR, Norris FH, Hrsg. The remote effects of cancer on the nervous system. New York: Grune and Stratton, 24–34.

[939] G Notter, KJ Hallberg, KJ Vikterlöf. (1970) Strahlenschäden am Plexus brachialis bei Patienten mit Mammakarzinom. Strahlentherapie 139: 538–543.

[940] JA Null, VA LiVolsi, WW Glenn. (1977) Hodgkin's disease of the thymus (granulomatous thymoma) and myasthenia gravis. A unique association. Am J Clin Pathol 67: 521–525.

[941] BP O'Neill, RP Dinapoli, PJ Kurtin, et al. (1995) Occult systemic non-Hodgkin's lymphoma (NHL) in patients initially diagnosed as primary central nervous system lymphoma (PCNSL): How much staging is enough ? J Neurooncol 25: 67–71.

[942] BP O'Neill, RP Dinapoli, H Okazaki. (1987) Cerebral infarction as a result of tumor emboli. Cancer 60: 90–95.

[943] BP O'Neill, PJ Kelly, JD Earle, et al. (1987) Computer-assisted stereotaxic biopsy for the diagnosis of primary central nervous system lymphoma. Neurology 37: 1160–1164.

[944] JH O'Neill, NMF Murray, J Newsom-Davis. (1988) The Lambert Eaton myasthenic syndrome. Brain 90: 577–596.

[945] K Oda, H Egawa, T Okuhara, et al. (1991) Meningeal involvement in Bence Jones multiple myeloma. Cancer 67: 1900–1902.

[946] W Odell. (1997) Metabolic syndromes of cancer. Semin Oncol 24: 299–317.

[947] SJ Oh, DE Kim, R Kuruoglu, et al. (1996) Electrophysiological and clinical correlations in the Lambert Eaton syndrome. Muscle & Nerve 19: 903–906.

[948] S Oi, S Matsumoto. (1992) Contro-

versy pertaining to therapeutic modalities for tumors of the pineal region: a worldwide survey of different patient populations. Childs Nerv Syst 8: 332–336.

[949] JG Ojemann, JW Miller, D Silbergeld. (1996) Preserved function in brain invaded by tumor. Neurosurgery 39: 253–259.

[950] MM Oken, RH Creech, DC Tormey, et al. (1998) Toxicity and response of the Eastern Cooperative Oncology Group. Am J Clin Oncol 5: 649–655.

[951] EH Oldfield, JL Doppman, LK Neiman. (1991) Petrosal sinus sampling with and without corticotropin-releasing hormone for the differential diagnosis of Cushing's syndrome. N Engl J Med 325: 897–905.

[952] NK Olsen, P Pfeiffer, L Johannsen, et al. (1993) Radiation-induced brachial plexopathy. Neurological follow-up in 161 recurrence-free breast cancer patients. Int J Radiat Oncol Biol Phys 26: 43–49.

[953] ME Olson, NL Chernik, JB Posner. (1974) Infiltration of the meninges by systemic cancer. Arch Neurol 30: 122–137.

[954] BW Ongerboer de Visser. (1993) Neoplastic and radiation induced complications of the peripheral nervous system, with emphasis on electrodiagnosis. In: Twijnstra A, Keyser BW, Ongerboer de Visser BW, Hrsg. Neurooncology. Amsterdam: Elsevier, 349–356.

[955] B Orhan, S Yalcin, T Evrensel, et al. (1998) Successful treatment of cranial metastases of extrapulmonary small cell carcinoma with chemotherapy alone. Med Oncol 15: 66–69.

[956] GS Orrenn, SI Roth, WH Baker. (1969) Hyperparathyroidism associated with malignant tumors of non-parathyroid origin. Cancer 24: 1004–1012.

[957] D Osoba. (1994) Lessons learned from measuring health-related quality of life in oncology. J Clin Oncol 12: 608–616.

[958] D Osoba, NK Aaronson, M Muller, et al. (1997) Effect of neurological dysfunction on health-related quality of life in patients with high-grade glioma. J Neurooncol 34: 263–278.

[959] D Osoba, NK Aaronson, M Muller, et al. (1996) The development and psychometric validation of a brain cancer quality- of-life questionnaire for use in combination with general cancer-specific questionnaires. Qual Life Res 5: 139–150.

[960] CB Ostertag. (1994) Interstitial implant radiosurgery of brain tumors: radiobiology, indications and results. Rec Res Cancer Res 135: 105–116.

[961] F Otto, A Mackensen, R Mertelsmann, et al. (1995) Complete response of metastatic renal cell carcinoma to low-dose interferon-gamma treatment. Cancer Immunol Immunother 40: 115–118.

[962] S Ozaki, T Nishizaki, H Ito, et al. (1999) Comparative genomic hybridization analysis of genetic alterations associated with malignant progression of meningioma. J Neurooncol 41: 167–174.

[963] CS Padovan, TA Yousry, M Schleuning, et al. (1998) Neurological findings in long term survivors of allogenic bone marrow transplantation. Ann Neurol 43: 627–633.

[964] PA Pahapill, DA Ramsay, RF Del Maestro. (1996) Pleomorphic xanthoastrocytoma: case report and analysis of the literature concerning the efficacy of resection and the significance of necrosis. Neurosurgery 38: 822–8; discussion 828–9.

[965] L Palma, P Celli, A Maleci, et al. (1989) Malignant monstrocellular brain tumours. A study of 42 surgically treated cases. Acta Neurochir (Wien) 97: 17–25.

[966] L Palma, B Guidetti. (1985) Cystic pilocytic astrocytomas of the cerebral hemispheres. Surgical experience with 51 cases and long term-results. J Neurosurg 62: 811–815.

[967] MM Paparella, NT Berlinger, M Oda, et al. (1973) Otological manifestations

of leukemia. Laryngoscope 83: 1510–1526.

[968] JC Parker, JJ McCloskey, RS Lee. (1981) Human cerebral candidosis-a postmortem evaluation of 19 patients. Hum Pathol 12: 23–28.

[969] MK Pascoe, PL Silbert, RC Hermann. (1995) Further observations on myotonia related to malignancy. Muscle & Nerve 18: 361.

[970] R Patchell, MC Perry. (1981) Eosinophilic meningitis in Hodgkin's disease. Neurology 31: 688–603.

[971] RA Patchell. (1991) Brain metastases. Neurol Clin 9: 817–824.

[972] RA Patchell. (1994) Neurological complications of organ transplantation. Ann Neurol 36: 688–703.

[973] RA Patchell. (1996) Neurological complications of bone marrow transplantation. Practical Neurooncology. America Academy of Neurology 48th annual meeting, Proc 131.

[974] RA Patchell, C Cirrincione, HT Thaler, et al. (1986) Single brain metastases: surgery plus radiation or radiation alone. Neurology 36: 447–453.

[975] RA Patchell, PA Tibbs, WF Regine, et al. (1998) Postoperative radiotherapy in the treatment of single metastases to the brain – a randomized trial. JAMA 280: 1485–1489.

[976] RA Patchell, PA Tibbs, JW Walsh, et al. (1990) A randomized trial of surgery in the treatment of single metastases to the brain. N Engl J Med 322: 494–500.

[977] AM Patel, DG Davial, SG Peters. (1993) Paraneoplastic syndromes associated with lung cancer. Mayo Clin Proc 68: 278–287.

[978] JK Patel, MS Didolkar, JW Pickren, et al. (1978) Metastatic pattern of malignant melanoma: A study of 216 autopsy cases. Am J Surg 135: 807.

[979] AHG Paterson, TA McPherson. (1978) A possible neurologic complication of DTIC. Cancer Treatment Reports 61: 105–106.

[980] E Paul, R Mullhofer. (1990) Das metastasierende maligne Melanom bei unbekanntem Sitz des Primartumors. Hautarzt 41: 432–437.

[981] W Paulus, DK Lisle, JC Tonn, et al. (1996) Molecular genetic alterations in pleomorphic xanthoastrocytoma. Acta Neuropathol (Berl) 91: 293–297.

[982] W Paulus, J Peiffer. (1988) Does the pleomorphic xanthoastrocytoma exist? Problems in the application of immunological techniques to the classification of brain tumors. Acta Neuropathol (Berl) 76: 245–252.

[983] R Payne, SM Weinstein, HC Stratton. (1996) Assessment and management of pain. In: Levin VA, Hrsg. Cancer in the nervous system. New York: Livingstone, 411–448.

[984] AG Pedersen, PEG Kristjansen, HH Hansen. (1988) Prophylactic cranial irradiation and small lung cancer. Cancer Treatment Reports 15: 85–103.

[985] AG Pederson, R Bach, B Melgaard. (1985) Frequency, diagnosis and prognosis of spinal cord compression in small cell bronchogenic carcinoma: a review of 817 consecutive patients. Cancer 55: 1118–1122.

[986] I Penn, G Porat. (1995) Central nervous system lymphomas in organ allocraft recipients. Transplantation 59: 240–244.

[987] JR Perry, LM DeAngelis, SC Schold, Jr., et al. (1997) Challenges in the design and conduct of phase III brain tumor therapy trials. Neurology 49: 912–917.

[988] WA Peters, WA Anderson, N Thornton. (1983) Dermatomyositis and coexistent ovarian cancer: a review of the compounding clinical problems. Gynecol Oncol 15: 440–446.

[989] K Peterson, PA Forsyth, JB Posner. (1994) Paraneoplastic sensorimotor neuropathy associated with breast cancer. J Neurooncol 21: 159–170.

[990] K Peterson, KB Gordon, M-H Heinemann, et al. (1993) The clinical spectrum of ocular lymphoma. Cancer 72: 843–849.

[991] K Peterson, N Paleologos, P Forsyth, et al. (1996) Salvage chemotherapy for

oligodendroglioma. J Neurosurg 85: 597–601.

[992] K Peterson, RW Walker. (1995) Medulloblastoma /primitive neuroectodermal tumor in 45 adults. Neurology 45: 440–442.

[993] K Petropoulou, ML Whiteman, NR Altman, et al. (1995) CT and MRI of pleomorphic xanthoastrocytoma: unusual biologic behavior. J Comput Assist Tomogr 19: 860–865.

[994] F Peyrade, C Lebrun, M Lonjon, et al. Fotemustine (F)/Cisplatine (CDDP)/ etoposide (VP16) Combination with or without brain irradiation in the treatment of non-small cell lung cancer (NSCLC) brain metastases. Proceedings of ASCO (1996) 15: 157.

[995] MR Pfeffer, M Wygoda, T Siegal. (1988) Leptomeningeal metastases – treatment results in 98 consecutive patients. Isr J Med Sci 24: 611–618.

[996] JH Philippon, SH Clemenceau, FH Fauchon, et al. (1993) Supratentorial low grade astrocytomas in adults. Neurosurgery 32: 554–559.

[997] S Phuphanich, S Ferrall, T Wong, et al. (1989) Long-term survival in patients with glioblastoma multiforme. ASCO Proc 8: 363.

[998] A Pierallini, M Bonamini, A Bozzao, et al. (1997) Supratentorial diffuse astrocytic tumours: proposal of an MRI classification. Eur Radiol 7: 395–399.

[999] A Pierallini, M Bonamini, MF Osti, et al. (1996) Supratentorial glioblastoma: neuroradiological findings and survival after surgery and radiotherapy. Neuroradiology 38, Suppl 1: 26–30.

[1000] A Pierallini, M Bonamini, P Pantano, et al. (1998) Radiological assessment of necrosis in glioblastoma: variability and prognostic value. J Neuroradiol 40: 150–153.

[1001] PK Pillay, RW Hary, AJ Wilbourn, et al. (1988) Solitary primary lymphoma of the sciatic nerve: case report. Neurosurgery 23: 370–371.

[1002] A Pirzkall, J Debus, F Lohr, et al. (1998) Radiosurgery alone or in combination with whole-brain radiotherapy for brain metastases. J Clin Oncol 16: 3563–3569.

[1003] PA Pizzo. (1993) Management of fever in patients with cancer and treatment induced neutropenia. N Engl J Med 328: 1323–1329.

[1004] F Plum, JB Posner. (1980) Diagnosis of stupor and coma. Philadelphia: FA Davies.

[1005] RS Polin, JP Sheehan, AG Chenelle, et al. (1998) The role of preoperative adjuvant treatment in the management of esthesioneuroblastoma: the University of Virginia experience. Neurosurgery 42: 1029–1037.

[1006] IF Pollack, PC Gerszten, AJ Martinez, et al. (1995) Intracranial ependymomas of childhood: Long-term outcome and prognostic factors. Neurosurgery 37: 655–66; discussion 666–7.

[1007] SS Pollock, TM Pollock, MJG Harrison. (1984) Infection of the central nervous system by listeria monocytogenes. A review of 54 adult and juvenile cases. Q J Med 53: 331–340.

[1008] S Pomer, M Klopp, HH Steiner, et al. (1997) Brain metastases in renal cell carcinoma. Urologe 36: 117–125.

[1009] AR Pontin, RA Donaldson, JE Jacobson. (1978) Femoral neuropathy after renal transplantation. S Afr J Med 53: 376–378.

[1010] C Portha, JL Dupond, G Monnier, et al. (1983) Eaton Lambert syndrome associated with multiple myeloma; resolution of the neuro-muscular block after chemotherapy. Sem Hop Paris 59: 1337–1339.

[1011] JB Posner. (1980) Brain metastases: A clinician's view. In: Gilbert HA, Posner JB, Hrsg. Brain metasasis. Boston: Hall.

[1012] JB Posner. (1995) Metabolic and nutritional complications of cancer. In: Posner JB, Hrsg. Neurologic complications of cancer. Philadelphia: FA Davies, 264–281.

[1013] JB Posner, Hrsg. (1995) Neurologic

complications of cancer. Philadelphia: FA Davis.

[1014] JB Posner. (1995) Supportive care agents and their complications. In: Posner JB, Hrsg. Neurologic complications of cancer. Philadelphia: FA Davies, 59–74.

[1015] JB Posner. (1995) Side effects of radiation therapy. In: Posner JB, Hrsg. Neurologic complications of cancer. Philadelphia: FA Davies, 311–337.

[1016] JB Posner. (1995) Spinal metastases. In: Posner JB, Hrsg. Neurologic complications of cancer. Philadelphia: FA Davies, 111–142.

[1017] JB Posner. (1995) Neurologic complications of cancer. Philadelphia: FA Davies, 334–337.

[1018] JB Posner. (1997) Paraneoplastic syndromes. Current Opinion in Neurology 10: 471–476.

[1019] JB Posner, NL Chernik. (1978) Intracranial metastases from systemic cancer. Adv Neurol 19: 575–587.

[1020] JB Posner, HM Furneaux. (1990) Paraneoplastic syndromes. In: Waksman BH, Hrsg. Immunologic mechanisms in neurologic and psychiatric diseases. New York: Raven Press, 187–200.

[1021] TJ Postma, JJ Heimans, MJ Muller, et al. (1998) Pitfalls in grading severity of chemotherapy-induced peripheral neuropathy. Ann Oncol 9: 739–744.

[1022] TJ Postma, CJ van Gröningen, RJGM Witjes, et al. (1998) Neurotoxicity of combination chemotherapy with procarbazine, CCNU and vincristine (PCV) for recurrent glioma. J Neurooncol 38: 69–75.

[1023] PE Postmus, H Haaxma-Reiche, DT Sleijfer, et al. (1989) High dose etoposide for brain metastases of small cell lung cancer – a phase II study. Br J Cancer 59: 254–256.

[1024] PE Postmus, EF Smit, H Haaxma-Reiche, et al. (1995) Teniposide for brain metastases of small cell lung cancer: A phase II study. J Clin Oncol 13: 660–665

[1025] JT Potts. (1995) Erkrankungen der Nebenschilddrüse sowie andere hyper- und hypokalziämische Störungen. In: Isselbacher KJ, Braunwald E, Hrsg. Harrisons Innere Medizin. 13. Aufl. Berlin: Blackwell Wissenschafts Verlag, 2505–2529.

[1026] TY Poussaint, JR Kowal, PD Barnes, et al. (1998) Tectal tumors of childhood: clinical and imaging follow-up. Am J Neuroradiol 19: 977–983.

[1027] BL Powell, RL Capizzi, ES Lyerly, et al. (1986) Peripheral neuropathy after high dose cytosine-arabinoside, daunorubicin, and asparaginase consolidation for acute non-lymphocytic leukemia. J Clin Oncol 4: 95–97.

[1028] SZ Powell, AT Yachnis, LB Rorke, et al. (1996) Divergent differentiation in pleomorphic xanthoastrocytoma. Evidence for a neuronal element and possible relationship to ganglion cell tumors. Am J Surg Pathol 20: 80–85.

[1029] TA Powers, CL Partain, RM Kessler, et al. (1988) Central nervous system lesions in pediatric patients: Gd-DTPA-enhanced MR imaging. Radiology 169: 723–726.

[1030] MD Prados, SC Schold, AM Spence, et al. (1996) Phase II study of paclitaxel in patients with recurrent malignant glioma. J Clin Oncol 14(8): 2316–2321.

[1031] S Preston-Martin. (1990) Descriptive epidemiology of primary tumors of the spinal cord and spinal meninges in Los Angeles County, 1972–1985. Neuroepidemiology 9: 106–111.

[1032] ML Prevey, RC Delaney, JA Cramer, et al. (1996) Effect of valproate on cognitive functioning. Comparison with carbamazepine. The Department of Veterans Affairs Epilepsy Cooperative Study 264 Group. Arch Neurol 53: 1008–1016.

[1033] R Price, NL Chernik, L Horta-Barbosa, et al. (1973) Herpes simplex encephalitis in an anergic patient. Am J Medicine 54: 222–228.

[1034] JR Priest, NKC Ramsay, PG Steinherz, et al. (1982) A syndrome of thrombosis and hemorrhage complicating L-asparaginase therapy for childhood acute lymphoblastic leukemia. J Pediatr 100: 984–989.

[1035] J Prieto, R Leira, FJ de Toro, et al. (1987) Cerebellar syndrome as the first manifestation of multiple myeloma. Neurologia 2: 123–127.

[1036] IN Pronin, AI Holodny, AV Petraikin. (1997) MRI of high-grade glial tumors: correlation between the degree of contrast enhancement and the volume of surrounding edema. Neuroradiology 39: 348–350.

[1037] GN Pugliese, RF Green, A Antonacci. (1987) Radiation induced long thoracic nerve palsy. Cancer 60: 1247–1248.

[1038] CH Pui, GV Dahl, HO Hustu, et al. (1985) Epidural spinal cord compression as the initial finding in childhood acute leukemia and non-Hodgkin's lymphoma. J Pediatr 106: 788–792.

[1039] R Quilichini, P Fuentes, G Metge. (1994) Syndrome myasthenique revelateur d'une maladie de Hodgkin. Rev Neurol 150: 81–82.

[1040] JP Quinn, RA Weinstein, LR Caplan. (1984) Eosinophilic meningitis and ibuprofen therapy. Neurology 34: 108–109.

[1041] AL Rabinowicz, DR Hinton, P Dyck, et al. (1995) High-dose tamoxifen in treatment of brain tumors: interaction with antiepileptic drugs. Epilepsia 36: 513–515.

[1042] C Raffel, RB Jenkins, L Frederick, et al. (1997) Sporadic medulloblastomas contain PTCH mutations. Cancer Res 57: 842–845.

[1043] G Raflo, TA Farrel, RS Sioussat. (1981) Complete ophthalmoplegia secondary to amyloidosis associated with multiple myeloma. Am J Ophthalmol 92: 221.

[1044] D Raghavan, JF MacIntosh, RM Fox, et al. (1987) Improved survival after brain metastases in non-seminomatous germ cell tumors with combined modality treatment. Br J Urol 60: 364–367.

[1045] Z Ram, KW Culver, EM Oshiro. (1997) Therapy of malignant brain tumors by intratumoral implantation of retroviral vector producing cells. Nature Med 3: 1354–1361.

[1046] HA Ramsay, KJ Kairemo, AP Jekunen. (1996) Somatostatin receptor imaging of olfactory neuroblastoma. J Laryngol Otol 110: 1161–1163.

[1047] DT Ransom, RP Dinapoli, RL Richardson. (1990) Cranial nerve lesions due to base of the skull metastases in prostate carcinoma. Cancer 65: 586–589.

[1048] LVM Rao. (1992) Tissue factor as a tumor procoagulant. Cancer and Metastasis reviews 11: 249–266.

[1049] MI Raphaelson, JG Stevens, RP Newman. (1983) Vincristine neuropathy with bowel and bladder atony, mimicking spinal cord compression. Cancer Treatment Reports 67: 604.

[1050] I Raz, T Siegal, TZ Siegal, et al. (1984) CNS involvement by non-Hodgkin's lymphoma. Arch Neurol 41: 1167–1171.

[1051] TJ Reagan, JE Thomas, MY Colby, et al. (1968) Chronic progressive radiation myelopathy. Its clinical aspects and differential diagnosis. J Amer Med Ass 203: 106–110.

[1052] LD Recht. (1991) Neurologic complications of systemic lymphoma. Neurol Clin 9: 1001–1015.

[1053] BG Redman, E Tapazoglou, M Al-Sarraf. (1986) Meningeal carcinomatosis in head and neck cancer. Report of six cases and review of the literature. Cancer 58: 2656–2661.

[1054] WF Regine, JE Hodes, RA Patchell. (1998) Intracranial germinoma: treatment with radiosurgery alone – a case report. J Neurooncol 37: 75–77.

[1055] J Regis, P Bouillot, F Rouby-Volot, et al. (1996) Pineal region tumors and the role of stereotactic biopsy: review of the mortality, morbidity, and diagnostic rates in 370 cases [see comments]. Neurosurgery 39: 907–912.

[1056] JM Reid, TW Pendergrass, MD Krailo, et al. (1990) Plasma pharmacokinetics and cerebrospinal fluid concentrations of idarubicin and idarubicinol in pediatric leukemia patients: a childrens cancer study group. Cancer Res 50: 6525–6528.

[1057] G Reifenberger. (1998) Molecular genetics of tumor initiation and progression in the central nervous system.

[1058] J Reifenberger, G Reifenberger, L Liu, et al. (1994) Molecular genetic analysis of oligodendroglial tumors shows preferential allelic deletions on 19q and 1p. Am J Pathol 145: 1175–1190.

[1059] JW Renaudin, MV DiTullio, WJ Brown. (1979) Seeding of intracranial ependymomas in children. Childs Brain 5: 408–412.

[1060] P Reuther, D Dommasch, U Fuhrmeister, et al. (1983) Intrathekale DTIC-Therapie bei leptomeningealer Melanommetastasierung. In: Krauseneck P, Mertens H-G, Hrsg. Therapie maligner Neoplasien des Gehirns. Erlangen: Perimed, 135–138.

[1061] MG Reyes, P Noronha, WJ Thomas, et al. (1983) Myositis of chronic graft versus host reaction. Neurology 33: 1222–1224.

[1062] M Reznik, J Levelle. (1991) Primary intracerebral osteosarcoma. Cancer 68: 793–797.

[1063] G Riche, P Trouillas, B Bady. (1995) Improvement of Isaacs syndrome after treatment with azathioprine. J Neurol Neurosurg Psychiatry 41: 238–246.

[1064] WD Rider. (1963) Radiation damage to the brain- a new syndrome. J Can Assoc Radiol 14: 67–69.

[1065] LAG Ries, CL Kosary, BF Hankey, et al. (1998) SEER Cancer Statistics Review, 1997–1995. Bethesda, MD: National Cancer Institute, 1.

[1066] DJ Rippe, OB Boyko, M Radi, et al. (1992) MRI of temporal lobe pleomorphic xanthoastrocytoma. J Comput Assist Tomogr 16: 856–859.

[1067] P Riva, C Sturiale, G Franceschi, et al. (1996) Intralesional immunotherapy of malignant gliomas by means of I-131 labelled monoclonal antibodies: problems and perspectives. J Neurooncol 30: 161.

[1068] HJ Roberts. (1967) A case of spinocerebellar degeneration associated with carcinoma of the prostate. Medical J Austral 1: 391–393.

[1069] RO Roberts, CF Lynch, MP Jones, et al. (1991) Medulloblastoma: a population-based study of 532 cases. J Neuropathol Exp Neurol 50: 134–144.

[1070] WS Roberts, JJ Sell, WW Orrison, Jr. (1994) Multiple ischemic infarcts versus metastatic disease. Acad Radiol 1: 75–77.

[1071] PL Robertson, PM Zeltzer, JM Boyett, et al. (1998) Survival and prognostic factors following radiation therapy and chemotherapy for ependymomas in children: a report of the Children's Cancer Group. J Neurosurg 88: 695–703.

[1072] CB Rockman, TS Riles, FS Fisher, et al. (1996) The surgical management of carotid artery stenosis in patients with previous neck irradiation. Am H Surg 172: 191–195.

[1073] A Rodrigues, A Monteiro, J Viana, et al. (1993) Acute non-lymphoblastic leukaemia presenting as Guillain-Barre syndrome. J Neurol Neurosurg Psychiatry 56: 936–937.

[1074] GC Rodriguez, JT Soper, A Berchuck, et al. (1992) Improved palliation of cerebral metastases in epithelial ovarian cancer using a combined modality approach: including radiation therapy, chemotherapy, and surgery. J Clin Oncol 10: 1553–1560.

[1075] RI Roelofs, W Hrushesky, J Rogin, et al. (1984) Peripheral sensory neuropathy and cisplatin chemotherapy. Neurology 34: 934–938.

[1076] L Rogers. (1996) Cerebrovascular

disease. In: Levin VA, Hrsg. Cancer in the Nervous System. New York Edinburgh London: Livingstone, 373–388.

[1077] RL Rogers, E Cho, S Kempin, et al. (1987) Cerebral infarction from nonbacterial endocarditis. Am JMedicine 83: 746–756.

[1078] NK Rollins, PA Lowry, KN Shapiro. (1995) Comparison of gadolinium-enhanced MR and thallium-201 single photon emission computed tomography in pediatric brain tumors. Pediatr Neurosurg 22: 8–14.

[1079] E Ron, B Modan, JD Boice, et al. (1988) Tumors of the brain and nervous system after radiotherapy in childhood. N Engl J Med 319: 1033–1039.

[1080] IG Ron, MJ Inbar, Y Barak, et al. (1992) Organic delusional syndrome associated with tamoxifen treatment. Cancer 69: 1415–1417.

[1081] LB Rorke. (1997) Atypical teratoid/rhabdoid tumours. In: Kleihues P, Cavenee WK, Hrsg. Pathology and Genetics of Tumours of the Nervous System. Lyon: International Agency for Research on Cancer, 110–111.

[1082] ST Rosen, RW Makuch, AS Lichter, et al. (1983) Role of prophylactic cranial irradiation in preventing central nervous system metastases in small cell lung cancer: potential benefit restricted to patients with complete response. Am J Medicine 74: 615–624.

[1083] MK Rosenblum, J-Y Delattre, RW Walker, et al. (1989) Fatal necrotizing encephalopathy complicating treatment of malignant gliomas with intra-arterial BCNU and irradiation: A pathological study. J Neurooncol 7: 269–282.

[1084] MR Rosenfeld, JB Posner. (1991) Paraneoplastic motor neuron disease. Adv Neurol 56: 445–459.

[1085] DL Rosenstein, JC Nelson, SC Jacobs. (1993) Seizures associated with antidepressants: A review. J Clin Psych 54: 289–299.

[1086] L Rosin, P DeComilli, M Butler, et al. (1998) Stiff-man syndrome in a woman with breast cancer. Neurology 50: 94–98.

[1087] D Rosner, T Nemoto, WW Lane. (1986) Chemotherapy induces regression of brain metastases in breast carcinoma. Cancer 58: 832–839.

[1088] D Rosner, T Nemoto, J Pickren, et al. (1983) Management of brain metastases from breast cancer by combination chemotherapy. J Neurooncol 1 (2): 131–137.

[1089] D Ross, H Rosegay, V Pons. (1988) Differentiation of aseptic and bacterial meningitis in postoperative neurosurgical patients. J Neurosurg 69: 669–674.

[1090] MH Ross, WK Abend, RB Schwartz, et al. (1991) A case of C2 herpes zoster with delayed pontine infarction. Neurology 41: 1685–1686.

[1091] RC Rostomily, MS Berger. (1996) Does greater extent of surgical resection improve outcome in the treatment of adult low-grade gliomas? Tech Neurosurg 2: 97–112.

[1092] RC Rostomily, JW Hoyt, MS Berger, et al. (1997) Pleomorphic xanthoastrocytoma: DNA flow cytometry and outcome analysis of 12 patients. Cancer 80: 2141–2150.

[1093] DA Rottenberg, NL Chernik, MDF Deck, et al. (1977) Cerebral necrosis following radiotherapy of extracranial neoplasms. Ann Neurol 1: 339–357.

[1094] P Rousseau, A Bernard, JP Favre, et al. (1998) Ganglioneuroblastome de l'adulte. Presse Med 27: 1677–1679.

[1095] EK Rowinsky, EA Eisenhauer, V Chaudhry, et al. (1993) Clinical toxicities encountered with paclitaxel. Semin Oncol 20: 1–15.

[1096] LP Rowland, WL Sherman, AP Hays, et al. (1995) Autopsy -proven amyotrophic lateral sclerosis, Waldenströms macroglobulinemia, and antibodies to sulfated glucuronic acid paragloboside. Neurology 45: 827–829.

[1097] LP Rowland, WL Sherman, N Latov, et al. (1992) Amyotrophic lateral sclerosis and lymphoma: bone marrow examination and other diagnostic tests. Neurology 42: 1101–1102.

[1098] P Rubin. (1989) Law and order radiation sensitivity. Front Radiat Ther Oncol 23: 7–40.

[1099] S Rudoler, BW Corn, M Werner-Wasik, et al. (1998) Patterns of tumor progression after radiotherapy for low-grade gliomas: analysis from the computed tomography/magnetic resonance imaging era. Am J Clin Oncol 21: 23–27.

[1100] RL Ruff, JB Posner. (1982) The incidence of systemic venous thrombosis and the risk of anticoagulation in patients with malignant gliomas. Trans Amer Neurol Assoc 106: 1–3.

[1101] DS Russell, LJ Rubinstein. (1989) Pathology of tumors of the nervous system. 5. Auflage London: Arnold.

[1102] GJ Rustin, ES Newlands, RH Begent, et al. (1989) Weekly alternating etoposide,methotrexate, and actinomycin/vincristine and cyclophosphamide chemotherapy for the treatment of CNS metastases of choriocarcinoma. J Clin Oncol 7: 900–903.

[1103] GJS Rustin, KD Bagshawe, RHJ Begent, et al. (1986) Successful management of metastatic and primary germ cell tumors in the brain. Cancer 57: 2108–2113.

[1104] RJW Rwomushana, IC Bailey, SK Kyalwazi. (1975) Kaposi's sarcoma of the brain. A case report with necropsy findings. Cancer 36: 1127–1131.

[1105] A Sabers, A Moller, M Dam, et al. (1995) Cognitive function and anticonvulsant therapy: effect of monotherapy in epilepsy. Acta Neurol Scand 92: 19–27.

[1106] W Sachsenheimer, W Piotrowski, T Bimmler. (1992) Quality of life in patients with intracranial tumors on the basis of Karnofsky's performance status. J Neurooncol 13: 177–181.

[1107] GH Sack, J Levin, WR Bell. (1977) Trousseau's syndrome and other manifestations of chronic disseminated coagulopathy in patients with neoplasms: Clinical pathophysiologic and therapeutic features. Medicine 56: 1–37.

[1108] CH Sadowsky, E Sachs, J Ochoa. (1976) Post radiation motor neuron syndrome. Arch Neurol 33: 786–787.

[1109] M Sagaki, KH Plate. (1998) Gene therapy of malignant glioma: recent advances in experimantal and clinical studies. Ann Oncol 9: 1155–1166.

[1110] AI Sagalowsky, JD Wilson. (1995) Prostatahyperplasie und Prostatakarzinom. In: Harrisons Innere Medizin. Blackwell, 2178–2183.

[1111] H Saitoh, M Nakayama, K Nakamura, et al. (1982) Distant metastasis of renal adenocarcinoma in nephrectomized cases. J Urol 127: 1092–1095.

[1112] K Sakai, T Ogasawara, G Hirose, et al. (1993) Analysis of autoantibody binding to 52 kD paraneoplastic cerebellar degeneration – associated antigen expressed in recombinant proteins. Ann Neurol 33: 373–380.

[1113] F Sala, A Talacchi, C Mazza, et al. (1998) Prognostic factors in childhood intracranial ependymomas: the role of age and tumor location. Pediatr Neurosurg 28: 135–142.

[1114] MN Saleh, MB Khazaeli, RH Wheeler, et al. (1992) Phase I trial of the murine monoclonal anti-GD2 antibody 14GG2a in metastatic melanoma. Cancer Res 52: 4342–4347.

[1115] SE Salmon, JR Cassady. (1997) Plasma cell neoplasms: In: VT De Vita, S Hellmann, SA Rosenberg, Hrsg. Cancer: Principles & Practice of Oncology, Fifth Ed. Philadelphia: Lippincott-Raven 2396.

[1116] M Salvati, L Cervoni, R Caruso, et al. (1996) Solitary cerebral metastasis from melanoma: value of the 'en bloc' resection. Clin Neurol Neuro-

surg 98: 12–14.
[1117] M Salvati, L Cervoni, A Raco. (1995) Single brain metastases from unknown primary malignancies in CT- era. J Neurooncol 23: 75–80.
[1118] NA Samaan, FN Schultz, KPP Yang. (1987) Endocrine complications after radiotherapy for tumors of the head and neck. J Lab Clin Med 109: 364.
[1119] G Sanyal, GC Pant, K Subrahmmaniyam, et al. (1979) Radiation myelopathy. J Neurol Neurosurg Psychiatry 42: 413–418.
[1120] T Saphner, HH Gallion, NJ Van, et al. (1989) Neurologic complications of cervical cancer: a review of 2261 cases. Cancer 64: 1147–1151.
[1121] T Saphner, DC Tormey, R Gray. (1991) Venous and arterial thrombosis in patients who received adjuvant therapy for breast cancer. J Clin Oncol 9: 286–294.
[1122] MD Sapozink, HS Kaplan. (1983) Intracranial Hodgkin's Disease – a report of 12 cases and a review of the literature. Cancer 52: 1301–1307.
[1123] SC Saris, NJ Patronas, SA Rosenberg, et al. (1989) The effect of intravenous interleukin-2 on brain water content. J Neurosurg 316: 898–905.
[1124] JN Sarkaria, MP Mehta, JS Loeffler, et al. (1995) Radiosurgery in the initial management of malignant gliomas: survival comparison with the RTOG recursive partitioning analysis. Radiation Therapy Oncology Group. Int J Radiat Oncol Biol Phys 32: 931–941.
[1125] M Sasaki, KH Plate. (1998) Gene therapy of malignant glioma: recent advances in experimental and clinical studies. Ann Oncol 9: 1155–1166.
[1126] H Sass, HU Wittchen, M Zaudig, et al. (1998) DSM-IV Diagnostische Kriterien. Göttingen Bern Toronto Seattle: Hogrefe Verlag.
[1127] M Satake, NakagawaY, S Yamashita, et al. (1998) Subacute autonomic and sensory ganglionopathy: a postmortem case. J Neurol Neurosurg Psychiatry 64: 561–568.
[1128] W Sauerwein, H Fankhauser, D Gabel. (1996) Phase I clinical trial of boron neutron capture therapy for patients with glioblastoma. J Neurooncol 30: 160.
[1129] DM Savarese, J Gordon, TW Smith, et al. (1996) Cerebral demyelination syndrome in a patient treated with 5-fluorouracil and levamisole. The use of thallium SPECT imaging to assist in noninvasive diagnosis – a case report. Cancer 77: 387–394.
[1130] Y Sawamura. (1995) Immunotherapy of brain tumours. In: Thomas DGT, Graham DI, Hrsg. Malignant brain tumours. London: Springer Verlag, 355–370.
[1131] R Sawaya, M Hammoud, D Schoppa, et al. (1998) Neurosurgical outcomes in a modern series of 400 craniotomies for treatment of parenchymal tumors. Neurosurgery 42: 1044–1056.
[1132] PW Scanlon, WF Taylor. (1979) Radiotherapy of intracranial astrocytomas: analysis of 417 cases treated from 1960 to 1969. Neurosurgery 5: 301–307.
[1133] CW Scarantino. (1995) Metastatic spinal cord compression: criteria for effective treatment – regarding Maranzano et al., IJROBP 32: 959–967; 1995 [editorial; comment]. Int J Radiat Oncol Biol Phys 32: 1259–1260.
[1134] M Scerrati, R Roselli, M Iacoangeli, et al. (1996) Prognostic factors in low grade (WHO grade II) gliomas of the cerebral hemispheres: the role of surgery. J Neurol Neurosurg Psychiatry 61: 291–296.
[1135] J Schaafsma, D Osoba. (1994) The Karnofsky Performance Status Scale re-examined: a cross-validation with the EORTC-C30. Qual Life Res 3: 413–424.
[1136] M Schabet, M Bamberg, J Dichgans. (1992) Diagnose und Therapie der Meningeosis neoplastica. Nervenarzt 63: 317–327.
[1137] G Schackert. (1998) Neurochirurgi-

sche Therapie maligner Gliome. Onkologe 4: 607.

[1138] CC Schag, RL Heinrich, PA Ganz. (1984) Karnofsky performance status revisited: Reliability, validity, and guidelines. J Clin Oncol 2: 187–193.

[1139] NJ Schatz, S Lichtenstein, JJ Corbett. (1975) Delayed radiation necrosis of the optic nerve and chiasm. In: Glaser JS, Smith JL, Hrsg. Neuro-ophthalmology. Symposium of the university of Miami and the Bascom Palmer eye institute, Bf VIII, Mosby, Saint Louis.

[1140] HH Schaumburg, CR Plank, RD Adams. (1972) The reticulum cell sarcoma-microglioma group for brain tumours. Brain 95: 199–212.

[1141] D Schiff, BP O'Neill, VJ Suman. (1997) Spinal epidural metastasis as the initial manifestation of malignancy. Neurology 49: 452–456.

[1142] D Schiff, EG Shaw, TL Cascino. (1995) Outcome after spinal reirradiation for malignant epidural spinal cord compression. Ann Neurol 37: 589.

[1143] D Schiffer. (1993) Brain Tumors. Pathology and its biological correlates. Berlin Heidelberg: Springer Verlag.

[1144] D Schiffer. (1997) Brain Tumors. Pathology, and clinical references. 2. Aufl. Berlin: Springer Verlag.

[1145] D Schiffer, A Chio, MT Giordana, et al. (1991) Histologic prognostic factors in ependymoma. Childs Nerv Syst 7: 177–182.

[1146] D Schiffer, VJ Suman, P Yang, et al. (1997) Risk factors for primary central nervous system lymphoma (PCNSL): a case-control study. ASCO Proc 16: 408a.

[1147] D Schiffer, OD Wiestler. (1997) Ependymoma. In: Kleihues P, Cavenee WK, Hrsg. Pathology and Genetics of Tumours of the Nervous System. Lyon: International Agency for Research on Cancer, 50–53.

[1148] SE Schild, BW Scheithauer, MG Haddock, et al. (1996) Histologically confirmed pineal tumors and other germ cell tumors of the brain. Cancer 78: 2564–2571.

[1149] SE Schild, BW Scheithauer, PJ Schomberg, et al. (1993) Pineal parenchymal tumors. Clinical, pathologic, and therapeutic aspects. Cancer 72: 870–880.

[1150] E Schindler. (1985) Die Tumoren der Pinealisregion. Berlin, Heidelberg, New York, Tokyo: Springer.

[1151] R Schlaghecke, E Kornley, TR Santen, et al. (1992) The effect of long term glucocorticoid therapy on pituitary – adrenal responses to exogenous corticotropin releasing hormone. N Engl J Med 326: 226–230.

[1152] HP Schlake, IW Husstedt, KH Grotemeyer, et al. (1989) Paraneoplastic subacute cerebellar degeneration in Hodgkin's disease. Report of three cases and review of the literature. Clin Neurol Neurosurg 91: 329–335.

[1153] U Schlegel, H Pels. (1998) Primäre ZNS Lymphome. In: Schlegel U, Westphal M, Hrsg. Neuroonkologie. Stuttgart: Thieme Verlag, 231–239.

[1154] U Schlegel, H Pels, A Glasmacher, et al. (1998) Kombinierte Hochdosis-Polychemotherapie als effiziente alleinige Behandlung primär zerebraler Lymphome. Akt Neurol 25: 297–303.

[1155] U Schlegel, M Westphal. (1998) Neuroonkologie. Stuttgart: Thieme Verlag.

[1156] C Schnittger, B Soudah, R Wasielewski, et al. (1998) Infiltration of the central nervous system by a granulosa cell tumor immunostained by antibodies against inhibin. Neurology 50: 560–562.

[1157] SC Schold, ES Cho, M Sonasundaram, et al. (1979) Subacute motor neuronopathy: A remote effect of lymphoma. Ann Neurol 5: 271–287.

[1158] SC Schold, PC Burger, DB Mendelsohn, et al. (1997) Primary tumors of the brain and spinal cord. Boston: Butterworth-Heinemann.

[1159] GD Schott. (1996) From thalamic

syndrome to central poststroke pain. J Neurol Neurosurg Psychiatry 61: 560–564.
[1160] LV Schöck. (1983) Hochdosierte intralumbale Methotrexatgaben. Ein klinischer Erfahrungbericht. Onkologie 6: 109–112.
[1161] VR Schöffl. (1995) Offene Phase II-Studie zur Chemotherapie maligner supratentorieller Gliome des Erwachsenenalters mit Procarbazin plus Cytosinarabinosid und Procarbazin plus Etoposid. Würzburg, Dissertation.
[1162] UMH Schrell, MG Rittig, M Anders, et al. (1997) Hydroxyurea for treatment of unresectable and recurrent meningiomas. II Decrease in the size of meningiomas in patients treated with hydroxyurea. J Neurosurg 86: 840–844.
[1163] B Schuknecht, P Huber, B Müller, et al. (1992) Spinal leptomeningeal neoplastic disease. Evaluation by MR, myelography and CT myelography. Eur Neurol 32: 11–16.
[1164] B Schuknecht, B Müller, P Krauseneck. (1988) Spinal intradural seeding of neoplastic disease. J Cancer Res Clin Onc 114: S133.
[1165] TE Schultheiss, LE Kun, KK Ang, et al. (1995) Radiation response of the central nervous system. Int J Radiat Oncol Biol Phys 31: 1093–1112.
[1166] JJ Schuster, CD Phillips, PA Levine. (1994) MR of esthesioneuroblastoma (olfactory neuroblastoma) and appearance after craniofacial resection. Am J Neuroradiol 15: 1169–1177.
[1167] S Schuster. (1986) Lebensqualität von Karzinompatienten unter Chemo- und Radiotherapie. Onkologie 9: 172–180.
[1168] PR Schuurman, D Troost, B Verbeeten, Jr., et al. (1997) 5-year survival and clinical prognostic factors in progressive supratentorial diffuse „low-grade" astrocytoma: a retrospective analysis of 46 cases. Acta Neurochir (Wien) 139: 2–7.
[1169] G Schwaab, JL Lefebvre, M Julieron. (1997) Les carcinomes adenoides kystiques (cylindromes) et les esthesioneuromes olfactifs du massif facial superieur. Experience du Groupe des ORL de la Federation Nationale des Centres de Lutte contre le Cancer. Neurochirurgie 43: 118–120.
[1170] BW Schwaighofer, JR Hesselink, GA Press, et al. (1989) Primary intracranial CNS lymphoma: MR manifestations. Am J Neuroradiol 10: 725–729.
[1171] K Schwechheimer, DF Braus, G Schwarzkopf, et al. (1994) Polymorphous high-grade B cell lymphoma is the predominant type of spontaneous primary cerebral malignant lymphomas. Am J Surg Path 18: 931–937.
[1172] K Schwechheimer, JM Lemminger. (1985) Intramedullary metastases: report of 4 cases and review of literature. Clin Neuropathol 4: 28–37.
[1173] GM Scott, FB Gibberd. (1980) Epilepsia and other factors in the prognosis of gliomas. Acta Neurol Scand 61: 227–239.
[1174] GM Scott, DS Secher, D Flowers, et al. (1981) Toxicity of interferon. British Medical Journal 282: 1345–1348.
[1175] JP Sculier, R Feld, WK Evans, et al. (1987) Neurologic disorders in patients with small cell lung cancer. Cancer 60: 2275–2283.
[1176] E Seaver, R Geyer, S Sulzbacher, et al. (1994) Psychosocial adjustment in long-term survivors of childhood medulloblastoma and ependymoma treated with craniospinal irradiation. Pediatr Neurosurg 20: 248–253.
[1177] AD Seidman, S Barretz. (1994) Photopsia during 3 hour paclitaxel administration at doses > or = 250 mg/m^2. J Clin Oncol 12: 1741–1742.
[1178] FE Seier, K Demuth, B Müller, et al. (1991) Chemotherapie von Hirnmetastasen bei Bronchialkarzinomen. In: Firnhaber W, Dworschak K, Lauer K, et al., Hrsg. Verhandlungen der Deutschen Gesellschaft für Neurologie Bd. 6. Berlin: Springer Verlag, 424–425.

[1179] JM Seigle, AJ Caputy, HJ Manz, et al. (1987) Multiple oncotic intracranial aneurysms and cardiac metastasis from choriocarcinoma: case report and review of the literature. Neurosurgery 20: 364–367.

[1180] S Senan. (1993) Differences still exist in the approach to the diagnosis and management of pineal lesions. Acta Neurochir (Wien) 120: 95–97.

[1181] FJ Service, AJD Dale, LR Elveback, et al. (1976) Insulinoma. Clinical and diagnostic features of 60 consecutive cases. Mayo Clin Proc 51: 417–429.

[1182] RB Sessions, LB Harrison, WK Hong. (1993) Tumors of the salivary glands and paragangliomas. In: DeVita VT, Hellman S, Rosenberg SA, Hrsg. Cancer – principles and practice of oncology. 4. Aufl. Philadelphia: Lippincott 655–672.

[1183] SK Seung, PK Sneed, MW McDermott, et al. (1998) Gamma knife surgery for malignant melanoma brain metastases. Cancer J Sci 4: 103–109.

[1184] D Seybold, KW Pflughaupt, B Müller, et al. (1989) Primary and secondary neoplasias of the central nervous system: Marker substances neuronspecific enolase. Clin Neuropathol 8: 207.

[1185] ME Shaffrey, G Lanzino, BS Lopes, et al. (1996) Maturation of intracranial teratomas. Report of two cases. J Neurosurg 85: 672–676.

[1186] D Shahian, W Neptune, H Ellis, et al. (1987) Pancoast tumors; improved survival with preoperative and postoperative radiotherapy. Ann Thorac Surg 43: 32–38.

[1187] WR Shapiro, SB Green. (1987) Reevaluating the efficacy of intra-arterial BCNU [letter]. J Neurosurg 66: 313–315.

[1188] WR Shapiro, SB Green, PC Burger, et al. (1989) Randomized trial of three chemotherapy regimens and two radiotherapy regimens in postoperative treatment of malignant glioma. Brain Tumor Cooperative Group Trial 8001. J Neurosurg 71: 1–9.

[1189] WR Shapiro, SB Green, PC Burger, et al. (1992) A randomized comparison of intra-arterial versus intravenous BCNU, with or without intravenous 5-Fluorouracil, for newly diagnosed patients with malignant glioma. J Neurosurg 76: 772–781.

[1190] WR Shapiro, DF Young, BM Mehta. (1975) MTX distribution in CSF after intravenous, ventricular and lumbar injections. N Engl J Med 293: 161.

[1191] EG Shaw, C Daumas-Duport, BW Scheithauer, et al. (1989) Radiation therapy in the management of low-grade supratentorial astrocytomas. J Neurosurg 70: 853–861.

[1192] EG Shaw, BW Scheithauer, DT Gilbertson, et al. (1989) Postoperative radiotherapy of supratentorial low-grade gliomas. Int J Radiat Oncol Biol Phys 16: 663–668.

[1193] EG Shaw, BW Scheithauer, JR O'Fallon. (1993) Management of supratentorial low-grade gliomas. Oncology (Huntingt) 7: 97–104.

[1194] EG Shaw, BW Scheithauer, JR O'Fallon. (1997) Supratentorial gliomas: a comparative study by grade and histologic type. J Neurooncol 31: 273–278.

[1195] EG Shaw, BW Scheithauer, JR O'Fallon, et al. (1994) Mixed oligoastrocytomas: a survival and prognostic factor analysis. Neurosurgery 34: 577–82; discussion 582.

[1196] EG Shaw, BW Scheithauer, JR O'Fallon, et al. (1992) Oligodendrogliomas: the Mayo clinic experience. J Neurosurg 76: 428–434.

[1197] PJ Shaw, PG Ince, J Slade, et al. (1991) Lower motor neuron degeneration and familial predisposition to colonic neoplasia in two adult siblings. J Neurol Neurosurg Psychiatry 54: 993–996.

[1198] R Shaw, DE Paulson, J Kee, et al. (1961) Treatment of the superior sulcus tumor by irradiation followed by resection. Ann Surg 154: 29–40.

[1199] LR Sheeler, JH Myers, JJ Eversman,

et al. (1983) Adrenal insufficiency secondary to carcinoma metastatic to the adrenal gland. Cancer 52: 1312–1316.

[1200] R Sheldon, D Slaughter. (1986) A syndrome of microangiopathic hemolytic anemia, renal impairment and pulmonary edema in chemotherapy-treated patients with adenocarcinoma. Cancer 58: 1428–1436.

[1201] G Shenouda, L Souhami, EB Podgorsak, et al. (1997) Radiosurgery and accelerated radiotherapy for patients with glioblastoma. Can J Neurol Sci 24: 110–115.

[1202] FA Sheperd, J Laseky, WK Evans, et al. (1992) Cushing's syndrome associated with ectopic corticotropin production and small-cell lung cancer. J Clin Oncol 10: 21–27.

[1203] SF Shepherd, RW Laing, VP Cosgrove, et al. (1997) Hypofractionated stereotactic radiotherapy in the management of recurrent glioma. Int J Radiat Oncol Biol Phys 37: 393–398.

[1204] CY Shiau, PK Sneed, HK Shu, et al. (1997) Radiosurgery for brain metastases: relationship of dose and pattern of enhancement to local control. Int J Radiat Oncol Biol Phys 37: 375–383.

[1205] Y Shibamoto, Y Oda, J Yamashita, et al. (1994) The role of cerebrospinal fluid cytology in radiotherapy planning for intracranial germinoma. Int J Radiat Oncol Biol Phys 29: 1089–1094.

[1206] M Shibutani, R Okeda, A Hori, et al. (1989) Methotrexate-related multifocal axonopathy. Acta Neuropathol 79: 333–335.

[1207] H Shirai, S Imai, Y Kajihara, et al. (1997) MRI in carcinomatous encephalitis. Neuroradiology 39: 437–440.

[1208] Y Shoenfeld, T Aderka, U Sandbank, et al. (1983) Fatal peripheral neurolymphomatosis after remission of histiocytic lymphoma. Neurology 33: 243–245.

[1209] GR Shone. (1985) Facial palsy due to myeloma of the temporal bone. J Laryngol Otol 99: 907–908.

[1210] DC Shrieve, E Alexander, 3rd, PY Wen, et al. (1995) Comparison of stereotactic radiosurgery and brachytherapy in the treatment of recurrent glioblastoma multiforme. Neurosurgery 36: 275–282.

[1211] Shukowski, GH Fletcher. (1972) Retinal and optic nerve complications in a high dose irradiation technique of ethmoid sinus and nasal cavity. Radiology 104: 629–634.

[1212] BL Shulkin, RJ Hutchinson, VP Castle, et al. (1996) Neuroblastoma: positron emission tomography with 2-[fluorine-18]-fluoro-2-deoxy-D-glucose compared with metaiodobenzylguanidine scintigraphy. Radiology 199: 743–750.

[1213] ME Shy, LF Rowland, T Smith, et al. (1986) Motor neurone disease and plasma cell dyscrasia. Neurology 36: 1429–1436.

[1214] RM Siatkowski, BL Lam, NJ Schatz, et al. (1992) Optic neuropathy in Hodgkin's disease. Am J Ophthalmol 114: 625–629.

[1215] L Sibilla, A Martelli, L Farina, et al. (1995) Ganglioneuroblastoma of the spinal cord. Am J Neuroradiol 16: 875–877.

[1216] T Siegal. (1993) Spinal epidural metastases from solid tumors. Clinical diagnosis and management, In: Twiijnstra A, Keyser A, Ongeborg de Visser BW. Amsterdam: Elsevier, 283–305.

[1217] T Siegal. (1993) Spinal epidural metastases from hematological tumors: clinical diagnosis and treatment. In: Twijnstra A, Keyser A, Ongerboer de Visser BW, Hrsg. Amsterdam: Elsevier, 313–327.

[1218] T Siegal. (1998) Leptomeningeal metastases: Rationale for systemic chemotherapy or what is the role of intra-CSF chemotherapy. J Neurooncol 38: 151–157.

[1219] T Siegal, N Haim. (1990) Cisplatin-induced peripheral neuropathy.

Frequent off-therapy deterioration, demyelinating syndromes and muscle cramps. Cancer 66: 1117–1123.

[1220] T Siegal, TZ Siegal. (1989) Current considerations in the management of neoplastic spinal cord compression. Spine 14: 223–228.

[1221] B Sigurgeirsson, B Lindelöf, O Edhag, et al. (1992) Risk of cancer in patients with dermatomyositis or polymyositis. N Engl J Med 326: 363–367.

[1222] E Silber, RJM Lane. (1998) Demyelinating polyneuropathy in a patient with chronic myeloid leukemia (Letter). Muscle & Nerve 21: 974–975.

[1223] GD Silverberg, RH Britt, DR Goffinet. (1978) Radiation-induced carotid artery disease. Cancer 41: 130–137.

[1224] ED Simmons, KA Somberg. (1991) Acute tumor lysis syndrome after intrathecal methotrexate administration. Cancer 67: 2062–2065.

[1225] Z Simmons, JW Albers, MB Bromberg, et al. (1993) Presentation and initial clinical course in patients with chronic inflammatory demyelinating polyradiculoneuropathy: comparison of patients without and with monoclonal gammopathy. Neurology 43: 2202–2209.

[1226] Z Simmons, J Wald, JW Albers, et al. (1994) The natural history of a „benign" rib lesion in a patient with a demyelinating polyneuropathy and an unusual variant of POEMS syndrome. Muscle & Nerve 17: 1055–1059.

[1227] DA Simpson, AM Pawlak, L Stegmeyer, et al. (1996) Paraneoplastic intestinal pseudo-obstruction, mononeuritis multiplex and sensory neuropathy/neuronopathy. J Am Osteopath Assoc 96: 125–128.

[1228] CL Sinoff, A Blumsohn. (1989) Spinal cord compression in myelomatosis: response to chemotherapy alone. Br J Cancer Clin Oncol 25: 197–200.

[1229] P Sjogren. (1997) Psychomotor and cognitive functioning in cancer patients. Acta Anaesthesiol Scand 41: 159–161.

[1230] RT Skeel. (1991) Handbook of Cancer Chemotherapy. 3rd. ed. Boston Toronto London: Little, Brown and Company.

[1231] JM Skibber, SJ Soong, L Austin, et al. (1996) Cranial irradiation after surgical excision of brain metastases in melanoma patients. Ann Surg Oncol 3: 118–123.

[1232] J Skjoeth, PK Bjerre. (1997) Effect of glucocorticoids on ICP in patients with a cerebral tumour. Acta Neurol Scand 96: 167–170.

[1233] I Slavc, C Salchegger, C Hauer, et al. (1994) Follow-up and quality of survival of 67 consecutive children with CNS tumors. Childs Nerv Syst 10: 433–443.

[1234] I Slavc, E Schuller, T Czech, et al. (1998) Intrathecal mafosfamide therapy for pediatric brain tumors with meningeal dissemination. J Neurooncol 38: 213–218.

[1235] NJ Slevin, CJ Irwin, SS Banerjee, et al. (1996) Olfactory neural tumours – the role of external beam radiotherapy. J Laryngol Otol 110: 1012–1016.

[1236] JA Sloan, CL Loprinzi, SA Kuross, et al. (1998) Randomized comparison of four tools measuring overall quality of life in patients with advanced cancer. J Clin Oncol 16: 3662–3673.

[1237] E Sluga, M Graf, ST Paternostro, et al. (1994) Drug induced sensory neuropathies. In: Asbury AK, Budka H, Sluga F, Hrsg. Sensory neuropathies. Wien: Springer Verlag, 123–133.

[1238] WJ Small, JR Lurain, RM Shetty, et al. (1996) Gestational trophoblastic disease metastatic to the brain. Radiology 200: 277–280.

[1239] MA Smith, PC Adamson, FM Balis, et al. (1992) Phase I and pharmacokinetic evaluation of all-transretinoic acid in pediatric patients with cancer. J Clin Oncol 10: 1666–1673.

[1240] PK Sneed, C Russo, CO Scharfen, et

al. (1996) Long-term follow-up after high-activity 125I brachytherapy for pediatric brain tumors. Pediatr Neurosurg 24: 314–322.

[1241] PK Sneed, PR Stauffer, MW McDermott, et al. (1998) Survival benefit of hyperthermia in a prospective randomized trial of brachytherapy boost +/− hyperthermia for glioblastoma multiforme. Int J Radiat Oncol Biol Phys 40: 287–295.

[1242] YT So, JH Beckstaed, RL Davies. (1986) Primary central nervous system lymphoma in acquired immune deficiency syndrome; a clinical and pathological study. Ann Neurol 20: 566–572.

[1243] YT So, RL Davis, JH Beckstead. (1995) Central nervous system neoplasms in acquired immunodeficiency syndrome. In: Thomas DGT, Graham DI, Hrsg. Malignant brain tumours. London, Berlin: Springer Verlag, 193–201.

[1244] SB Sobottka, G Schackert, A Steinmetz. (1998) Suitability and limitations of pointer-based and microscope-based neuronavigational systems for surgical treatment of intracerebral tumours – a comparative study of 66 patients. Onkologie 21: 137–142.

[1245] D Soffer, JM Gomori, T Siegal, et al. (1993) Intracranial meningiomas after high dose irradiation. Cancer 63: 1514–1519.

[1246] D Soffer, S Pittaluga, M Feiner, et al. (1985) Intracranial meningiomas following low-dose irradiation to the head. J Neurosurg 17: 436–445.

[1247] R Soffietti, A Chio, MT Giordana, et al. (1989) Prognostic factors in well-differentiated cerebral astrocytomas in the adult. Neurosurgery 24: 686–692.

[1248] M Sokal, D Guthrie, P Byrne, et al. (1998) Phase II study of neoadjuvant cereport & carboplatin for glioblastoma multiforme. J Neurooncol 39: 101.

[1249] AA Solon, CS Gilbert, C Meyer, et al. (1994) Myopathy as a paraneoplastic manifestation of renal cell carcinoma. Am J Medicine 97: 491–492.

[1250] YH Son. (1967) Effectiveness of irradiation in peripheral neuropathy caused by malignant disease. Cancer 20: 1447–1450.

[1251] JB Sorensen, HH Hansen, M Hansen, et al. (1988) Brain metastases in adenocarcinoma of the lung: frequency, risk groups, and prognosis. J Clin Oncol 6: 1474–1480.

[1252] PS Sorensen, PE Kristjansen, A Wagner, et al. (1994) Comparison of clinical neurological function and CT response during chemotherapy for initial brain metastases from small cell lung cancer. Acta Neurol Scand 89: 372–377.

[1253] S Sorensen, SE Borgesen, K Rohde, et al. (1990) Metastatic epidural spinal cord compression. Results of treatment and survival. Cancer 65: 1502–1508.

[1254] JL Speiss, DJ Adelstein, JD Hines. (1988) Multiple myeloma presenting with spinal cord compression. Oncology 45: 88–92.

[1255] H Spiess. (1972) Schädigungen am peripheren Nervensystem durch ionisierende Strahlen. Schriftenr Neurol 10: 1–71.

[1256] H Spiess. (1998) Schädigungen am peripheren Nervensystem durch ionisierende Strahlen. New York.

[1257] WO Spitzer, AJ Dobson, J Hall. (1981) Measuring quality of life of cancer patients. A concise QL-Index for the use by physicians. J Chronic Dis 34: 585–597.

[1258] WO Spitzer, SC Schenker. (1984) Messen der Lebensqualität bei Karzinompatienten: Zur Entwicklung eines exakten Lebensqualitätsindex. In: Rohde H, Hrsg. Magenkarzinom. Stuttgart: Thieme Verlag.

[1259] SD Spivack. (1974) Drugs five years later: Procarbacine. Ann Int Med 81: 795–800.

[1260] GP Spoto, GA Press, JR Hesselink, et al. (1990) Intracranial ependymoma and subependymoma: MR manifestations. Am J Roentgenol 154: 837–845.

[1261] CW Spraul, GE Lang, GK Lang. (1996) Orbital myopathy in metastatic malignant paraganglioma: a paraneoplastic syndrome? Klin Monatsbl Augenheilk 209: 153–157.

[1262] RJ Stark, RA Henson, SJW Evans, et al. (1982) Spinal metastases: a retrospective study from a general hospital. Brain 105: 189–213.

[1263] AJ Steck. (1998) Neurological manifestations of malignant and non malignant dysglobulinaemias. J Neurol 245: 634–639.

[1264] BM Stein, PC McCormick. (1992) Intramedullary neoplasms and vascular malformations. Clin Neurosurg 39: 361–387.

[1265] BM Stein, PC McCormick. (1996) Spinal intradural tumors. In: Wilkins RH, Rengachary SS, Hrsg. Neurosurgery. 2. Aufl. New York: McGraw-Hill, 1769–1781.

[1266] H Stein, I Anagnostopoulos, F Dallenbach, et al. (1997) Non-Hodgkin-Lymphome – Der lange Weg zu einer weltweit einheitlichen Klassifikation. Onkologe 3: 488–497.

[1267] DJ Stewart, Z Grahovac, NA Russel, et al. (1987) Phase I study of intracarotid PCNU. J Neurooncol 5: 245–250.

[1268] G Stockhammer, A Muigg, K Schletterer, et al. (1998) Gentherapeutische Ansätze in der Behandlung der Meningeosis neoplastica. In: Staab HJ, Krauseneck P, Hrsg. Hirnmetastasen – eine interdisziplinäre Herausforderung. Stuttgart: Thieme Verlag, 98–111.

[1269] BA Stoll, JT Andrews. (1966) Radiation induced peripheral neuropathy. British Medical Journal 1: 834–837.

[1270] M Stöhr. (1996) Iatrogene Nervenläsionen. Stuttgart: Thieme Verlag.

[1271] M Stöhr. (1996) Radiogene Hirnnervenlähmungen. In: Stöhr M, Hrsg. Iatrogene Nervenläsionen. Stuttgart: Thieme Verlag, 193–195.

[1272] M Stöhr, M Mumenthaler, H Schliack. (1998) Läsionen peripherer Nerven und radikulärer Syndrome. Stuttgart: Thieme Verlag.

[1273] T Stricker, M Steinlin, V Ulrich, et al. (1998) Hypoglossal nerve palsy associated with deep cervical lymphadenopathy. Neurology 50: 1926–1927.

[1274] JG Strickler, JP Kurtin. (1991) Mediastinal lymphoma. Semin Diagn Pathol 8: 2.

[1275] JM Strong, JM Collins, C Lester, et al. (1986) Pharmakokinetics of intraventricular and intravenous N,N',N'''-triethylenethiophosphoramide (thiotepa) in rhesus monkeys and humans. Cancer Res 46: 6104–6106.

[1276] JP Stübgen. (1995) Neuromuscular disorders in systemic malignancy and its treatment. Muscle & Nerve 18: 636–648.

[1277] BA Sullivan, R McKinnis, LR Laufman. (1995) Quality of life in patients with metastatic colorectal cancer receiving chemotherapy: a randomized, double-blind trial comparing 5-FU versus 5- FU with leucovorin. Pharmacotherapy 15: 600–607.

[1278] MP Sullivan, TE Moon, R Trueworthy, et al. (1977) Combination intrathecal therapy for meningeal leukemia: two versus three drugs. Blood 50: 479.

[1279] SM Sumi, DFK Farrel. (1983) Lymphoma and leukaemia manifested by steroid responsive polyneuropathy. Arch Neurol 40: 238–239.

[1280] ZM Sun, S Genka, N Shitara, et al. (1988) Factors possibly influencing the prognosis of oligodendroglioma. Neurosurgery 22: 886–891.

[1281] N Sundaresan, G Rosen, AG Huvos, et al. (1988) Combined treatment of osteosarcoma in the spine. Neurosurgery 23: 714–719.

[1282] N Sundaresan, VP Sachdev, JF Holland. (1995) Surgical treatment of spinal cord compression by epidural metastasis. J Clin Oncol 13: 2330–2335.

[1283] CHJ Swan, BA Wharton. (1963) Polyneuritis and renal carcinoma. Lancet ii: 383–384.

[1284] JD Swartz, RA Zimmerman, LT Bilaniuk. (1982) Computed tomography of intracranial ependymomas. Radiology 143: 97–101.

[1285] TR Swift. (1970) Involvement of the peripheral nerves in radical neck dissection. Am J Surg 119: 694–698.

[1286] I Syndikus, D Tait, S Ashley, et al. (1994) Long-term follow-up of young children with brain tumors after irradiation. Int J Radiat Oncol Biol Phys 30: 781–787.

[1287] Y Takahashi, et al. (1987) Primary liver cancer in Japan. Cancer 60: 1400–1411.

[1288] K Takakura, H Abe, R Tanaka, et al. (1986) Effects of ACNU and radiotherapy on malignant glioma. J Neurosurg 64: 53–57.

[1289] K Takakura, K Sano, S Hojo, et al. (1982) Metastatic tumors of the central nervous system. Tokyo New York: Igaku-Shoin.

[1290] MJB Taphoorn, AK Schiphorst, FJ Snoek, et al. (1994) Cognitive functions and quality of life in patients with low-grade gliomas: the impact of radiotherapy [see comments]. Ann Neurol 36: 48–54.

[1291] JA Tappin, G Satchi, JA Corless, et al. (1996) Multiple myeloma presenting as the Collet Sicard syndrome. J Neurol Neurosurg Psychiatry 60: 14.

[1292] SC Tayal, DS Rowbotham, SK Bansal. (1991) Guillain Barre syndrome in a patient with hairy cell leukaemia. J R Soc Med 84: 238–239.

[1293] M Tefft, C Fernandez, M Donaldson, et al. (1978) Evidence of meningeal involvement by rhabdomyosarcoma of the head and neck in children. A report of the Intergroup rhabomyosarcoma study. (RS). Cancer 42: 253–258.

[1294] O Tervonen, G Forbes, BW Scheithauer, et al. (1992) Diffuse „fibrillary" astrocytomas: correlation of MRI features with histopathologic parameters and tumor grade. Neuroradiology 34: 173–178.

[1295] MA Testa, DC Simonson. (1996) Assessment of quality-of-life outcomes. Current Concepts 334: 835–840.

[1296] B Tetu, JY Ro, A Ayala, et al. (1989) Small cell carcinoma of the prostate associated with myasthenic (Eaton-Lambert) syndrome. Urology 33: 148–152.

[1297] K Thapar, BW Scheithauer, K Kovacs. (1996) p53 expression in pituitary adenomas and carcinomas: correlation with invasiveness and tumor growth fractions. Neurosurgery 38: 765–771.

[1298] B Thiessen, LM DeAngelis. (1998) Hydrocephalus in radiation leukoencephalopathy. Arch Neurol 55: 705–710.

[1299] CE Thirkill, P Fitzgerald, RC Sergott, et al. (1989) Cancer associated retinopathy (CAR syndrome) with antibodies reacting with retinal, optic nerve, and cancer cells. N Engl J Med 321: 1589–1594.

[1300] DGT Thomas, JL Darling, EA Paul, et al. (1985) Assay of anti-cancer drugs in tissue culture: Relationship of relapse free interval (RFI) and in vitro chemosensitivity in patients with malignant cerebral glioma. Br J Cancer 51: 525–532.

[1301] FP Thomas, U Vallejos, DR Foitl, et al. (1990) B cell small lymphocytic lymphoma and chronic lymphocytic leukemia with peripheral neuropathy: two cases with neuropathological findings. Acta Neuropathol 80: 198–203.

[1302] P Thomas, G Robinet, JL Breton, et al. (1998) A randomized study of timing for whole brain radiotherapy with concurrent chemotherapy in inoperable brain metastasis of non small cell lung cancer. Ann Neurol 9: 83/4010.

[1303] RD Tien, CA Cardenas, S Rajagopalan. (1992) Pleomorphic xanthoastrocytoma of the brain: MR findings in six patients. Am J Roentgenol 159: 1287–1290.

[1304] K Tojo, A Morita, T Miki, et al. (1990) IgA myeloma complicated by fractures of the bones and viscosity syndrome: report of an autopsied case. Osaka City Med J 36: 61–70.

[1305] JC Tonn, W Paulus, M Warmuth-Metz, et al. (1997) Pleomorphic xanthoastrocytoma: report of six cases with special consideration of diagnostic and therapeutic pitfalls. Surg Neurol 47: 162–169.

[1306] P Tortori-Donati, MP Fondelli, A Cama, et al. (1995) Ependymomas of the posterior cranial fossa: CT and MRI findings. Neuroradiology 37: 238–243.

[1307] VC Traynelis, RG Powell, W Koss, et al. (1988) Cerebrospinal fluid eosinophilia and sterile shunt malfunction. Neurosurgery 23: 645–649.

[1308] V Trillet, P Biron. (1989) Metastases cerebrales. Strategie diagnostique et therapeutique. Presse Med 18: 1471.

[1309] T Trojanowski, J Peszynski, K Turowski, et al. (1988) Postoperative radiotherapy and radiotherapy combined with CCNU chemotherapy for treatment of brain gliomas. J Neurooncol 6: 285–291.

[1310] T Trojanowski, J Peszynski, K Turowski, et al. (1989) Quality of survival of patients with brain gliomas treated with postoperative CCNU and radiation therapy. J Neurosurg 70: 18–23.

[1311] Y Tsukada, A Fouad, JW Pickren, et al. (1983) Central nervous system metastasis from breast carcinoma-autopsy study. Cancer 52. 2349–2354.

[1312] T Tsukamoto, R Mochizuki, H Mochizuki, et al. (1993) Paraneoplastic cerebellar degeneration and limbic encephalitis in a patient with adenocarcinoma of the colon. J Neurol Neurosurg Psychiatry 56: 713–716.

[1313] PJ Tuite, V Bril. (1997) Poems syndrome in a 24 year old man associated with vitamin B 12 deficiency and a solitary lytic bone lesion. Muscle & Nerve 20: 1454–1456.

[1314] H Tung, C Raffel, JG McComb. (1991) Ventricular cerebrospinal fluid eosinophilia in children with ventriculoperitoneal shunts. J Neurosurg 75: 541–544.

[1315] J Turgman, J Braham, B Modan, et al. (1978) Neurological complications in patients with malignant tumors of the nasopharynx. Eur Neurol 17: 149–154.

[1316] PL Turner, HG Prince, JK Webb. (1988) Surgery for malignant extradural tumors of spine. J Bone Joint Surg 451–455.

[1317] PA Uldry, T Kuntzer, J Bogousslasvsky. (1993) Early symptoms and outcome of Listeria monocytogenes rhombencephalitis: 14 adult cases. J Neurol 240: 235–242.

[1318] K Ulm, C Schmoor, W Sauerbrei, et al. (1989) Strategien zur Auswertung einer Therapiestudie mit der Überlebenszeit als Zielkriterium. Bio Inf Med Biol 29 (4): 171–205.

[1319] C Urban, W Sager. (1981) Intracranial bleeding during therapy with L-asparaginase in childhood acute lymphocytic leukemia. Eur J Pediatr 137: 323–327.

[1320] A Urbano-Marquez, R Estruch, JM Grau, et al. (1986) Inflammatory myopathy associated with chronic graft versus host disease. Neurology 36: 1091–1093.

[1321] M Urushitani, K Nishinaka. (1995) Oncogenic osteomalacic myopathy; a case report. Rinsho Shinkeigaku 35: 195–200.

[1322] Y Ushio, N Arita, T Hayakawa, et al. (1991) Chemotherapy of brain metastases from lung carcinoma: a controlled randomized study. Neurosurgery 28: 201–205.

[1323] Y Ushio, M Kochi, I Kitamura, et al. (1998) Ventriculolumbar perfusion of 3-[(4-amino-2-methyl-5-pyrimidinyl)-methyl]-1-82-chloroethyl)-1-

nitrosourea hyrochloride for subarachnoid dissemination of gliomas. J Neurooncol 38: 207–212.

[1324] AK Vaish, S Mehrotra, MR Kushwaha. (1998) Proximal muscle weakness due to amyloid deposition. J Neurol Neurosurg Psychiatry 64: 409–410.

[1325] I Vajtai, Z Varga. (1998) Prognostic markers of pleomorphic xanthoastrocytoma. Histopathology 33: 391.

[1326] I Vajtai, Z Varga, A Aguzzi. (1997) Pleomorphic xanthoastrocytoma with gangliogliomatous component. Pathol Res Pract 193: 617–621.

[1327] JM Valdueza, L Cristante, O Dammann, et al. (1994) Hypothalamic hamartomas: with special reference to gelastic epilepsy and surgery. Neurosurgery 34: 949–58; discussion 958.

[1328] JM Valdueza, F Lohmann, O Dammann, et al. (1994) Analysis of 20 primarily surgically treated chiasmatic/hypothalamic pilocytic astrocytomas. Acta Neurochir (Wien) 126: 44–50.

[1329] L Valentini, A Bogni, E Bombardieri, et al. (1991) Placental alkaline phosphatase in the cerebrospinal fluid of patients affected by pineal region neoplasms [letter]. Int J Biol Markers 6: 195–196.

[1330] J Valk, J Weerts. (1998) Current concepts of radiation therapy of spinal tumors. In: Valk J, Algra PR, Heimans JJ, Hrsg. Diagnosis and therapy of spinal tumors. Berlin: Springer Verlag, 49–66.

[1331] S Valtonen, U Timonen, P Toivanen, et al. (1997) Interstitial chemotherapy with carmustine-loaded polymers for high-grade gliomas: a randomized double-blind study. Neurosurgery 41: 44–49.

[1332] WA van Daal et al. (1993) Non metastatic complications. Side effects of radiation on the nervous system. In: Twijnstra A, Keyser BW, Ongerboer de Visser BW, Hrsg. Neuro-oncology. Amsterdam: Elsevier, 357–365.

[1333] FS Van Dam, MD Somers, MD Beek-Couzijn. (1981) Quality of life: Some theoretical issues. J Clin Pharmacol 21: 1665–1685.

[1334] M van den Pol, VC van Aalst, JT Wilmink, et al. (1996) Brain metastases from an unknown primary tumour: which diagnostic procedures are indicated? J Neurol Neurosurg Psychiatry 61: 321–323.

[1335] MJ Van den Bent, HG de Bruin, GDM Beun, et al. (1995) Neurolymphomatosis of the median nerve. Neurology 45: 1403–1405.

[1336] MJ Van den Bent, PHE Hilkens, SP Sillevis, et al. (1998) Lhermitte's sign following chemotherapy with docetaxel. Neurology 50: 563–564.

[1337] M van den Pol, A van, V, JT Wilmink, et al. (1996) Brain metastases from an unknown primary tumor: which diagnostic procedures are indicated? J Neurol Neurosurg Psychiatry 61: 321–323.

[1338] M van Kampen, R Engenhart-Cabillic, J Debus, et al. (1998) Stellenwert der Radiochirurgie in der Primärtherapie des Glioblastoma multiforme. Heidelberger Erfahrungen im Literaturvergleich. Strahlenther Onkol 174: 187–192.

[1339] JJ Van Lieshout, W Wieling, GA Van Montfrans, et al. (1986) Acute dysautonomia associated with Hodgkin's disease. J Neurol Neurosurg Psychiatry 49: 830–832.

[1340] RJ Van Oostenbrugge, AH Hopman, MH Lenders, et al. (1997) A detection of malignant cells in cerebrospinal fluid using fluorescence in situ hybridization. J Neuropathol Exp Neurol 56: 743–749.

[1341] D van Roost, R Kristof, J Zentner, et al. (1996) Clinical, radiological, and therapeutic features of pleomorphic xanthoastrocytoma: report of three patients and review of the literature. J Neurol Neurosurg Psychiatry 60: 690–692.

[1342] P Van Tassel, YY Lee, JM Bruner. (1986) Supratentorial ependymomas: computed tomographic and pathologic correlations. J Comput Tomogr 10: 157–165.

[1343] WP Vandertop, LMP Ramos, CAF Tulleken. (1998) Current concepts of surgical therapy of intradural and intramedullary tumors. In: Valk J, Algra PR, Heimans JJ, Hrsg. Diagnosis and therapy of spinal tumors. Berlin: Springer Verlag, 207–222.

[1344] KA Vantongelen. (1994) Practical guide to EORTC studies. EORTC Central Office Data Center, Brussels

[1345] LJ Vanuytsel, EM Bessell, SE Ashley, et al. (1992) Intracranial ependymoma: long-term results of a policy of surgery and radiotherapy. Int J Radiat Oncol Biol Phys 23: 313–319.

[1346] G Vassal, A Deroussent, O Hartmann, et al. (1990) Dose dependent neurotoxicity of high dose busulfan in children: a clinical and pharmacological study. Cancer Res 50: 6203–6207.

[1347] CJ Vecht. (1993) Paraneoplastic syndromes. In: Twijnstra A, Keyser A, Ongerboer de Visser BW, Hrsg. Neurooncology. Amsterdam London New York Tokyo: Elsevier, 385–418.

[1348] CJ Vecht, H Haaxma-Reiche, EM Noordijk, et al. (1993) Treatment of single brain metastasis: radiotherapy alone or combined with neurosurgery? Ann Neurol 33: 583–590.

[1349] CJ Vecht, H Haaxma-Reiche, LJ van Putten, et al. (1989) Initial bolus of conventional versus high-dose dexamethasone in metastatic spinal cord compression. Neurology 39: 1255–1257.

[1350] CJ Vecht, A Hovestadt, HB Verbiest, et al. (1994) Dose-effect relationship of dexamethasone on Karnofsky performance in metastatic brain tumors: a randomized study of doses of 4, 8, and 16 mg per day. Neurology 44: 675–680.

[1351] CJ Vecht, C Keohane, RS Menon, et al. (1990) Acute fatal leukoencephalopathy after interleukin-2 therapy. N Engl J Med 323: 1146–1147.

[1351a] CJ Vecht. (1997) Neurological disorders in systemic cancer. 3rd ed. Amsterdam.

[1352] A Verma, JR Berger, S Snodgrass, et al. (1996) Motor neuron disease: a paraneoplastic process associated with anti-Hu antibody and small cell lung carcinoma. Ann Neurol 40: 112–116.

[1353] J Vermeulen, AP Aldenkamp. (1995) Cognitive side-effects of chronic antiepileptic drug treatment: a review of 25 years of research. Epilepsy Res 22: 65–95.

[1354] S Vernino, J Adamski, TJ Kryzer, et al. (1998) Neuronal nicotinic Ach receptor antibody in a subacute autonomic neuropathy and cancer related syndromes. Neurology 50: 1806–1813.

[1355] FT Vertosick, RG Selker, VC Arena. (1991) Survival of patients with well-differentiated astrocytomas diagnosed in the era of computed tomography. J Neurosurg 28: 496–501.

[1356] TM Vichert, FM Ljass. (1975) Die Wirkung der β-Strahlung und des Isotops 90 Y auf die Gefäßwände und periphere Nerven. Experimentelle Studie. Radiobiol Radiother 16: 57–64.

[1357] A Vidakovic, P Simic, N Stojesavljevic, et al. (1992) Polyneuropathy with osteosclerotic myeloma-POEMS syndrome. A case report. J Neurol 239: 49–52.

[1358] TJ Vietti. (1980) Evaluation of toxicity: clinical issues. Cancer Treatment Reports 64: 457–461.

[1359] MC Vigliani, C Duyckaerts, Y Delattre. (1997) Radiation induced cognitive dysfunction. In: Vinken PJ, Bruyn GW, Hrsg. Handbook of Clinical Neurology. Amsterdam: North Holland.

[1360] JG Villemure, N de Tribolet. (1996) Epilepsy in patients with central nervous system tumors. Current Opinion in Neurology 9: 424–428.

[1361] D Vincent, F Dubas, JJ Hauw, et al.

(1986) Nerve and muscle microvasculitis in peripheral neuropathy. A remote effect of cancer. J Neurol Neurosurg Psychiatry 49: 1007–1010.

[1362] F Vingerhoets, T Kuntzer, Z Delacreta, et al. (1998) Chronic relapsing neuropathy associated with Castleman's disease. Eur Neurol 35: 336–340.

[1363] C Vital, C Deminiere, A Lagueny, et al. (1988) Peripheral neuropathy with essential mixed cryoglobulinemia: biopsies from 5 cases. Acta Neuropathol 75: 605–610.

[1364] ES Vitetta, M Stone, P Amlot, et al. (1991) Phase I immunotoxin trial in patients with B-cell lymphoma. Cancer Res 51: 4052–4058.

[1365] J Voges, H Treuer, W Schlegel, et al. (1993) Interstitial irradiation of cerebral gliomas with stereotactically implanted iodine-125 seeds. Acta Neurochir (Wien) 58: 108–11.

[1366] M Vogt-Schaden, B Wildemann, M Stelljes, et al. (1999) Leptomeningeale Aussaat einer chronisch lymphatischen Leukämie. Nervenarzt 70: 363–367.

[1367] RD Voltz, JB Posner, J Dalmau, et al. (1997) Paraneoplastic encephalomyelitis; an update on the effects of the anti-Hu immune response on the nervous system and the tumor. J Neurol Neurosurg Psychiatry 63: 133–136.

[1368] A von Deimling, RH Eibl, H Ohgaki, et al. (1992) P 53 mutations are associated with 17p allelic loss in grade II and grade III astrocytoma. Cancer Res 52: 2987–2990.

[1369] HW von Heyden. (1981) Metastasen bei unbekanntem Primärtumor: Was tun? Therapiewoche 31: 3034–3053.

[1370] R von Kummer. (1997) Diagnose und Verlaufskontrolle der Hirntumoren durch die Neuroradiologie. Wiss Z Techn Univers Dresden 46: 6–8.

[1371] J von Pawel, HJ Staab, C Manegold. (1998) Topotecan:Wirksamkeit der zytostatischen Behandlung von Hirnmetastasen kleinzelliger Bronchialkarzinome. In: Staab HJ, Krauseneck P, Hrsg. Hirnmetastasen – eine interdisziplinäre Herausforderung. Stuttgart: Thieme Verlag, 89–97.

[1372] J von Scheel, E Halves. (1997) Irreguläre Gesichtsfeldeinschrankung. Juveniles nasopharyngeales Fibrom. HNO 45: 94–95.

[1373] K von Wild, TH Knocke. (1991) The effects of local and systematic interferon beta (Fiblaferon) on supratentorial malignant cerebral glioma – a phase II study. Neurosurg Rev 14: 203–213.

[1374] M Vosskämper, B Korf, F Franke, et al. (1989) Paraneoplastic necrotizing myopathy: a rare disorder to be differentiated from polymyositis [letter]. J Neurol 236: 289–290.

[1375] FD Vrionis. (1998) Gene therapy of neoplastic meningosis. J Neurooncol 38: 241–244.

[1376] TC Vukovich, A Gabriel, B Schaefer, et al. (1997) Hemostasis activation in patients undergoing brain tumor surgery. J Neurosurg 87: 508–511.

[1377] H Wagner, Jr. (1997) Prophylactic cranial irradiation for patients with small cell lung cancer. An enduring controversy. Chest Surg Clin N Am 7: 151–166.

[1378] A Waldeyer, A Mayet. (1980) Anatomie des Menschen. 14. Auflage. Berlin New York: de Gruyter.

[1379] DL Walker. (1985) Progressive multifocal leukoencephalopathy. In: Vinken PJ, Bruyn GW, Klawans HL, et al. Handbook of clinical neurology; Vol 47: Demyelinating diseases. New York: Elsevier, 503–524.

[1380] MD Walker, J Alexander E, WE Hunt, et al. (1978) Evaluation of BCNU and/or radiotherapy in the treatment of anaplastic gliomas. J Neurosurg 49: 333–343.

[1381] MD Walker, SB Green, DP Byar, et al. (1980) Randomized comparisons of radiotherapy and nitrosoureas for the treatment of malignant glioma after surgery. N Engl J Med 303: 1323–1329.

[1382] MD Walker, TA Strike, GE Sheline. (1979) An analysis of dose-effect relationship in the radiotherapy of malignant gliomas. Int J Radiat Oncol Biol Phys 5: 1725–1731.

[1383] A Waller, NL Caroline. (1996) Handbook of palliative care in cancer. Boston: Butterworth-Heinemann.

[1384] KE Wallner, JH Galicich, G Krol. (1989) Patterns of failure following treatment for glioblastoma multiforme and anaplastic astrocytoma. Int J Radiat Oncol Biol Phys 16: 1405–1409.

[1385] TJ Walsh, DB Hier, LR Caplan. (1985) Aspergillosis of the central nervous system: clinicopathological analysis of 17 patients. Ann Neurol 18: 574–582.

[1386] E Warner (1995) Neurotoxicity of cisplatin and taxol. Int J Gynecol Cancer 5: 161–169.

[1387] RE Warnick. (1994) Tumors associated with the phakomatoses. In: Morantz RA, Walsh JW, Hrsg. Brain tumors – a comprehensive text. New York: Dekker, 531–552.

[1388] RE Warnick, MD Prados, EE Mack, et al. (1994) A phase II study of intravenous carboplatin for the treatment of recurrent gliomas. J Neurooncol 19: 69–74.

[1389] L Wartofsky. (1995) Erkrankungen der Schilddrüse. In: Isselbacher KJ, Braunwald E, Hrsg. Harrisons Innere Medizin. 13. Aufl. Berlin: Blackwell Wissenschafts Verlag, 2259–2284.

[1390] DA Wasdahl, BW Scheithauer, BT Andrews, et al. (1994) Cerebellar pleomorphic xanthoastrocytoma: case report. Neurosurgery 35: 947–50; discussion 950–1.

[1391] WR Wasserstrom, JP Glass, JB Posner. (1982) Diagnosis and treatment of leptomeningeal metastases from solid tumors: Experience in 90 patients. Cancer 49: 759–772.

[1392] M Watanabe, R Tanaka, N Takeda. (1992) Magnetic resonance imaging and histopathology of cerebral gliomas. Neuroradiology 34: 463–469.

[1393] M Watanabe, R Tanaka, N Takeda, et al. (1992) Correlation of computed tomography with the histopathology of primary malignant lymphoma of the brain. Neuroradiology 34: 36–42.

[1394] JM Waterhouse, RV Coxon. (1970) The entry of glycerol into brain tissue. J Neurol Sci 10: 305–311.

[1395] SA Waterman, B Lang, J Newsom-Davis. (1997) Effect of Lambert-Eaton myasthenic syndrome antibodies on autonomic neurons in the mouse. Ann Neurol 42: 147–156.

[1396] CJ Watling, DH Lee, DR Macdonald, et al. (1994) Corticosteroid-induced magnetic resonance imaging changes in patients with recurrent malignant glioma. J Clin Oncol 12: 1886–1889.

[1397] JC Weed, KT Woodward, CB Hammond. (1982) Choriocarcinoma metastatic to the brain: therapy and prognosis. Semin Oncol 9: 208–212.

[1398] HF Weisberg. (1975) Osmolality-calculated, „Delta" and more formulas – Letter to the editor. Clin Chem 21: 1183–1185.

[1399] HD Weiss, MD Walker, PH Wiernik. (1974) Neurotoxicity of commonly used antineoplastic agents (first of two parts). N Engl J Med. 291, 75–81.

[1400] L Weiss, HA Gilbert, JB Posner. (1980) Brain metastasis. Boston: Hall.

[1401] R Weiss, W Grisold, K Jellinger, et al. (1984) Metastasis of solid tumors in extraocular muscles. Acta Neuropathol 65: 168–171.

[1402] MA Weitzner, CA Meyers, K Byrne. (1996) Psychosocial functioning and quality of life in patients with primary brain tumors. J Neurosurg 84: 29–34.

[1403] M Weller, C Schmidt, W Roth, et al. (1997) Beeinträchtigt Dexamethason die Wirkung der Chemotherapie bei malignen Gliomen? Akt Neurol 24: 75.

[1404] E Weltman, JV Salvajoli. (1996) Stevens-Johnson syndrome resulting from whole-brain irradiation and phenytoin [letter; comment]. Am J Clin Oncol 19: 431.

[1405] PY Wen, EP Alyea, D Simon, et al. (1997) Guillain-Barre syndrome following allogenic bone marrow transplantation. Neurology 49: 1711–1714.

[1406] MH Werner, S Phuphanich, GH Lyman. (1995) The increasing incidence of malignant gliomas and primary central nervous system lymphoma in the elderly. Cancer 76: 1634–1642.

[1407] M Werner-Wasik, CB Scott, DF Nelson, et al. (1996) Final report of a phase I/II trial of hyperfractionated and accelerated hyperfractionated radiation therapy with carmustine for adults with supratentorial malignant gliomas. Radiation Therapy Oncology Group Study 83-02. Cancer 77: 1535–1543.

[1408] M Wick. (1998) Blutliquor- und Bluthirnschranke bei metastatischen Prozessen. In: Staab HJ, Krauseneck P, Hrsg. Hirnmetastasen – eine interdisziplinäre Herausforderung. Stuttgart: Thieme-Verlag, 15–19.

[1409] S Wiehler, R Poburski. (1988) Meningiosis neoplastica-Klinik und Therapie. Nervenarzt 59: 260–266.

[1410] OD Wiestler. (1998) Pathologische Anatomie und WHO-Klassifikation der Tumoren des Nervensystems. In: Schlegel U, Westphal M, Hrsg. Neuroonkologie. Stuttgart: Thieme Verlag, 4–47.

[1411] RG Wiley. (1995) Neurological complications of cancer. New York: Dekker.

[1412] DE Wilkins, GP Raaphorst, JK Saunders, et al. (1995) Correlation between GD-enhanced MR imaging and histopathology in treated and untreated 9 L rat brain tumors. Magn Reson Imaging 13: 89–96.

[1413] R Willemze, AM Drenthe-Schonk, J von Rossum, et al. (1980) Treatment of acute lymphoblastic leukemia in adolescents and adults. Scand J Hematol 24: 421–426.

[1414] DE Willhyde, JA Jane, S Mullan. (1963) Spinal epidural leukemia. Am J Medicine 34: 281–287.

[1415] SD Williams, R Birch, LH Einhorn, et al. (1987) Treatment of disseminated germ-cell tumours with cisplatin, bleomycin and either vinblastine or eteposide. N Engl J Med 315: 1435–1440.

[1416] D Wilner. (1982) Osteogenic sarcoma (osteosarcoma). In: Wilner D, Hrsg. Radiology of bone tumors and allied disorders. Philadelphia: WB Saunders, 1897–2005.

[1417] CB Wilson, DA Larson, PH Gutin. (1992) Radiosurgery: A new application? (Editorial). J Clin Oncol 10/9: 1373–1374.

[1418] WB Wilson, GM Perez, BK Kleinschmidt-DeMasters. (1987) Sudden onset of blindness in patients treated with oral CCNU and low dose cranial irradiation. Cancer 59: 901–907.

[1419] MJ Winger, DR Macdonald, JG Cairncross. (1989) Supratentorial anaplastic gliomas in adults. The prognostic importance of extent of resection and prior low-grade glioma. J Neurosurg 71: 487–493.

[1420] KR Winston, A Sotrel, SJ Schnitt. (1987) Meningeal melanocytoma: Case report and review of the clinical and histological features. J Neurosurg 66: 50–57.

[1421] H Wolf, U Freimann, G Jung. (1994) Target cell induced T cell activation with bispecific antibodies: a new concept for tumor immunotherapy. In: Wiestler OD, Schlegel U, Schramm J, Hrsg. Molecular Neurooncology and its impact on the clinical management of brain tumors. Berlin: Springer Verlag, 185–196.

[1422] HK Wolf, OD Wiestler. (1995) Neuropathologische Befunde bei chronischer Epilepsie. Laryngorhinootologie 74: 127–129.

[1423] MM Wolf, IA Cooper, IN Olver, et al. (1985) Non-Hodgkin's lymphoma involving the central nervous system. Aust NZ J Med 15: 16–20.

[1424] E Wondrusch, U Zifko, W Grisold, et al. (1996) Neuromuscular disorders in systemic malignancy and its treatment. Muscle & Nerve 19: 1362–1364.

[1425] CS Wong, J van Dyck, M Milosevic. (1994) Radiation myelopathy following single course of radiotherapy and retreatment. Int J Radiat Oncol Biol Phys 30: 197–202.

[1426] DD Wong, RG Longenecker, M Liepman, et al. (1985) Phenytoin-dexamethasone: a possible drug interaction. JAMA 254: 2062–2063.

[1427] WW Wong, SE Schild, TE Sawyer, et al. (1996) Analysis of outcome in patients reirradiated for brain metastases. Int J Radiat Oncol Biol Phys 34: 585–590.

[1428] B Worofka, J Lassmannn, K Bauer, et al. (1997) Praktische Liquorzelldiagnostik. Wien New York: Springer Verlag.

[1429] M Wronski, E Arbit, M Burt, et al. (1995) Resection of brain metastases from sarcoma. Ann Surg Oncol 2: 392–399.

[1430] M Wronski, E Arbit, B McCormick. (1997) Surgical treatment of 70 patients with brain metastases from breast carcinoma. Cancer 80: 1746–1754.

[1431] M Wronski, MH Maor, BJ Davis, et al. (1997) External radiation of brain metastases from renal carcinoma. A retrospective study of 119 patients from the M.D. Anderson Cancer Center. Int J Radiat Oncol Biol Phys 1: 753–759.

[1432] R Wu, Z Lang, C Du, et al. (1996) Correlation between brain edema on CT-scan and fine structure changes in patients with intracranial tumors. Chin Med J Engl 109: 327–328.

[1433] H Wurzer, G Brandstatter, K Harnoncourt, et al. (1993) Paraneoplastic polymyositis associated with a renal carcinoma. J Intern Med 234: 521–524.

[1434] M Yamada, S Shintani, K Mitani, et al. (1988) Neuropathy with predominantely motor manifestations in a patient with carcinoma of the uterus. J Neurol 235: 368–370.

[1435] HY Yap, GR Blumenschein, BS Yap, et al. (1979) High dose methotrexate for advanced breast cancer. Cancer Treatment Reports 63: 757–761.

[1436] HY Yap, BS Yap, CK Tashima, et al. (1978) Meningeal carcinomatosis in breast cancer. Cancer 42: 2349–2354.

[1437] JW Yates, B Chalmer, FP McKegney. (1980) Evaluation of patients with advanced cancer using the Karnofsky performance status. Cancer 45: 2220–2224.

[1438] JE York, RH Berk, GN Fuller, et al. (1999) Chondrosarcoma of the spine 1954 to 1997. J Neurosurg 90: 73–78.

[1439] GB Young. (1998) Impaired consciousness associated with neoplasia. In: Young GB, Ropper AH, Bolton CF, Hrsg. Coma and impaired consciousness. McGraw-Hill, 183–208.

[1440] RC Young, DM Howser, T Anderson, et al. (1979) Central nervous system complications of non-Hodgkin's lymphoma. Am J Medicine 66: 434–443.

[1441] RF Young, GA King. (1980) Treatment of spinal epidural metastases. A randomized prospective comparison of laminectomy and radiotherapy. J Neurosurg 53: 784.

[1442] DS Younger, JA Dalmau. (1994) Anti-Hu-associated peripheral nerve and muscle microvasculitis. Neurology 44: 181.

[1443] DS Younger, LP Rowland, N Latov, et al. (1991) Lymphoma, motor neuron diseases, and amyotrophic lateral sclerosis. Ann Neurol 29: 78–86.

[1444] L Yu, R Craver, M Boliga, et al. (1990) Isolated CNS involvement in Ewing's sarcoma. Medical and Pediatric Oncology 18: 354–358.

[1445] A Yung, V Levin, R Albright, et al. (1998) Randomized trial of temodal

(TEM) versus procarbazine (PCB) in glioblastoma multiforme (GBM) at first relapse (abstract). J Neurooncol 39: 2, 102.

[1446] WK Yung, L Mechtler, MJ Gleason. (1991) Intravenous carboplatin for recurrent malignant glioma: a phase II study. J Clin Oncol 9: 860–864.

[1447] WKA Yung. Temodal in glioblastoma multiforme. EANO III (1998)

[1448] E Zaleska-Czepko, M Cwiklinska, W Balwierz, et al. (1996) Successful multidrug chemotherapy of olfactory neuroblastoma in an 8- year-old child. Pediatr Hematol Oncol 13: 191–193.

[1449] M Zalupski, LH Barker. (1988) Ifosfamide. J Natl Cancer Inst 80: 556–565.

[1450] CS Zee, HD Segall, J Ahmadi, et al. (1983) Computed tomography of posterior fossa ependymomas in childhood. Surg Neurol 20: 221–226.

[1451] MJ Zelefsky, HI Scher, G Krol, et al. (1992) Spinal epidural tumor in patients with prostate cancer. Clinical and radiographic predictors of response to radiation therapy. Cancer 70: 2319–2325.

[1452] PM Zelter, JM Boyett, JL Finlay, et al. (1999) Metastasis stage, adjuvant treatment, and residual tumor are prognostic factors for medulloblastoma in children: conclusions from the children's cancer group 921 randomized phase III Study. J Clin Oncol 17: 832–845.

[1453] A Zieger. (1979) Über rezidivierende paraneoplastische Hirnembolien. Fortschr Neurol Psychiat 47: 377–383.

[1454] JL Ziegler, JA Beckstead, PA Volberding, et al. (1984) Non-Hodgkin lymphoma in 90 homosexual men. N Engl J Med 311: 565–570.

[1455] U Zifko, M Drlicek, M Machacek, et al. (1994) Syndrome of continuous muscle fiber activity and plasmocytoma with IgM paraproteinemia. Neurology 44: 560–561.

[1456] RA Zimmerman. (1991) Imaging of adult central nervous system primary malignant gliomas. Staging and follow up. Cancer 67: 1278–1283.

[1457] KJ Zülch. (1979) Histological typing of tumours of the central nervous system. Genf: WHO.

[1458] KJ Zülch. (1986) Brain Tumors. Their biology and pathology. 3. Aufl. Berlin Heidelberg New York Tokyo: Springer Verlag.

Sachverzeichnis

Springer-Verlag und Umwelt

Als internationaler wissenschaftlicher Verlag sind wir uns unserer besonderen Verpflichtung der Umwelt gegenüber bewußt und beziehen umweltorientierte Grundsätze in Unternehmensentscheidungen mit ein.

Von unseren Geschäftspartnern (Druckereien, Papierfabriken, Verpackungsherstellern usw.) verlangen wir, daß sie sowohl beim Herstellungsprozeß selbst als auch beim Einsatz der zur Verwendung kommenden Materialien ökologische Gesichtspunkte berücksichtigen.

Das für dieses Buch verwendete Papier ist aus chlorfrei hergestelltem Zellstoff gefertigt und im pH-Wert neutral.

MIX
Papier aus verantwortungsvollen Quellen
Paper from responsible sources
FSC® C105338

If you have any concerns about our products,
you can contact us on
ProductSafety@springernature.com

In case Publisher is established outside the EU,
the EU authorized representative is:
Springer Nature Customer Service Center GmbH
Europaplatz 3, 69115 Heidelberg, Germany

Printed by Libri Plureos GmbH
in Hamburg, Germany